# 소아영양의학

Pediatric Medical Nutrition

# 소아영양의학

## Pediatric Medical Nutrition

김영혜 저

KOREA 고려의학

# PREFACE



소아영양의학(Pediatric Nutrition Medical)은 소아기 질환의 치료와 예방을 위해서 영양중재의 이론을 확립하고 이를 실천하는 학문이다. 최근 신생아의학의 눈부신 발전으로 예전에는 상상 할 수도 없었던 극저출생체중아들의 생존율이 현저하게 증가함에 따라서 고위험도 신생아들을 위한 영양관리는 이들의 생존과 성장 발달은 물론, 나중에 성인기의 건강유지에도 매우 중대한 영향을 미치게 된다. 흔히 소아는 작은 성인이 아니라고 한다. 소아는 영양관리에서 성인과 다른 독특한 문제점들을 제시한다. 소아의 위장관은 아직 완전히 발달되지 않았고, 급식 행위도 아직 제대로 학습되지 못했고, 성장을 위해서 많은 영양소가 필요하다. 소아의 신체성분과 영양소 요구량 등은 영아기로부터 청소년기로 발달함에 따라서 지속적으로 변화하므로 최적의 영양상태를 유지하기 위해서 각 발달 단계에 적합한 영양공급이 필수적이다.

당뇨병, 비만, 만성 신장병 등 소아기의 만성 질환을 치료・관리하기 위해서는 소아로 하여금 정상적인 성장 발달을 도모하면서 건전한 식습관 및 생활습관을 형성하도록 유도해야 하며 이를 위해서는 소아와 보호자에게 반복적인 자기-관리훈련이 필요하다. 더욱이 페닐케톤뇨증, 당원병, 요소회로이상증 등 선천성 대사질환을 가진 소아들에게는 식사요법이 생존을 위한 유일한 치료법이 되고 있다. 한편 경구 섭취가 불가능한 소아들에게는 소화관이나 정맥을 통해서 필요한 영양소들을 공급하는 영양지원이 시행되고 있다.

"소아영양의학"은 영양판정, 일반영양, 영양지원, 질환별 의학영양치료의 4부로 구성되었다. 제1부 영양판정에서는 신생아와 소아의 영양판정에 이용되는 각종 자료들에 대해서 자세히 논의 되었다. 제2부 일반영양에서는 임신기, 영아기, 유아기, 학동기, 청소년기의 영양적 문제점들과 중재 방안들이 제시되었다. 제3부 영양지원에서는 신생아기와 소아기에서 경장영양과 정맥영양의 적용 대상과 실시 및 합병증 관리 등이 논의되었다. 제4부 질환별 의학영양치료에서는 신생아에서부터 청소년에 이르기 까지 소아에서 발생하는 각종 질환에 대한 영양-관련 문제점과 영양판정 지표, 영양요구량 등이 제시되었다.

"소아영양의학"은 의료서비스 현장에서 소아 및 보호자들에게 의학영양치료를 제공하는 임상영양사들, 고위험도 신생아들과 소아들의 영양지원관리에 관여하는 의료종사자들, 소아영양의학에 관심이 있는 모든 보건의료인들과 영양학자들, 그리고 대학원생들에게 소중한 참고자료가 될 수 있기를 희망한다.

그동안 자료수집을 위해서 애써주신 서울아산병원 영양팀의 강은희 과장과 이연미 영양사, 아산의학도서관 직원 여러분, 보건산업진흥원의 장영애 박사, 그리고 편집과 출판을 위해서 애써주신 고려의학의 임직원 여러분께 감사를 드린다.

저 자

CONTENTS



## 제1부 영양판정

### CHAPTER_01 신생아 영양판정



### CHAPTER_02 소아 영양판정

## 제2부 일반영양

### CHAPTER_03 임신기 영양



### CHAPTER_04 소아기 영양



## 제3부 영양지원

### CHAPTER_05 신생아 영양지원



### CHAPTER_06 소아 영양지원

## 제4부 질환별 의학영양치료

### CHAPTER_07 신생아 질환



### CHAPTER_08 식품 알러지와 불내증



### CHAPTER_09 위장질환



### CHAPTER_10 당뇨병

## CHAPTER_15 영양결핍증



## CHAPTER_16 선천성 대사질환



## CHAPTER_17 기타 질환

CHAPTER_01 | Nutrition Assessment of Neonates

# 01 신생아 영양판정

1. 영양검색 | 2. 신생아 분류 | 3. 모체의 경력
4. 임상자료 | 5. 신체계측 | 6. 영양소 섭취 자료
7. 검사실 자료 | 8. 미숙아의 영양위험 요인

생후 28일 까지의 영아를 신생아(neonates)라고 하며 이 기간의 영양은 영아의 성장과 발육에 매우 중대한 영향을 미친다. 출생 직후 신생아는 지금까지 생리적, 영양적 요구를 충족시켜 주던 자궁내 환경으로부터 갑자기 바뀐 외부 환경에 적응하면서 자신의 능력으로 영양소 동화작용과 생리기능을 조절해야 한다. 건강한 만삭아에서는 이러한 변화가 매우 순조롭게 진행되지만 미숙아나 질병이 있는 만삭아는 이를 극복하는데 많은 어려움이 있다. 뿐만 아니라 미숙아는 여러 가지 영양소가 체내에 축적되기 전에 태어나고, 성장 속도가 빠르기 때문에 만삭아보다 영양소 요구량이 더 많아진다. 따라서 영양위험도가 높은 신생아를 조기에 발견하여 적시에 영양치료를 제공함으로써 신생아의 적절한 성장 발육을 도모해야 한다.

영양판정은 의학영양치료의 첫 단계로서 영양-관련 문제점들의 특성과 원인을 파악하기 위하여 필요한 자료들을 수집한 후에 이를 표준치와 비교·분석하는 체계적인 과정이다. 영양판정은 영양중재 계획을 수립하는 기초가 되며, 미숙아나 중환을 가진 영아의 질병치료에서 매우 중요하며 대상환자는 주로 영양검색에서 위험도 환자로 판정된 영아들이다. 영양판정의 구성요소는 모체의 경력, 신생아 분류, 임상 자료, 신체계측, 검사실 자료, 영양소 섭취량 등이다. 신생아 영양판정 양식의 예가 그림 1.1에 제시되었다.

등록번호
이 름
주민번호
나이/성별

**영 양 판 정**
(신생아)

날 짜____/____/____ 진료과/병실______/______ 재태연령________wks

영양처방________________________________

진단명/문제점________________________________

특수치료 ☐ incubator ☐ 인공호흡기 Apgar scores________________

| 항 목 | 체위측정 | | 항 목 | 측정값 | 생화학적 검사 | |
|---|---|---|---|---|---|---|
| 출생시 체중 | kg | %ile | 현재체중 | kg | Hb / Hct | |
| 출생시 신장 | cm | %ile | 현재길이 | cm | | |
| 출생시 두위 | cm | %ile | 현재두위 | cm | | |

체중회복일____________ 최대체중감소 ________g 현재복위________________

평균체중증가 : ________g/day I / O : ______________

영양지원방법 : ☐ 우유병 ☐ 관급 ________ ☐ 정맥

급식시문제점 : ☐ 구토 ☐ 설사 ☐ 변비 ☐ 위잔여물 과다
☐ 기타 ________________

**【영양섭취량】**

| 용 액 | 분량 | 열량(kcal) | 단백질(g) |
|---|---|---|---|
| 경장영양 : | | | |
| 정맥영양 : Dextrose | | | |
| AA | | | |
| Intralipose | | | |
| 합 계 | | | |

**【평 가】**

1. 영양섭취량 : 열 량 = ________kcal/kg/day ☐ 적절 ☐ 과다 ☐ 부족
단백질 = ________g/kg/day ☐ 적절 ☐ 과다 ☐ 부족

2. 연령별 체중 : ☐ 적절 ☐ 저체중 ☐ 과체중
체중증가 : ☐ 적절 ☐ 과다 ☐ 부족

3. 기타 영양진단 : ________________________________
________________________________

**【영양 요구량】** 열 량 =
단백질 =
수 분 =

**【임상영양치료계획】**

________________________________
________________________________
________________________________

감사합니다. 임상영양사______________

자료 : 참고문헌 1

| 그림 1.1 | 신생아 영양판정 양식

신생아의 영양요구량은 제5장 신생아 영양지원에서 논하고자 한다.

## 1 영양검색

영양검색은 영양판정의 전단계로서 영양결핍증이나 영양-관련 문제를 초래할 위험이 높은 특성을 나타내는 환자를 발견하는 과정을 말한다. 영양위험도 환자의 검색은 치료 효과를 극대화하기 위해서 적절한 영양중재를 필요로 하는 환자를 색출하는 비용효과적인 방법이다. 영양검색은 영양 보조인력이나 간호 인력에 의해서도 실시될 수 있으며 표 1.1에 제시된 바와 같이 출생체중, 재태연령별 체중, 진단명을 기준으로 어느 한 가지 항목에 해당되면 영양위험도가 있는 환아로 판정한다. 영양위험도 환아는 영양사에게 의뢰되어 포괄적인 영양판정이 실시된다. 그리고 대부분의 신생아 중환자들은 장기간 입원하기 때문에 일정한 간격으로 재검색을 실시함으로써 영양위험도 상태의 변화를 파악할 수 있다.

## 2 신생아의 분류

신생아의 성숙도와 자궁내 성장률을 평가하기 위하여 재태연령(gestational age), 출생체중, 재태연령별 체중(weight for gestational age) 등에 의해서 분류된다(표 1.2).

| 표 1.1 | 신생아의 영양검색 기준

| 신체계측에 근거한 기준 | 진단명에 근거한 기준 |
|---|---|
| 출생체중 ≤ 1,000g<br>출생체중 ≤ 1,500g<br>Small for gestational age(SGA)<br>Large for gestational age(LGA)<br>불균형적 성장(신장별 체중 < 10 percentile, 혹은 > 90 percentile) | 선천성 심질환<br>낭성섬유증<br>심한 미숙아(<임신 28주)<br>위장관 이상<br>대사 이상<br>성장이나 구강 운동발달에 영향을 미치는 증후군 (다운, Prader-Willi, 이분척추) |

자료 : 참고문헌 7

| 표 1.2 | 신생아 분류

| 분 류 | 정 의 |
|---|---|
| 임신기간: | |
| 미숙(preterm/premature) | < 임신 37주 |
| 만삭(term) | 임신 37~42주 |
| 과숙(postterm) | > 임신 42주 |
| 출생체중 : | |
| 저출생체중(low birth weight) | < 2,500g |
| 초저출생체중(very low birth weight) | < 1,500g |
| 극저출생체중(extremely low birth weight) | < 1,000g |
| Micronate(fetal infant) | < 750g |
| 재태 연령에 따른 크기(size for gestational age) : | |
| 작은(small) | 체중 < 10th %ile |
| 적당한(appropriate) | 체중 ≥ 10th %ile<br>≤ 90th %ile |
| 큰(large) | 체중 > 90th %ile |

자료 : 참고문헌 7

이러한 분류법은 각 영아의 특수한 임상적 문제들을 예상하고, 적절한 급식형태를 선택하며 영양요구량을 추정하는데 도움이 된다. 미숙아나 저출생체중아, 과숙아 등이 나타내는 임상적 문제들은 영양중재 과정에 영향을 미칠 수 있다(표 1.3). 예를 들면 SGA(small for gestational age) 영아는 체내의 글리코겐 저장량이 부족하고, 포도당신생의 장애가 초래되므로 저혈당을 초래하기 쉽다. 반면에 LGA(large for gestational age) 영아는 인슐린의 생성 과다로 저혈당이 초래될 수 있다. 따라서 혈당을 모니터하고 조기 영양중재를 실시함으로써 저혈당을 예방할 수 있다.

임신 기간이나 자궁내성장에 변화를 초래하는 요인들은 매우 다양하며, 흔히 미숙, 저체중, SGA는 함께 생길 수 있다(표 1.4).

SGA 영아에서는 두위와 길이를 평가함으로써 성장지연의 기간이나 병인을 규명하는데 도움을 줄 수 있다. 대칭성 성장지연(symmetrical growth retardation)은 출생체중, 길이, 두위가 모두 10 번째 백분위수 미만인 경우를 의미한다. 반면에 비대칭성 성장지연(asymmetrical growth retardation)은 체중은 낮으나 두위와 신체길이는 정상인 경우를 말하며 대칭성 성장지연의 경우보다 성장지연의 기간이 짧은 것을 의미한다. 비대

**| 표 1.3 |** 신생아 분류와 관련된 임상적 문제

| 미숙아( < 임신 37주) | | |
|---|---|---|
| 영양결핍증<br>저체온증<br>호흡곤란증후군<br>무호흡<br>동맥관개방<br>감염<br>심실내출혈<br>괴사성 소장결장염<br>질식 | 고빌리루빈혈증<br>저혈당/고혈당<br>저칼슘혈증<br>골감소증<br>고포타슘혈증<br>고나트륨혈증/저나트륨혈증<br>산증<br>알칼리증 | 지방흡수불량<br>빨기와 삼키기의 부조화<br>위운동 감소<br>망막병증<br>기관지폐성 형성장애<br>신기능 저하<br>빈혈<br>고질소혈증 |
| **만삭아(>임신 42주)** | **SGA** | **LGA** |
| 질식<br>태변 흡인<br>적혈구증가증<br>저혈당<br>지속적인 폐고혈압 | 질식<br>저혈당<br>적혈구증가증<br>태변 흡인<br>선천성 기형<br>저체온증<br>선천성 감염 | 질식<br>저혈당<br>적혈구증가증<br>고빌리루빈혈증<br>분만골절<br>RH 동종면역 |

자료 : 참고문헌 7

**| 표 1.4 |** 임신기간이나 태아성장의 변화가 관련된 요인

| 조산 / 저체중 / SGA | | LGA |
|---|---|---|
| 다수임신<br>임신성 고혈압<br>만성 고혈압<br>재태 감염<br>선천성 기형<br>태반부전<br>모체 영양결핍상태 | 모체 알코올중독<br>모체 약물중독<br>모체 흡연<br>고지대<br>모체 당뇨병 및 혈관 합병증 | 고인슐린혈증<br>당뇨병 모체의 영아<br>유전적 영향 |

SGA : small for gestational age, LGA : large for gestational age
자료 : 참고문헌 7

칭성 SGA 영아는 성장부진이 흔히 임신말기에 단기간동안 진행되었으므로 대칭성 SGA 영아보다 성장만회(catch-up growth)의 가능성이 훨씬 양호하다.

## 3 모체의 경력

임신횟수, 출산수, 임신 및 분만시 합병증, 마약이나 알콜 남용, 흡연, 만성 질환 등의 모체경력은 신생아의 영양상태, 임상적 문제점, 성장 등에 영향을 미치며 모유의 사용 여부를 결정하는 주요인이 된다. 분만시에 magnesium sulfate를 투여받은 산모의 영아는 혈청 마그네슘이 상승되어 장운동 감소, 근력저하(hypotonia), 젖빨기 부진 등을 초래할 수 있다. 이러한 영아가 정맥영양을 공급받을 때 혈청 마그네슘 농도가 정상화될 때 까지 마그네슘을 정맥용액에서 제외시켜야 한다. 한편 마약은 모유를 통해서 영아에게 전달되어 신생아 고혈압이나 경련을 초래할 수 있기 때문에 마약을 남용하거나 에이즈(AIDS)가 있는 산모는 모유-수유를 금해야 한다.

## 4 임상 자료

신생아의 영양판정에 필요한 임상 자료는 Apgar score, 체온, 호흡과 맥박, 수분상태 등의 일반적 상태와 영양소 과·부족의 신체징후, 급식 적응도 등이다.

### Apgar score

Apgar score는 출생직후 신생아의 자궁외 적응도를 평가하는 일반적인 방법이다. 출생 직후 1분과 5분에 신생아의 심박동수, 호흡 능력, 근육강도, 반사성 흥분도(reflex irritability), 피부 색갈 등의 5가지 항목을 점검한다(표 1.5). 각 항목은 2점씩이며 (총 10점 만점), 6점이나 그 이하는 궤사성 소장결장염(necrotic enterocolitis)의 위험요인으로 간주된다. 만약 단백뇨나 혈뇨 등 저산소증의 기타 증상들이 관찰되면 경장영양을 연기하는 것이 좋다.

### 체온 조절

신생아기에는 특히 저출생체중아나 미숙아의 경우에 체온 조절이 어렵다. 작고 미숙

| 표 1.5 | Apgar 점수 체계

| 징후 | 0 | 1 | 2 |
|---|---|---|---|
| 심박동수 | 없음 | 느림, < 100/분 | > 100/분 |
| 호흡 노력 | 없음 | 불규칙, 느림, 약한 울음 | 양호, 강한 울음 |
| 근육 강도 | 무기력 | 말단부위를 어느 정도 구부림 | 강하게 구부림 |
| 반사성 흥분도 | 반응없음 | 찡그림 | 울음, 재채기 |
| 피부 색깔 | 푸른, 창백한 | 몸체는 분홍색<br>말단은 청색 | 완전히 분홍색 |

자료 : 참고문헌 11

한 영아는 피하지방의 저장량이 매우 적고 단위체중당 체표면적이 크고 체중에서 체액이 차지하는 비율이 크기 때문이다. 따라서 수분 손실이 증가하여 열 손실이 많아지게 된다. 신생아는 성장에 필요한 에너지를 희생하여 대사적으로 열을 발생함으로써 한냉 스트레스(cold stress)에 적응한다. 한냉 스트레스 기간 동안에는 체내에 저장된 갈색지방(brown fat)을 분해하여 대사적 열 생산원으로 사용한다. 열 생산을 위해서 갈색지방조직이 대사되는 것은 단지 신생아기에만 발생한다.

신생아는 또한 주위 환경이 지나치게 더울 때 체온을 조절하기가 어렵다. 체온을 35.5~37.7°C로 유지할 수 있도록 주위 환경의 온도를 조절해야 한다.

### 호흡과 맥박

미숙아는 불규칙적인 호흡과 맥박의 변동으로 영양소의 섭취능력이 저하되기 쉽다. 즉 위배출 지연, 가스 발생, 역류 등의 소화기적 문제들은 영아의 호흡상태에 영향을 미친다. 경장영양은 무호흡이나 서맥을 초래할 수 있고 비위관 급식은 기도를 방해하거나 서맥을 초래할 수 있다. 만약 경장영양으로 호흡과 맥박이 지속적으로 악화되면 정맥영양을 고려해야 한다. 호흡수가 분당 60회 미만인 미숙아는 흡인의 위험을 최소화하기 위해서 유두급식(nipple-feeding) 할 때 매우 조심스럽게 진행해야 한다.

### 수분상태

생후 첫 1주 동안 신생아는 세포외액의 감소로 인해서 10~15%의 체중감소를 초래한다. 매일 수분과 전해질의 배설량과 섭취량, 혈청 전해질, BUN(blood urea nitrogen),

크레아티닌, 소변 비중 등을 점검하고 신체사정과 체중 측정을 해야 한다. 과다한 수분 손실은 탈수와 이화작용을 의미할 수도 있다. 광선요법(phototherapy)은 수분 요구량을 증가시킨다. 탈수 증상으로는 요배설 감소(≤1 ml/kg/hr), 요삼투압 상승, 점막 건조, 피부 긴장도 불량 등을 들 수 있다. 이 경우 수분 손실의 원인를 파악하여 가능한한 손실을 감소시켜야 한다. 한편 하루에 50 g 이상의 급격한 체중증가는 수분 과부하, 혹은 수분배설 능력의 장애를 의미한다. 수분 과부하의 증상으로는 부종, 과다한 체중증가, 희석된 소변, 혈청 소디움 저하 등을 들 수 있다.

### 영양소의 결핍 증상

신생아의 영양소 결핍증을 초래할 수 있는 요인은 미숙아나 태아의 성장부진, 장기간의 정맥영양지원, 장기간의 불충분한 영양지원 등이다. 영양소의 결핍증은 성장패턴의 변화를 초래할 수 있으며 흔히 보고되는 영양소 결핍증은 칼슘, 인, 비타민 D, 비타민 E, 철, 아연, 카니틴, 필수지방산, 단백질 등이다. 이러한 영양소 결핍증의 임상적 징후는 〈표 1.6〉에 제시된 바와 같다.

### 급식 적응도

위잔여물, 구토, 복부팽만, 장음, 대변 등을 점검하여 신생아의 급식 적응도를 모니터한다. 급식전에 복위를 측정하고 위잔여물을 점검하여 급식 적응도를 평가한다. 간헐적 급식에서 앞서 먹인 분량의 절반 이상이, 혹은 지속적 급식에서 1시간의 투여분량이 위내에 남아 있다면 급식 부적응증을 의미하므로 재평가를 요한다. 이 경우 급식의 용량과 빈도를 줄여야 한다. 구토는 조제액의 부적응증이나 의학적 문제점을 의미하므로 즉시 원인을 조사해야 한다. 이밖에도 대변의 빈도, 색깔, 점도 등을 관찰해야 한다. 신생아의 첫 대변을 검은 색의 태변(meconium)이라 하며 대개 만삭아는 생후 24시간내에 태변을 보이나 미숙아는 6~7일 까지 지연되는 경우도 있다. 만약 신생아의 대변의 빈도나 점도가 갑자기 변하면 영양소의 불내증이나 흡수불량을 고려해야 한다. 혈변은 급식관의 삽입으로 인한 위자극, 급식 부적응증, 괴사성 소장결장염, 항문열창(anal fissure), 분만시 삼킨 모체 혈액 등을 의미할 수 있다.

| 표 1.6 | 영양소 결핍증의 임상적 징후

| 영양소 | 결핍증의 징후 |
|---|---|
| 칼슘 | 신생아 발작, 골밀도 감소, 구루병, 골감소증, 강축증<br>(뼈는 항상성 기전을 가지고 있으므로 저칼슘혈증이 나타나지 않을 수도 있다) |
| 인 | 발작, 골밀도 감소, 구루병, 골통, 심기능 감소<br>(뼈는 항상성 기전을 가지므로 저인산혈증이 나타나지 않을 수도 있다) |
| 비타민 D | 골밀도 감소, 골감소증, 구루병 |
| 비타민 E | 경미한 용혈성 빈혈(대체로 생후 4~6주경에 나타남), 경미한 부종, 혈소판 증가증 |
| 비타민 K | 프로스롬빈 시간(PT) 증가, 출혈(점상출혈, 자반, 반상출혈, 뇌출혈) |
| 엽산 | 거대아구성 빈혈, 설염, 설사, 과민증 |
| 비타민 $B_1$ | 반사저하, 근육쇠약, 빈맥, 부종, 과민증, 뇌증(Wernicke's) |
| 비오틴 | 피부염, 탈모증, 과민증, 기면 |
| 셀레늄 | 성장부진, 심근병증 |
| 철 | 저색소성 소구성 빈혈, 창백, 빈맥 |
| 아연 | 장성선단피부염, 성장장애, 저단백질혈증과 부종, 상처회복 지연, 감염에 대한 감수성 증가, 탈모증 |
| 카니틴 | 급성뇌증, 근육쇠약, 지질근병증, 성장장애, 재발되는 감염 |
| 필수지방산 | 비늘피부염, 혈소판감소증, 감염의 위험도 증가, 성장부진, 탈모증 |
| 단백질 | 성장지연, 저단백질혈증과 부종, 무감작(anergy), 총임파구수 감소, 감염율 증가, 상처회복 지연 |

자료 : 참고문헌 7

## 5 신체계측

체중, 신체길이, 두위의 측정은 신생아 영양판정의 주요소이며 경우에 따라서는 피부 주름두께와 팔둘레가 사용될 수도 있다. 측정치를 성장그라프에 표시하고 정상치와 비교한다. 일련의 연속적인 신체계측으로 영아 성장패턴의 변화나 개선을 조기에 파악할 수 있다. 성장은 영아의 영양상태나 건강상태를 평가하는 성과지표로 이용되지만 미숙아의 이상적인 성장률은 아직 설정되어 있지 않다. 일부 학자들은 재태성장율(intrauterine growth)를 미숙아 성장의 표준으로 간주한다.

## 체중

체중은 무지방 조직, 지방, 세포외액과 세포내액 등 신체구획의 총량을 반영한다. 체중 변화는 성장뿐만 아니라 체성분의 변화를 반영하며, 생후연령(postnatal age)과 재태연령이 증가할 수록 총 체액(특히 세포외액)은 감소하는 반면에 단백질과 지방의 양이 증가한다. 출생시 우리나라 신생아의 평균 체중은 남아가 3.4 kg, 여아가 3.3 kg이다.

신생아는 생후 첫 1주 동안에 세포외액이 감소되어 만숙아에서는 10%, 미숙아에서는 15%의 초기 체중감소가 발생한다. 그러나 임신 28주 전에 태어난 극저출생체중아(<1 kg)는 세포외액의 비율이 높기 때문에 출생체중의 20% 까지도 손실될 수 있다. 최대 체중감소는 생후 4~6일에 발생하며 만삭아는 생후 8-14일까지, 작은 미숙아는 생후 15~22일까지는 출생체중이 회복된다.

초기 체중감소가 회복된 후 만삭아는 하루에 20~30 g씩 체중이 증가하며 미숙아는 하루에 10~35 g씩, 혹은 10~20 g/kg씩 증가한다. 미숙아와 만삭아의 체중, 길이, 두위를 매주 한번씩 Babson 성장챠트에 표시하여 성장 추이를 모니터한다(부록 1).

신생아의 체중은 옷을 벗긴채 매일 동일한 시간에 동일한 체중기를 사용하여 측정한다. 만약 의료장비나 측정방법과 관련된 변동 사항이 있는 경우에는 이를 기록하여 의료팀원들에게 알려야 하며 체중기를 주기적으로 교정해야 한다. 1일 평균 체중증가(g/day, 혹은 g/kg/day)는 신생아의 영양상태를 평가하는데 사용한다. 미숙아의 1일 평균 체중증가는 예상되는 체중증가 속도와 비교하여 예상 체중증가의 변동이 있는 경우에는 이를 영양치료 계획에 반영해야 한다. 이때 의학적 상태 및 수분 불균형 등 체중 변화에 영향을 줄 수 있는 요인들을 고려해야 한다.

## 길이

머리끝에서부터 발끝까지의 길이(crown-heel length)는 수분상태에 의해서 영향을 받지 않고 무지방량을 정확하게 반영하기 때문에 체중에 비해서 이점이 있다. 그러나 길이는 두위나 체중보다 정확하게 측정하기가 더 어렵다. 출생시 우리나라 신생아의 평균 길이는 남아가 50.8 cm, 여아가 50.1 cm이다. 길이는 매주 측정하며 정확한 측정을 위해서 두사람이 필요하며 측정보드(recumbent length board)를 사용하는 것이 좋다.

영아를 똑바로 눕히고 무릎을 쫙 펴게 하고 머리끝부터 발꿈치끝까지 측정한다. 측정치를 성장챠트에 연속적으로 표시하고 가장 최근의 측정치가 이전것보다 크지 않은 경우에는 원인을 조사한다. 매주 예상되는 길이 증가는 미숙아가 0.8~1.1 cm, 만삭아가 0.69~0.75 cm이다.

### 두위

두위(head circumference)는 가장 튀어나온 앞이마(전두) 부분과 뒷통수(후두)의 둘레를 측정하며, 태아기, 영아기, 유아초기의 두뇌 발달과 관련이 있다. 출생시 우리나라 신생아의 평균 두위는 남아가 34.6 cm, 여아가 34.1 cm이다. 태아의 머리 성장속도는 전 임신기간 동안에 변화한다. 즉, 최고 성장속도는 임신 12~24주에 생기며(1.1~1.4 cm/주) 그후 분만이 가까울수록 성장속도가 낮아지며(0.1~0.6 cm/주), 미숙아는 이와 비슷한 성장속도를 보인다. 출생 후 첫 1주 동안에 세포외액의 감소로 두위가 0.5 cm 정도 감소하지만 일단 적절한 영양이 공급되면 신속하게 성장이 만회된다. 매주 두위의 평균 증가목표량은 미숙아가 0.7~1.1 cm, 만삭아는 0.5 cm이다. 두위는 매주 측정하여 성장챠트에 표시하고 실제 머리성장율을 예상되는 재태성장율과 비교한다. 재태기간 동안이나 출생 후에 중등도의 영양결핍증으로 체중과 길이의 증가가 부진해도 머리성장은 비교적 정상을 유지하는 경우가 많다. 체중과 길이는 정상이지만 소두증(microcephaly)을 보이는 경우에는 뚜렷한 두뇌질병을 시사한다. 한편 신속한 두위증가(>1.25 cm/주)는 심실내출혈(intraventricular hemorrhage)이나 수두증(hydrocephaly)을 의미할 수 있다.

### 체성분의 평가

삼두근 피부주름(tricep skinfold), 상완둘레(midarm circumference), 상완근육둘레(midarm muscle circumference) 등은 체성분을 평가하는데 사용되며 성장 자료를 해석하는데 도움이 될 수 있다. 그러나 중환, 의료장비, 환아의 체위, 수화상태의 변화, 측정자의 기술 부족 등으로 정확한 결과를 얻기가 어려운 경우가 많다. 특히 극저출생체중의 미숙아에서 피부주름두께를 측정하기 위하여 칼리퍼를 사용할 때 자칫 연약한 피부를 손상할 수 있기 때문에 실용적이지 못하다. 이러한 이유로 체성분 측정은 대개 연구목적으로만 이용된다.

## 6 영양소 섭취 자료

영양소 섭취 자료(nutrient intake data)를 체계적으로 수집·평가하는 것은 중환의 신생아 관리에서 영양판정의 주요소가 된다. 섭취 자료는 정맥으로 투여된 용액, 모유, 상업용 조제유, 비타민과 무기질 보충제, 에너지 보충제 등을 포함한다. 섭취량은 1일 체중 1 kg당, 혹은 1일 총 섭취량으로 계산한다. 신생아의 섭취량이 요구량과 현저한 차이가 있거나 혹은 처방량과 실제 섭취량 사이에 차이가 있으면 그 원인을 조사해야 한다. 적어도 수분, 칼로리, 단백질의 섭취에 대해서 최소한 매주 한번씩 영양소 섭취량을 체중증가율과 비교하여 평가하여야 한다. 그림 1.2는 매일 섭취량을 면밀하게 모니터해야 하는 중환의 신생아를 위한 영양소 섭취량 계산지(nutrient intake worksheet)의 예를 제시하였다.

## 7 검사실 자료

검사실 자료는 신생아의 영양판정에 필수적이지만 신생아의 혈액량은 적기 때문에 신중하게 검사를 실시해야 한다. 신생아의 총 혈액량은 90 ml/kg 이므로, 예를 들어 1,500 g 의 저출생체중아는 단지 135 ml의 혈액을 가지는 셈이다. 각종 혈액화학 검사 수치에 대한 만삭아와 미숙아의 정상범위는 부록-11에 제시되었다.

## 8 미숙아의 영양위험 요인

미숙아는 다음의 여러가지 요인으로 만삭아에 비해서 영양결핍증과 성장부진이 초래되기 쉽다(표 1.7).

### 영양소의 저장 감소

태아의 체내 영양소 축적은 마지막 3개월 동안에 이루어진다. 따라서 미숙아는 영양소가 충분히 축적되기 전에 출생하므로 글리코겐, 지방, 단백질, 수용성 비타민, 칼슘, 인, 마그네슘, 미량원소 등의 저장량이 부족하다.

이름 : ____________________ 생년월일 : __________________ 재태연령 : ___________

| | 항목 | | | | | | | |
|---|---|---|---|---|---|---|---|---|
| | 날짜/생명일수(DOL)<br>체중(kg) | | | | | | | |
| 수분 | PN #1 D____% AA____%<br>PN #2 D____% AA____%<br>지방______%<br>모유<br>조제분유 ________<br>보충제<br>합계 : ml/day<br>ml/kg | | | | | | | |
| 열량 | PN kcal/kg/day<br>% 총열량<br>EN kcal/kg/day<br>% 총열량<br>합계 : kcal/kg/day | | | | | | | |
| 단백질 | PN 단백질 g/kg/day<br>NPC/gN<br>EN 단백질 g/kg/day<br>g/100kcal/EN<br>% 총열량<br>합계 : g/kg/day | | | | | | | |
| 지방 | 정맥 지방 g/kg/day<br>% 총열량 | | | | | | | |

자료 : 참고문헌 7

**| 그림 1.2 |** 영양소 섭취량 계산지

**| 표 1.7 |** 미숙아의 영양 위험요인

- 영양소의 저장 감소
- 성장율 증가
- 생리조직의 미숙
- 질병(호흡곤란 증후군, 동맥관개방, 괴사성 소장결장염, 기관지폐성 형성장애, 고빌리루빈혈증, 패혈증, 심한 심실내출혈 등)

자료 : 참고문헌 12

### 성장속도의 증가

만삭아는 만 1세까지는 출생체중의 3배가 된다. 그러나 미숙아는 적절한 성장만회를 위해서 10배의 체중증가가 필요할 수도 있다. 따라서 신속한 성장을 위해서 에너지와 영양소의 요구량이 증가된다.

### 생리조직의 미성숙

미숙아는 유당분해효소(lactase), 췌장리파제(pancreatic lipase), 담즙염 등의 농도 저하로 소화흡수 능력이 감소된다. 그리고 위장운동과 위용적이 감소되므로 위배출과 급식량에 제한을 받게 된다. 이밖에도 임신 32~34주 까지는 빨기와 삼키기의 조화가 발달되지 않는다. 시스테인(cysteine)을 합성하거나 페닐알라닌(phenylalanine)을 분해하는데 필요한 간효소가 부족하며 신장의 농축 능력이 제한된다.

### 질병

미숙아에서 발생되는 여러 가지 임상적 문제들은 영아의 영양소 섭취에 영향을 준다. 호흡곤란증후군은 흡인의 위험도를 증가시키므로 경장영양의 시작을 지연시킬 뿐만 아니라 위장 운동이 감소되어 급식에 적응하기가 어려워진다. 동맥관개방은 흔히 수분 제한을 필요로 하므로 에너지 섭취량이 제한되며 indomethacin 치료시 장간막 혈류량 감소로 괴사성 소장결장염이 초래되기 쉽다. 괴사성 소장결장염은 장휴식을 위해서 정맥영양을 필요로 하며 일부 영아들은 합병증으로 단장증후군이 초래되어 흡수불량으로 인한 장기적 영양관리가 필요하게 된다. 기관지폐성 형성장애는 수분 제한과 에너지 요구량의 증가를 초래하여 농축용액이 사용되며 만성적 이뇨제 사용으로 전해질과 칼슘의 부족을 초래한다. 고빌리루빈혈증을 광선요법으로 치료하는 경우에는 불감성 수분 손실과 수분 요구량이 증가된다.

## 참고문헌

1. 김영혜(편집). 보건의료인을 위한 임상영양가이드, 서울중앙병원 영양팀, 2000.
2. 대한소아과학회. 한국 소아 및 청소년 신체발육 표준치, 1998.
3. Abad-Sinden A, Bollinger R. Challenges and controversies in the nutrition support

of the preterm infant. Support Line 24(2):5-16, 2002.

4. Babson SG, Benda GI. Growth graphs for the clinical assessment of infants of varying gestational age. J Pediatr 89:814-820, 1976.
5. Gottschlich MM(ed). The Science and Practice of Nutrition Support : A Case-Based Core Curriculum, Kendall/Hunt Pub Co, 2001.
6. Gottschlich MM, Matarese LE, Shronts EP. Nutrition Support Dietetics Core Curriculum. 2nd ed, ASPEN, 1993.
7. Groh-Wargo S, Thompson M, Cox JH(eds). Nutritional Care for High-Risk Newborns. 3rd ed, Precept Press, Inc. 2000.
8. Matarese LE, Gottschlich MM. Contemporary Nutrition Support Practice : A Clinical Guide. 2nd ed, Saunders, 2003.
9. Merritt RJ(ed). The A.S.P.E.N. Nutrition Support Practice Manual, 1998.
10. National Advisory Group on Standards and Practice guidelines for Parenteral Practice. Safe practice for parenteral nutrtion formulation. J Parenteral Ent Nutr 22:49-66, 1999.
11. Rudolph AM. Hoffman JIE, Rudolph CD(eds). Rudolph's Pediatrics, 20th ed, Appleton & Largo, 1996.
12. Samour PQ, King K.(eds). Handbook of Pediatric Nutrition. 3rd ed, Jones and Bartlett Pub, 2006.
13. Williams CP(ed). Pediatric Manual of Clinical Dietetics, Am Diet Assoc, 1998.

CHAPTER_02 | Nutrition Assessment of Infants and Children

02

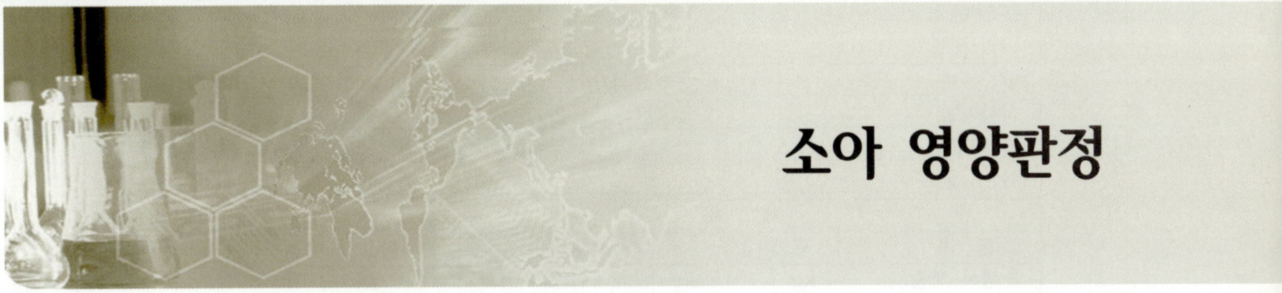

# 소아 영양판정



입원한 소아중 30~50%는 영양상태가 불량한 것으로 보고되고 있으며 이는 질병과 식욕부진으로 인한 불충분한 영양소 섭취, 영양소 요구량의 증가, 소화·흡수율의 감소, 영양소의 손실 증가 등에 기인한다. 소아의 영양결핍증은 성장지연의 가장 중요한 원인이 되고 있으며 심한 영양결핍증은 장기의 성숙이나 기능에 장애를 초래할 수 있다. 따라서 영양결핍증이 있거나 그 위험도가 높은 환아를 조기에 발견하여 적절한 영양중재가 수행되어야 한다.

영양판정은 의학영양치료의 첫 단계로서 단백질-열량 결핍증, 영양과다증, 기타 영양소의 과·부족 상태 등 영양-관련 문제점들의 특성과 원인을 파악하기 위하여 필요한 자료들을 수집한 후에 이를 표준치와 비교 분석하는 체계적인 과정이다. 영양판정은 영양중재 계획을 수립하는 기초가 되며, 영양중재의 효과를 모니터하기 위해서 일정한 간격으로 영양판정이 반복되어야 한다. 영양검색에서 영양위험도가 있는 것으로 판정된 환아는 담당 영양사에게 의뢰되어 심도있는 포괄적인 영양판정을 실시한다.

소아의 영양판정에 흔히 이용되는 자료는 임상 자료, 신체계측, 검사실 자료, 식사력 등이다. 각각의 판정 자료는 모두 제한점을 가지고 있기 때문에 신체계측 및 검사실 자료 등의 객관적 자료와 함께 병력과 식사력 등의 주관적 자료를 종합적으로 사용함으로

| 등록번호<br>이　　름<br>주민번호<br>나이/성별 | **영 양 판 정**<br>(소아) |
|---|---|

날　　짜 ____/____/____　　진료과/병실 ____/____　　혈압 ____/____
식사처방 ________________
진 단 명 ________________
약　　물 ________________

| 체 위 측 정 | | | | | 생화학적 검사 | |
|---|---|---|---|---|---|---|
| 항 목 | 측정값 | | 항 목 | 측정값 | 검사항목 | 결과( / ) |
| 출생시 체중 | kg | %ile | 재태연령 | wks | Hb / Hct | |
| 신　장 | cm | %ile | 연령별 표준신장 | cm | Protein | |
| 현재체중 | kg | %ile | 연령별 표준체중 | kg | | |
| 두　위 | cm | %ile | 신장별 표준체중 | kg | | |

최근 현저한 체중변화 : ______kg (　　%) in ________

특수치료 ________　영양제 ________　식사요법 ________
식품알러지/불내증 ________　신체활동 : □ 매우 활발　□ 보통　□ 활발치 못함
신체증후 : □ 피하지방 손실　□ 근육소모　□ 부종　□ 탈수

【평　　가】

| 척 도 | 수 치 | 영 양 불 량 정 도 | | | | | | | |
|---|---|---|---|---|---|---|---|---|---|
| | | 없음 | | 약간의 | | 보통의 | | 심한 | |
| 신장별 표준체중 | | 〉90% | | 90~81% | | 80~70% | | 〈 70% | |
| 연령별 표준신장 | | 〉95% | | 95~90% | | 89~85% | | 〈 85% | |
| Albumin (g/dl) | | 〉3.2 | | 3.2~3.0 | | 2.9~2.5 | | 〈 2.5 | |
| 식욕 / 식사 섭취 상태 ( 분유, 이유식, 고형식 ) | | 양호하며 변화없음 | | 약간 감소 ( 〈 1주 ) | | 불량함 ( 〉1주 ) | | 불량하고 계속 감소 | |
| 식사시문제 ( 메스꺼움, 구토, 설사, 변비, 연하 / 저작곤란 ) | | 없음 | | 간간히 있음 ( 〈 1주 ) | | 가끔 있음 ( 〉1주 ) | | 자주 / 매일 있음( 〉1주 ) | |

1. 영양상태 : ______양 호　______약간 불량　______보통 불량　______심한 불량
2. 기타 영양진단 : ________________
________________
3. 현재 영양 섭취량 (경구 / 관급 / 정맥) : ________kcal ____단백질
   열량 - □ 적절　□ 과다　□ 부족　　단백질 - □ 적절　□ 과다　□ 부족
4. 약물과 관련된 문제점 : ________________

【영양 요구량】 기준체중 ( 평소 / 표준 / 현재 ) : ________kg
열　량 =
단백질 =
* 성장만회를 위한 열량 (kcal/kg) = ________

【임상영양치료계획】
________________
________________
________________

감사합니다.　임상영양사 ________

자료 : 참고문헌 1

**| 그림 2.1 |** 소아 영양판정 양식

써 영양상태를 보다 정확하게 평가할 수 있다. 소아 영양판정 양식의 예가 그림 2.1에 제시되었다.

## 1 영양검색

영양검색은 영양판정의 전단계로 이용되며, 그 이유는 의료기관에서 모든 입원 환아들을 대상으로 심도있는 영양판정을 수행하는 것은 현실적으로 거의 불가능할 뿐만 아니라 반드시 필수적인 것도 아니기 때문이다. 잘 고안된 영양검색이 훈련된 직원에 의해서 수행될때, 포괄적인 영양판정을 필요로 하는 고위험도의 환아가 누구인지를 효과적으로 가려낼 수 있다.

영양검색에 사용되는 지표는 신체계측(체중, 길이, 두위), 생화학적 지표, 진단명, 병력 중에서 영양요구량의 변화를 초래하는 영양위험 요인들이다(표 2.1). 이중에서 대상환자, 인력, 절차 및 규정 등 각 의료기관의 실정에 현실적으로 적합한 영양검색 지표를 선택해야

| 표 2.1 | 영양위험 요인

| |
|---|
| 신체계측 : 신장별 체중(Wt for Ht) < 5번째 백분위수 혹은 > 95번째 백분위수<br>연령별 체중(Wt fot Age) < 5번째 백분위수<br>체중 감소율(6개월) ≥ 10% |
| 생화학자료 : Hb < 11 g/dl<br>Hct < 33%<br>혈청 알부민 < 3.3 g/dl |
| 병력 : 섭식장애, 암, 에이즈, 발달장애, 농양, 상처, 욕창, 심한 화상, 감염, 외상, 성장장애, 선천성 대사장애, 지속적인 열, 호흡기질환, 신장질환, 흡수장애증후군, 단장증후군/루공/혹은 섭취를 제한하는 위장문제 |
| 식사 : 3~5일 이상 금식이거나 소량 섭취<br>저작곤란, 연하곤란, 혹은 빨고 삼키는 조정기능의 장애<br>채식, 치료식, 경장영양, 정맥영양<br>구토, 메스꺼움, 역류, 설사, 변비 등 소화기 장애의 재발 또는 지속 |
| 약물 : 스테로이드, 면역억제제, 항암제, 항경련제 |
| 운동/활동 : 신체적 제한, 상해, 영양소 요구량 증가 |
| 사회경제적 : 경제적 곤란 |

자료 : 참고문헌 14

한다. 각 의료기관에서 영양검색 프로토콜을 개발할 때 고려해야할 사항은 다음과 같다.

- 누가 초기 영양검색을 수행할 것인가?
- 입원후 24~48시간 내에 쉽게 얻을 수 있는 영양지표들이 무엇인가?
- 언제까지 영양검색을 완수해야 하는가?

영양검색은 반드시 영양사에 의해서 실시되지는 않으며 일반적으로 영양부서의 보조 인력이나 간호인력에 의해서 실시된다. 미국의 일부 소아병원에서는 진단명, 식사처방, 신체계측, 검사실 자료 등을 기준으로 영양검색을 실시하고 영양위험도를 점수화하여 영양중재활동의 우선순위를 결정하고 있다. 소아 영양검색지의 예가 부록-17에 제시되었다. 영양검색에서 영양위험도가 있는 것으로 판정된 환아는 담당 영양사에게 의뢰되어 심도있는 포괄적인 영양판정이 실시된다.

## 2 임상 자료

병력, 약물, 신체증후, 사회경제적 요인 등에서 영양결핍증을 초래할 수 있는 요인을 파악한다.

### 병력

열, 심장질환, 뇌성마비, 당뇨병, 약물, 특수치료 등은 이차적 영양결핍증을 초래할 수 있기 때문에 동반된 의학적 문제점들이 영양소 섭취, 소화, 흡수에 미치는 영향을 평가해야 한다. 만성 질환이나 외상 등의 병력, 과거 입원 경력, 출생력(출생체중, 출생길이, 재태연령 등) 등은 소중한 정보를 제공해줄 수 있다. 영양적 위험이 있는 소아를 발견하는데 도움이 되는 질문이나 관찰은 다음과 같다.

- 흡수불량, 배액 농양이나 상처, 난치성 설사 등 영양소 손실을 초래하는 문제가 있는가?
- 열, 화상, 조직 상해, 패혈증, 약물치료 등 영양소 요구량을 증가시키는 문제가 있는가?
- 급·만성 질병이나 수술 등의 병력이 있는가?

### 약물

약물은 영양소 섭취나 장관 기능에 영향을 줄 수 있기 때문에 약물과 영양소의 상호작용에 대해서 검토해야 한다.

### 신체증후

소아의 피부, 머리카락, 입술, 눈 등을 잘 관찰함으로써 영양소의 결핍을 암시하는 징후나 증상을 발견할 수 있다(부록-13 참조). 특히 아이의 전반적인 외관에서 부종, 악액질(cachexia), 비만 등 현저한 영양결핍증이나 영양과다증을 육안으로 평가할 수 있다.

### 사회경제적 요인

가정환경, 보호자, 경제상태 등의 사회경제적 요인은 식품 이용도와 영양소 섭취에 영향을 줄 수 있다.

## 3 신체계측

성장은 소아기의 가장 중요한 신체적 특징이며 적절한 성장은 소아에서 정상적인 영양상태를 반영하는 가장 중요한 지표가 된다. 체중, 신장(길이), 두위(만 3세 까지의 영아) 등을 주기적으로 측정하는 것은 소아의 건강 및 영양 상태를 모니터하는데 있어서 필수적이다. 그러나 신체계측 자료가 아동의 영양상태를 평가하는 유일한 지표로 사용되어서는 안되며 검사실 자료, 식사력, 임상 자료 등을 종합적으로 평가할 때 하나의 보조적 지표로 이용되어야 한다. 흔히 사용되는 신체계측 지표들이 표 2.2에 제시되었다.

| 표 2.2 | 신체계측 평가에 사용되는 지표

| | |
|---|---|
| 체중 : 연령별 체중 백분위수(%ile) | 신장/길이 : 연령별 신장 백분위수(%ile) |
| 신장별 체중 백분위수(%ile) | 연령별 신장 백분율(%) |
| 신장별 체중 백분율(%) | 두위 : 연령별 두위 백분위수(%ile) |
| 표준체중 백분율(%) | Z-score |
| 체질량지수 백분위수(%ile) | 피부주름 두께 |

### 성장곡선

체중, 신장, 두위의 측정치를 한국 소아의 성장곡선(growth curves)을 이용하여 평가한다. 이때 소아의 연령을 정확하게 계산해야 하며, 미숙아는 재태연령에 따라서 교정된 연령(corrected age)을 사용해야 한다. 즉 체중은 생후 24개월 까지, 길이는 40개월 까지, 두위는 18개월 까지 교정된 연령을 사용한다. 교정연령이란 예정일보다 일찍 출생한 주간수(weeks)를 실제연령에서 감하는 것을 말한다. 예를 들면, 12개월 전에 임신 28주 만에 태어난 미숙아의 교정연령은(예정일보다 3개월 일찍 출생했으므로) 9개월이 된다.

성장곡선은 신생아부터 18세까지의 한국 남녀 소아 및 청소년들을 대상으로 수집한 성장 자료를 이용하여 개발한 백분위곡선(percentile curves) 으로서 3번째, 10번째, 25번째, 50번째, 75번째, 90번째, 97번째의 7 단계로 나뉘어 있다(부록-3). 연령과 성별에 해당하는 성장곡선에 소아의 체중과 신장을 표시함으로써 다른 소아들에 비해서 신체 크기의 순위를 알아본다. 한국소아 및 청소년의 신체발육 표준치는 부록-2에 제시되었다.

성장곡선에서 10번째 백분위수(10th percentile)에서부터 85번째 백분위수까지는 일반적으로 정상적인 성장을 의미한다. 만약 측정치가 5번째 백분위수 이하나 95번째 백분위수 이상에 해당되면 부적절한 성장을 의미할 수 있다. 그러나 성장의 적절성은 주기적으로 계속해서 측정한 일련의 자료를 근거로 평가되어야 한다. 왜냐하면 선천적으로 체구가 작은 아이는 지속적으로 성장곡선의 하부를 유지하게 될 것이며, 일부 소아들은 다른 아이들에 비해서 너무 일찍 성장하거나 너무 늦게 성장할 수도 있기 때문이다.

### 신장 /길이

신장(standing height)이나 길이(supine length)는 골격 성장을 반영하며 성장발육의 지표로 이용된다. 만 2세가 되기 전에는 아이를 길이 측정판(length board)에 편안하게 똑바로 눕힌 상태에서 0.1 cm까지 측정하며 이때 2 사람이 필요하다. 한편 만 2세 이상의 아동에서도 서있는 키를 측정할 수 없을 때에는 누운 키를 측정할 수 있다. 그러나 이 경우에 누운 키는 서있는 키보다 약간 길게 측정되므로 참고치와 비교할 때 측정치에서 1~2 cm를 감해야 한다. 만 2세 이상의 아동은 신장계(stadiometer)에 편안하게 서서 0.1 cm까지 측정한다.

한편 서있는 키나 누운 키를 측정할 수 없는 경우에는 무릎 높이나 팔길이를 측정하여 공식을 이용하여 신장을 환산할 수 있다. 그러나 아직 우리나라 소아들을 대상으로 한

환산 공식은 개발되지 않았다. 이 밖에도 앉은 키를 주기적으로 측정함으로써 성장율을 모니터 할 수 있다.

**| 연령별 신장 백분위수 |** 연령별 신장 백분위수(height-for-age percentiles)는 소아의 신장을 신장곡선에 표시하여 동일한 성별과 연령의 건강한 아이들과 비교하여 신장의 순위를 알아보는 것이다. 연령별 신장은 장기적 성장 지표로서 만성 질환이나 장기간의 영양적 스트레스를 반영한다. 연령별 신장에 대한 평가는 표 2.3에 제시된 바와 같으며 주기적으로 계속해서 측정하는 것이 중요하다.

만약 아이의 신장 백분위수가 2단계 이상 증가하거나 감소되면 병리적, 혹은 영양적 요인을 고려해야 한다. 예를 들면 아이의 신장이 50번째 백분위수에서 3번째 백분위수로 감소하거나 97번째 백분위수로 증가한 경우에는 표 2.4에 제시된 바와 같이 병리적 요인의 가능성을 검토해 보아야 한다.

**| 연령별 신장 백분율 |** 연령별 신장 백분율(percent height-for-age)는 아이의 신장을 동일한 연령의 평균 신장과 비교한 백분율로 표시한다. 이것은 만성적 영양상태를 반영하는 신체계측 지표로서 평가기준은 표 2.5에 제시된 바와 같다. 연령별 신장 백분율(%)을 산출하는 공식은 다음과 같다.

$$\text{연령별 신장 백분율}(\%) = \frac{\text{현재 신장(혹은 길이)}}{\text{50번째 백분위수에 해당하는 연령별 신장(혹은 길이)}} \times 100$$

## 체중

체중은 영아와 소아의 영양상태를 판정하는 가장 기본적인 지표이다. 영양부족이나 영양과다가 있을때 체중은 신장(길이)보다 더 신속하고 광범위하게 영향을 받는다. 일반적

**| 표 2.3 |** 연령별 신장과 체중의 백분위수에 대한 평가

| 백분위수(percentile) | 평 가 |
|---|---|
| 50번째 | 연령별 평균 |
| 10~90번째 | 대부분의 아동을 위해 건강함 |
| 3~10번째, 혹은 90~97번째 | 약간 의심스러움(다르게 입증될 때까지) |
| 3번째 이하, 혹은 97번째 이상 | 건강하지 못함(달리 입증될 때까지) |

자료 : 참고문헌 5, 14

**| 표 2.4 |** 신체계측의 과다한 변동을 초래할 수 있는 생리적 원인

| 신체계측 | 증가 원인 | 감소 원인 |
|---|---|---|
| 체중 | 내분비장애 :<br>　쿠싱병<br>　갑상선 기능저하증<br>유전적 장애 :<br>　다운증후군<br>　Prader-Willi<br>　Laurence-Moon-Biedl 증후군<br>약물의 부작용<br>골격 기형<br>보행하지 않는 상태 | 갑상선 기능항진증<br>철이나 아연 결핍증<br>대사 이상<br>납 중독<br>구강-운동 기능부전<br>흡수불량<br>약물의 부작용<br>구토, 역류, 설사<br>가족 문제, 경제적 문제 |
| 신장 | 성장호르몬 과다<br>갑상선 기능항진증<br>Klinefelter's syndrome<br>Marfan syndrome<br>호모씨스틴뇨증 | 성장호르몬 부족<br>갑상선 기능저하증<br>철분 결핍증<br>염색체 이상<br>골격 형성장애증<br>만성질환 |
| 두위 | 수두증<br>거대뇌증 | 두개골 조기봉합<br>태아기 상해<br>신경과적 손상<br>두뇌성장 불량 |

자료 : 참고문헌 5

**| 표 2.5 |** 영양결핍증과 관련된 신체계측 지표

| 영양결핍증의 유형 | 신체계측 지표 | 영양결핍증의 정도 | | | |
|---|---|---|---|---|---|
| | | 정상 | 경미한 | 보통의 | 심한 |
| 만성(발육부전) | 연령별 신장(%) | 95~100 | 90~94 | 85~89 | < 85 |
| 급성(소모증) | 연령별 체중(%) | 90~100 | 75~89 | 60~74 | < 60 |
| | 신장별 체중(%) | 90~100 | 80~89 | 70~79 | < 70 |

자료 : 참고문헌 5

으로 열량 섭취가 부족하거나 열량 소비가 지나치게 많으면 체중 증가가 감소한다. 한편 단백질 섭취가 부족하거나 열량 부족이 장기간동안 지속되면 신장의 성장이 지연된다.

영아는 옷이나 기저귀를 걸치지 않은 상태에서 영아 저울을 이용하여 0.01 kg까지 측정한다. 유아나 청소년은 가벼운 옷차림으로 체중계에 서서 측정한다. 만약 아이가 너무 커서 영아 저울을 사용할 수 없거나 체중계에 서서 측정할 수 없는 경우에는 특수한 휠체어나 침상저울(bed scale)을 이용할 수 있다.

**| 연령별 체중 백분위수 |** 연령별 체중 백분위수(weight-for-age percentiles)는 소아의 체중을 체중곡선에 표시함으로써 동일한 성별과 연령의 건강한 아이들과 비교하여 체중의 순위를 알아보는 것이다. 연령별 체중은 단기적 성장지표이며 소아에서 급성적으로 발생하는 영양적 스트레스나 질병에 의해 영향을 받는다. 연령별 체중에 대한 평가는 표 2.3에 제시되었으며 연령별 신장의 경우와 마찬가지로 주기적으로 계속해서 측정하여야 한다. 그러나 연령별 체중은 신장을 고려하지 않기 때문에 단기적 영양결핍증(소모증)과 장기적 영양결핍증(발육부진)을 구별하기가 어렵다. 만약 아이의 체중 백분위수가 2 단계이상 증가하거나 감소되면 병리적, 영양적 요인을 고려해야 한다(표 2.4).

**| 연령별 표준체중 백분율 |** 연령별 체중 백분율(percent standard weight-for-age)은 아이의 체중을 동일한 연령의 표준체중(50번째 백분위수)과 비교한 백분율로 표시한다. 이것은 급성적 영양상태를 반영하며 평가기준은 표 2.5에 제시되었다. 연령별 체중 백분율을 산출하는 공식은 다음과 같다.

$$\text{연령별 표준체중 백분율}(\%) = \frac{\text{현재체중}}{\text{연령별 표준체중}} \times 100$$

**| 신장별 체중 백분위수 |** 신장별 체중 백분위수(Weight-for-height percentiles)는 사춘기가 될 때 까지 연령을 따지지 않고 아이의 체중을 신장과 비교하는 것으로서, 신장이 동일한 다른 아이들과 비교하여 체중의 순위를 알아보는 것이다. 신장별 체중 백분위수는 단기적 영양결핍증을 파악할 수 있을 뿐만 아니라 장기적 영양결핍증과 단기적 영양결핍증을 구별하는데 이용된다. 신장별 체중이 5번째 백분위수 이하인 경우에는 급성 질환이나 소모증(급성 영양결핍증)을 의미할 수 있으며 95번째 백분위수 이상인 경우에는 비만을 암시할 수 있다. 만약 아이의 신장별 체중 백분위수는 정상범위에 있어도 연령별 신장 백분위수가 낮다면 발육부진(만성 영양결핍증)을 의미할 수 있다.

| 표 2.6 | 소아에서 표준체중 백분율의 평가

| % 표준체중 | 평가 | % 표준체중 | 평가 |
|---|---|---|---|
| ≥ 150% | 고도 비만 | 85~89% | 저체중 |
| 130~149% | 중등도 비만 | 80~84% | 경미한 저체중 |
| 120~129% | 경도 비만 | 75~79% | 중등도 저체중 |
| 110~119% | 과체중 | < 75% | 심한 저체중 |
| 90~109% | 정상체중 | | |

자료 : 참고문헌 4, 5

**| 신장별 표준체중 백분율 |** 신장별 표준체중 백분율(Percent standard weight-for-height)은 아이의 체중을 동일한 성별과 연령의 신장별 표준체중과 비교한 백분율로 표시한다. 신장별 표준체중 백분율은 급성적 영양결핍상태 뿐만 아니라 비만도를 평가할때에도 사용되는 신체계측 지표로서 평가기준은 표 2.6에 제시되었다. 만약에 아이가 성장장애를 보이는 경우에는 실제연령 대신에 신장연령을 이용하여 계산한다. 신장연령은 신장곡선에서 소아의 현재신장이 50번째 백분위수와 만나는 지점의 연령을 말한다. 신장별 표준체중 백분율을 산출하는 공식은 다음과 같다.

$$\text{신장별 표준체중 백분율}(\%) = \frac{\text{현재 체중}}{\text{50번째 백분위수에 해당되는 체중}} \times 100$$

**| 체질량지수 백분위수 |** 체질량지수는 성인뿐만 아니라 소아와 청소년의 비만도를 측정하는 검색도구로서 최근 많이 이용된다. 소아의 평균 체질량지수는 만 1세부터 점진적으로 감소하다가 4~6세부터 재반등(rebound)한다. 소아에서 체질량지수의 재반등이 일찍 발생할수록 성인이 되어 비만이 될 가능성이 많은 것으로 알려져 있다. 그러나 소아의 체질량지수를 비만도의 유일한 지표로 사용하는 데는 제한점이 있기 때문에 삼두근 피부주름두께와 함께 사용하는 것이 바람직하다. 왜냐하면 키가 큰 소아에서는 비만도를 과대평가할 수도 있으며, 사춘기 성장급등(growth spurt) 전에 비만도가 증가하기 때문이다. 체질량지수는 체중(kg)을 신장(m)의 제곱으로 나눈 값이다($kg/m^2$). 아이의 체질량지수를 산출한 후 체질량지수 곡선에서 동일한 성별과 연령의 건강한 아이들과 비교하여 체질량지수의 순위를 알아본다. 한국소아의 체질량지수 백분위수(body mass index percentiles)는 부록-6에 제시되었으며 이를 이용한 비만도의 평가기준은 표 2.7에 제시되었다.

| 표 2.7 | 소아와 청소년의 비만도 평가

| 비만도 | 체질량지수 백분위수 | 신장별 체중 백분위수 | 연령별 삼두근 백분위수 |
|---|---|---|---|
| 비만 위험 | 85~94 | 85~94 | 85~94 |
| 비만 | ≥ 95 | ≥ 95 | ≥ 95 |

자료 : 참고문헌 5

### 두위

두위(head circumference)는 두뇌의 크기를 반영하며 만 3세까지 측정한다. 두위는 영양상태에 별로 민감하지 않다. 18개월 전의 두위는 두뇌 성장을 반영하며, 두뇌는 생후 12개월에는 출생시 무게의 2배가 되며 그 후 24개월까지는 5 cm가 더 증가하며, 그 이후 3세까지에서 두위의 연 증가율은 1 cm 미만이다. 비록 두위는 급성 영양상태를 반영하지는 않으나 두뇌 성장과 신경계 발달을 반영한다.

측정시 아이의 눈과 머리는 앞을 바라보아야 하며 늘어나지 않는 줄자를 이용하여 앞이마와 뒷통수를 연결하는 가장 큰 둘레를 0.1 cm 까지 측정한다.

**| 연령별 두위 백분위수 |** 두위는 단기간의 영양적 스트레스에는 민감하지 않으며, 장기간의 영양적 스트레스에 의해서도 가장 늦게 영향을 받는다. 이 때문에 두위는 영양상태보다는 두뇌 성장과 신경계 발달을 더 정확하게 알려준다. 연령별 두위 백분위수(head circumference-for-age percentiles)는 소아의 두위를 두위곡선에 표시하여 동일한 성별과 연령의 건강한 아이들과 비교하여 순위를 알아보는 것이다. 그러나 소두증이나 대두증이 있는 영유아에게는 두위가 영양상태의 지표로 사용될 수 없다. 두위도 다른 신체계측치와 마찬가지로 주기적으로 계속해서 측정하여야 하며 두위 백분위수가 2단계 이상 변동(감소, 혹은 증가)하면 병리적, 영양적 요인을 고려해야 한다(표 2.4).

### Z-score

Z-score는 신장, 체중, 신장별 체중 등의 측정치가 중앙값으로부터 얼마나 떨어져 있는가를 표준편차 단위수로 나타내는 것이다. Z-score는 주로 저개발 국가에서 이용되고 있으며, 정상적 성장곡선상에서 곡선의 중앙에서부터의 표준편차 수에 따라서 측정치를 비교할 수 있기 때문에 중앙값으로부터의 변동을 백분위수보다 더 민감하게 파악할 수 있다. 세계보건기구(WHO)에서는 중앙값으로부터 ±2 표준편차 범위를 인구집단의 정

상범위로 제시하고 있으며, 해당 인구집단의 95%가 이 범위에 포함된다. 소아 환자들 중에서 상당수는 Z score가 −2 미만이나, 성장곡선상에 나타난 백분위수에서는 문제점이 분명치 않은 경우가 많다. Z-score는 백분위수보다 더 민감하게 문제점을 나타내주는 반면에, 백분위수는 Z-score 보다 직관적으로 이해하기가 더 쉽다. Z-score가 −2 미만이면 영양결핍증, +2 이상이면 비만으로 평가한다.

Z-score를 산출하는 공식은 다음과 같다.

$$\text{Z-score} = \frac{\text{실제측정치} - \text{중앙값}}{\text{표준편차}}$$

### 삼두근 피부주름두께

총 체지방의 50% 정도는 피하지방층에 존재하므로 피부주름두께를 측정함으로써 체지방량을 추정할 수 있다. 그러나 정확도는 연령, 근육발달 정도, 비만도, 수화상태, 측정자의 기술 등에 영향을 받는다. 특히 만 1세 미만의 영아에서는 피부주름두께 사용이 적절하지 않으며, 부종이나 수액치료는 측정치의 정확도에 영향을 주기 때문에 임상진료에서 소아 환자들에게 통상적으로 사용되지는 않는다. 그러나 신장별 체중이 95번째 백분위수 이상인 비만 아동이나 5번째 백분위수 미만인 영양결핍증 아동에서 장기간 동안 영양상태를 관찰할 때 유용하다.

우리나라 소아의 삼두근 피부주름두께 백분위수는 부록-7에 제시되었으며 측정 및 판정방법은 다음과 같다.

- 왼쪽 손바닥이 위로 보이도록 왼팔을 90도 각도로 굽힌 후에 어깨뼈와 팔꿈치 사이의 중간 지점을 표시한다.
- 왼 팔을 옆으로 자연스럽게 늘어뜨린다.
- 표시된 중간지점에서 1 cm 올라간 부위의 피부주름을 엄지와 검지 손가락을 사용하여 수직으로 잡는다.
- 밑에 있는 근육조직이 따라오지 않도록 피부주름만을 살며시 끌어 당기면서 칼리퍼를 앞서 표시한 중간점에 놓고 약 3초후에 눈금을 읽는다.
- 3회 측정한 평균값을 사용한다.
- 측정치를 표준치(부록-7에서 50번째 백분위수)와 비교하여 표준치에 대한 백분율 [(표준치÷측정치) × 100]를 산출한다.

- 표준치 백분율(%)이 90% 이상은 정상, 51~90%는 약간 불량, 30~50%는 보통 불량, 30% 미만은 심한 불량으로 판정한다. 한편 측정치가 85~94번째 백분위수인 경우에는 비만위험군, 95번째 백분위수 이상이면 비만으로 판정한다.

## 4 검사실 자료

비정상적인 생화학적 지표는 영양상태의 변화를 조기에 알려주는 지표이지만 이러한 지표들은 영양상태 이외의 다른 요인에 의해서 변화될 수 있기 때문에 반드시 다른 영양판정 지표들과 연계해서 평가하여야 한다. 생화학 지표에 대한 정상범위는 검사실 테크닉과 소아의 연령에 따라서 다양하므로 소속 의료기관의 검사실에서 제시하는 정상범위를 참고하는 것이 가장 좋다.

소아의 영양상태를 평가하고 모니터하는데 사용되는 생화학적 지표는 의심되는 영양소 결핍증, 의학적 상태, 검사자료의 이용도 등에 따라서 결정된다. 소아에서 흔히 사용되는 생화학적 지표는 헤모글로빈, 헤마토크릿, 혈청 알부민 농도 등이며 진단명이나 의학적 요구도에 따라서 기타 여러가지 검사실 지표들이 이용될 수도 있다. 영양상태의 생화학적 평가에 이용되는 혈액화학 검사의 정상범위는 부록-12에 제시되었다.

### 혈청 알부민

혈청 알부민 농도가 정상범위보다 낮으면 단백질 섭취 부족으로 인해서 간에서의 합성장애가 있다는 것을 의미한다. 그러나 혈청 알부민은 영양상태와 관계없이 감염, 외상, 장병증(enteropathy), 간질환, 신장질환이 있을 때 감소되며 탈수, 알부민 주사 후에는 상승한다. 급성기 단백질인 CRP(C-reactive protein)을 측정함으로써 알부민의 농도 저하가 스트레스 때문인지 아니면 영양결핍증 때문인지를 분별할 수 있다. 염증 표지자인 CRP는 체내에서 대사적 스트레스로 염증반응이 초래될 때 수치가 상승하기 때문이다.

### 헤마토크릿과 헤모글로빈

헤모글로빈과 헤마토크릿 수치는 철상태를 검색하는데 이용되며 빈혈의 마지막 단계에서 저하된다. 그러나 수분상태(과수화)나 출혈 등 다른 요인에 의해서도 수치가 감소될 수 있다.

## 5 식사섭취 자료

영양검색 과정에서 부모나 보호자로부터 얻은 간단한 식사 정보는 소아의 식사 섭취의 적절성을 평가하는데 있어서 중요한 단서가 될 수 있다. 영양판정에서 소아의 식사 섭취에 관한 보다 심도있는 분석을 하기 위하여 필요한 정보는 다음과 같다.

- 급식 방법 : 경구, 경장영양, 정맥영양
- 급식의 빈도, 분량, 유형
- 경구 보충제나 비타민-무기질 보충제의 사용
- 알러지나 부적응증
- 특정 식품에 대한 혐오감이나 선호도
- 영아에서는 이유식과 고형식의 시작 시기
- 한가지 이상의 영양소를 제한하는 치료식
- 급식 기술(feeding skills)
- 위장관 증후 : 구토, 메스꺼움, 위식도 역류, 대변 빈도, 설사, 변비, 복통
- 씹기, 삼키기, 빨기와 삼키기의 조화 등에 대한 문제점

24시간 회상법, 식사일기, 식품빈도법 등을 이용하여 하루에 섭취하는 모든 음식이나 음료수를 추산할 수 있다. 입원환자의 경우 칼로리카운트(calorie counts)를 이용하여 영양소 섭취량을 추산할 수도 있으나 이것은 아이가 평소에 집에서 섭취하는 식사 내용이 아닐 수도 있다. 가능하면 식사회진에서 아이를 잘 관찰함으로써 식사 섭취에 영향을 줄 수 있는 신체적 제약이나 급식 기술에 대해서 평가할 수 있을 뿐만 아니라 아이와 보호자의 상호작용에 대한 정보는 물론, 연령별 표준과 비교한 신체적 발육정도에 대한 정보를 얻을 수 있다.

### 식사섭취 평가

식사력 조사에서 얻어진 정보는 기초식품군과 비교하거나, 혹은 식품분석표를 이용하여 영양소 섭취량을 산정함으로써 식사 섭취의 적절성을 평가한다. 영양섭취기준(권장섭취량)보다 현저하게 부족(<66%)하거나 과다하게 섭취하는 경우에는 영양적 위험도를 나타내므로 추후조사가 필요하다. 식사섭취 자료는 다른 평가 자료와 함께 소아의 영양상태 및 성장에 관한 중요한 정보를 제공해 준다.

## 6 영양 요구량

소아의 영양소 요구량은 대사 및 신체활동, 성장, 질병치료 등을 위해 충분하게 산정되어야 하며 특히 고려해야 할 영양소는 에너지, 단백질, 수분, 미량영양소, 섬유소 등이다.

### 에너지

에너지 요구량을 산정하는 방법에는 이중수분표시법을 이용한 에너지 소비량 산출법, 휴식에너지 소비량을 이용한 에너지 요구량, 성장만회(catch-up growth)를 위한 에너지 요구량 산출법 등 여러 가지 방법이 이용될 수 있다.

**| 평균 영양섭취기준을 이용한 방법 |** 건강한 소아 및 청소년의 평균 에너지필요량과 단백질 영양섭취기준(권장섭취량)은 표 2.8에 제시되었다. 그러나 이것은 단체급식과 집단인을 대상으로 식단작성과 영양 섭취량 평가시 이용되며, 개개인의 에너지 요구량을 반영하지 못한다.

| 표 2.8 | 우리나라 소아의 영양섭취기준

| 연령 | 기준체중 (kg) | 에너지(필요추정량) | | 단백질(권장섭취량) | |
|---|---|---|---|---|---|
| | | kcal/day | kcal/kg | g/day | g/kg |
| 0~5개월 | 6.5 | 600 | 92 | 9.5 | 1.5 |
| 6~11개월 | 9.1 | 730 | 80 | 13.5 | 1.5 |
| 1~2세 | 12.2 | 1,000 | 82 | 15 | 1.2 |
| 3~5세 | 16.3 | 1,400 | 86 | 20 | 1.1 |
| 남자 6~8세 | 23.8 | 1,600 | 67 | 25 | 1.0 |
| 9~11세 | 34.5 | 1,900 | 55 | 35 | 1.0 |
| 12~14세 | 49.6 | 2,400 | 48 | 50 | 0.98 |
| 15~19세 | 63.8 | 2,700 | 42 | 60 | 0.9 |
| 여자 6~8세 | 22.9 | 1,500 | 65 | 25 | 1.0 |
| 9~11세 | 32.6 | 1,700 | 52 | 35 | 1.0 |
| 12~14세 | 46.5 | 2,000 | 43 | 45 | 0.95 |
| 15~19세 | 53.0 | 2,000 | 38 | 45 | 0.85 |

자료 : 참고문헌 3

**| 이중수분표시법을 이용한 총 에너지 소비량 산출법 |** 각 소아의 에너지 요구량을 산정할 때에는 이중표시수분법(doubly labeled water technique)을 이용하여 개발된 에너지 소비량 산출공식을 이용한다. 총 에너지 소비량 산출법은 각 소아의 에너지 소비량에 성장에 소요되는 에너지를 추가하여 산정한다. 이 공식은 3~19세 소아 및 청소년에서는 신장, 체중, 성별, 연령, 활동수준에 따라서 에너지 소비량의 개인적 차이가 반영되며 과체중(BMI > 85 백분위수)의 경우 별도의 공식을 사용하는 장점이 있다(표 2.9). 그러나 질병으로 인한 대사적 스트레스를 반영하지 않는 제한점이 있다.

**| 표 2.9 |** 소아 및 청소년의 총 에너지 소비량 산출공식

1. 총 에너지 소비량 산출법

| 연 령 | 공 식 |
|---|---|
| 0~5개월 | (89×체중−100)+115.5 |
| 6~11개월 | (89×체중−100)+22 |
| 1~2세 | (89×체중−100)+20 |
| 남아 : | |
| 3~8세 | 88.5−61.9×연령+PA×(26.7×체중+903×신장)+20 |
| 9~19세 | 88.5−61.9×연령+PA×(26.7×체중+903×신장)+25 |
| 3~19세(과체중) | 114−50.9×연령+PA(19.5×체중+1161.4×신장) |
| 여아 : | |
| 3~8세 | 135.3−30.8×연령+PA×(10.0×체중+934×신장)+20 |
| 9~19세 | 135.3−30.8×연령+PA×(10.0×체중+934×신장)+25 |
| 3~19세(과체중) | 389−41.2×연령+PA×(15.0×체중+701×신장) |

2. 신체활동(PA) 계수

| 활동수준 | 남 아 | | 여 아 | |
|---|---|---|---|---|
| | 정상체중 | 과체중 | 정상체중 | 과체중 |
| 좌식 | 1.0 | 1.0 | 1.0 | 1.0 |
| 약간 활동적 | 1.13 | 1.12 | 1.16 | 1.18 |
| 활동적 | 1.26 | 1.24 | 1.31 | 1.35 |
| 매우 활동적 | 1.42 | 1.45 | 1.56 | 1.6 |

체중 : kg, 키 : cm, 연령 : years, 과체중 : BM1 ≥ 85 백분위수, PA : 신체활동계수
자료 : 참고문헌 3, 10

**| 휴식에너지 소비량을 이용한 산출법 |** 여러가지 공식을 이용하여 실제체중을 기준으로 휴식에너지 소비량을 산출 한 후에 소아의 활동 정도와 질병상태에 따라서 활동 계수와 스트레스 계수를 더해 줌으로써 에너지 요구량을 산출할 수 있다(표 2.10). 그러나 이 방법은 자칫 에너지 공급과잉을 초래할 수 있다. 여러 임상연구에서 공식을 이용한 에너지 요구량 산출법은 성장부진, 비만, 혹은 일부 급·만성 질환을 가진 소아의 에너지 요구량을 정확하게 예측하지 못한다고 보고되고 있다.

**| 성장만회를 위한 요구량 산출법 |** 영양상태가 불량하거나 성장이 부진한 경우에는 성장을 만회하기 위해서 필요한 최소한의 에너지 목표량과 최대한의 에너지 목표량을 산정할 수 있다(표 2.11).

**| 표 2.10 |** 휴식에너지 소비량을 이용한 에너지 요구량 산출법

1. 휴식에너지 소비량 :

| 저자 | 연령 | 남아 | 여아 |
|---|---|---|---|
| WHO | 0~3세 | 60.9W−54 | 61W−51 |
| | 3~10세 | 22.7W+495 | 22.5W+499 |
| | 10~18세 | 17.5W+651 | 12.2W+746 |
| Schofield | < 3세 | 0.17W+1.517H+617.6 | 16.25W+1.0232H+413.5 |
| | 3~10세 | 19.6W+0.1303H+414.9 | 16.97W+161.8H+371.2 |
| | 10~18세 | 16.3W+0.1372H+515.5 | 8.365W+4.65H+200.0 |
| Altman & Dittmer | 3~16세 | 19.56W+506.16 | 18.67W+578.64 |

W : 체중(kg), H : 신장(cm), WHO : World Health Organization

2. 에너지 요구량 :

=휴식 에너지 소비량 × 활동계수 × 스트레스 계수

| 활동계수 | 스트레스 계수 |
|---|---|
| 마비 : 1.0<br>침상안정 : 1.1<br>보행 : 1.3 | 선택적 수술 : 1.0~1.1<br>화상 : 1.5~2.1<br>심한 감염 : 1.2~1.6<br>다발성 외상 : 1.4<br>패혈증 : 1.2~1.4<br>열 : 1℃ 상승마다 1.13( > 37.8℃) |

자료 : 참고문헌 5, 13

**| 표 2.11 |** 성장만회를 위한 영양요구량

성장곡선

- 성장곡선에서 소아의 신장과 체중을 표시한다.
- 현 체중이 50번째 백분위수가 되는 연령을 결정한다.
- 체중연령에 맞는 에너지 및 단백질 권장량을 결정한다.
- 아이의 연령별 표준체중(50번째 백분위수)을 결정한다.

최대 에너지 요구량(kcal/kg/day)

$$= \frac{\text{체중연령별 에너지 권장량(kcal/kg)} \times \text{연령별 표준체중(kg)}}{\text{현재체중(kg)}}$$

최소 에너지 요구량(kcal/kg/day)

$$= \frac{\text{체중연령별 에너지 권장량(kcal/kg)} \times \text{신장별 표준체중(kg)}}{\text{현재체중(kg)}}$$

최대 단백질 요구량(g/kg/day)

$$= \frac{\text{체중연령별 단백질 권장량(g/kg)} \times \text{연령별 표준체중(kg)}}{\text{현재체중(kg)}}$$

최소 단백질 요구량(g/kg/day)

$$= \frac{\text{체중연령별 단백질 권장량(g/kg)} \times \text{신장별 표준체중(kg)}}{\text{현재체중(kg)}}$$

자료 : 참고문헌 14

**| 표 2.12 |** 질환별 소아 단백질 요구량

| | |
|---|---|
| 보통 : 총 열량의 8~12% | AIDS : + 50~100 % DRI |
| 암 : 총 열량의 15~20% | 간이식 영아 : 2.5~3.0 g/kg |
| 당뇨병 : 총 열량의 12~20% | 그후 : 1.5~2.0 g/kg |
| 인공호흡기 : 연령별 DRI | 신부전 0~6개월 : 1.52 g/kg |
| BPD(영아) : 2.5~3.5 g/kg | 7~12개월 : 1.1~1.5 g/kg |
| 간부전 : 적어도 연령별 DRI | 1~2세 : 0.88~1.1 g/kg |
| 담도폐쇄 : 2.5~4.0 g/kg | 3~8세 : 0.76~0.95 g/kg |

DRI : dietary reference intakes, BPD : bronchopulmonary dysplasia
자료 : 참고문헌 7, 14

### 단백질

건강한 소아를 위한 단백질 요구량은 한국인의 단백질 영양섭취기준(권장섭취량)을 이용하여 산정할 수 있다(표 2.8). 그러나 입원중인 환아는 특정 질병이나 스트레스에 따라서 요구량을 조정해야 한다(표 2.12). 이밖에도 영양상태가 불량하거나 성장이 부진한 경우에는 성장만회를 위한 최소 요구량과 최대 요구량을 산출할 수 있다(표 2.11).

### 지방과 콜레스테롤

지방은 농축된 에너지원이므로 유아의 에너지 요구량을 충족시키고 적절한 성장을 도모하기 위하여 필요한 영양소이다. 따라서 영양가 있는 식품을 선택할 때 지방의 함량 때문에 이를 제한하거나 배제해서는 안 된다. 만 2세가 지나면 영아기의 고지방식에서 차츰 적당량의 지방을 함유한 식사(총 열량의 30% 미만)로 전환하는 것이 바람직하다. 포화지방은 총 열량의 10% 미만으로 섭취하고, 콜레스테롤은 하루 300 mg으로 제한하는 것이 좋다.

### 수분

수분은 보통 위장관, 신장, 폐, 피부 등을 통해서 손실된다. 호흡수의 증가, 열, 덥고 건조한 환경, 피부나 조직의 손상 등이 있을 때 불감성 수분손실이 증가 한다. 즉 체온이 섭씨 1도 상승함에 따라서 불감성 수분손실이 13% 증가하며 주변 온도의 상승은 불감성 수분손실을 50～100% 증가시킬 수 있다. 명백한 발한(visible sweating)은 100 kcal 당 5～25 ml의 수분손실을 초래한다. 설사, 구토, 케톤산증, 고혈당 고삼투압성 비케톤성 탈수에서도 수분손실이 증가한다. 식사에서 단백질이나 에너지 섭취가 증가하면 수분 요구량이 증가한다.

가습화된 공기(humidified air)나 인공호흡기는 불감성 수분손실을 감소시킨다. 울혈성 심부전, 신부전, 간부전에서는 수분 요구량이 감소한다.

이유식품(baby foods)와 대부분의 경장조제액은 대개 70～80%의 자유수를 함유한다. 과일, 육류, 빵과 크래커, 전분, 채소 등도 비슷한 양의 수분을 함유하고 있다. 소아의 수분 요구량을 산출하는 방법은 표 2.13에 제시되었다.

### 비타민과 무기질

일반적으로 건강한 소아를 위한 영양소는 영양보충제가 아닌 식품에서 섭취하는 것이

**| 표 2.13 | 수분 요구량 계산법**

| |
|---|
| 1~10 kg : 100 ml/kg |
| 11~20 kg : 1,000 ml+50 ml/kg(10 kg 초과분) |
| > 20 kg : 1,500 ml+20 ml/kg(20 kg 초과분) |

자료 : 참고문헌 11

바람직하다. 그러나 사회경제적으로 어려운 가정의 소아, 식욕이 저하된 소아, 식습관이 불량하거나 식욕부진이 있는 소아, 유제품을 먹지 않는 채식 소아의 경우에는 영양소 보충이 필요하다.

### 섬유소

소아의 섬유소 요구량은 체중 1 kg당 0.5 g, 혹은 소아의 연령에 5 g을 더 하여 산정할 수 있다. 섬유소 섭취량은 하루에 35 g을 초과하지 말아야 한다.

## 참고문헌 •••

1. 김영혜(편집). 보건의료인을 위한 임상영양가이드, 서울 중앙병원, 2000.
2. 대한소아과학회. 한국 소아 및 청소년 신체발육 표준치, 1998.
3. 한국영양학회. 한국인 영양섭취기준. 2005.
4. 홍영미, 문경래, 서정완외 13인. 소아비만의 진단과 치료지침. 소아과 제42권(10호) pp 1338-1344, 1999.
5. American Dietetic Association. Manual of Clinical Dietetics, 6th ed, 2000.
6. Behrman RE, Kliegman RM, Arvin AM(eds). Nelson Textbook of Pediatrics, 15th ed, WB Saunders Co, 1998.
7. Byham-Gray L, Wiesen K (eds). A Clinical Guide to Nutrition Care in Kidney Disease. Am Diet Assoc 2004.
8. Gottschlich MM(ed). The Science and Practice of Nutrition Support : A Case-Based Core Curriculum, Kendall/Hunt Pub Co, 2001.
9. Gottschlich MM, Matarese LE, Shronts EP. Nutrition Support Dietetics Core

Curriculum. 2nd ed, ASPEN, 1993.

10. Institute of Medicine, Food and Nutrition Board: Dietary Reference Intakes: for Energy, Carbohydrate, Fiber, Fat, Fatty acids, Cholesterol, Protein, and Amino Acids. Washington, DC: National Academy Press, 2005.
11. Matarese LE, Gottschlich MM. Contemporary Nutrition Support Practice : A Clinical Guide. 2nd ed, Saunders, 2003.
12. Merritt RJ(ed). The A.S.P.E.N. Nutrition Support Practice Manual, 1998.
13. Samour PQ, King K(eds). Handbook of Pediatric Nutrition. 3rd ed, Jones and Bartlett Pub, 2006.
14. Williams CP(ed). Pediatric Manual of Clinical Dietetics, Am Diet Assoc, 1998.

CHAPTER_03 | Nutrition during Pregnancy

# 03 임신기 영양



임신중 모체영양은 태아의 건강과 영아의 사망률에 상당한 영향을 준다는 것은 이미 잘 알려진 사실이다. 임신중 적절한 영양상태 유지는 건강한 아기의 출산을 위해서 뿐만 아니라 고혈압, 비만, 심혈관질환 등 영아의 장기적인 질병 발생을 예방하기 위해서도 매우 중요하다. 따라서 임신중 양호한 영양상태를 유지하기 위해서는 임신기간은 물론이려니와 임신전부터 적절한 식사섭취가 중요하다. 임신기간을 대체로 3개월씩 분할하여 임신 1기(first trimester), 임신 2기(second trimester), 임신 3기(third trimester)로 분류한다.

## 1 체구성분의 변화

임신은 매우 역동적인 동화상태를 의미한다. 임신기간중 모체에서 발생되는 호르몬적, 생리적, 대사적 변화 및 체중증가는 모체의 영양판정에 영향을 미친다.

## 1.1 호르몬의 변화

황체(corpus luteum)와 태반은 인태반락토겐(human placental lactogen : HPL), 인융모성 성선자극호르몬(human chorionic gonadotropin : HCG), 프로게스테론, 에스트로겐 등 각종 호르몬을 분비하여 임신기를 유지하고 대사에 영향을 준다. 이밖에도 인슐린, 갑상선 호르몬 $T_3$와 $T_4$ 등의 혈장 농도가 임신전에 비해서 상승되어 임신중 대사에 현저한 영향을 준다. 이중에서 프로게스테론과 에스트로겐이 임신에 가장 강력하게 영향을 준다.

### 프로게스테론

프로게스테론(progesterone)은 자궁의 평활근세포를 이완시켜서 태아가 성장함에 따라서 자궁이 팽창하도록 도와주며 자궁의 조기수축을 방지해 준다. 그러나 프로게스테론은 위장관의 평활근에도 동일하게 영향을 주므로 위장관의 운동이 감소되어 철이나 칼슘 등 영양소 흡수에 도움이 되지만 반면에 변비, 가슴쓰림, 위배출지연 등의 부작용을 초래한다. 이밖에도 프로게스테론은 신장에서 소디움 배설을 증가시키며 이때 체내에서 레닌(renin)과 알도스테론 분비가 증가되어 소디움 손실을 보상한다. 이 경우 소디움 섭취를 제한하면 혈장 용적과 심박출량을 감소시키므로 임신부에게 매우 해로울 수 있다.

### 에스트로겐

에스트로겐(estrogen)은 임신중 자궁과 유선의 성장을 촉진하고 골반주위의 결합조직이 보다 유연해지도록 함으로써 출산에 대비한다. 그리고 에스트로겐은 당질과 지방, 뼈의 대사에 영향을 미친다.

### 인태반락토겐

임신기를 통해서 점진적으로 인태반락토겐(HPL)의 분비가 증가되며 정확한 기능은 알려져 있지 않다. 그러나 생물학적으로 성장호르몬과 유사한 작용을 하며 태아와 태반을 위한 일종의 성장인자로 알려져 있으며 당질 및 지방의 대사에 관여한다.

### 인융모성 성선자극호르몬

인융모성 성선자극호르몬(HCG)은 착상후 수일내에 혈청과 소변에서 검출되며 혈청 농도는 임신 초기부터 신속하게 증가하여 수태후 60일에 최고조에 달한다. 그후 혈청 농도가 신속하게 감소하고 임신말까지 그 상태를 유지한다. 임신 초기의 오심과 구토는 인융모성 성선자극호르몬의 분비 증가에 기인하는 것으로 추정하고 있다.

#### 인슐린 저항성

임신 초기에서 말기로 진행할수록 인슐린 분비가 증가하여 말기에는 임신전에 비해서 3~3.5배 증가한다. 임신 1기에는 일반 가임기 여성보다 인슐린 감수성이 증가한다. 그러나 임신 3기에는 일반 가임기 여성보다 인슐린 감수성이 50~70% 가량 저하되어 인슐린 저항성을 보인다. 점진적인 인슐린 저항성의 원인은 인태반락토겐, 프로락틴, 코티졸 등의 농도가 증가하여 인슐린의 작용을 억제하기 때문인 것으로 알려져 있다. 결과적으로 포도당, VLDL-콜레스테롤, 아미노산 등이 모체에 축적되기 보다는 태아에게로 운반된다.

### 1.2 생리적 변화

임신중에는 혈장 용적, 심폐 기능, 위장관 기능, 신장 기능 등에 변화가 초래되어 임신부의 영양상태에 영향을 준다(표 3.1).

#### 혈장 용적 및 성분

정상적인 임신에서는 많은 물리적, 생화학적 변화가 생긴다. 혈장 용적은 50% 가량 팽창되어 임신 중기와 말기에 최고조에 달하며, 혈색소의 양은 20% 가량 증가되고 분만시에 최고조에 달한다. 혈장 용적의 증가로 혈당, 혈색소, 알부민, 기타 단백질, 수용성 비타민 등의 혈청 농도가 저하된다. 혈청 알부민 농도의 저하는 임신중 세포외액의 축적을 초래한다. 반면에 지용성 비타민과 중성지방, 콜레스테롤 등의 혈청 농도가 증가된다.

**| 표 3.1 |** 임신 중 주요 생리적 변화

| | |
|---|---|
| · 혈장 용적 ↑↑ | · 사구체 여과율 ↑↑ |
| · 적혈구 용적 ↑ | · 일호흡 용적 ↑ |
| · 심박출량 ↑ | · 위장관 및 비뇨생식기 운동 ↓ |
| · 체액 ↑ | |

자료 : 참고문헌 19

### 심폐 기능

심박출량의 증가로 심장이 약간 비후해지며 맥박이 증가한다. 대체로 임신 1기와 2기에는 말초혈관의 이완으로 혈압이 낮아지나, 임신 3기에 정상으로 회복된다. 모체의 산소 요구량이 증가하고 이산화탄소에 대한 역치가 낮아져서 호흡곤란을 느낀다. 더욱이 성장하는 자궁이 횡경막을 윗쪽으로 밀기 때문에 호흡이 더욱 힘들어 진다. 그러나 다행이도 폐에서 가스교환이 보다 효율적으로 진행된다.

### 위장관 기능

임신중에는 위장관의 기능에 변화가 생겨서 영양상태에 영향을 준다. 임신 1기에는 구토와 메스꺼움이 자주 발생하며 경우에 따라서는 더 오래 계속되기도 한다. 음식에 대한 기호도가 변하고 짠맛에 대한 예민도가 저하되어 염분 섭취가 증가한다. 프로게스테론 호르몬의 증가로 위운동이 저하되어 변비가 생기며 하부식도괄약근의 이완으로 역류나 가슴쓰림이 초래된다.

### 신장 기능

증가된 모체의 혈장 용적을 여과하고 노폐물을 제거하기 위하여 사구체 여과율이 증가한다. 그 결과 소량의 포도당, 아미노산, 수용성 비타민 등이 소변에서 검출될 수 있으며 이 때문에 요도감염이 증가할 수도 있다. 수분의 배설 능력이 저하되어 다리와 발목에 부종이 생기며 이는 정상적인 현상이다. 고혈압이나 단백뇨 등 다른 증상이나 자간전증(preeclampsia)이 없는 한, 부종은 주산기 사망률과 무관하며 오히려 약간의 부종은 조산율 저하 및 약간 큰 아이의 출산과 관련이 있다.

### 태반

수태후 수주일 이내에 형성되는 새로운 내분비 장기인 태반(placenta)은 태아의 성장과 모체 지지조직의 발달을 조절하는 데 필요한 각종 호르몬을 생성하는 주요 부위가 될 뿐만 아니라 영양소, 산소, 노폐물 등을 교환하는 도관이다. 모체의 영양상태가 양호해도 태반에 손상이나 발육부전이 생기면 태아에게 영양소를 공급하는 기능이 저하된다. 자궁내 성장부진이 있는 영아에서 태반의 크기와 태반 세포수효가 정상보다 15~20% 감소된 것이 관찰되었다. 태반의 크기가 작으면 태아에게 영양소를 전달하는 태반말초융모의 표면적이 감소된다. 더욱이 만성 심혈관 및 신장질환, 당뇨병, 임신성 자간전증 등은 모체가 태반을 통해서 필수 영양소와 산소를 태아에게 운반하는 능력을 약화시킨다.

태반에서 영양소의 운반률은 임신이 진행됨에 따라서 6배까지 증가한다. 대부분의 전해질, 가스, 지용성 비타민은 단순 확산에 의해서 태반을 통과한다. 당질은 촉진 확산에 의해서 태반을 통과하며 아미노산, 수용성 비타민, 칼슘이나 철 등의 무기질은 능동적 운반을 필요로 한다.

## 1.3 대사적 변화

임신중에는 표 3.2에 제시된 바와 같이 모체의 대사에 심각한 변화가 생기며 이러한 대사적 변화에 성공적으로 적응하여야만 양호한 임신결과를 달성할 수 있다.

### 에너지 대사

모체의 기초대사량은 점진적으로 증가하여 임신 말기까지는 15~20%가 증가하는 것으로 알려져 있다. 이는 태아와 모체 부속조직의 증가로 인한 산소 요구량 증가에 기인한다. 그러나 임신중 기초대사량의 증가폭은 임신전 영양상태 및 생활환경에 따라서 개인차가 크다. 임신전에 저체중이고 생활환경이 열악한 지역의 여성은 임신중 기초대사량의 저하를 보인다. 이는 태아를 위한 에너지 절약기전으로 보이며 결과적으로 저체중아를 출산하게 된다. 그러나 임신전에 과체중이고 생활환경이 좋은 지역의 여성은 비임신 여성에 비해서 임신중 기초대사량이 최고 20% 까지 증가하고 큰 아이를 출산하게 된다.

### 당질 대사

태아는 에너지원으로 포도당을 선호하므로 이러한 요구를 충족시키기 위하여 모체의

**| 표 3.2 |** 임신 중 주요 대사적 변화

| | |
|---|---|
| · 기초대사량 ↓ | · 칼슘과 철 흡수율 ↑ |
| · 포도당신생(임신 말기) ↑ | · 혈청 알부민 ↓ |
| · 당불내증 ↑ | · 헤마토크릿, 헤모글로빈 ↓ |
| · 공복 혈당 ↓ | · 혈청 중성지방과 콜레스테롤 ↑ |
| · 식후 혈당 ↑ | · 혈청 비타민 C, 엽산, 비타민 $B_{12}$ ↓ |
| · 질소 보존 ↑ | |

자료 : 참고문헌 19

대사에 변화가 생긴다. 즉 모체는 지방을 주요 에너지원으로 이용함으로써 포도당이 태아에게 이용될 수 있도록 한다. 임신부는 인슐린 저항성으로 일반 가임기 여성에 비해서 식후 혈장 포도당 농도가 더 높게, 더 오랫동안 지속된다. 이는 모체의 인슐린과 글루카곤은 태반을 통과할 수 없기 때문에 포도당이 수동적 확산에 의해서 태반을 통과한 후에 태아에게 운반되기 위함인 것으로 보인다. 반면에 임신부는 일반 가임기 여성에 비해서 공복과 식전의 혈당 농도가 10~20 g/dl 정도 낮으며 이는 모체에서 공복시 포도당신생에 필요한 기질(alanine)이 상대적으로 부족하기 때문인 것으로 보인다. 임신 말기에는 증가하는 태아의 에너지 요구량을 충족시키기 위하여 간에서 포도당신생이 16~30% 증가하는 것으로 알려져 있다.

### 단백질 대사

태아의 성장은 주로 임신 3기 동안에 이루어진다. 태아 성장에 필요한 질소를 충분히 보유하기 위하여 임신기간중 단백질 대사는 점진적으로 변화한다. 임신 20~40주 사이에 질소 보존량은 하루에 평균 1.3 g으로 보고되었으며 특히 임신 3기의 질소 보존량은 임신 1기나 비임신 여성에 비해서 4배나 증가하는 것으로 알려져 있다. 임신 말기에 질소 보존량이 증가하는 것은 요소합성의 감소로 인해서 소변으로 배설되는 질소량이 감소하기 때문이다. 요소합성률은 일반 가임기 여성에 비해서 임신 초기와 말기에 각각 30%와 45%가 감소되며 이는 간에서 요소합성에 필요한 아미노기의 주요급원인 알라닌의 농도가 저하되기 때문이다. 더우기 모체의 혈장 아미노산 농도가 15~25% 정도 감소되는데 이는 태반으로의 아미노산 흡수가 증가됨을 의미한다. 이밖에도 임신 말기에는 모체의 분지형 아미노산(BCAAs) 산화율이 감소되며 이는 에너지 생성을 위해서 태아에게로 운반되는 아미노산의 양이 증가하기 때문이다.

### 지방 대사

임신 초기에는 에스트로겐, 프로게스테론, 인슐린 등의 분비 증가로 지방 축적이 증가하고 지방 분해가 감소된다. 그 결과 임신 전반기에 축적된 모체의 지방은 임신 말기까지 그대로 유지되며 임신기간중 총 체지방 축적량은 모체에 3.3 kg, 태아에 0.5 kg이다.

한편 임신 말기에는 인융모성 체유방자극호르몬(human chorionic somatomammotropin : HCS), 프로락틴, 코티졸, 글루카곤 등의 농도가 증가하여 인슐린 작용을 방해하고 지방 분해와 지방 동원을 촉진한다. 그 결과 말초조직에서 에너지원으로 지방산의 이용이 증가한다. 특히 공복시에는 가속적인 절식상태와 유사하게 매우 신속하게 지방대사로 전환되면서 유리지방산과 케톤체의 농도가 일반 가임기 여성보다 훨씬 높다. 이러한 지방대사 변화의 의의는 태아를 위해 포도당과 아미노산을 보존하는 동시에 증가된 모체의 에너지 요구량을 충당하기 위해서 체지방을 이용함으로써 모체의 단백질 이화를 최소화하는데 있다.

임신기에는 비임신기에 비해서 혈청 콜레스테롤과 중성지방 농도가 각각 25~40%와 200~400% 증가한다. 임신부에서 고지혈증의 발생기전은 다음의 3가지로 설명할 수 있다. 1) 지방조직의 분해가 증가되어 간에서 중성지방의 합성을 위한 기질이 증가하고 인슐린 농도가 증가한다. 2) 임신부의 식욕이 증가하므로 식품섭취가 증가되어 chylomicron의 생성이 증가된다. 3) 지방조직에서 지단백 리파제(lipoprotein lipase)의 활동이 저하되어 중성지방의 제거율이 생성율보다 낮다.

모체의 고중성지방혈증은 분만 직전에 모유 형성을 위한 중성지방 급원으로 이용되므로 영아를 위해서 매우 중요한 역할을 한다.

## 1.4 모체의 체중증가

임신중 평균 체중증가량은 12.5 kg이며 표 3.3에서 제시된 바와 같이 태아, 태반, 양수, 자궁과 유방 조직, 모체 혈액용적, 지방 및 단백질 축적 등을 반영한다. 이들은 모두

| 표 3.3 | 임신 중 체중증가 분포

| 분 포 | 무게(kg) |
|---|---|
| 태아 | 3.4~3.86 |
| 지방 및 단백질 저장 | 3.4 |
| 혈액 | 1.8 |
| 조직액 | 1.22 |
| 자궁 | 0.9 |
| 양수 | 0.8 |
| 태반과 제대 | 0.68 |
| 유방조직 | 0.45 |
| 총 합계 | 12.7~13.2 |

자료 : 참고문헌 14

임신과 관련된 필수적 체중증가 요소들이다. 대체로 임신 전반기에는 자궁, 유방조직, 체지방, 혈장 등 모체의 체중이 증가하고 후반부에는 태아의 체중이 증가한다.

임신중 모체의 체중증가는 모체와 태아의 정상적인 성장과 발육을 위해 매우 중요하며 모체의 임신전 체질량지수(body mass index : BMI)는 신생아의 출생체중에 영향을 미친다. 임신전 BMI가 낮고 임신중 체중증가가 불충분한 경우에 저출생체중아를 출산할 위험도가 매우 높다. 저출생체중아(<2,500 g)는 영아사망률의 주요인자가 되는 동시에 발육부진이나 학습장애등의 장기적 건강문제를 초래할 수 있다. 저출생체중아에서는, 그 원인이 자궁내 성장지연이건 조산에 기인하던 간에, 영아사망률이 정상출생체중의 신생아보다 40배나 높은 것으로 보고되었다. 주산기 사망률은 임신기간보다는 출생체중과 더 연관이 있기 때문에 저출생체중아를 현저하게 감소시키면 영아사망률을 극적으로 감소시킬수 있을 것으로 기대된다.

대체로 체구가 큰 여성이 큰 아이를 출산하는 경향이 있으며 이는 모체의 크기가 태반의 궁극적인 크기를 결정하는 요인이 되기 때문이며 태반의 크기는 태아에게 공급되는 영양소의 양을 결정해 주므로 태아의 체중에 영향을 미친다. 임신전 체중이 낮은 여성은 임신전 체중이 높은 여성보다 태반의 무게가 훨씬 가볍다. 임신전 저체중인 여성에서 태어난 영아는 임신전 정상체중의 여성에서 태어난 영아보다 조산과 저출생체중의 발생률이 높기 때문에 저체중 여성은 임신전 체중을 증가시키거나 임신기간중에 만족할만한 체중증가로 임신결과를 개선할 수 있다.

만약 임신전 BMI가 20 $kg/m^2$ 미만인 경우에는 매주 0.5 kg의 체중증가가 바람직 하지만 임신전 BMI가 26 $kg/m^2$ 이상인 경우에는 주당 0.3 kg의 체중증가가 적합하다. 임신중 불충분한 체중증가는 신생아 사망률과 관련이 있다. 출생체중이 3~4 kg으로 증가할 수록 신생아 이환율과 사망률이 감소된다. 반면에 모체의 과다한 체중증가는 분만의 어려움, 제왕절개, 태아 거구증, 고혈압과 임신중독증, 태아의 태변 오염 등이 초래될 위험도가 높다. 임신전 BMI에 따라서 임신중에 바람직한 체중증가 범위가 표 3.4에 제시되었다.

| 표 3.4 | 임신 전 BM1에 따른 임신부의 체중증가 권장량

| 임신 전 BM1(kg/m$^2$) | 총 증가량(kg) | 임신 1기(kg) | 임신 2기와 3기 매주 증가량(kg) |
|---|---|---|---|
| 저체중(BM1 < 19.8) | 12.5~18 | 2.3 | 0.49 |
| 정상체중(BM1=19.8~26) | 11.5~16 | 1.6 | 0.44 |
| 과체중(BM1 > 26~29) | 7~11.5 | 0.9 | 0.3 |
| 비만(BM1 > 29) | 적어도 6.8 | | |
| 쌍둥이 임신 | 16~20 | 2~3 | 0.68 |
| 세쌍둥이 임신 | 23 | 0.7/매주 | 0.7 |

자료 : 참고문헌 4와 13

## 2 영양판정

임신부의 영양상태를 평가할 때 신체계측, 생화학 지표, 식사력 등과 함께 과거 출산력, 합병증, 사회심리적 경력 등을 고려하여야 한다. 왜냐하면 이러한 요소들은 임신부에게 적절한 영양중재를 제공하는데 도움이 되기 때문이다. 임신중 영양결핍증을 초래할 수 있는 위험요인은 표 3.5에 요약되었다.

| 표 3.5 | 임신 중 영양결핍증을 초래할 수 있는 위험요인

- 11~18세의 임신
- 출산후 12개월 이내의 수태
- 불량한 산과 경력
- 심한 구토
- 개인적 스트레스
- 빈곤
- 이미증, 불량한 식습관, 섭식장애
- 알코올, 담배, 약물 등의 남용
- 영양관련 만성 질환
- 영양소 대사를 방해하는 약물
- 저체중/과체중
- 다수 임신
- 많은 출산 경력(≥5)
- 특정 식품의 회피
- 제한식 준수
- 헤모글로빈이나 헤마토크릿 농도저하
- 체중증가 부족/체중감소
- 과다한 체중증가

자료 : 참고문헌 4

## 2.1 신체계측

신장, 임신전 체중, 임신후 체중증가 등은 영아의 출생체중을 결정하는 요인이 된다. 임선부가 매번 클리닉을 방문할 때 마다 체중을 측정하여 출산전 체중챠트에 표시하고 체중증가의 경과를 모니터해야 한다. 체중증가는 시간을 두고 지속적으로 평가해야 하며 임신전 BMI에 따른 체중증가 목표량과 비교한다. 급격한 체중증가는 수분보유를 의미할 수도 있다.

## 2.2 생화학 자료

비임신 여성의 생화학 자료를 임신부에게 그대로 적용할 수 없기 때문에 혈액화학 자료를 해석할 때 임신중 정상적인 생리적 변화에 대한 이해가 필요하다. 검사실 자료의 잘못된 해석은 영양결핍증에 대한 오진이나 그릇된 영양중재를 초래하게 된다. 표 3.6

| 표 3.6 | 임신기 혈액화학 자료의 평가

| 검사항목 | 정상 범위 | | 임신기 결핍상태 |
|---|---|---|---|
| | 일반여성 | 임신부 | |
| 혈청 알부민(g/dl) | 3.5~5.0 | 3.0~4.5 | |
| 혈청 단백질(g/dl) | 6.0~8.4 | 5.5~7.5 | |
| 공복 혈당(mg/dl) | 70~110 | 65~100 | < 65 |
| 식후 2시간 혈당(mg/dl) | < 110 | < 120 | > 120 |
| BUN(mg/dl) | 10~25 | 5~15 | < 5 |
| 크레아티닌(mg/dl) | 0.6~1.2 | 0.4~0.9 | |
| 콜레스테롤(mg/dl) | 120~290 | 177~345 | − |
| 중성지방(mg/dl) | 33~166 | 130~400 | − |
| 소디움(mEq/L) | 135~145 | 132~140 | |
| 포타슘(mEq/L) | 3.5~5.0 | 3.5~4.5 | |
| 혈청 철(μg/ml) | > 50 | > 40 | < 40 |
| 총 철 결합능(μg/dl) | 250~400 | 300~500 | < 450 |
| 트란스훼린 포화도(%) | 30 | ≥ 20 | < 16 |
| 혈청 훼리틴(ng/ml) | 75~150 | 65~120 | < 65 |
| 엽산(ng/ml) | 5~21 | 4~14 | < 4 |
| 비타민 $B_{12}$(pg/ml) | 430~1025 | 감소 | < 100 |
| 혈청 아연(μg/ml) | 65~115 | 55~80 | ± 50 |

자료 : 참고문헌 7, 17

은 임신기와 비임신기에서 검사실 자료의 정상범위를 제시하였다.

### 알부민

영양판정에서 흔히 사용되는 혈청 알부민 농도는 임신 1기에 신속하게 저하되고 24~28주 까지 점진적으로 계속해서 저하되나 그후에는 별로 변화가 생기지 않는다. 임신중 혈청 알부민 농도의 총 감소량은 1.0 g/dl 이다.

### 총 철결합능과 트란스훼린

임신기간을 통해서 총 철결합능(total iron-binding capacity : TIBC)과 트란스훼린(transferrin) 농도는 점진적으로 증가하여 임신 3기 동안에 최고조에 달한다. 이러한 현상은 철을 보충하는 경우에도, 비록 농도의 증가가 심하지는 않지만, 발생하므로 TIBC와 트란스훼린 농도 상승을 철의 결핍증으로 오판해서는 안된다. TIBC와 트란스훼린의 농도 저하는 감염이나 염증성 장질환에 기인할 수도 있다. TIBC가 300 μg/dl 미만이며 트란스훼린 포화도가 15% 미만인 경우에는 빈혈에 대한 평가를 해야 한다.

### 헤모글로빈과 헤마토크릿

임신중에는 모체의 혈류량이 현저하게 증가하므로 철의 요구도가 증가하여 철 결핍성 빈혈이 흔하다. 헤모글로빈과 헤마토크릿의 농도는 임신 1기와 2기 동안에 감소된 후에 임신 3기 동안에는 다시 상승한다. 따라서 임신부의 빈혈 검색에 이용되는 헤모글로빈과 헤마토크릿의 분별점은 임신 단계별로 분류된다(표 3.7).

| 표 3.7 | 임신부의 빈혈검색에 사용되는 분별점(cutoff values)

| 임신 상태 | 최소 권장 수치 | |
|---|---|---|
| | 헤모글로빈(g/dl) | 헤마토크릿(%) |
| 비 임신 | 12.0 | 36 |
| 임신 1기 | 11.0 | 33 |
| 임신 2기 | 10.5 | 32 |
| 임신 3기 | 11.0 | 33 |

자료 : 참고문헌 4

### 훼리틴, 엽산, 비타민 $B_{12}$

혈청 훼리틴(ferritin) 농도는 임신중 철 저장량의 감소를 반영한다. 헤모글로빈이나 헤마토크릿의 농도가 현저하게 변하지 않아도 혈청 훼리틴 농도는 변할 수 있기 때문에 임신 1기나 2기에 처음으로 산과 의사를 방문할 때 훼리틴 농도를 점검하는 것이 좋다. 임신 3기에는 혈청 훼리틴 농도가 철의 저장량을 정확하게 반영하지 않으므로 훼리틴 농도 검사를 권장하지 않는다. 임신중 혈청 엽산농도는 특히 임신 3기에 저하되어 분만 때 즈음해서는 임신전 농도의 절반으로 저하된다. 엽산 농도의 저하는 임신중 엽산의 요구도 증가에 기인한다. 한편 혈청 비타민 $B_{12}$ 농도는 비타민 $B_{12}$의 보충과 관계없이 임신중에 저하되어 100 pg/dl 정도 된다. 비타민 $B_{12}$의 농도 저하는 주로 임신중 비타민 $B_{12}$의 대사적 변화에 기인하는 것으로 추정한다.

### 혈당

공복혈당의 농도는 임신 1기에서 부터 지속적으로 감소한다. 임신부는 또한 식후와 경구포도당 투여후에 당내인성 장애를 보인다. 당뇨병을 동반하지 않는 임신부는 혈당 농도가 정상일지라도 신장 기능의 변화로 당뇨(glucosuria)를 초래할 수 있기 때문에 당내인성을 평가할 때 요당(urinary glucose)을 사용하는 것은 별 도움이 되지 못한다.

### 지질

고지혈증은 임신기에 나타나는 특징이다. 혈청 중성지방 농도는 정상보다 250~400% 정도 증가하며 콜레스테롤과 인지질 농도는 25~180% 증가한다. 지질 농도의 상승은 임신 1기 말에서부터 점진적으로 진행된다. 임신중에 고지혈증으로 인한 합병증은 매우 드물며 장기적으로 모체 건강에 영향을 주지 않는 것으로 보인다.

## 2.3 과거 출산경력

저출생체중아(<2,500 g), 재태연령보다 작은 영아(small-for-gestational age infant), 과출생체중 영아(>4,500 g), 조기 진통이나 분만, 1년 이내의 간격으로 반복되는 임신이나 수유, 신경관 결손의 영아나 태아, 임신오조(hyperemesis gravidum), 임신성 당뇨병, 자간전증, 3회 혹은 그이상의 자연분만, 부적절한 체중증가, 사산, 신생아 사망, 선천성 기형, 태아알코올증후군을 가진 영아 등의 출산 경력이 있는지 알아본다.

### 2.4 현재 의학적/산과적 합병증

부인과 병력, 당뇨병, 심한 입덧, 고혈압, 갑상선 질환, 임신중 요도감염, 성병, 대사적 장애, 위장관 장애, 만성 신부전, 페닐케톤뇨증, HIV, 만성 간질환, 암, 심혈관질환, 섭식장애, 다수임신, 태아 성장제한, 영양결핍증, 기타 영양섭취와 영양상태에 영향을 줄 수 있는 요인들을 점검한다.

### 2.5 식품과 식사력

식욕, 평소 식습관, 채식, 영양보충제, 신체활동, 섭식장애의 경력, 구토와 메스꺼움, 식사요법, 식품 알러지, 음주, 흡연, 약물 복용, 카페인 섭취 등에 대해서 알아본다. 이밖에도 식품을 구입할 수 있는 경제력과 조리시설, 식사계획과 준비 등도 고려해야 한다.

### 2.6 심리사회적 경력

연령, 과거 임신 횟수, 결혼상태, 수입과 경제상태, 직업, 종교, 교육정도, 생활환경, 가족상황, 임신에 대한 태도, 정신적 질환의 여부 등에 대해서 알아본다.

## 3 영양요구량

임신기에는 태아의 성장발육을 위해서 각 영양소의 요구량이 증가하므로 식사에서 철, 엽산, 아연, 단백질, 칼슘, 비타민 D 등이 부족되지 않도록 각별히 유의해야 한다. 특히 영양결핍증의 위험도가 있는 임신부는 각종 영양소의 요구량 이상으로 충분히 섭취하는 것이 좋다. 한국인 임신부의 영양섭취기준은 표 3.8에 제시되었다.

### 3.1 에너지

임신부의 에너지 요구량은 임신으로 인해서 증가된 에너지 소비량과 태아와 모체조직의 성장에 필요한 에너지 축적량을 포함한다. 임신 1, 2, 3분기의 기초대사량은 각각 4%, 7%, 19% 증가하며, 신체활동에 소비되는 열량은 임신 25주 까지는 별로 변동이 없

| 표 3.8 | 한국인 임산부의 1일 영양섭취기준

| 영양소 | 비임신 여성(20～49세) | 임신 여성 |
|---|---|---|
| 에너지(kcal) | 20～29세 : 2100<br>30～49세 : 1900 | 임신 2기 : +340<br>임신 3기 : +450 |
| 단백질(g) | 45 | +25 |
| 비타민 A(μg RE) | 650 | +70 |
| 비타민 D(μg) | 5 | +5 |
| 비타민 E(mg α-TE) | 10 | +0 |
| 비타민 K(μg) | 75 | +0 |
| 비타민 C(mg) | 100 | +10 |
| 비타민 $B_1$(mg) | 1.2 | +0.5 |
| 비타민 $B_2$(mg) | 1.5 | +0.4 |
| 나이아신(mg NE) | 16 | +4 |
| 비타민 $B_6$(mg) | 1.4 | +0.8 |
| 엽산(μg) | 400 | +200 |
| 칼슘(mg) | 700 | +300 |
| 인(mg) | 700 | +0 |
| 철(mg) | 14 | +10 |
| 아연(mg) | 8 | +2.5 |
| 마그네슘(mg) | 280 | +40 |
| 구리(μg) | 800 | +130 |
| 요드(μg) | 150 | +90 |
| 셀레늄(μg) | 50 | +4 |
| 소디움(g) | 1.5 | +0 |

자료 : 참고문헌 2

으나 그 후에 10～19% 증가하는 것으로 알려져 있다. 우리나라에서는 임신 2분기와 3분기에 체조직 증가에 따른 추가 에너지 요구량은 하루에 180 kcal이며, 증가된 에너지 소비량은 임신 2분기에는 158 kcal, 임신 3분기에는 269 kcal로 추정하고 있어서 총 추가 요구량은 임신 2분기에 340 kcal, 임신 3분기에 450 kcal로 제시되고 있다.

이밖에도 임신전 체중이 낮으면 지방 축적을 위해서 보다 많은 에너지가 요구된다는

| 표 3.9 | 임신부(≥ 19세)의 에너지 요구량 산출법

방법 1 :

임신 1분기 = 성인 여성 에너지 요구량 + 0
임신 2분기 = 성인 여성 에너지 요구량 + 340 kcal
임신 3분기 = 성인 여성 에너지 요구량 + 450 kcal

성인 여성 에너지 요구량

BM1 18.5~25 kg/m$^2$인 경우

= 354−6.91×연령 + PA×[9.36×체중(kg)+726×신장(m)]

BM1 ≥ 25 kg/m$^2$인 경우

= 448−7.95×연령+PA × [11.4 × 체중(kg)+619×신장(m)]

| | PA (Physical activity coefficient : 신체활동 계수) | |
|---|---|---|
| | BM1 18.5~24.9 | BM1 ≥ 25 |
| 비활동적 | 1.0 | 1.0 |
| 약간 활동적 | 1.12 | 1.16 |
| 보통 활동적 | 1.27 | 1.27 |
| 매우 활동적 | 1.45 | 1.44 |

방법 2 : 임신 전 체중에 따라서

정상체중 = 30 kcal/kg
과체중(표준체중의 120% 이상) = 24 kcal/kg
저체중(표준체중의 90% 미만) = 36~40 kcal/kg

자료 : 참고문헌 2, 13

이론하에 임신전 BMI에 따라서 에너지 요구량을 산정하기도 한다. 즉 임신전에 정상체중인 경우에는 30 kcal/kg, 과체중(표준체중의 120% 이상)인 경우에는 24 kcal/kg, 저체중(표준체중의 90% 미만)인 경우에는 36~40 kcal/kg를 권장하기도 한다.

임신부의 에너지 요구량 산출법이 표 3.9에 제시되었다.

## 3.2 단백질

임신중에는 태아와 모체의 조직 합성을 위해서 단백질 요구량이 증가하며 분기별 단백질 증가량은 임신 1기, 2기, 3기에 각각 1.3 g, 6.1 g, 10.7 g 인 것으로 알려져 있다. 이밖에도 스트레스, 외상, 심한 단백질 손실이 있는 경우에는 이보다 더 많은 양의 단백질이 요구된다. 정상적인 임신부는 단백질 섭취량을 하루에 1.3 g/kg 이상 초과하지 말아야 하며 심한 대사적 스트레스의 임신부는 하루에 2 g/kg를 초과하지 말아야 한다. 한국인 임신부를 위한 단백질의 권장섭취량은 하루 70 g으로서 임신전에 비해서 매일 25 g씩을 더 섭취하도록 권장하고 있다.

## 3.3 지방

지방산은 태아 발육과 프로스타글란딘 합성에 필수적이다. 우리나라에서는 임신중 오메가-6 불포화지방산의 충분섭취량을 하루 9 g으로 설정하였다.

## 3.4 비타민

### 엽산

임신중에는 모체의 조혈작용과 태아 및 태반의 성장을 위해서 엽산의 요구량이 증가한다. 태아신경관결손(fetal neural tube defect)과 거대적아구성 빈혈(megaloblastic anemia)을 예방하기 위하여 수태전과 임신후 20주 까지 엽산 보충이 권장된다. 1998년 미국에서는 엽산의 일일 권장량을 임신부에게는 600 μg, 가임여성에게는 400 μg으로 증가하고 일상 식사이외에도 엽산이 강화된 식품이나 엽산 보충제를 사용할 것을 권장하였다. 한편 한국인 임신부를 위한 엽산의 권장섭취량은 하루 500 μg으로 임신전에 비해서 250 μg이 증가되었으며, 상한섭취량은 1,000 μg이다.

동물실험에서 모체의 엽산 결핍증은 선천적 기형아와 관련이 있다고 보고되었다. 인체에서는 methotrexate나 valproic acid 등 엽산길항제를 사용하는 여성의 자식에서 기형이 관찰되었으며 엽산 결핍증은 자연유산, 혹은 조기 진통이나 저출생체중아 등의 산과적 합병증과 관련이 있다. 임신중 엽산 결핍증으로 발생되는 가장 흔한 선천성 기형(birth defects)은 이분척추(spina bifida), 무뇌증(anencephaly) 등의 신경관 결손이다. 한편 최근 유럽에서 실시된 무작위 임상연구에서 주산기의 엽산 보충으로 영아의 신경관 결손 발생률을 현저하게 감소시킬 수 있음이 입증되었다.

모든 가임여성은 엽산 섭취량을 증가시키는 것이 바람직하다. 왜냐하면 태아의 신경관은 임신 28일경에 폐쇄되며 이때는 아직 상당수의 여성들이 자신의 임신을 인식하기 전이기 때문이다. 고위험도 임신, 임신초에 적혈구엽산이나 혈청 엽산의 농도가 낮은 경우, 만성 용혈이나 흡수불량, 다수 임신, 항경련제를 복용하는 경우 등에서는 특히 엽산 결핍증의 위험이 있다.

### 비타민 $B_6$

한국인 임신부에서 비타민 $B_6$의 권장섭취량은 하루에 2.2 mg으로서 일반 가임기 여성보다 0.8 mg이 더 많으며 상한섭취량은 100 mg이다. 비타민 $B_6$는 태아의 성장에 필요한 비필수아미노산의 합성과 트리프토팬(tryptophan)으로 부터 나이아신(niacin)의 합성을 위해서 필요하다. 일부 임상연구에서는 모체 혈청과 모유의 비타민 $B_6$ 농도 저하는 Apgar score 저하와 관련이 있다고 보고 되었다. 한편 임신부의 심한 오심구토를 관리하기 위해서 다량의 비타민 $B_6$(25 mg /하루 3회)가 사용되기도 하며, 이 경우에는 혈청 비타민 $B_6$ 농도를 면밀하게 모니터해야 한다.

### 비타민 C

일부 연구에서는 혈청 비타민 C 농도의 저하는 자간전증 및 양막(amniotic membranes)의 조기 파열과 관련이 있다고 보고되었다. 한국인 임신부를 위한 비타민 C 의 권장섭취량은 일반 가임기 여성보다 하루에 10 mg이 더 많은 110 mg이며, 상한섭취량은 2,000 mg이다.

### 비타민 A

모체의 비타민 A 흡수율은 평균적으로 약 70%이며 대부분 임신 마지막 90일 이내에 축적되는 것으로 알려져 있다. 한국인 임신부에서 비타민 A의 권장섭취량은 비임신부에 비해서 하루에 70 RE를 추가한 720 RE이며, 상한섭취량은 3,000 RE이다.

### 비타민 D

임신중에는 태아의 골격발달을 위해 칼슘이 축적되므로 임신부의 칼슘균형을 적절하게 유지하기 위해서 비타민 D의 요구량이 증가한다. 한국인 임신부에서 비타민 D의 영양섭취기준(충분섭취량)은 하루 10 $\mu$g으로서 일반 가임기 여성보다 5 $\mu$g이 더 많으며, 상한섭취량은 60 $\mu$g이다.

### 비타민 E

임신중에는 혈중 지질농도의 증가와 함께 혈중 알파-토코페롤의 농도가 증가한다. 임신중에 비타민 E 섭취를 증가시켜야 한다는 근거가 없기 때문에 임신기에 비타민 E의 충분섭취량은 일반 가임기 여성과 동일한 10 mg이며, 상한섭취량은 540 mg이다.

### 비타민 K

비타민 K 결핍증은 지방 흡수불량증이나 장기간의 항생제 치료, 비타민 K를 보충하지 않은 정맥영양 등에서 발생할 수 있다. 그러나 임신부를 위한 비타민 K의 충분섭취량이 일반 가임기 여성의 경우와 달라야 한다는 증거가 없기 때문에 이들과 동일하게 65 μg이 제시되고 있다.

## 3.5 무기질

### 칼슘

임신부의 칼슘대사는 여러 가지 호몬에 의해 영향을 받는다. 태반에서 나오는 HCS(인융모성 체유방자극호르몬)는 점진적으로 골회전율을 증가시키며, 에스트로겐은 골흡수를 방지하고 부갑상선호르몬의 분비를 유도함으로써 소장 흡수를 향상시키면서 혈청 칼슘 농도를 유지한다. 그 결과, 칼슘 보유가 점진적으로 촉진됨으로써 증가하는 태아 골격의 무기질화를 충족시키게 된다.

임신중 대략 30 g의 칼슘이 축적되며 이중 거의 전부가 태아 골격에 존재한다. 대부분의 칼슘 축적은 임신 후반기에 발생하며 임신 3기에는 하루 평균 300 mg의 칼슘이 축적된다. 한국인 임신부에서 칼슘의 권장섭취량은 하루 1,000 mg으로서 일반 가임기 여성보다 300 mg이 증가되었으며, 상한섭취량은 2,500 mg이다. 칼슘 보충은 조산 및 임신성 고혈압의 위험도 감소와 관련이 있는 것으로 보고되었다.

### 인

임신중에는 인의 흡수율이 정상시보다 증가하며 신장에서 인의 재흡수율도 동시에 증가하므로 태아에게 필요한 양의 인을 보유하게 된다. 임신기에 인의 섭취를 특별히 증가시켜야 한다는 과학적 증거가 부족하고, 모체의 칼슘 흡수율을 높이려면 칼슘과 인의 섭취 비율이 1.5 : 1이 바람직하므로 인의 권장섭취량은 일반 가임기 여성과 동일한 700 mg으로 제시되고 있으며, 상한섭취량은 일반 여성보다 500 mg이 적은 3,000 mg이 제시되고 있다.

### 철

임신중에는 모체의 혈액 공급량 증가로 인한 적혈구 합성 증가 및 태반과 태아의 성장을 위해서 철의 요구량이 증가한다. 임신중 총 적혈구 용적은 임신전에 비해서 20~30% 증가한다. 한국인 임신부에서 철의 권장섭취량은 24 mg이며 일반 가임기 여성보다 10 mg이 더 추가되었으며, 상한섭취량은 45 mg이다. 임신 초기에는 월경으로 인한 철의 손실이 없기 때문에 이 기간에 증가된 철의 요구량을 보상해 주므로 철의 섭취를 크게 증가시킬 필요가 없다. 그러나 임신 후반기에 급격하게 증가하는 철 요구량에 대비하여 충분한 철의 확보를 위하여 임신기간 동안에 동일하게 하루 24 mg으로 책정되었다.

빈혈이 있는 임신부는 분만시 출혈을 감당할 수 없게 되며 산욕 감염(puerperal infection)을 초래할 수 있다. 이밖에도 자궁과 태반, 성장하는 태아에게 산소 공급이 부족하여 임신결과에 나쁜 영향을 미칠 수 있다. 충분한 철 섭취를 위해서는 균형된 식사와 함께 철 보충제(30 mg/day)를 복용하여야 한다. 철 보충제가 적절하게 흡수되려면 식사 사이에 복용하는 것이 바람직하며 우유, 차, 커피와 함께 복용해서는 안된다. 철의 섭취가 많으면 아연 흡수를 방해할 수 있기 때문에 하루에 30 mg을 초과하는 철 제제를 보충할 경우에는 매일 15 mg의 아연을 보충해야 한다. 만약 철 결핍성 빈혈이 확인되면 철이 많이 함유된 식사와 함께 하루에 60~150 mg의 철이 권장된다. 철의 상태는 임신기간중 일정한 간격으로 점검되어야 하며, 일단 철의 농도가 임신기의 정상범위로 회복된 후에는 철보충제의 용량을 하루에 30 mg으로 줄여야 한다.

### 아연(zinc)

성인에서 아연의 평균 흡수율은 40% 이며, 임신기에 아연 흡수율이 비임신기보다 증가한다는 증거는 부족하다. 임신중 아연의 권장섭취량은 10.5 mg으로서 일반 가임기 여성보다 2.5 mg이 증가하며, 상한섭취량은 35 mg 이다.

혈청 아연 농도는 임신 1기부터 감소하기 시작하여 임신전에 비해서 총 20~35%가 감소한다. 동물실험에서 임신중 아연 결핍증은 2세에서 선천성 기형, 비정상적인 두뇌 발달 및 행동 등과 관련이 있다고 보고되었다. 임신전 체중과 혈청 아연 농도가 낮은 임신부에게 아연을 보충함으로써 영아 체중의 증가를 초래하였다. 과다한 철의 섭취는 아연 흡수를 억제하므로 모체의 아연 상태는 임신중 철 보충과 음의 상관관계를 보인다. 이밖에도 모체의 감염, 흡연, 알콜 남용 등은 태반에서의 아연 수송을 감소시킬 수 있다.

### 소디움(sodium)

2005년 국민건강영양조사에서 30세 이상 성인의 소디움 섭취량은 평균 5,280 mg(남자 5,878 mg, 여자 4,672 mg)으로, 1988년의 4,036 mg과 2001년의 4,903 mg에 비해서 계속 증가되고 있으나 임신부의 소디움 섭취량에 대한 자료는 미비한 실정이다. 임신기에는 비록 세포외액이 증가하지만 소디움의 충분섭취량에 영향을 주지는 않는다. 따라서 임신부의 소디움 충분섭취량은 일반 가임기 여성과 동일한 1,500 mg이다.

### 마그네슘

만삭아는 태아기에 1 g의 마그네슘을 축적하며, 임신중 마그네슘 보충은 자간전증과 자궁내 성장지연의 발생율을 감소시킨다고 보고되고 있다. 임신중 마그네슘의 권장섭취량은 일반 가임기 여성보다 40 mg이 추가된 320 mg이며, 상한섭취량은 350 mg이다.

### 구리

동물에서 구리 결핍증은 기형을 발생시키기 쉽다. 그러나 인체에서 중등도의 구리 결핍증이 성장하는 태아에게 영향을 미칠것인지는 확실치 않다. 한국인 임신부에서 구리의 권장섭취량은 일반 가임기 여성보다 130 μg이 더 많은 930 μg이며 상한섭취량은 10,000 μg이다.

### 요드

임신부의 요드 결핍증은 신생아에서 크레틴병(cretinism)의 원인이 된다. 한국인 임신부의 요드 권장섭취량은 일반 가임기 여성보다 90 μg이 더 많은 240 μg이다.

## 3.6 기타

알코올, 카페인, 흡연 등은 저출생체중아나 영아의 신경과적 문제와 관련이 있다.

### 알코올

임신중 과다한 음주는 태아알코올증후군(fetal alcohol syndrome)을 초래할 수 있기 때문에 음주를 삼가야 한다. 이 증후군의 특징은 출산전과 출산후 성장장애, 발육지연, 소두증, 내안각췌피(epicanthal fold)를 포함하는 눈의 변화, 안면 이상, 골격관절 이상 등이다. 임신 1기에 하루 60 ml 이상의 무수알코올을 마시는 임신부의 영아중에서 30~40%는 태아알코올증후군이 관찰되었다. 중등도의 음주(하루 30 ml)를 하는 임신부에서 태어난 아이는 이 증후군의 일부 증상(fetal alcohol effects)을 보인다. 일부 연구에서는 부계의 음주가 영아의 크기에 영향을 준다고 보고되었다.

알코올이 태아에게 영향을 주는 기전은 분명하게 밝혀지지 않고 있다. 아마도 알코올이 태반을 통과하여 태아에게 독성적 수준으로 축적되면서 세포분화와 배아발생 시기에 특히 손상을 주는 것으로 추정하고 있다. 이밖에도 음주 임신부에서 엽산, 마그네슘, 아연 등 주요 영양소의 결핍증도 태아 손상의 원인이 될 수 있다. 한편 만성 음주가가 수태후 음주 습관을 변화시키면 임신결과가 훨씬 개선된다는 보고가 있다.

### 카페인

카페인이 임신에 미치는 영향에 대해서 지금까지 광범위하게 연구되어 왔으며 최근의 결론은 다음과 같다. 카페인 단독으로는 태아나 임신부에게 위험을 주지 않으나 유전적, 약동학적 요인, 사회경제적 영향 및 생활양식(음주, 흡연, 약물남용 등)등 여러 가지 요인과의 상호작용으로 임신에 나쁜 결과를 초래할 가능성을 증가시키는 것으로 추정된다. 임신중 카페인의 섭취량을 제한하는 것이 바람직해 보이지만 특정 권장량을 제시하기에는 아직 연구자료가 불충분하다. 일반적으로 카페인 섭취를 하루에 200 mg 미만(커피 2잔에 해당)으로 제한하도록 권장한다.

### 흡연

임신중 흡연은 저출생체중아, 재태연령에 비해서 적은 영아(small for gestational age), 조산, 선천적 기형, 자연유산, 자궁외임신, 주산기 사망률 등과 관련이 있다. 니코틴은 혈관내강을 좁아지게 함으로써 자궁과 태반사이의 순환장애를 초래한다. 담배 연기에서 나오는 일산화탄소는 태아의 헤모글로빈과 결합하므로 태아에게 이용될 산소량이 감소하게 된다. 태아에게로 가는 산소 및 영양소의 부족은 태아 성장지연의 위험도를 증가시킨다.

### 인공감미료

사카린, 아세설퐘(acesulfame)-K, 아스팔탐(aspartame)의 3가지 인공감미료가 이용되고 있다. 사카린은 동물(쥐)실험에서 미약하지만 어느 정도 발암성을 보였기 때문에 적당량 사용하는 것이 바람직하다. 아세설환-K 는 현재 안전한 것으로 간주되고 있으나 임신부에서 장기적 사용에 대한 연구는 부족한 실정이다. 사카린과 아세설환-K는 태반을 지나서 모유에 나타나지만 별 문제는 없는 것으로 알려져 있다.

아스팔탐은 대사산물로 아미노산 페닐알라닌을 방출하며 대부분의 사람에서는 페닐알라닌이 신속하게 비교적 무해한 물질로 분해된다. 그러나 페닐케톤뇨증(PKU)이 있는 임신부는 페닐알라닌을 분해하는 효소의 부족으로 혈액내에 페닐알라닌이 축적되어 태아의 뇌손상을 초래할 수 있다.

## 4 특수한 경우의 영양관리

사춘기 임신, 다수 임신, 채식가, 변비, 가슴쓰림, 임신성 고혈압, 오심구토, 임신오조 등이 있는 경우에는 영양결핍증을 예방하고 건강한 영아를 출산하기 위해서 영양관리에 각별한 배려가 필요하다.

### 4.1 사춘기 임신

사춘기 임신(adolescent pregnancy)은 11세부터 18세의 10대 청소년에서 임신이 초래되는 것을 말한다. 사춘기 임신부에서는 저출생체중 영아의 출산율이 높고 이는 영아 사망률 및 장애의 가장 큰 요인이 된다. 사춘기 임신부는 태아의 성장발육과 더불어 자신의 성장을 위해서 에너지, 단백질, 비타민, 무기질 등 각종 영양소의 요구량이 성인 임신부의 요구량을 초과할 수도 있다. 포괄적인 영양판정이 시행되어야 하며 체중증가, 식품섭취, 영양보충제의 필요성 등에 대한 권고사항이 임신부에게 제공되어야 한다. 고열량 식품과 영양소 밀도가 적은 음료수의 섭취상태를 평가하고 이러한 식품들을 영양소 밀도가 높은 식품으로 대체하도록 권고해야 한다. 사춘기에는 학교활동이나 기타활동으로 종종 식사를 걸르기 때문에 식사의 빈도를 점검하여야 한다. 식사를 걸르면 식사섭취량이 부족하게 될뿐만 아니라 메스꺼움이나 저혈당이 초래될 수 있다. 사춘기 임신부의 체중증가량은 적어도 25 파운드(11.3 kg)가 되거나, 혹은 BMI를 기준으로 한 최고수준에 육박하도록 한다. 체중증가를 달갑게 여기지 않는 사춘기 임신부에게는 적절한 체중증가의 이점에 대해서 강조해야 한다.

## 4.2 다수 임신

쌍둥이, 세쌍둥이 등 다수 임신(multiful pregnancy)은 자간전증, 철결핍성 빈혈, 전치태반, 신장 문제, 조기분만, 임신성 고혈압, 저출생체중아 등의 위험도를 증가시킨다. 단일 임신의 경우보다 체중증가량이 많으면 영아출생체중이 향상된다. 다수 임신에서는 임신기간이 단축되는 경우가 흔하므로 조기 체중증가가 매우 중요하다. 임신 1기에는 2~3 kg, 2기와 3기에는 매주 0.68 kg의 체중증가가 필요하다. 임신전 체질량지수(BMI)가 20~25 kg/$m^2$인 경우에 쌍생아의 총 체중증가량은 16~20 kg이다. 세쌍둥이의 경우에는 총 체중증가량은 23 kg이며 전 임신기를 통해서 지속적으로 주당 체중증가량이 0.7 kg 정도 되어야 한다. 한편 임신전 BMI가 20 kg/$m^2$ 미만인 경우에는 전 임신기간 동안에 체중증가가 강조되어야 하며 임신 20주 이후에는 적어도 주당 0.8 kg의 체중증가가 권장된다.

에너지 요구량은 단일 임신의 필요량에 150 kcal을 더해 주던가 목표 체중증가율을 달성하는데 필요한 양을 섭취해야 한다. 균형된 식사 이외에 종합 비타민과 무기질 보충제가 필요하다. 다수 임신의 여성은, 특히 과거 조산의 경력이 있거나, 현재 조산의 위험이 있거나, 혹은 자궁경부가 약한 경우에는 중등도의 운동을 삼가야 한다.

## 4.3 채식가

채식을 잘 계획하면 임신부에게 적절한 식사가 될 수 있으며 임신한 채식가는 대체로 충분한 체중증가를 보인다. 만약 체중증가량이 적으면 농축된 열량원과 소량의 잦은 식사가 권장된다. 채식가의 경우에도 일반 임신부와 마찬가지로 비타민과 무기질의 보충이 필요하다. 이밖에도 vegan에게는 임신중에 비타민 $B_{12}$ 보충이 필요하며 햇빛 조사가 부족하면 비타민 D 보충도 요구된다. 임신중에는 아연 요구량이 50% 증가하므로 만약 식이 아연이 부족하면 아연 보충제가 필요하다. 식이 칼슘 섭취가 부족하다면 칼슘 보충제도 필요하다.

## 4.4 신체활동/운동

의학적, 산과적 합병증이 없으면 가벼운 운동이나 혹은 중등도의 운동이 태아에게 나쁜 영향을 미치지는 않으며 임신부에게 유익을 줄 수 있다. 임신부는 큰 근육을 사용하는 운동, 즉 걷기, 수영, 고정 자전거타기, 낮은 강도의 에어로빅 등을 하는 것이 좋다. 심한 운동은 태아가 발육하는 중요한 시기에 태아를 과열시킬 수 있기 때문에 임신 1기에는 피하는 것이 좋다. 임신부가 운동을 할 때는 임신과 신체활동으로 증가된 에너지 요구량 충족시키기 위하여 열량을 충분히 섭취해야 한다. 그리고 적절한 수화상태를 유지하기 위하여 운동 전후와 도중에 수분을 충분히 섭취해야 한다. 미국산부인과학회에서 임신기의 운동에 대한 권장사항은 다음과 같다.

- 임신부는 가볍거나 중등도의 운동을 규칙적으로, 적어도 일주에 3회 하는 것이 가끔 운동하는것 보다 좋다.
- 임신 1기가 지난 후에는 바로누운 자세로 운동하는 것을 피해야 하며 오랫동안 움직이지 않은채 서있는것도 피해야 한다.
- 피로해지면 운동을 중지하여 지칠때까지 운동하는 일이 없도록 한다
- 운동은 에너지를 필요로 하므로 규칙적으로 운동하는 임신부는 적절한 칼로리 섭취에 유의해야 한다.
- 특히 임신 1기에는 열발산을 증가시키기 위해서 수화상태를 알맞게 유지하고 적절한 복장을 착용해야 한다. 모체의 심부온도(core temperature)가 상승하면 선천적 기형아를 출산할 수 있기 때문이다.
- 신체역량에 따라서 임신전 일상활동을 점진적으로 재개할 수 있다.

임신성 고혈압, 태아 성장지연, 기타 여건으로 모체와 주산기 성과에 나쁜 영향을 줄 수 있는 위험인자를 가진 임신부는 운동을 금해야 한다. 이밖에도 심혈관질환, 갑상선 질환, 만성 고혈압 등의 만성 질환이 있는 경우에는 의사로부터 운동처방을 받아야 한다.

## 4.5 이미증

이미증(pica)은 진흙, 세탁용 전분, 분필 등 음식이 아닌 이물질을 먹고 싶어하는 비정상적인 행위를 보이는 정신행동학적 질환이다. 이밖에도 종이, 담배재, 석탄, 베이킹소다, 좀약, 커피찌꺼기, 돌, 자갈 등 음식이 아닌 각종 기이한 물질들을 먹는 경우도 있다.

이미증은 필수영양소가 함유된 음식 대신에 이물질들을 먹기 때문에 영양결핍증을 초래할 수 있으며 일부 물질은 중금속 등의 독성 화합물을 함유하고 있어 매우 위험하다. 진흙이나 세탁용 전분을 먹으면 철과 아연의 결핍증이 초래되며 몸에 해로운 박테리아

와 납을 먹게될 수도 있으며, 더우기 엄청나게 많이 먹으면 장폐쇄를 초래할 수도 있다. 이미증의 병인은 잘 알려져 있지 않으며 이러한 행동들의 대부분은 미신, 관습, 혹은 어머니로부터 딸에게로 전해 내려오는 전통에 근거한 것으로 보인다.

임신기에 음식이 아닌 이물질의 섭취는 절대로 금해야 한다. 세탁용 전분은 분유나 비슷한 점도를 가진 음식으로 대체하도록 한다. 임신부의 식습관 면담에서는 이미증 행위와 관련된 질문을 포함해야 하며, 필요한 경우 임신부는 이미증의 문제점에 대한 상담을 받아야 한다.

## 4.6 변비

변비는 임신부에서 가장 흔하게 발생하는 위장관 문제중의 하나로서 식사와 생활습관으로 수정할 수 있다. 완하제는 반드시 특별한 경우에만 의사의 감독하에 사용되어야 한다. 변비를 해소하는 방안은 다음과 같다.

- 수분섭취량을 하루에 8~12컵으로 증가한다. 따뜻한 음료수가 도움이 될 수 있다.
- 불용성 섬유소의 섭취를 점진적으로 증가한다.
- 의사가 허락하는 대로 규칙적인 운동을 한다.
- 적절한 휴식을 취하고 긴장을 푼다
- 철의 용량을 점검한다. 하루 120 mg 이상의 철은 부작용을 초래할 수 있다. 그러나 철 복용을 처음 시작한후 3~5일 지나면 구토, 메스꺼움, 변비, 설사 등이 가라앉는다. 만약 부작용이 계속되면 용량을 일시적으로 줄이던가 식사시 복용하는 지용성 정제로 대체한다.

## 4.7 가슴쓰림/위식도 역류

가슴쓰림은 임신 후반기에 흔히 호소하는 증상이다. 대부분의 경우 이것은 팽창된 자궁이 위를 압박하고, 식도괄약근이 이완되어 위내용물이 종종 식도로 유입하기 때문에 발생한다. 증상을 해소할 수 있는 방안은 다음과 같다.

- 소량의 저지방 식사를 매 2~3시간마다 먹는다
- 긴장을 푼 상태에서 천천히 식사한다.
- 취침전에 과식을 피한다.

- 식사사이에 크래커(plain)를 먹는다.
- 식사후에 1~2시간동안 평평하게 눕는 것을 피한다.
- 카페인이 함유된 커피나 탄산음료를 삼가한다.
- 머리부분을 올리고 잠잔다.
- 식사후 몸을 굽히거나 웅크리는 자세를 취하지 않는다.
- 팔을 머리위로 올림으로써 횡경막을 올린다.

## 4.8 임신성 고혈압

임신성 고혈압(pregnancy-induced hypertension)은 임신부의 7~8%에서 임신 3기에 발생되며 특히 임신부의 나이가 어리거나 첫 번 임신, 혹은 사회경제적 신분이 낮은 계층에서 유병률이 높다. 임신성 고혈압의 특징은 고혈압, 단백뇨 및 부종이다 이밖에도 저알부민혈증, 저혈량증 및 혈액농축 현상이 나타난다. 자간전증이나 자간증(eclampsia)은 임신성 고혈압의 증상의 정도와 특성을 나타내는 말이다. 자간증은 자간전증의 연장이며 분만 시점에 임박해서, 혹은 분만후에도 대발작 경련(grand mal seizure)을 동반한다.

임신성 고혈압은 수축기 혈압이 140 mmHg 이상이거나 이완기 혈압이 90 mmHg 이상, 혹은 두가지가 모두 상승된 경우를 말한다. 그러나 자간증을 경험하는 젊은 여성들 중에는 임신전 혈압이 90/60 mmHg 내지 120/80 mmHg인 경우가 많기 때문에 임신중 혈압 변화를 점검하는 것이 중요하다. 만약 2회 이상에 걸쳐서 6시간 간격으로 수축기 혈압이 20~30 mmHg 상승하거나 이완기 혈압이 10~15 mmHg 상승하면 임신성 고혈압으로 진단한다.

임신성 고혈압의 정도에 따라서 단백뇨의 정도가 다양하며 고혈압이 매우 심한 경우에도 단백뇨는 일시적이거나 최소량일수도 있다. 24시간의 소변 채취에서 500 mg의 단백질이 검출되거나 무작위 소변 채취에서 단백질 검사가 +3 내지 +4이면 자간증으로 진단한다.

부종이 생긴다는 것은 신장이 다량의 소디움을 재흡수하고 있어서 세포외액의 용량을 조절할 수 없게됨을 의미한다. 임신성 고혈압으로 부종이 생기면 어지럼증, 두통, 시력장애, 안면 부종, 식욕부진, 메스꺼움, 구토 등이 초래될 수 있다. 자간증이 심해지면 분만할때 즈음해서 경련이 생길 수 있다.

임신성 고혈압의 병인은 아직 알려져 있지 않지 않으나 가난, 출산전 관리 부족, 불량한 영양상태 등이 관련되어 있다. 자궁의 혈류량 감소로 태아에게 영양공급이 감소되는 것으로 간주하고 있다.

과거에는 이뇨제와 소디움 제한식으로 임신성 고혈압을 치료하려고 하였다. 그러나 소디움 제한은 임신부에서 혈압, 체중증가, 단백뇨 등을 현저하게 변화시킬 수 없었으며 임신성 고혈압의 예방이나 치료에 적합치 않은 것으로 알려져 있다. 뿐만 아니라, 이뇨제 사용으로 신장에서 소디움과 수분의 이뇨 작용이 무리하게 진행됨으로써 혈장 용적이 더욱 감소된다. 그리고 체중증가가 많은 임신부에서 에너지 섭취의 제한은 자간전증을 예방하지 못하는 것으로 밝혀졌다.

## 4.9 오심과 구토

임신 초기에 50~90%의 여성에서 발생하는 오심(nausea)은 흔히 "입덧(morning sickness)"이라고 하며 구토를 동반하는 경우가 많다. 대체로 입덧은 임신 4주부터 7주 사이에 시작되며 12주에 절정에 이르지만 그 후에 저절로 사라진다. 이 경우 체중감소나 영양결핍증은 흔하지 않다. 그러나 만약 임신 초기에 구토가 너무 심하면 단백질과 에너지 부족은 물론, 무기질, 비타민, 전해질의 손실이 초래된다. 임신부에게는 식사의 중요성을 강조해야 하며 오심이 없을 때 되도록 많이 먹도록 권해야 한다. 구토와 오심의 증상을 해소하는데 도움을 줄 수 있는 방안은 다음과 같다

- 하루에 2~3끼의 많은 식사량 대신에 매 2~3시간마다 소량씩 자주 먹는다.
- 공복을 피한다. 아침에 기상하기 전에 먹고 끼니를 걸르지 않는다.
- 저지방, 단백질 식품(살코기, 불에 구은 생선, 껍질을 제거한 닭살, 달걀, 삶은 콩 등)과 쉽게 소화될 수 있는 당질(과일, 과일주스, 밥, 국수, 감자, 토스트, 크래커, 마른 씨리얼 등)을 선택한다.
- 수분은 식사때보다 식사사이에 마신다.
- 가스를 형성하는 과일이나 채소, 향이 강한 음식 등 위장관에 불편을 주는 음식이나 튀긴 음식을 피한다.
- 음식 냄새를 줄이는 것이 도움이 된다면 찬 음식을 먹는다.
- 카페인이나 알코올이 함유된 음료수를 피한다.
- 야간 취침전에 간식을 먹는다.

- 포테토칩이나 치즈컬 등 짠 고지방 식품이나 시원한 레모네이드(cold lemonade)를 시도한다. 일부 환자들은 이러한 식품을 먹으면 메스꺼운 증상이 해소된다고 한다.

## 4.10 임신오조

대체로 임신 4주에서 10주 사이에 시작되는 임신오조(hyperemesis gravidarum)의 대표적 특징은 심한 오심과 구토이며 임신 14주 이후에도 증상이 지속된다. 임신오조는 탈수, 전해질 불균형, 산-염기 장애, 케톤뇨증, 5% 이상의 체중감소 등을 초래하므로 대개 입원치료를 요한다. 임신오조의 발생율은 모든 임신의 0.3~1%로 보고되고 있으며 대개의 경우 임신 20주 까지는 증상이 해소된다.

임신오조의 발생 기전은 확실하게 알려져 있지 않으며 위장관의 변위(displacement), 갑상선기능항진증, 부갑상선기능항진증, 뇌하수체와 부신피질의 기능 저하, 인융모성 성선자극홀몬(HCG)과 에스트로겐의 비정상적인 농도, 위운동 저하, 황체의 이상, 정신신체적 요인 등이 거론되고 있으나 이중 어느것도 입증되지는 않았다. 임신오조 발생의 위험요인은 미경산(nulliparity), 임신오조 경력, 체중증가, 다수 임신 등이다.

### 모체에 미치는 영향

예전에는 임신오조가 모체 사망의 주요 원인이었기 때문에 심한 경우에는 임신중절을 하였다. 그러나 최근에는 임신오조에 대한 보다 많은 이해와 적극적인 치료로 사망률이 현저하게 감소되었다. 임신오조로 인한 모체 사망은 수분과 전해질 불균형 및 영양결핍증과 관련된 대사장애에 기인한다. 탈수증의 초기 증상으로 BUN, 크레아티닌, 헤마토크릿, 뇨비중 등의 상승이 관찰된다. 모체의 저혈량증은 매우 심해진 후에야 비로서 임상적으로 분명한 증상이 나타나게 된다. 임신기에는 혈장 용적이 증가하기 때문에 혈압과 맥박을 이용하여 혈류역동적 안정성을 확실하게 판정할 수 없다. 저혈량증에 대한 반응으로 카테콜라민이 분비되어 말초조직과 자궁에서 혈관 수축을 초래하며 이러한 현상은 혈압의 변동이 없어도 자궁으로의 혈류량을 20% 까지 감소시킬 수 있다. 흔히 발생되는 전해질 및 산-염기 불균형으로 혈청 소디움, 클로라이드, 포타슘 농도 및 pH의 변화가 생긴다. 임신오조 환자의 평균 영양섭취량은 요구량의 50% 미만인 것으로 보고되고 있으며 임신오조에서 나타나는 케톤뇨증은 심한 영양결핍증을 반영한다. 케톤증은 모체 산증을 초래하며 영양결핍증에 대한 적응현상으로 지방산이 대사됨을 의미한다. 임신오조가 있는 임신부중 15~25%에서는 혈청 AST(aspartate aminotransferase)와 ALT(alanine aminotransferase)가 약간 상승하지만 수분균형이 회복되고 영양상태가 개선되고 구토가 중단된 후에는 즉시 가역된다.

임신중에 오심과 구토가 심하면 비타민과 무기질의 결핍증이 생길 수 있다. 비타민 $B_1$ 결핍증으로 생기는 뇌증(Wernicke's encephalopathy)은 혼돈, 실행증(ataxia), 시력장애, 기타 여러 가지 신경계통의 증상을 보이며 혼수상태와 사망을 초래할 수도 있다. 임신오조 환자중 60%는 비타민 $B_1$의 농도가 정상보다 낮다. 비타민 $B_6$와 $B_{12}$ 결핍증은 임신오조 환자에서 흔히 관찰되며 말초신경병증을 초래할 수 있다. 철-결핍증도 또한 임신오조에서 흔히 보는 문제점이다.

이밖에도 영양결핍증의 임신오조 환자들은 피로, 어지럼증, 권태감, 타액분비 과다, 저알부민혈증, 점막 출혈 등을 보인다.

### 태아에 미치는 영향

임신전 영양결핍증이 임신결과에 나쁜 영향을 준다는 증거에도 불구하고 임신오조가 태아에게 미치는 영향에 대해서는 논란이 많다. Weigel 등(1989)은 11개의 연구결과를 종합분석한 결과 임신중 오심과 구토는 자연유산의 위험도 감소와 관련이 있다고 보고하였다. 일부 연구자들은 임신오조 환자의 태아는 선천성 기형, 조산, 성장지연 등의 위험도를 증가시키지 않는다고 주장하는 반면에 다른 연구자들은 임신오조가 출생체중의 저하 및 선천적 기형의 증가와 관련이 있다고 주장하였다.

지방산의 대사로 초래되는 케톤증은 태아에게 나쁜 영향을 줄 수 있다. 케톤체는 쉽사리 태반을 통과하며 태아의 발육을 저해할 수 있다. 임신중 케톤뇨증은 영아의 신경심리적 발달에 장애를 초래할 수 있다.

### 치료

임신오조 치료의 주요목표는 증상을 완화시키고 체중감소를 가역시키며 수분, 전해질 및 대사적 불균형을 교정하는 것이다. 임신오조의 전통적인 치료법으로는 수분 및 전해질 불균형을 교정하기 위하여 환자를 입원시킨 후 당분간 경구섭취를 중단하고 제토제를 충분히 사용하고 심리적인 지지를 제공하는 것이다. 대부분의 환자들은 이러한 재래식 치료에 잘 적응하여 점진적으로 일반식을 재개할 수 있다. 그러나 이러한 재래식 치료에도 불구하고 일부 환자들은 경구섭취가 여전히 불량하므로 영양지원이 필요하게 된다.

## 5 영양지원

임신기에 가장 보편적으로 영양지원을 필요로 하는 경우는 임신오조이며 이밖에도 외상이나 당뇨병성 위부전 등 임신과는 관련이 없는 질환으로 식사섭취가 매우 불량한 임신부는 영양결핍증을 예방하고 적절한 체중증가를 도모하기 위하여 경장영양이나 정맥영양을 필요로 한다. 임신부를 위한 영양지원의 목표는 표 3.10에 제시되었다.

### 5.1 경장영양

임신부에서 경장영양이 필요한 경우는 임신하지 않은 환자의 경우와 동일하다. 이론적으로는, 만약 위장관이 온전하다면 영양소 공급을 위하여 심각한 합병증이 적고 비용이 저렴한 경장경로가 정맥경로보다 바람직하다. 그러나 실제 임상진료에서는 임신오조 환자에게 경장영양지원을 회피하려는 경향이 많다. 그 이유는 급식관이 자주 이탈되거나, 임신부가 급식관의 불편을 참으려고 하지 않기 때문이다. 뿐만 아니라 일부 의사들은 구토를 관급식의 금기사항으로 간주하기 때문에 경장영양의 사용을 고려하지 않는다.

#### 경장 경로

중환의 임신부에서는 비위관을 삽입하는 것이 위루관이나 공장루관의 경우보다 더 간편하다. 구역반사(gag reflex)의 부재로 자신의 기도를 보호할 능력이 없는 환자는 흡인의 위험도가 증가하므로 유문하부로의 관삽입이 바람직하다. 임신기에는 위식도괄약근의 긴장도가 감소하고 위배출이 지연되는 경우가 흔하다. 비위관은 위식도괄약근의 폐쇄를 방지하므로 내용물이 식도로 역류할 위험도가 증가한다. 그러나 Gulley 등(1993)은 30명의 임신오조 환자들에게 작은 구경의 비위관을 삽입하고 등장성 조제액을 지속

| 표 3.10 | 임신부를 위한 영양지원 목표

| |
|---|
| · 적절한 체중증가 |
| · 양의 질소균형 유지 |
| · 무기질과 비타민의 안전하고 효과적인 공급 |
| · 대사성, 패혈성 합병증 방지 |

자료 : 참고문헌 18

적으로 주입함으로써 메스꺼움의 증상이 개선됨을 보고하였다. 이는 아마도 비위관 급식으로 음식에 대한 시각적, 구강적, 심리적 반응을 피할 수 있기 때문에 타액과 위액의 분비 촉진으로 오심과 구토를 초래하는 일이 없어지기 때문인 것으로 간주된다. 그러나 비위관은 관의 이탈과 폐쇄, 부비강염(sinusitis), 코피, 위식도역류, 흡인 등을 초래할 수 있다. 한편 경피내시경적 위루관(PEG tube)은 비위관보다 위식도 역류, 식도염, 부비강염, 흡인성 폐렴의 위험이 적고 관삽입후 방사선에 의한 확인이 불필요하다. Godil 등(1998)은 임신오조와 식욕부진의 임신부에게 PEG 관을 삽입한후 적절한 경장영양을 공급함으로써 모체와 태아에게 좋은 성과를 초래한 사례를 보고하여 TPN 대신에 PEG관 급식이 안전하고 효과적인 대안이 될 수 있다고 주장하였다.

### 조제액

대부분의 상업용 등장성 중합조제액은 용액 1 L당 1,000 kcal, 40 g의 단백질을 공급하여 하루에 1,500~2,000 ml를 섭취할 경우에 비타민과 무기질의 요구량을 공급할 수 있다. 그러나 일부 기본조제액(elemental formulas)의 지방 함량이 매우 낮아서 리노렌산(linolenic acid)이 부족될 수 있다.

### 주입 속도

경관급식의 초기에는 시간당 50 ml(20~85 ml)로 시작하는 경우가 가장 흔하며 최대 주입속도는 90~130 ml/hr이다. 대부분의 연구에서는 지속적 주입을 시행하였으나 일부 환자에서는 별 문제 없이 점진적으로 8~18시간에 걸쳐서 투여하는 주기적 주입으로 전환하기도 하였다.

### 모니터링

심한 영양결핍증의 임신부에게 경장영양을 시작하면 심각한 대사적 장애인 재급식증후군(refeeding syndrome)을 나타낼 수 있다. 재급식증후군의 보편적 증상은 저인산혈증, 저포타슘혈증, 저마그네슘혈증 및 부종이다. 영양지원을 시작하기 전에 수분 및 전해질 불균형을 교정하고 처음에는 목표량의 1/2로 서서히 영양공급을 진행함으로써 재급식증후군을 예방할 수 있다. 이밖에도 설사, 복부팽만, 복통 등 경장영양에서 흔히 발생되는 위장관 증상들을 잘 모니터 하여 필요시 주입속도를 조절하여야 한다.

## 5.2 정맥영양

위장관이 작용하지 않거나 경장영양에 적응하지 못하여 영양결핍증의 위험이 있는 임신부에게는 정맥영양이 필요하다. 일반적으로 임신부에서 정맥영양이 필요한 경우는 다음과 같다.

- 임신오조 환자가 정맥수액, 제토제, 안정제, 경관급식 등의 치료에 반응하지 않는 경우
- 4주간 연속으로 모체의 체중감소가 주당 1 kg을 초과하는 경우
- 총 체중감소량이 6 kg이거나 체중증가가 되지 않는 경우
- 임신전 영양결핍증
- 영양요구량을 증가시키거나 경관급식에 적응할 수 없는 질환이 있는 경우(당뇨병성 위부전, 소장폐쇄, 염증성 장질환, 췌장염)

### 정맥통로

영양지원을 필요로 하는 기간에 따라서 정맥영양을 투여하는 카테터가 선택된다. 30일 이내의 단기간 정맥영양을 공급하는 경우에는 대체로 경피적으로 삽입하는 중심정맥 카테터나 말초적으로 삽입하는 중심정맥 카테터(PICC)가 이용된다. 한편 30일 이상의 장기적 정맥영양은 피하 포트(subcutaneous port)나 터널식 카테터를 통해서 투여된다. 경우에 따라서는 말초정맥통로가 이용될 수도 있으나 일반적으로 중심정맥통로에 비해서 에너지 공급량이 부족될 수 있다. 그리고 카테터 부위의 자극이나 팽화, 정맥염 등으로 자주 카테터를 변경해야 하는 제한점이 있다.

### 정맥조제액

정맥조제액의 삼대 영양소 구성비는 대개 일반 환자의 경우와 비슷하다. 총 열량중 당질 : 단백질 : 지방은 40~60% : 15~20% : 20~30% 이다. 덱스트로즈 형태의 당질을 과다하게 공급하면 고혈당이 초래될 수 있고, 반면에 당질의 공급 부족은 케톤혈증을 초래할 수 있다. 당불내증이 초래될 경우에는 용액에 인슐린을 첨가하기도 한다. 총 단백질 요구량이 충족되는 한, 표준 아미노산 용액은 임신기에 필요한 각종 아미노산을 적절하게 공급할 수 있다. 지방유화액을 과다하게 투여하면 면역기능의 저하를 초래할 수도 있기 때문에 총 열량의 30% 미만을 권장하고 있다. 비타민과 무기질에서는 특히 엽산,

비타민 K, 철분, 요드, 셀레늄이 부족되지 않도록 해야 한다. 정맥으로 공급되는 영양소들은 위장관에서의 소화·흡수 과정을 거치지 않기 때문에 정상적인 경구섭취를 기준으로 설정된 영양섭취기준보다 요구량이 낮다. 임신부의 정맥영양지원에서 무기질과 미량원소의 요구량은 표 3.11에 제시되었다.

### 모니터링

영양결핍증 환자에게 정맥영양을 공급할 때 경장영양의 경우와 마찬가지로 재급식증후군이 초래될 수 있다 따라서 정맥영양을 시작하기 전에 수분 및 전해질 불균형을 교정해야 한다. 매일 모체 체중증가를 모니터 하고 적어도 매월마다 초음파로 태아성장을 모니터해야 한다. 임신 2기와 3기에 주당 0.5~1파운드의 체중증가를 유지하지 못하면 정맥조제액을 다시 조정해야 한다. 반면에 급속한 체중증가는 과수화나 자간전증을 의미하므로 부종, 고혈압, 단백뇨에 대한 평가가 실시되어야 한다. 혈당은 환자가 안정되고 정맥조제액이 일정하게 공급될 때 까지 매 6시간마다 모니터 해야 한다. 일단 혈당 모니터링이 안정되면 하루에 1~2회씩 모니터 한다. 일반 임신부의 혈당 목표는 70~120 mg/dl이나 임신성 당뇨병 환자의 경우는 100 mg/dl 미만으로 유지해야 한다. 정맥영양을 공급하기 전에 혈청 중성지방 농도를 검사하고 지방유화액을 주입한 후에 다시 이를 점검하여야 한다. 만약 혈청 중성지방 농도가 현저하게 증가되면 지방 부적응증을 의미

**| 표 3.11 | 임신기 정맥영양지원을 위한 무기질과 미량원소 요구량**

| 영양소 | 요구량 |
|---|---|
| 칼슘 | 250 mg |
| 인 | 30~45 mM |
| 마그네슘 | 10~15 mEq |
| 아연 | 2.55~3.0 mg |
| 구리 | 0.5~1.5 mg |
| 망간 | 0.15~0.8 mg |
| 요드 | 50 μg |
| 셀레늄 | 20~40 μg |
| 철 | 3~6 mg |
| 크로미움 | 10~15 μg |

자료 : 참고문헌 14

하므로 지방유화액을 보류해야 한다. 임신중에는 신장 청소율의 증가로 혈청 크레아티닌 농도가 일반적으로 낮기 때문에 만약 0.9 mg/dl 이상 되면 신부전의 가능성을 평가하고 필요시 단백질 공급량을 조정해야 한다. 이밖에도 헤모글로빈, 헤마토크릿, 철 등의 상태를 매달 혹은 매 2개월마다 검사하여야 한다. 기타 각종 모니터링 지표는 일반 환자의 경우와 유사하다.

임신부는 정맥영양지원과 관련된 감염의 위험도가 일반 환자보다 훨씬 높다. 왜냐하면 임신과 관련된 응고 항진, 탈수로 인한 혈류량 감소, 고장성 용액이나 중심정맥 카테터로 인한 혈관 손상 등으로 혈전색전성 사고의 위험도가 높고 임신중 상대적인 면역억제는 감염에 대한 신체방어 능력을 저하시키기 때문이다. 감염의 위험도를 감소시키기 위해서 환자와 의료진은 카테터 관리에 각별한 주의를 기울여야 하며 매일 환자의 체온과 카테터 부위를 모니터해야 한다.

## 참고문헌 ●●●


1. 보건복지부, 한국보건산업진흥원. 국민건강영양조사 제3기(2005) 영양조사(1). 2006.
2. 한국영양학회. 한국인 영양섭취기준, 2005.
3. 허갑범. 영양의학, 고려의학, 2002, pp.231-246.
4. American Dietetic Association. Manual of Clinical Dietetics, 6th ed, 2000, pp.109-127.
5. Bowman BA, Russell RM. Present Knowledge in Nutrition(한국번역판). 8th ed, 2001, pp.423-435.
6. Godil A, Chen YK. Percutaneous endoscopic gastrostomy for nutrition support in pregnancy associated with hyperemesis gravidarum and anorexia nervosa. J Parent Ent Nutr 22:238-241, 1998.
7. Gottschlich MM(ed). The Science and Practice of Nutrition Support : A Case-Based Core Curriculum, Kendall/Hunt Pub Co, 2001. pp.301-321.
8. Gottschlich MM, Matarese LE, Shronts EP. Nutrition Support Dietetics Core Curriculum. 2nd ed, ASPEN, 1993. pp.125-136
9. Gulley RM, Pleog NV, Gulley J. Treatment of hyperemesis gravidarum with

nasogastric feeding. Nutr Clin Pract 8:33-35, 1993.

10. Herrera E, Gomez-Coronado D, Lasuncion MA. Lipid metabolism in pregnancy Biol Neonate 51:70-77, 1987.
11. Kalhan SC. Protein metabolism in pregnancy. Am J Clin Nutr 71(suppl):1249S-1255S, 2000.
12. King J. Physiology of pregnancy and nutrient metabolism. Am J Clin Nutr 71 (suppl):1218S-1225S, 2000.
13. Mahan KL, Escott-Stump S. Krause's Food, Nutrition, & Diet Therapy, 10th ed, W.B. Saunders Co, 2000.
14. Matarese LE, Gottschlich MM. Contemporary Nutrition Support Practice : A Clinical Guide. 2nd ed, Saunders, pp.337-343, 2003.
15. Merritt RJ(ed). The A.S.P.E.N. Nutrition Support Practice Manual, pp.20-1- 20-9, 1998.
16. Phelps RL, Metzger BE, Freinkel N. Carbohydrate metabolism during pregnancy. Am J Obstet Gynecol 140-730-736, 1981.
17. Rombeau JL, Caldwell MD. Clinical Nutrition: Parenteral Nutrition. 2nd ed, W.B. Saunders Co, pp.698-715, 1993.
18. Shikora SA, Martindale RG, Schwaitzberg SD. Nutritional Considerations in the Intensive Care Unit : Science, Rationale and Practice, Kendall/Hunt Pub Co, pp.287-296, 2002..
19. Shills ME, Olson JA, Shike M, Ross AC. Modern Nutrition in Health and Disease. 9th ed, Lippincott Williams & Wilkins, pp.811-838, 1999.
20. Thomas AM, Gutierrez YM. ADA Guide to Gestational Diabetes Mellitus. Am Diet Assoc, pp.9-16, 2005.
21. Wagner BA, Worthington P, Russo-Stieglitz KE, et al. Nutritional management of hyperemesis gravidarum. Nutr Clin Pract 15:65-76, 2000.
22. Weigel RM, Weigel MM. Nausea and vomitting of early pregnancy and pregnancy outcome : a meta-analytical review. Br J Obstet Gynaecol 96:1312, 1989.

CHAPTER_04 | Nutrition in Childhood

# 04 소아기 영양

1. 영아기 영양 | 2. 유아기 영양
3. 학동기 영양 | 4. 청소년기 영양

소아(children)는 영아(1～12개월), 유아(만 1～5세). 학동(만 6～11세), 청소년(만 12～18세) 등을 총칭하는 말이다. 소아는 체조직의 유지를 위해서 뿐만 아니라 소아 특유의 성장 발육을 위해서 성인보다 영양소 요구량이 많다. 소아는 또한 성인보다 대사율은 높고 영양소의 회전율이 빠르기 때문에 체조직 유지를 위한 영양소 요구량도 증가한다. 반면에 소아는 체내에 저장된 영양소의 여분이 적기 때문에 수술이나 급성 질환으로 영양상태가 급속하게 악화될 수 있다. 더우기 만성 질환은 소아의 체내에 저장된 영양소를 고갈시키고 질병치료에 사용되는 약물은 영양소 대사에 영향을 미칠 수 있다.

## 1 영아기 영양

생후 첫 1년 동안을 영아기(infancy)라고 하며 이 기간 동안 영아의 성장속도는 생애주기의 어느 시기보다도 더 빠르다. 즉 영아는 생후 4～6개월에 출생체중의 2배가 되며, 12개월에는 출생체중의 3배, 출생길이의 2배가 된다. 이 때문에 영아기에는 단위체중당 에너지와 영양소 요구량이 다른 어느 연령군보다 훨씬 더 높다. 특히 영아기에는 장기조직이 아직 완전히 성숙하지 못한 상태이기 때문에 영양소를 소화, 대사, 배설하는 능력이 제대로 발달되지 못하였다. 따라서 영아기에 공급되는 에너지, 단백질, 기타 영양소의 양은 적절한 성장 발육을 촉진하기에 충분한 반면에 영아의 소화나 배설 능력을 초과하지 말아야 한다.

영아에게 가장 적절한 급식의 유형은 모유급식이며 생후 4~6개월부터는 모유급식을 계속하면서 연령에 적합한 식품을 시작하는 것이다. 모유-수유 영아에게 고형 음식을 시작하는 시기는 출생체중, 임신중 모체의 영양상태, 환경적 조건, 영아의 행위발달적 준비태세 등 여러 가지 요인에 의해서 결정된다. 일반적으로 생후 1년이 되면 영아는 여러 가지 식품군으로부터 다양한 식품들을 먹을 수 있어야 한다. 영아기의 영양관리 목표는 다음과 같다.

- 건강한 영아의 미래의 건강, 성장, 발육을 도모한다
- 영아와 부모간의 결속 과정을 촉진한다
- 식사기술의 발달을 도모하기 위하여 다양한 새로운 맛과 질감을 제공한다
- 건전한 식습관과 음식에 대한 긍정적인 태도를 갖는 식사 환경을 조성한다.

## 1.1 모유

모유는 영아의 건강과 성장 발육을 위한 최적의 식품이며 영아와 모체를 위해서 영양적, 면역적, 심리적 측면에서 뿐만 아니라 모체 건강과 경제적 측면에서도 매우 유익하며 위생적으로 안전하며 편리하다. 그러나 모유의 우수성에도 불구하고 우리나라에서는 1970년대 말부터 경제성장으로 생활수준이 높아지면서 모유급식이 현저하게 감소되었다. 특히 고학력, 고소득층일수록 모유급식율이 낮으며, 최연호등(2000)은 최근 모유급식율이 29.3%에 불과하다고 보고하였다.

### 모유의 장점

#### | 영양적 측면 |

모유의 단백질은 소화하기 쉬운 형태로 구성되어 있다. 즉 모유는 60% 유청(whey)과 40% 카제인(casein)이 함유된 반면에 생우유에는 18% 유청과 82% 카제인이 함유되어 있다. 카제인은 영아의 위내에서 단단하고 소화되기 어려운 응유(curd)를 형성하는 반면에 모유의 주요 유청 단백질인 $\alpha$-락트알부민(lactalbumin)은 부드럽고 소화하

기 쉬운 응유를 형성한다. 모유에는 뇌신경 조직의 발달에 필요한 아미노산인 시스틴(cystine)과 타우린(taurine)이 우유보다 많이 포함되어 있다. 한편 모유에는 소화하기 쉬운 비휘발성 지방이 많고 지단백 리파제(lipoprotein lipase)와 담즙염-자극성 리파제(bile salt-stimulated lipase)가 함유되어 있어 모유 지방의 흡수율은 85~90%에 달한다. 이밖에도 모유에는 두뇌와 눈의 발달 및 기능에 필수적인 DHA(docosahexanoic acid)와 영아의 장을 보호하는 작용을 하는 올리고당이 함유되어 있다. 모유의 철은 흡수율이 49%로 아주 양호하며 소디움과 포타슘 함량이 적어서 신장에 부담을 덜 준다.

**| 면역학적 측면 |**

모유와 초유에는 항염증성 인자들이 많이 함유되어 있어 박테리아에 대한 감염이나 알러지로부터 소아를 보호한다. 이 때문에 위장관이나 호흡기의 감염, 혹은 중이염 등의 발생률이나 감염의 기간이 감소되고 아토피를 가진 강력한 가족력으로 부터 영아를 보호할 수 있다. 즉 모유의 유청 단백질인 분비형 면역글로블린 A(secretory IgA), 락토훼린(lactoferrin), 라이조자임(lysozyme) 등은 항염증성 인자로 작용한다. 분비형 IgA는 모유와 초유에 상당량 함유되어 있어 감염으로부터 영아의 미숙한 장을 보호하며, 철-결합 단백질인 락토훼린은 위장관에서 박테리아로부터 철을 탈취함으로써 박테리아의 성장을 억제한다. 라이조자임은 박테리아 분해효소로서 박테리아의 세포막을 파괴시킨다.

**| 모체의 건강적 측면 |**

모유급식은 자궁수축 호르몬인 옥시토신(oxytocin)의 분비를 촉진시킴으로써 모체의 산후 하혈을 감소시키고 자궁이 원래의 크기로 줄어드는 것을 돕는다. 뿐만 아니라 프로락틴(prolactin)호르몬의 분비 증가로 배란이 억제됨으로써 생리의 재개가 지연되고 출산간격이 길어지게 된다.

**| 심리적, 경제적, 위생적, 편의성 측면 |**

모유급식은 모자간의 유대를 강화시키고 비용이 저렴하며 위생적으로 미생물 오염의 위험이 없고 특별한 준비가 불필요하므로 편리하다.

### 단계별 모유의 성분

유선에서 분비되는 모유의 성분은 항상 일정한 것은 아니며, 수유 기간에 따라서 약간씩 변화되며 초유, 과도기유, 숙성유, 수유연장기의 모유 등 4종류로 구분될 수 있다.

**| 초유**(colostrum) **|** 분만후 첫 수일간 분비되는 모유로서 숙성유보다 지방과 에너지의 함량은 낮은 반면에 단백질, 지용성 비타민, 무기질, 전해질의 함량은 높다. 뿐만 아니라 초유는 다량의 항체를 함유한다.

**| 과도기유**(transition milk) **|** 분만후 대략 7일부터 14일까지 분비되며 모유의 성분이 변화되어 면역글로블린과 단백질의 농도가 감소하고 유당, 지방, 에너지 함량이 증가한다.

**| 숙성유**(mature milk) **|** 분만후 2주부터 분비되는 모유로서 영아가 7~8개월이 될 때 까지 수유기간을 통해서 계속 분비된다.

**| 수유연장기의 모유**(7개월부터 2세) **|** 이 시기의 모유 성분은 초유, 과도기유, 숙성유의 경우와는 약간 다르다. 당질, 단백질, 지방의 함량은 비교적 일정하지만 몇 가지 비타민과 무기질의 농도가 감소한다.

### 모유의 시작

모유급식은 분만후 되도록 속히 시작해야 하며 영아가 요구할 때 마다 수유해야 한다. 왜냐하면 젖을 물릴 때 유두의 자극이 증가함에 따라서 프로락틴의 분비가 증가되고 모유 생성이 촉진·증가하기 때문이다.

생후 첫주 동안에는 대개 하루에 8~12회의 수유가 권장된다. 출생후 48시간 이내에 태변이 나오면서 변은 묽고 기포가 있으며 황색을 나타낸다. 모유급식 영아는 생후 첫 1개월 동안에 대략 하루 4회의 기포가 있는 변을 보며 1개월 후에는 하루 1~2회의 변을 보는 것이 보통이다. 생후 3~4일 후부터 모유-급식 영아는 매 24시간마다 6개 혹은 그 이상의 기저귀를 사용한다.

보편적인 상황에서 영아는 4~6개월 까지는 수유시 물이나 다른 음식을 필요로 하지 않는다. 생후 4개월 미만의 건강한 영아에게 다른 음식이나 음료를 주는 것은 불필요하며 오히려 수분 중독증, 질병, 혹은 알러지 등에 걸릴 위험이 있다.

### 비타민과 무기질의 보충

영양상태가 양호한 모체로 부터 모유급식을 받는 건강한 영아는 생후 4~6개월 까지는 비타민 D를 제외한 다른 비타민이나 무기질의 보충이 불필요하다. 다음의 경우에는 영양소 보충이 필요하다.

**| 비타민 D |** 모유는 비타민 D의 좋은 급원이 아니므로 모유를 먹는 영아가 햇빛에 노출되는 시간이 제한되면 비타민 D 보충이 필요할 수도 있다. 혈청 25-hydroxy vitamin D 농도를 유지하기 위해서 대개 기저귀만 찬채로 매주 30분간씩, 혹은 옷을 입은채로 매주 2시간씩 햇빛에 노출시키는 것이 권장된다. 만약 필요하다면 비타민 D의 영양섭취기준을 충족시키기 위하여 생후 6개월 까지는 하루 300 IU, 생후 6~12개월은 하루 400 IU 비타민 D 보충이 처방된다.

**| 철 |** 생후 4~6개월이 지난 만삭아에서는 태아기에 저장되었던 철이 고갈된다. 이 시기에는 신속한 성장으로 적혈구 생성과 헤모글로빈 합성이 증가하므로 생후 6개월 부터는 한가지 이상의 급원으로부터 철을 공급해주어야 한다. 그러나 건강한 모유급식 영아에게 4~6개월전에 철을 보충할 필요는 없으며 오히려 모유의 철 흡수에 방해가 될 수 있다. 만약 철 저장량을 증가시키기 위하여 철 보충제가 필요한 경우에는 철을 하루에 1 mg/kg, 혹은 최대한 15 mg까지 공급할 수 있다. 철 보충제 중에서는 대개 ferrous sulfate가 권장된다.

**| 비타민 $B_{12}$ |** 채식가(vegan) 모체의 모유를 먹는 영아는 비타민 $B_{12}$ 결핍증의 위험이 있기 때문에 모체의 비타민 $B_{12}$ 섭취량이 적절한지를 평가해야 한다. 모유를 수유하는 모체는 비타민 $B_{12}$가 강화된 식품을 섭취해야 하며 경우에 따라서는 비타민 $B_{12}$ 보충제가 필요할 수도 있다.

### 모유급식의 금기

모유급식에서 진정한 의미의 금기는 드물다. 심한 질병, 선천성 기형, 발육장애 등이 있는 영아도 성공적으로 모유급식을 할 수 있다. 그러나 모체가 마약이나 알코올 남용, 에이즈, 치료되지 않은 결핵, 혹은 항암치료(약물, 방사선)를 받는 경우, 갈락토즈혈증이 있는 영아 등은 모유급식을 금하는 것이 좋다.

## 1.2 조제유

모유급식을 하지 않거나 부분적으로 모유급식을 하는 영아에게는 우유나 대두를 기본으로 제조된 조제유가 공급된다. 상업용 조제유에는 일반 조제유, 미숙아 조제유, 대두 조제유, 단백질 가수분해 조제유, 기타 특수 조제유 등이 있으며 대체로 분말이나 액상

형태로 되어 있다.

### 일반 조제유

우유를 가공처리하여 만든 일반 조제유는 단백질, 지방, 무기질 등의 조성이 모유의 성분에 가깝도록 제조되었다. 유청과 카제인의 비율을 모유와 비슷하게 60:40으로 조정하고 우유에 부족한 타우린과 시스틴을 추가한 반면에 페닐알라닌과 메치오닌(methionine)의 함량을 줄였다. 우유에 많은 포화지방의 일부를 제거하고 리놀레산이 함유된 식물성 지방을 추가하였다. 그리고 유당과 올리고당의 함량도 모유의 수준과 비슷하게 조정하였다 우유에는 무기질 함량이 높아서 이를 모유 수준으로 조정한 반면에 부족한 철과 기타 비타민을 첨가하였다. 한편 우리나라에서는 영아의 연령에 따라서 여러 가지의 단계별 조제유가 시판되고 있어 외국보다 일반 조제유의 종류가 다양하며, 일부 제품에는 락토훼린, 인노시톨, 콜린, 라피노즈, DHA, EPA 등 특수성분을 첨가하였다. 그러나 각 제조회사들이 주장하는 영양적 이점은 아직 확실히 입증되지 못하였다.

### 대두 조제유

대두 단백질로 된 무유당(lactose free) 조제유로서 우유 단백질에 알러지가 있거나 갈락토즈혈증이나 유당효소 결핍증의 영아에게 이용된다. 이밖에도 급성 장염후 일시적인 유당 불내증에서 흔히 이용된다. 최근에 제조된 대두 조제유는 대두 단백질에 절대적으로 부족한 아미노산인 메치오닌을 보강하였고 지방은 식물성 유지로 강화하였으며 유당 대신에 슈크로즈(sucrose), 전분, 옥수수 전분, 가수분해된 유당 등을 첨가하였다. 무기질과 비타민 함량은 일반 조제유보다 높은데 이는 대두의 피틴산염(phytate)에 의해 흡수가 방해될 수 있기 때문이다.

### 단백질 가수분해 조제유

우유의 원형 단백질에 대한 알러지가 있거나 이를 소화 · 흡수시킬 수 없는 영아를 위해서 제조되었다. 우유 단백질을 열처리하고 효소로 가수분해시켜서 생성된 아미노산과 펩타이드로 조성되어 있다. 카제인을 가수분해하여 만든 완전 가수분해 조제유와 카제인과 유청을 가수분해하여 만든 불완전 가수분해 조제유가 있다. 완전 가수분해 조제유는 유당을 제거하고 전분, 덱스트린, 슈크로즈, 포도당 중합체 등을 첨가했으며 식물성 지방과 중쇄중성지방(MCT)을 첨가하여 소화하기 쉽게 만들었다. 완전 가수분해 조제유는 영양적으로 완전하지만 맛이 없고 가격이 비싸다. 반면에 불완전 가수분해 조제액은 알러지의 가족력이 있는 영아에게 예방을 위해서 제조된 조제액으로 카제인과 유청의 비율이 40 : 60이며 당질에서도 유당과 덱스트린이 40 : 60으로 함유되어 있어 완전 가수분해 조제액보다 맛이 좋다. 그러나 유당이 함유되어 있어 유당 불내증이나 갈락토즈혈증이 있는 영아에게 사용될 수 없다.

### 미숙아 조제유

제 5장 미숙아 영양지원에서 자세하게 논의할 것이다.

### 기타 특수 조제유

선천성 대사질환을 가진 환아들을 위해 PKU 조제유, UCD 조제유, Methionine-free 조제유, BCAA-free 조제유, Leucine-free 조제유 등이 있다.

### 우유

생후 첫 12개월 동안은 영아에게 우유를 권장하지 않으며 그 이유는 다음과 같다.

**| 신용질 과부하 |** 우유는 모유보다 단백질 함량이 3배나 많고 이밖에도 소디움, 포타슘, 염소의 함량이 높기 때문에 신용질의 부하량이 높아져서 필연적 수분손실(obligatory fluid loss)이 증가되고 아직 미숙한 영아의 신장 기능에 부담을 주게 된다. 이때 충분한 수분공급으로 용질 과부하의 영향을 어느 정도 감소할 수 있겠으나 영아는 아직 수분을 충분히 섭취하기가 어렵다.

**| 우유 단백질 알러지 |** 생후 6개월 이전에 영아에게 우유를 먹이면 우유 단백질에 대한 알러지 반응을 초래할 수 있다. 그러나 위장관이 성숙할수록 알러지에 대한 저항력이 증가하므로 생후 6개월후에는 우유 단백질에 대한 알러지의 위험도가 적어진다.

**| 위장관 잠혈 손실 |** 생후 6개월 이전에 영아에게 우유를 먹이게 되면 위장관으로부터 소량의 혈액 손실을 초래할 수 있다. 그러나 6개월이 지나면 이런 현상이 거의 생기지 않는다. 우유는 모유보다 철의 함량과 생체 이용율이 낮기 때문에 잠혈 손실(occult blood loss)로 영아는 철 결핍성 빈혈을 초래할 위험도가 더 높아진다.

**| 영양소 부족 |** 우유는 철 뿐만이 아니라 비타민 C, 비타민 E, 필수지방산의 함량이

적기 때문에 너무 일찍 모유나 조제유에서 우유로 전환하면 이들 영양소들의 결핍증이 초래될 수 있다.

생후 12개월이 지나면 저온-살균된 전유(pasteurized whole milk)를 소아에게 안전하게 줄 수 있다. 그러나 저지방우유(2%, 1% 지방)나 무지방우유는 에너지 함량은 낮고 단백질과 전해질 함량이 높기 때문에 만 2세 전에는 권장하지 않는다.

## 1.4 과일주스

과거에는 괴혈병을 예방하고 여분의 물을 공급하기 위하여 비타민 C가 함유된 과일주스를 영아에게 준 적이 있었다. 오늘날 모유에는 비타민 C가 함유되어 있고 영아용 조제유에는 상당량의 비타민 C가 첨가되어 있다. 따라서 지금은 영아의 식사에 과일주스를 첨가해야 할 필요는 없으나 영아에게 과일주스를 먹이는 것을 흔히 볼 수 있다. 과일주스에는 솔비톨과 과당이 많이 함유되어 있기 때문에 너무 많이 마시면 설사를 초래할뿐만 아니라 모유나 조제유의 섭취량이 상대적으로 감소할 수 있다. 그 결과, 에너지와 다른 영양소 섭취량이 감소하여 체중증가가 잘 안되고 성장장애, 구강부식 등이 생길 수 있다. 만약 영아에게 주스를 줄 경우에는 컵에 담아서 주고 모유나 조제유의 섭취를 방해하지 않도록 하기 위하여 하루에 반컵 정도로 제한하는 것이 좋다. 그러나 영아는 생리적으로 주스를 희석해서 마셔야 할 필요는 없다.

## 1.5 이유식

모유나 조제유를 먹는 영아에게 반고형식이나 고형식을 소개하는 과정을 이유(weaning)라 하며 모유나 조제유의 유동식에서 균형된 식탁음식으로 전환하는 과도기의 음식(반고형식이나 고형식)을 이유식이라 한다.

### 이유식의 필요성

영아가 4~6개월로 접어들면 영아의 영양소 요구량이 모유나 조제유로 공급할 수 있는 양보다 증가한다. 고형 식품은 액상의 식품보다 영양 밀도가 높기 때문에 위에 부담이 적다. 뿐만 아니라 차츰 반고형식을 먹기 시작하면서 에너지, 철, 비타민, 미량원소 등 모유나 조제유에 부족한 영양소를 보충함으로써 정상적인 성장과 소화기관의 발달을 도모한다. 더우기 영아가 여러 가지 음식을 시도하면서 다양한 맛과 질감을 경험하게 되어 편식을 방지해 준다. 이밖에도 영아가 혼자의 힘으로 먹을 수 있도록 훈련함으로써 독립심을 키워준다.

### 이유식의 시작 시기

이유식을 시작하는 시기는 문화적, 인종적, 지리적 여건에 따라 다르며 적절한 시기가 과학적으로 입증된 것은 아니다. 대체적으로 국제적 전문가들은 세계보건기구에서 제시한 바와 같이 4~6개월 부터는 모유나 조제유 만으로는 영아의 에너지 및 영양소 요구량을 더 이상 충족시킬 수 없기 때문에 보충 음식을 시작해야 한다는 의견에 동의하고 있다. 그러나 영아의 연령보다는 신체적, 심리적 준비태세가 더 중요하며, 이유식을 너무 일찍 시작하거나, 너무 늦게 시작하면 여러 가지 부작용이 생길 수 있다.

#### | 이유식에 대한 신체적 준비태세 |

이유식을 시작하기 위해서는 영아가 스스로 앉아서 목표물을 잡으려고 손을 내밀때 균형을 유지할 수 있어야 한다. 그리고 음식을 혀의 앞부분에서 뒷부분으로 이동시킬 수 있어야 한다. 생후 4~5개월전의 영아는 혀내밀기 반사(extrusion reflex)를 가져서 단지 액상의 음식만을 마실 수 있다. 그러나 4~6개월이 되면 영아는 혀내밀기 반사가 사라지고 구강운동 및 전신운동 기술을 배우게 되어 액체가 아닌 음식을 삼킬 수 있게 되고, 높은 영아용 의자에 앉아서 물건을 잡을 수 있게 된다. 그러나 영아는 아직 스스로 먹는데 필요한 손에서-입으로의 조화가 잘 안 된다.

#### | 이유식에 대한 심리적 준비태세 |

영아가 스스로 공복감이나 포만감을 표현할 수 있어야 한다. 생후 6개월쯤 되면 영아는 자신의 입을 벌려서 음식에 대한 욕구를 표현한다. 배고픔을 표현하기 위하여 몸을 앞으로 굽히며 만복감이나 무관심을 보이기 위하여 몸을 뒤로 젖히거나 머리를 돌리거나 입을 다문다. 영아가 이러한 감정을 표현할 수 있기 전에 이유식을 시작하면 과식이나 비만을 초래할 수 있다.

#### | 이유식을 너무 일찍 시작하는 경우 |

- 고형 음식, 특히 고단백 고형 음식은 신용질의 부하를 증가시켜서 혈중 소디움과 요소 농도가 상승할 수 있다.
- 영아가 아직 포만감을 표현할 수 없기 때문에 과식으로 비만을 초래할 수 있다.

- 생후 4~6개월 전에는 소화기관이 잘 발달되지 못하여 고형음식을 먹음으로써 소화기적 문제나 식품 알러지를 초래할 위험도가 증가한다.

**| 이유식을 너무 늦게 시작하는 경우 |**

- 수유만으로는 영아의 에너지 및 영양소 요구량을 충족시킬 수 없어 성장부진과 영양결핍증이 초래될 위험도가 높다. 즉 모유에는 철과 비타민 D가 부족하고 나중에는 아연과 구리의 농도가 감소하기 시작한다.
- 생후 6개월이 까지도 숟가락으로 음식을 먹지 않는 영아는 젖빨기에서 혀를 굴려서 음식을 씹기로 적응하는데 상당한 지연을 보인다.

**| 이유식의 시작과 진행 |**

이유식의 진행과정은 각 영아에 따라서 개별화되어야 하며 일반적인 예가 표 4.1에 제시되었다.

- 이유식을 시작할 때 첫 번째 식품으로는 곱게 갈은 묽은 쌀죽이 가장 적합하다. 1~2 큰술(15~30 ml)의 묽은 죽을 하루에 1~2회 먹인다(하루 30 ml 정도).
- 죽 다음으로는 곱게 갈은 과일이나 채소를 한 가지 준다. 새로운 식품은 한 번에 한 가지씩 더해주며 새로운 음식사이에 대략 1주일의 간격을 두는 것이 좋다. 왜냐하면 부적응증의 징후를 평가하고 영아가 새로운 식품에 대한 맛을 익히기 위함이다.
- 아이가 처음에는 새로운 맛이나 질감을 거부하는 일이 종종 생긴다. 이 경우 우선 다른 식품을 시도하고 1~2주후에 거부했던 식품을 다시 준다.

**| 표 4.1 |** 이유식의 진행

| 시 기 | 특 징 |
|---|---|
| 4~6개월<br>6~8개월 | 쌀미음, 수저로 떠먹임<br>반고형식 : 곱게 갈거나 다진 어육류, 곱게 갈거나 으깬 채소나 과일<br>손으로 안전하게 움켜 쥘 수 있는 음식 소개(비스켓). |
| 9~12개월 | 고형식 : 죽이나 진밥<br>차츰 곱게 간 음식을 중단하고 다지거나 잘게 썬 잘 익힌 음식 소개<br>빵이나 과자 등 손가락 음식을 증가<br>젖꼭지 대신에 컵 사용<br>숟가락으로 스스로 먹기 시작 |

- 처음에는 소량의 음식을 주고 필요하면 더 준다.
- 달걀 흰자, 우유, 감귤류, 소맥, 초콜릿, 견갑류, 호도류, 땅콩버터(땅콩버터는 18~24개월 까지) 등 일반적으로 알러지 항원으로 알려진 식품들을 너무 일찍 주지 말도록 한다.
- 씹기를 별로 필요로 하지 않는 고형 음식을 선택하여야 한다.
- 상한 음식을 주지 않도록 주의해야 한다.
- 집에서 만든 음식이나 상업용 이유식에 설탕이나 소금을 첨가하지 말아야 한다.
- 영아가 자신의 손이나 숟가락으로 스스로 먹기를 시도하도록 격려해야 한다.
- 모유나 조제유는 적어도 12개월까지는 계속해서 공급해야 하며 영아가 고형 음식을 먹게 됨에 따라서 모유나 조제유의 용량이나 빈도를 점진적으로 줄여야 한다.

## 2 유아기 영양

만 1세부터 5세의 유아기(preschool-age)는 영아기보다 비록 성장속도가 완만하지만 체구는 지속적으로 증가하므로 유아의 단백질, 무기질, 비타민 요구량이 증가한다. 영아에 비해서 유아는 식욕이 감소하거나 불규칙적인 경우가 흔하다. 음식에 대한 관심이 적어지는 반면에 자신의 주변환경에 대한 관심이 높아진다. 이 시기에는 특히 음식에 대한 투정이 심해져서 전에 잘 먹던 음식도 거부하며, 반면에 매끼마다 색다른 특정 음식을 요구하기도 한다. 이러한 행위는 아마도 일상적인 음식에 싫증이 나거나 새롭게 발견한 독립심을 행사하는 수단일수도 있다. 아이의 식사량은 끼마다 변동이 많으나 하루의 전체 섭취량은 비교적 일정한 것으로 알려져 있다.

어린 유아는 위의 용적은 적으나 에너지 요구량이 높기 때문에 소량씩 자주 공급하는 것이 좋다. 즉 3끼의 식사와 식사사이에 영양가가 높은 간식을 줌으로써 영양요구량을 충족시킬 수 있다.

유아들은 호기심과 독립심이 강하다. 비록 아이가 신체적으로 수저를 제대로 다루지 못하고 눈과 손의 조화가 제대로 이루어지지 못해도 자가-급식(self-feeding)은 유아에게 매우 중요하다. 아이는 식품에 대한 기호도가 뚜렷해지고 2~5세에서는 음식에 대한 집중기간(attention span)이 길어진다. 특히 배가 고플때에는 식사때 집중하는 기간이 길어지나 일단 배가 부르면 먹는것에 대한 흥미를 잃어버린다. 이 시기에 부모는 아이에게 다양한 종류의 영양가 있는 음식들을 제공하고 평생 계속될 바람직한 식습관을 개발하기 위해서 쾌적한 식사환경을 조성해야 한다. 유아기의 영양관리 목표는 다음과 같다.

- 최적의 성장, 발육, 활동을 위해서 에너지와 영양소를 적절하게 공급한다.
- 아이의 미각이 발달하고 음식을 수용하고 즐길 수 있도록 장려한다.
- 긍적적인 평생-식습관을 조장한다.

## 2.1 편식의 예방

유아들이 여러가지 식품들을 다양하게 먹도록 격려함으로써 영양소 요구량을 충족시킬 수 있다. 다양한 색상, 질감, 흥미있는 모양을 가진 음식을 접시에 보기좋게 담아서 제공함으로써 식사에 대한 긍정적이고 유쾌한 자세를 갖게 된다. 아이는 낯설은 음식이 처음 제공할 때 이를 거부하는 경우가 흔하다. 이 경우 수일이나 수주가 지난 후에 이 음식을 다시 제공한다. 아이가 특정음식을 좋아하게 되기 위해서는 그 음식을 적어도 8~10회 정도 맛보아야 한다고 한다.

아이가 편식하지 않고 다양한 종류의 음식을 수용하도록 하기 위한 지침은 다음과 같다.

- 여러 가지 음식을 제공하고 아이로 하여금 그중에서 선택하도록 한다.
- 일품 요리나 소스가 혼합된 음식보다는 각각의 음식을 별도로 제공한다.
- 새로운 음식이나 이전에 싫어했던 음식을 아이가 좋아하는 음식과 함께 제공한다.
- 처음에 소량의 음식을 주고 아이가 원하면 좀더 요구하도록 한다.
- 아이로 하여금 식단계획, 식사준비, 상차림 등에 참여하도록 한다.
- 아이와 함께 식사하면서 적절한 식행동과 식사예절의 본을 보여준다.
- 아이의 개별 식사기호도를 존중해 준다.
- 아이가 식사를 다 먹었다고 해서 상으로 단것이나 후식을 주어서는 안된다. 왜냐하면 이렇게 되면 아이는 후식을 식사의 가장 중요한 부분으로 생각하게 되고 단 음식에 대한 아이의 기호를 증가시키기 때문이다.

### 보편적인 편식문제의 해결방안

아이가 고기를 먹지 않는다던가 우유를 너무 많이 마시거나 전혀 마시지 않는 등 유아에서는 다양한 편식문제가 발생할 수 있다. 이러한 경우에 다음의 해결 방안이 도움이 될 수 있다.

**| 고기를 거부할 때 |**

- 연한 소고기나 닭고기를 한입에 먹을 수 있을 정도의 크기로 잘라서 준다.
- 고기를 햄버거, 스파게티 소스, 볶은밥, 비빕밥, 김밥, 주먹밥 등에 섞어서 준다.
- 단백질 보충을 위해서 콩류, 달걀, 치즈 등을 준다.
- 뼈를 발라낸 생선을 준다.

**| 우유를 너무 적게 마실 때 |**

- 치즈, 야구르트, 피자 등을 제공한다.
- 죽을 쑬 때 우유를 사용하고 크림 스프, 커스타드, 푸딩 등을 만들어 준다.
- 아이 스스로 우유병에서 우유를 컵에 따라서 빨대로 마시도록 한다.
- 음식을 조리할때나 과자나 케익 만들 때 분유를 사용한다.

**| 우유를 너무 많이 마실 때 |**

- 식사사이에 갈증이 나면 물을 준다.
- 식사 때마다 우유를 1회 분량으로 제한하고 식사를 마친 후에 마시게 한다. 만약 우유를 더 원하면 물을 마시게 한다.
- 만약 아직도 우유병을 사용한다면 컵으로 마시게 한다.

**| 채소와 과일을 거부할 때 |**

- 만약 아이가 채소를 거부하면 과일을 더 주고, 반대로 과일을 거부하면 채소를 더 준다.
- 채소를 연하게 조리하되 지나치게 익히지 말아야 한다.
- 아이가 손으로 집어 먹도록 허용하고 오이나 당근 등은 가능하면 생것으로 준다.
- 채소를 국에 넣어 조리한다.
- 과일은 주스, 생과일, 익힌 과일, 젤로 등 다양한 방법으로 제공한다.
- 생과일이나 마른 과일을 아침 시리얼에 첨가한다.
- 여러가지 다양한 종류의 과일과 채소를 지속적으로 제공한다.

**| 단 음식을 너무 많이 먹을 때 |**

- 집안에 있는 단 음식을 되도록 제한한다.
- 아이에게 단 음식을 뇌물이나 상으로 이용하지 말아야 한다.

- 집에서 과자, 머핀, 빵류를 만들 때 레스피의 설탕량을 절반으로 줄인다.
- 어린이집이나 유치원의 직원들에게 단 음식의 사용을 줄일 것을 부탁한다.

## 3 학동기 영양

만 6세부터 11세의 학동기(school-age)는 꾸준하게 성장하는 시기이며 유아기보다 식사시 문제점은 적다. 반면에 식욕이 증가하여 음식 섭취량이 증가한다. 더우기 아이의 독립심이 점점 강해져서 점차적으로 아이 스스로 자신의 음식을 선택하게 된다.

학동들은 대부분의 시간을 학교에서 보내기 때문에 학교에서 먹는 음식이 총 섭취량의 주요 부분을 차지하게 된다. 스포츠, 게임, 혹은 방과후 그룹활동 등에 적극적으로 참가하는 아동들은 에너지 소비량이 현저하게 증가하므로 에너지 요구량이 증가한다. 반면에 수업후 테레비 보기나 비데오 게임 등 앉아서 시간을 보내는 아동들은 과체중을 방지하기 위하여 에너지 섭취량과 간식의 빈도를 줄여야 한다.

한편 아침을 먹지 않고 등교하는 아동들이 적지 않다. 아침을 거르는 아이는 아침을 먹는 아이보다 총 에너지 및 영양소 섭취량이 적은 경향이 있다. 아침을 거르는 아이는 아침을 먹는 아이보다 학교성적이 불량하기가 쉽다고 보고되었다.

학동기에 부모나 보호자는 아이에게 영양교육상 본보기를 보여야 한다. 친구나 매스콤은 물론이려니와 부모, 선생님, 운동 코치 등도 아이의 식품 기호도에 상당한 영향을 준다. 이시기에 아이가 좋아하는 음식과 싫어하는 음식의 패턴이 이미 정해졌지만 이러한 기호도는 학령기를 통해서 계속해서 변화된다. 부모나 보호자는 적절한 식사분량, 다양한 식품 섭취, 새로운 음식의 시도 등 아이에게 긍정적인 본보기를 보여주어야 한다. 음식을 감정적 문제를 극복하는 방법이나 보상으로 이용하는 등의 부정적 행위를 삼가야 한다. 이 시기의 영양관리 목표는 다음과 같다.

- 최적의 건강, 발육, 신체활동을 지원하기 위하여 충분한 열량과 단백질을 공급한다.
- 청소년기의 성장요구에 대비하여 영양소를 충분히 저장한다.
- 영양-관련 만성 질병의 위험도를 낮추기 위하여 건전한 식습관을 수립한다.

# 4 청소년기 영양

만 12세부터 18세의 청소년기(adolescence)는 일명 사춘기(puberty)라고도 하며 신체적, 심리적, 지능적, 사회적으로 많은 변화를 가져오는 역동적 성장기이다. 그동안 비교적 일정하던 성장속도가 갑자기 변화되어 성장속도가 증가한다. 청소년들은 다음의 여러 가지 이유로 영양상태가 불량해 질 수 있다. 1) 급격한 신체적 성장 발육으로 영양소의 요구량이 현저하게 증가한다. 2). 생활양식과 식습관의 변화로 영양소 섭취가 영향을 받는다. 3). 운동 참여, 임신, 섭식장애, 무리한 식사요법, 알코올과 약물 남용 등으로 영양소의 요구량이 증가한다. 따라서 에너지 및 영양소 섭취가 부족한 경우에는 성적 성숙의 지연과 성장지연을 초래할 수 있다. 이 시기의 영양관리 목표는 다음과 같다.

- 사춘기동안에 정상적인 성장 발육을 위해서 충분한 열량과 영양소를 공급한다.
- 생리적 성장이 완성된 후에 질병을 예방하고 건강을 증진하기 위하여 적절한 영양상태를 유지한다.

## 4.1 식사 패턴의 특징

청소년들이 새로 갖게 된 자립심, 바쁜 스케쥴, 자아의 발견, 동료들로부터 인정받으려는 욕구, 자신의 신체 이미지에 대한 불만족 등은 이들의 식사 패턴에 영향을 준다. 청소년들의 식사 패턴의 특징은 다음과 같다.

- 끼니를 거르는 경향이 많아진다.
- 외식하는 경우가 더 많다.
- 간식을 자주 먹는다.
- 식사요법을 실시한다.
- 채식주의자가 된다.
- 유행하는 식사요법을 따른다.
- 식습관이 자주 변한다.

## 4.2 영양요구량

### 에너지

동일한 연령과 성별의 청소년들도 그들의 활동 정도와 성숙 단계에 따라서 에너지 요구량이 달라진다. 청소년들은 신체의 성장속도, 성장급등(growth spurt)의 시기, 신체활동 등에 있어서 상당한 개인차가 있기 때문에 청소년의 에너지 요구량은 식욕, 활동정도, 건강상태, 피하지방의 축적과 관련된 체중증가 등에 따라서 결정되어야 한다. 청소년의 연령, 성별, 신장, 체중, 활동정도에 따른 총 에너지 소비량 계산법이 표 2.9(제2장)에 제시되었다.

많은 청소년들이, 특히 여자의 경우, 에너지 섭취량이 낮아서 여러 가지 영양소(특히 철)의 섭취 부족을 초래할 수 있다. 이밖에도 채식, 만성 식사요법, 만성 질환, 섭식장애, 약물 남용, 임신, 사회적 경제적 곤란 등은 에너지 섭취 부족을 초래할 수 있다.

### 단백질

에너지와 마찬가지로 단백질 요구량은 실제연령 보다는 성장 패턴과 밀접한 관련이 있다. 충분한 에너지 섭취는 단백질이 체내에서 성장을 위해서 얼마나 효율적으로 사용될 것인가를 결정하는 주요소가 된다. 따라서 에너지 섭취가 불충분한 청소년에게는 성장을 위한 단백질의 효율적 이용에 문제가 생길 수 있다. 청소년에서 단백질 섭취 부족이 생기는 경우는 어육류나 유제품을 전혀 먹지 않거나 심하게 제한하는 식사계획, 섭식장애, 만성적 식사요법, 염증성 장질환, 심한 신체활동, 임신 등이다. 한국 청소년의 단백질 권장섭취량이 표 2.8(제2장)에 제시되었다.

### 칼슘

골격과 근육 발달이 가속화되는 청소년기는 뼈의 성장과 칼슘의 축적을 위해서 매우 중요한 시기가 된다. 청소년기에 적절한 골량을 확보하면 나중에 골다공증의 위험도를 감소하는데 도움이 될 수 있다. 무지방량과 골격이 점점 성장할 수록 칼슘 요구량이 증가한다. 한국 청소년의 칼슘 권장섭취량은 남자가 1,000 mg, 여자가 900 mg이다. 유제품을 먹지 않는 10대 청소년들은 영양지도가 필요하다.

### 철

청소년기에는 근육량과 혈액 용적이 증가하면서 철의 요구량이 증가한다. 여자의 경우, 생리주기로 인한 혈액 손실로 요구량이 증가한다. 한국 청소년의 철 권장섭취량은 남녀 모두 16 mg이다. 에너지 섭취량이 적거나 고기를 먹지 않는 청소년은 철의 권장섭취량을 충족시키기 위해서 철 보충제가 필요하다.

### 아연

아연은 단백질 합성, 상처 치유, 면역 기능, 조직의 성장과 유지 등에 필요하다. 아연은 특히 청소년의 성장과 성적 성숙에 중요한 역할을 한다. 한국 청소년의 아연 권장섭취량은 12세부터 14세에서 남자 9 mg, 여자 8 mg이며, 15세부터 19세에서 남자 10 mg, 여자 9 mg이다.

### 비타민

비타민 요구량은 성장과 더불어 증가한다. 비타민 권장섭취량은 모든 건강한 청소년들의 필요량을 충족시키기 위해 설정되었으므로 대부분의 청소년의 비타민 요구량을 충족시키거나 초과한다. 비타민 $B_1$, $B_2$, 나이아신은 당질 이용에 필요하므로 이들의 요구량은 에너지 섭취량과 관련이 있다. 비타민 A와 C는 새로운 세포의 성장과 건강한 피부를 위해 중요하며, 비타민 D는 골격근의 신속한 성장을 위해 필수적이다.

## 참고문헌

1. 대한소아과학회 영양위원회. 영유아 영양. 2000.
2. 이상일, 최혜미. 영유아 영양. 교문사, 2002.
3. 최연호, 문경래, 서정완, 외. 영유아의 분유수유 실태조사. 소아과 43(7):878-888, 2000.
4. 한국영양학회. 한국인 영양섭취기준. 2005.
5. American Dietetic Association. Manual of Clinical Dietetics, 6th ed, 2000.
6. Lucas A. Morley R. Cole T, et al. Breastmilk and subsquent intelligence quotient in children born preterm. Lancet 339:261-264, 1992.
7. Samour PQ, King K.(eds). Handbook of Pediatric Nutrition. 3rd ed, Jones and Bartlett Pub, 2006.
8. Williams CP(ed). Pediatric Manual of Clinical Dietetics, ADA, 1998.

05

CHAPTER_05 | Nutrition Support of the Neonate

# 신생아 영양지원

1. 정맥영양 | 2. 경장영양 | 3. 과도기 급식

## 1 정맥영양

위장관으로 급식할 수 없는 미숙아에게 조기 정맥영양은 필수적이다. 왜냐하면 영양 공급이 부족하면 단기적으로 영아의 성장지연이 초래될 뿐만 아니라, 특히 미숙아의 경우 장기적으로 유아기까지도 지속적인 성장지연이 초래될 수 있기 때문이다. 그리고 생후 처음 수주 동안의 영양지원은 신경발육에 매우 중대한 영향을 준다. 뿐만 아니라 위장관으로 급식이 가능한 신생아에서도 경장 영양소의 공급, 소화, 흡수 등이 여의치 않은 상태에서는 당분간 정맥영양이 필요하다. 예를 들면 대부분의 미숙아들은 출생시 위장관, 호흡기, 간, 신장, 신경계 등의 기능들이 미숙하기 때문에 원활한 경장급식이 어려울 수 있다. 따라서 경장영양을 시작한지 2~3일 이내에 목표 급식량을 감당하지 못할것으로 예상되는 영아에게는 경장영양과 함께 정맥영양을 동시에 시작해야 한다. 특히 출생체중이 1,000 g 미만되는 미숙아의 경우에는 적절한 양의 경장섭취가 이루어지기 까지는 보통 며칠이 소요되므로 출생후 24시간 이내에 정맥영양을 시작해야 한다.

얼마전까지만 해도 미숙아에게 출생후 수일간 정맥영양지원을 지연시키는 경우가 많았으며 그이유는, 특히 극저출생체중의 미숙아는 출생후 스트레스, 대사적 불안정성, 생리적 미성숙, 감염과 관련된 병태생리 등으로 투여하는 에너지 기질을 감당할 수 없을 것이라는 염려때문이었다. 그러나 정맥영양의 지연은 신생아에게 공급되는 영양소를 일시적으로 중단시키는 결과를 초래하므로 최근에는 정맥영양의 조기 사용이 강조되고 있다. 즉 극저출생체중아나 초저출생체중아는 출생후 임상적으로 안정되는 즉시(흔히 출생 첫날부터) 정맥영양을 시작함으로써 영양소 공급의 중단을 최소화해야 한다. 일반적으로 미숙아의 크기가 작을수록 정맥영양지원의 기간이 길어진다.

정맥영양지원이 성공적으로 수행되기 위해서는 영아의 영양요구량을 면밀하게 파악하고, 원질환 및 치료로 인한 영양소의 대사 및 이용에 장애를 주는 요인을 이해하며, 정맥영양 치료로 초래될 수 있는 부작용과 합병증을 방지하기 위하여 지속적인 모니터링이 실시되어야 한다.

## 1.1 적용 대상

위장관 기능에 장애가 있거나 심장과 호흡기 상태가 부진하거나 경장섭취가 부적절한 경우에 정맥영양이 사용된다(표 5.1). 위벽파열(gastroschisis), 배꼽탈출(omphalocele) 등의 선천성 위장관 이상이 있는 경우에 외과적 교정이 완성되고 장기능이 수립될 때 까지 정맥영양을 필요로 한다. 궤사성 소장결장염이 생긴 영아는 장휴식을 위해서 항생제 치료와 함께 정맥영양을 요한다. 동맥관개방(patent ductus arterious), 대동맥 교착증

| 표 5.1 | 신생아 정맥영양의 적용 대상과 금기 대상

| 적용 대상 | 금기 대상 |
|---|---|
| · 위장관 기능의 미숙<br>· 위장관의 기형(위벽파열, 장축염전증, 배꼽탈출 등)<br>· 심장 및 호흡기능장애<br>· 경장 영양소 섭취부족<br>· 난치성 영아 설사<br>· 괴사성 소장 결장염<br>· 태변성 장폐색증 | · 구강이나 급식관으로 영양공급이 적절할 때<br>· 정맥영양의 필요기간이 3일 미만<br>· 사망이 임박한 경우 |

자료 : 참고문헌 8

(coarctation of the aorta), 기타 심장 기형 등의 선천성 심장질환은 영아의 장간 혈류량을 감소시켜서 궤사성 소장결장염을 초래할 수 있다. 이 경우 이러한 문제점을 외과적으로 치료하기 전에는 대개 경장영양을 시작하지 않는다.

이밖에도 미숙아는 불충분한 경장영양을 보충하기 위하여 정맥영양을 필요로 한다. 왜냐하면 위장관이 아직 성숙하지 못하여 위의 수용능력이 한정되고, 위배출 지연, 위장관 운동 감소, 영양소의 소화·흡수 불량 등이 초래되기 때문이다. 미숙아는 또한 호흡곤란증후군(respiratory distress syndrome)으로 경장급식을 정상적으로 진전시킬 수 없게 되어 정맥영양으로 보충해야 한다.

한편 위장관 기능이 원만하여 구강이나 급식관으로 적절한 영양공급이 가능하거나 정맥영양의 필요기간이 3일 미만이거나, 혹은 원질환으로 인해서 사망이 임박한 영아에게는 정맥영양이 사용되지 말아야 한다.

## 1.2 정맥통로

### 중심정맥 카테터

수주이상 장기적으로 정맥영양을 필요로 하는 신생아에게는 경피적으로 직접 중심정맥 순환으로 카테터를 삽입하는 PCVC(percutaneous central venous catheters)가 가장 흔히 사용된다. 이 방법은 마취나 수술이 불필요하지만 피부를 통해서 바늘을 삽입하며 대개 카테터의 끝이 상대정맥과 우심방의 연결점에 위치하도록 하며, 이 경우 카테터 삽입후에 방사선 검사에 의한 확인이 필요하다. 이밖에도 출생 직후 혈액가스 분석을 위해서 확보한 제동맥 카테터(umbilical arterial catheter)나 제정맥 카테터(umbilical venous catheter)를 사용하기도 한다. 이 경우 대개 카테터는 2~3개의 루멘(lumens)을 가지므로 그중 한 루멘으로 정맥조제액 주입이 가능하다. 대체로 수분 제한으로 농축용액을 사용해야 하거나 말초혈관 통로가 제한된 경우에는 중심정맥 카테터가 유용하다.

### 말초정맥 카테터

단기간 동안 정맥영양을 공급할 때는 말초정맥 카테터가 선호된다. 일반적으로 말초정맥 조제액은 정맥염을 예방하기 위하여 최대한 900 mOsm/L을 초과하지 않도록 권장하고 있다. 덱스트로즈 12.5%와 아미노산 2%로 조성된 정맥조제액을 하루에 130~135 ml/kg의 속도로 공급하면서 20% 지방유화액을 2.0~3.0 g/kg(10~15 ml/kg) 공급하면 조제액의 삼투압을 900 mOsm/L 미만으로 유지하면서 체중 1 kg당 90~100 kcal, 2.7 g 단백질, 140~150 ml 수분을 공급하게 된다.

## 1.3 정맥영양 요구량

정맥영양지원시 미숙아와 만삭아의 영양요구량은 표 5.2에 제시된바와 같다. 신생아의 정맥영양에 사용되는 삼대 영양소 기질들은 기본적으로 성인의 경우와 비슷하다.

### 수분과 전해질

신생아는 손실된 수분과 전해질을 보충하고 성장에 필요한 기질을 공급하기 위하여 수분과 전해질을 필요로 한다. 신생아 수화상태의 목표는 체액의 용적과 긴장도를 정상으로 유지하고 탈수나 수분중독(water intoxication)의 임상적, 생화학적 징후를 예방하

| 표 5.2 | 신생아를 위한 정맥영양 요구량

| 영양소 | 1일 요구량/kg | |
|---|---|---|
| | 미숙아 | 만삭아 |
| 에너지(kcal) | 80~110 | 80~110 |
| 포도당(mg/kg/min) | 5~12 | 7~14 |
| 지방(g) | 0.5~3.0 | 0.5~4.0 |
| 아미노산(g) | 2.5~3.8 | 1.5~3.0 |
| 소디움(mEq) | 2.0~3.0 | 2.0~4.0 |
| 포타슘(mEq) | 2.0~3.0 | 2.0~4.0 |
| 클로라이드(mEq) | 2.0~3.0 | 2.0~4.0 |
| 칼슘(mg) | 60~100 | 60~90 |
| 마그네슘(mg) | 3~7.2 | 4.3~7.2 |
| 인(mg) | 43~70 | 47~70 |
| 아연(μg) | 400 | 250 |
| 구리(μg) | 20 | 20 |
| 망간(μg) | 1.0 | 1.0 |
| 크로미움(μg) | 0.05~0.2 | 0.05~0.2 |
| 몰리브데늄(μg) | 0.25 | 0.25 |
| 셀레디움(μg) | 1.5~2.0 | 1.5~2.0 |
| 옥소(μg) | 1.0 | 1.0 |

자료 : 참고문헌 11

는 것이다.

신생아는 출생후 소디움의 요배설 증가(sodium diuresis)로 세포외액이 감소되면서 일시적으로 체중감소가 초래되나 대체로 생후 2주경에는 출생체중을 회복한다. 소디움의 요배설 증가로 인한 세포외액의 감소 규모는 영아의 미숙도와 직접적으로 관련이 있다. 만삭아는 출생체중의 5~10%을 손실하지만 매우 미숙한 영아는 만삭아보다 세포외액의 손실이 50%나 증가하여 출생체중의 20%까지도 손실할 수 있다. 이러한 생리적 변화는 자궁내 환경으로부터 자궁외 환경으로 전환할 때 생기는 정상적인 과정의 한 부분이다. 소디움의 요배설 증가는 폴리펩타이드 호르몬인 ANP(atrial natriuretic peptide)에 의해서 조절된다. ANP는 심방 근육세포에서 합성·저장되며 심방이 신장될 때 혈관내로 분비된다. ANP는 신장의 집합관에서 소디움의 재흡수를 억제하여 결과적으로 소변과 소디움의 배설량을 증가시킨다.

신생아(특히 재태연령이 34주 미만의 미숙아)의 신장 기능은 아직 미숙하여 사구체 여과율과 신세뇨관의 기능이 감소된다. 신생아의 신장 기능은 출생후 연령이 증가할 수록 성숙하지만 미숙아에서는 신장 기능의 성숙속도가 만삭아보다 느리다. 미숙아는 소변을 농축하는 기능이 제한되어 500~700 mOsm/L에 불과하며 만삭아는 800 mOsm/L, 성인은 1200 mOsm/L 까지 농축할 수 있다.

수분 요구량은 요배설량과 불감성 수분 손실량(insensible water loss) 및 기타 지속되는 수분 손실량(예, 위장관 손실량)에 의해서 결정된다. 불감성 수분 손실량은 여러가지 의학적, 환경적 요인에 의해서 영향을 받으며 연령, 크기, 성숙도와 역의 상관 관계가 있다(표 5.3). 특히 미숙아는 체중에 대한 체표면적의 비율이 높고 미숙한 피부가 수분 손실을 제대로 방지하지 못하므로 불감성 수분 손실이 크다. 이밖에도 방사온열기, 광선요법, 고빌리루빈혈증, 개방된 피부 부위 등은 불감성 수분 손실을 증가시키므로 수분 요구량이 증가한다. 미숙아에서 불감성 수분 손실을 감소시키기 위해서는 플라스틱 열방패(heat shield)나 파라핀 피부연고를 사용한다. 한편 신부전, 울혈성 심부전, 뇌막염, 기관지폐성 형성장애(bronchopulmonary dysplasia), 혹은 수술후 등에는 수분 제한이 필요할 수도 있다.

생후 첫날 최소한의 수분 요구량은 만삭아가 60 ml/kg, 미숙아가 80 ml/kg 정도 되며 영아의 수분 및 전해질 상태에 따라서 매일 10~20 ml/kg 씩 증가시킨다. 수분 목표량은 신용질 부하, 배변으로 인한 수분 손실, 신생아 성장 등을 위해서 점차로 120~160 ml/kg 까지 증가될 수 있다. 특히 성장을 위한 단백질과 전해질의 섭취 증가는 신

**| 표 5.3 |** 신생아에서 불감성 수분손실에 영향을 주는 요인

| | |
|---|---|
| 증가 | 미숙도 : 재태연령과 출생체중이 낮을수록 불감성 수분손실 증가<br>실내온도 : 높을수록 손실증가<br>체온상승 : 300%까지도 증가<br>피부손상<br>선천성 피부결함(배꼽탈출, 위벽파열, 신경관 결함)<br>방사온열기 : 50%까지 증가<br>광선요법 : 50%까지 증가<br>운동활동과 울음 : 70%까지 증가<br>빈호흡, 호흡곤란<br>대사성 산증 : 호흡손실 증가<br>심질환 : 호흡손실 증가 |
| 감소 | 성숙한 피부<br>높은 습도 : 30%까지 감소<br>플라스틱 열 보호막 : 10~30% 감소<br>플라스틱 담요 : 30~70% 감소<br>국소적 피부약 : 50%까지 감소<br>이중벽의 인큐베이터 |

자료 : 참고문헌 8

장의 수분 요구량을 증가시킨다. 신생아(특히 극저출생체중아)에서는 피부를 통한 수분 손실이 매우 크므로 매일 수분 요구량을 계산할 때 불감성 수분 손실량에 영향을 주는 요인들을 고려해야 한다. 신생아를 위한 수분과 전해질 공급 지침이 표 5.4에 제시되었다.

일반적으로 전해질은 생애 첫날은 투여되지 않으며 일단 이뇨현상이 시작되면 소디움을 첨가하고, 요류(urinary flow)가 수립된 후에는 포타슘을 첨가하기 시작한다. 만삭아와 미숙아의 전해질 요구량은 대체로 동일하다.

**| 저나트륨혈증**(hyponatremia) **|** 생후 첫 1주동안에 신생아는 수분 과부하로 인해서 저나트륨혈증을 보인다. 이 경우 수분제한과 이뇨제로 이를 교정해야 한다.

**| 고나트륨혈증**(hypernatremia) **|** 극저출생체중아(<1,000 g)에서는 전해질 관리가 용이하지 않으며 불감성 수분 손실이 증가할 수록 고나트륨혈증(>150 mEq/L)이 초래되기 쉽다. 이 경우 과다한 수분투여는 동맥관개방, 괴사성 소장결장염, 심실내출혈,

| 표 5.4 | 신생아를 위한 수분과 전해질 공급 지침

| 영양소 | Day of life | 초기 분량 | 목표 |
|---|---|---|---|
| 수분 (ml/kg/day) | 1 | 80~140*<br>60~100** | 120~160 |
| Sodium chloride (mEq/kg/day) | 2~5 | 1~3 | 2~5 |
| Potassium (mEq/kg/day) | 2 | 1~3 | 2~3 |

* 방사온열기나 건조한 인큐베이터내의 영아
** 가습화된 인큐베이터나 플라스틱 담요가 있는 방사온열기내의 영아
자료 : 참고문헌 8

사망 등을 초래할 수 있다. 적어도 매일 한번씩 신생아의 수분상태를 평가한 후에 수분 공급량의 증가 여부를 결정해야 한다. 수분 요구량은 소변량에 불감성 수분 손실량을 더해야 한다. 만약 환아가 광선요법이나 방사온열기를 사용한다면 불감성 수분 손실량이 50%나 증가한다.

**| 고포타슘혈증**(hyperkalemia) **|** 극저출생체중아는 소변 배설량이 적절해도 고포타슘혈증을 초래할 수 있다. 이는 약물, 수혈, 수액 등으로부터의 포타슘 과부하, 혹은 용혈, 출혈, 조직궤사 등으로 인한 내인성 급원 등에 기인할 수 있다. 이밖에도 미숙아의 적혈구내에서 $Na^{+}/K^{+}$-ATPase 교환펌푸의 활동 감소로 인하여 포타슘이 세포내액으로부터 세포외액으로 이동하여 고포타슘혈증이 초래되는 것으로 추정된다. 이 경우 정맥조제액에서 포타슘을 제거하고 정맥 인슐린과 약물(rectal kayexalate)을 사용한다.

**| 신생아 저칼슘혈증**(neonatal hypocalcemia) **|** 저칼슘혈증은 혈청 칼슘 농도가 만삭아에서 8.0 mg/dl 미만이거나 미숙아에서 7.0 mg/dl 미만인 경우를 말한다. 저칼슘혈증의 임상적 증상은 신경근육의 감수성 증가, 근육연축(muscle twitching), 경련 등이다. 출생 직후 신생아의 혈청 칼슘 농도가 저하되며 그 이유는 태반 칼슘 공급의 갑작스런 중단, 부갑상선호르몬의 분비 감소, 칼시토닌(calcitonin) 농도의 상승 등에 기인한다. 건강한 만삭아에서는 출생후 24~48시간 이내에 혈청 칼슘 농도가 정상으로 회복된다. 저칼슘혈증의 위험도가 높은 신생아는 미숙아, 적혈구증가증이 있는 영아, 출생시 질식한 영아, 당뇨병 모체의 영아, 모체 부갑상선기능항진증으로 인한 부갑상선기능저하증

의 영아, 광선요법을 받는 영아, 자궁내에서 항경련제에 노출된 영아 등이다. 이러한 고위험도 신생아는 출생 직후 이온상태의 칼슘(ionized calcium) 농도를 측정하고 필요시 칼슘(10% calcium gluconate)을 보충해 준다.

### 에너지

영아는 성장을 위한 에너지 요구량 때문에 성인과 비교할때 신체 크기에 비해서 에너지 요구량이 현저하게 증가한다. 신생아의 정맥영양지원에서 에너지 요구량을 결정하는 요인은 기초대사량, 온열 스트레스, 성장을 위한 요구량 등이며, 이밖에도 출생체중, 재태연령, 출생연령, 질병의 중증도, 영양지원 경로 등은 신생아의 에너지 요구량에 영향을 준다.

일반적으로 신생아를 위한 정맥영양지원의 에너지 목표는 80~110 kcal/kg이며 이는 경장영양지원의 경우보다 10~15% 정도 적다. 왜냐하면 정맥영양지원에서는 소화에 필요한 에너지 요구량이나 불완전한 흡수로 인한 대변 손실이 없기 때문이다.

신생아의 미숙도가 심할수록 열 손실이 증가하므로 에너지 요구량이 증가한다. SGA (small for gestational age) 영아는 기초대사량 증가와 신속한 성장 속도로 에너지 요구량이 증가한다. 한편 출생후 연령이 증가할수록 단위체중당 에너지 요구량이 감소한다. 기관지폐성 형성장애는 에너지 소비량을 25% 까지도 증가시키며, 수술후 첫 12시간 동안에는 신생아에서 일시적으로 에너지 소비량이 20% 증가한다. 이밖에도 열, 심부전, 화상, 심한 패혈증, 장기간의 성장부전, 단백질-에너지 결핍증 등은 에너지 요구량을 증가시킨다.

일반적으로 미숙아에게 하루에 체중 1 kg당 70 kcal 이상의 비단백질 열량(nonprotein calories)과 2.7~3.5 g의 단백질을 공급하면 자궁내에서와 유사한 질소 축적과 성장률을 초래할 수 있는 것으로 알려져 있다. 즉 단백질이 에너지원으로 이용되는 것을 방지하고 효율적인 단백질 이용을 촉진하기 위해서 섭취하는 아미노산 1 g당 22 kcal의 비단백질 열량이 요구되며 이는 질소 1 g당 비단백질 열량 150~200 kcal이 요구되는 셈이다. 한편 비단백질 열량중에서 포도당과 지방의 질소보존 효과는 동일하며 신생아에서 포도당과 지방의 비율이 각각 60~70%와 30~40%로 공급될때 최적의 질소보존(nitrogen retention)을 달성함과 동시에 에너지원의 균형을 유지함으로써 과다한 지방 축적을 방지할 수 있다.

**| 표 5.5 |** 신생아를 위한 TPN 지침

| 재태연령 / 영양소 | 초기 용량 | | 진 전 | | 최대 용량 | |
|---|---|---|---|---|---|---|
| | 미숙아 (<1 kg) | 미숙아/만삭아 (>1 kg) | 미숙아 (<1 kg) | 미숙아/만삭아 (>1 kg) | 미숙아 (<1 kg) | 미숙아/만삭아 (>1 kg) |
| 포도당 (mg/kg/min) | 4~6 | 6~8 | 1~2 | 1~2 | 12~14 | 14~16 |
| 포도당 농도(%) | ≤ 10% | 10% | 주입된 수분량에 따라 다름 | | 20% | 25% |
| 단백질(g/kg/d) | 1.0~1.5 | 1.0~1.5 | 1.0 | 1.0 | 2.5~3.5 | 2.5~3.5 |
| 지방 g/kg/d | 0.5~1.0 | 0.5~1.0 | 0.25~0.5 | 0.5 | 3 | 3~4 |
| 지방 g/kg/hr | 0.02~0.04 | 0.02~0.04 | 점진적으로 증가 | | 0.125 | 0.15 (24시간에 걸쳐) |
| 비단백질 에너지 (kcal/kg/d) | 30~44 | 40~53 | 점진적으로 증가 | | PPN : 90~120<br>TPN : 130까지 | |

자료 : 참고문헌 8, 11

### 당질

정맥영양에서 가장 흔히 사용되는 당질의 형태는 덱스트로즈(dextrose)이며 주로 물 한분자가 첨가된 형태(monohydrate form) 로서 1 g당 3.4 kcal를 공급한다. 덱스트로즈는 정맥영양을 공급받는 신생아의 주요 비단백질 열량이 되며, 상업용 덱스트로즈 용액의 농도는 5%에서부터 70%까지 다양하다

덱스트로즈(d-glucose)는 처음에 공복의 신생아에서 내인성 포도당 생성 및 이용률에 해당하는 용량으로 시작하며 고혈당을 예방하고 내인성 인슐린 분비를 촉진하기 위하여 단계적으로 진전시킨다(표 5.5). 일반적으로 체중이 낮은 미숙아(<1 kg)는 만삭아나 체중이 높은 미숙아(>1 kg)에 비해서 인슐린의 생성 및 저항성의 감소로 인하여 정맥포도당에 더 예민하므로 포도당 주입속도(glucose infusion rate : GIR)를 낮게 시작한다. 즉 체중 1 kg 미만의 신생아에서는 4~6 mg/kg/min, 1 kg 이상의 신생아에서는 6~8 mg/kg/min으로 시작한다. 그후 최대한으로 미숙아는 12~14 mg/kg/min, 만삭아는 14~16 mg/kg/min에 도달할 때까지 매일 1~2 mg/kg/min씩 진전시킨다. 일반적으로 비단백질 열량을 보충하기 위하여 지방을 투여하면서 최대 포도당 산화율로 포도당을 공급하면 적절한 체중증가를 초래하기에 충분하다. 포도당 주입속도(mg/kg/

min)를 계산하는 방법은 다음과 같다.

$$\text{포도당 주입속도(GIR)} = \text{g/kg/day dextrose} \times 1{,}000$$
$$= \text{mg/kg/day dextrose} \div 1{,}440 \text{ min/day}$$
$$= \text{mg/kg/min glucose}$$

### 단백질

정맥영양에 사용되는 아미노산은 L-형의 결정아미노산이며 대체로 40~45%의 필수아미노산과 55~60%의 비필수아미노산으로 구성되어 있다. 미숙아는 시스테인(cysteine), 타이로신(tyrosine), 타우린(taurine)을 효과적으로 합성할 수 없기 때문에 이들 아미노산의 보충이 필수적이다. 우리나라 의료기관에서 사용되는 소아 아미노산 용액(Trophamine)의 아미노산 함량은 표 5.6에 제시되었다.

단백질 요구량은 발육연령 및 체중과 역의 관계가 있으며 의학적 상태에 따라서 다르다. 미숙아는 만삭아보다 성장속도가 더 빠르고 단백질 손실이 증가하므로 단백질 요구량이 더 많다. 정맥 단백질은 대체로 출생후 1~2일에, 혹은 혈청 전해질이 안정된 즉시 주입하기 시작한다. 생후 며칠동안 아미노산을 공급받지 않은 신생아에서는 내인성 단백질이 매일 적어도 1%(혹은 1g/kg/day)씩 손실된다고 보고하고 있다.

단백질은 하루에 1.0~1.5 g/kg로 시작해서 적응도에 따라서 목표량으로 진전시킨다(표 5.5). 미숙아의 경우 대체로 하루에 3 g/kg를 공급하면 적절한 성장률과 질소보존을 달성할 수 있다. 궤사성 소장결장염, 자궁내 성장지연, 기관지폐성 형성장애, 패혈증, 심장질환, 수술 등에서는 단백질 요구량이 증가된다. 한편 고질소혈증(BUN > 50 mg/dl)과 핍뇨 등 신부전 소견을 보이거나 대사성 산증이 초래되면 단백질 양을 제한해야 한다. 하루에 4 g/kg 이상의 단백질 공급은 비정상적인 아미노산 프로필을 초래할 수 있다. 저출생체중 신생아에게 하루 6 g/kg의 단백질을 공급하면 고질소혈증, 발열, 사시, 낮은 지능지수 등이 초래될 수 있다.

### 지방

지방유화액의 형태로 제공되는 정맥 지방은 농축된 에너지원으로서 필수지방산을 공급하며 장쇄중성지방(long-chain triglycerides), 난황인지질(eggyolk phospholipid), 글리세린(glycerine)로 구성되어 있다. 지방유화액의 주성분인 장쇄중성지방의 급원으

| 표 5.6 | 소아용 아미노산

| | Trophamine 6% 1 g=16.6 mL |
|---|---|
| Essential Amino Acids(EAA) | (mg/1g total amino acids) |
| Isoleucine | 81.3 |
| Leucine | 139.4 |
| Lysine | 81.3 |
| Methionine | 33.2 |
| Phenylalanine | 48.1 |
| Threonine | 41.5 |
| Tryptophan | 19.9 |
| Valine | 78.0 |
| Cysteine | 2.3 |
| Histidine | 48.1 |
| Tyrosine | 23.2 |
| Taurine | 2.5 |
| Nonessential Amino Acids | (mg/1g total amino acids) |
| Alanine | 53.1 |
| Arginine | 121.2 |
| Proline | 68.2 |
| Serine | 38.2 |
| Glycine | 36.5 |
| L-aspartic acid | 31.5 |
| L-glutamic acid | 49.8 |
| Ornithine | 0 |
| Sodium(mEq/L) | 5 |
| Acetate(mEq/L) | 56 |
| Chloride(mEq/L) | 3 |
| % essential amino acid | 60 |
| % branched chain amino acids | 30 |
| % conditionally EAA of infant | 7.6 |
| Ph | 5.5 |
| Osmolarity(mOsm/L) | 525 |
| 항산화제(sodium visulfite) | 0.5 g/L |

자료 : 서울아산병원 제공

로는 주로 대두유, 혹은 대두유와 이꽃유(safflower oil)가 절반씩 함께 사용된다. 일반적으로 지방유화액은 10% 농도와 20% 농도가 이용된다. 20% 지방유화액은 10% 유화액에 비해서 열량 밀도는 높으나(2 kcal/ml : 1.1 kcal/ml) 지방유화액 1 ml당 인지질 함량은 동일하다. 따라서 지방의 단위무게(g)당 인지질 함량은 10% 유화액이 20% 유화액의 2배가 된다. 과다한 인지질은 지단백 리파제(lipoprotein lipase)의 활동을 억제하여 지방 청소율을 감소시키고 고중성지방혈증을 초래할 수 있기 때문에 신생아에게는 20% 지방유화액을 사용한다. 뿐만 아니라 정맥 지방을 주입할 때 중성지방과 유리지방산의 제거율을 촉진하기 위해서 24시간동안 지속적으로 시간당 0.15 g/kg의 속도로 주입하는 것이 좋다. 신생아에서 중성지방의 최대 제거율은 0.3 g/kg/hr로 알려져 있다.

정맥 지방은 당질이나 단백질과는 달리 정맥조제액의 삼투압에 현저한 영향을 주지 않으면서 보다 많은 열량을 공급하므로 말초정맥을 이용한 영양 공급을 용이하게 해준다. 뿐만 아니라 지속적으로 고혈당을 보이는 환자에게 적절한 열량 공급을 위해 많은 양의 지방이 이용된다. 정맥 지방의 공급량은 혈청 중성지방 농도를 150 mg/dl이하로 유지할 수 있도록 조정하는 것이 바람직하다.

정맥 지방은 대체적으로 하루에 0.5~1.0 g/kg으로 시작하여 적응도에 따라서 매일 0.25~0.5 g/kg씩 증가시켜서 최대한으로 미숙아는 3.0 g/kg, 만삭아는 4.0 g/kg 까지 도달하도록 한다(표 5.5). 대체적으로 지방은 생후 첫날부터 공급할 수 있으며 필수지방산의 결핍증을 예방하기 위해서는 적어도 생후 3일 이내에 공급하기 시작해야 한다.

정맥 지방을 체중 1 kg당 0.5~1.0 g(혹은 비단백질 열량의 4~8%)을 공급하면 필수지방산의 요구량을 충족시킬 수 있다.

**| 정맥 지방과 헤파린(heparin) |**

정맥조제액에 헤파린을 첨가하면 카테터 주위에 섬유초(fibrin sheath)의 형성을 감소시키며 정맥염의 발생도 줄일 수 있다. 더욱이 정맥조제액 1 ml당 1 unit 헤파린을 사용하면 카테터의 개통 기간(duration of catheter patency)을 증가시킬 수 있다. 헤파린은 지단백 리파제의 분비를 촉진하므로 지방 제거율을 개선할 수 있다. 저용량의 헤파린은 미숙아에서 혈액응고 시간을 연장시키거나 전신성 출혈(generalized bleeding)을 초래하지는 않는다. 대체로 TPN 용액 1 ml당 0.5~1.0 unit 헤파린이 권장되며 임상진료에서 일반적으로 이용되고 있다.

**| 신생아의 임상상태와 정맥 지방 |**

정맥 지방은 성장에 필요한 에너지 요구도가 높은 신생아의 우수한 열량원인 동시에 필수지방산을 공급하므로 정맥영양의 주요 성분중 하나이다. 그러나 극저체중아, 미숙아, 호흡곤란, 고빌리루빈혈증, 패혈증, 폐고혈압, 체외막 산소포화 사용 등의 경우에는 지방유화액의 사용에 주의를 요한다.

① **극저체중아와 미숙아** : 중환의 극저출생체중아(<800 g)에게는 호흡상태가 안정될 때 까지 지방유화액의 주입을 생후 3～4일로 연기하는 것이 바람직하다. 그 이유는 600～800 g의 영아들이 일찍 지방유화액을 공급받으면 사망률과 폐출혈이 증가한다고 보고되었기 때문이다. 그러나 출생후 3～4일경에는 호흡상태에 관계없이 극저체중아에게 지방유화액을 0.5 g/kg로 시작할 수 있다.

한편 임신 26주 이전에 태어난 미숙아는 지단백 리파제와 간 리파제(hepatic lipase)의 활동이 저조하므로 주입된 정맥 지방이 혈장에서 효율적으로 제거되지 못하여 합병증이 초래될 수 있다. 미숙아에게 지방유화액을 너무 빨리, 혹은 너무 일찍 주입하게 되면 지방 부적응증, 고혈당, 유리빌리루빈 농도 증가, 폐기능 장애 등을 초래할 수 있다. 따라서 만성 폐질환의 발생을 예방하기 위해서 출생후 첫주 동안은 정맥 지방의 주입양을 1～1.5 g/kg/day로 유지하는 것이 바람직하다.

② **고빌리루빈혈증** : 고빌리루빈혈증으로 광선요법을 받는 영아에게는 핵황달(kernicterus)의 위험을 최소화하기 위하여 지방 섭취를 제한해야 한다. 왜냐하면 유리지방산과 빌리루빈은 혈액내에서 알부민에 의해 운반되므로 이들은 알부민 결합 부위를 경쟁하게 되며 알부민과 결합하지 못한 빌리루빈은 혈뇌장벽(blood-brain barrier)을 지나서 뇌세포내로 유입되어 핵황달을 초래하기 때문이다. 혈청 빌리루빈 농도가 8～10 mg/dl이고 혈청 알부민 농도가 2.5～3.0 g/dl인 경우에는 지방유화액을 하루에 0.5～1 g/kg 이상 주입하지 말아야 한다.

③ **패혈증** : 패혈증이 있는 미숙아에서는 지방 산화율이 감소하여 지방유화액을 하루에 2.0 g/kg 이상 주입할 때 고중성지방혈증이 초래될 위험도가 높다. 따라서 패혈증이 유발된 미숙아에서는 정맥 지방을 공급할 때 혈청 중성지방 농도를 면밀하게 관찰하고 중성지방 농도가 150 mg/dl 이상이면 지방의 용량을 감소해야 한다.

④ **체외막 산화기** : 체외막 산화기(extracorporeal membrane oxygenator : ECMO)는 심장이나 폐의 기능이 현저하게 저하된 환아에게 혈액을 체외에서 산소화시켜

서 다시 순환계로 돌려보내는 기구를 말한다. ECMO를 사용하는 환아는 대사항진과 단백질 이화율의 증가로 영양요구량이 증가한다. 환아들은 대개 NPO 상태를 유지하거나 최소한의 경장급식을 제공받으며 정맥영양이 시행된다. 그러나 수분제한으로 정맥영양의 공급량이 제한되는 경우가 많다.

이러한 환자들에게 적절한 에너지 공급을 위해서 지방유화액의 공급이 매우 중요하다. 그러나 ECMO 순환을 통해서 지방유화액을 공급하면 지방층 형성, 지방응집, 혈전 등의 문제가 발생한다. 따라서 ECMO를 사용하는 소아에서는 ECMO 회로를 통해서 지방유화액을 주입하지 말아야 하며, 말초정맥통로를 확보할 수 있는 경우에 이를 통해서 지방유화액을 공급해야 한다.

⑤ **폐고혈압** : 폐고혈압(pulmonary hypertension)은 우측 심장의 압력이 전신 압력보다 높아진 상태를 말하며 결과적으로 저산소증을 초래하게 된다. 호흡기능이 저하된 환아에서 지방유화액을 많이 주입할수록 폐혈관 저항이 증가한다. 따라서 폐고혈압, 혹은 폐혈관 저항이 상승된 환아에서는 호흡상태가 호전되거나 안정될때까지 지방유화액을 중단하거나 감소시켜야 한다.

### | 정맥 지방과 카니틴 |

재태연령이 34주 미만인 미숙아나 SGA 영아는 정맥 지방에 대한 적응도가 불량하다. 이는 아마도 카니틴(carnitine)의 공급 부족과 체내 합성 및 저장의 변화에 기인하는 것으로 보인다. 카니틴은 미토콘드리아내에서 지방산의 산화에 필수적이다. 장쇄지방산은 아실 카니틴(acyl carnitine)의 형태로서만이 미토콘드리아를 통과할 수 있기 때문이다. 건강한 성인이나 소아에서는 L-카니틴이 라이신(lysine)과 메치오닌(methionine)으로부터 간과 신장에서 합성된다. 출생 당시 신생아는 카니틴 합성 능력이 잘 발달되어 있지 않고 저장량도 부족하다. TPN을 공급받는 34주 미만의 미숙아는 출생 후 6~10일 이내에 카니틴 결핍증이 초래된다. 특히 장기간동안 TPN을 필요로 하는 초저출생체중아는 카니틴 결핍증과 함께 케톤체 합성의 장애를 초래할 수 있다. 이 경우 카니틴 보충은 대사적 장애를 완화시킬 수는 있으나 성장을 개선시키거나 저혈당의 발생을 감소시키지는 못한다. 카니틴 결핍증의 임상적 증상은 심근병증, 뇌증, 비케톤성 저혈당, 긴장저하(hypotonia), 성장부진, 잦은 감염 등이다. 이 경우 정맥용 카니틴 보충제(Carnitor)를 사용할 수 있으며 용량은 환아에 따라서 개별화해야 하지만 대개 초기 용량을 8~10 mg/kg/day로 시작하는 것이 안전하다. 이때 혈중 카니틴 농도를 자주 점검하고 과다한 보충을 삼가야 한다. 왜냐하면 지방유화액과 정맥영양을 공급받는 미숙아에서 카니틴을 48 mg/kg/day 보충할 때 대사율 증가, 지방과 단백질 축적 감소, 출생체중의 회복 지연 등이 보고되었기 때문이다.

**| 중쇄중성지방과 올리브유 |**

지방의 일부를 중쇄중성지방(MCT)으로 함유한 지방유화액은 카니틴 저장량이 적은 영아나 황달이 있는 영아에게 유익하다. 장쇄중성지방(LCT)으로 된 지방유화액을 공급받을 때에 비해서 LCT와 MCT가 혼합된 지방유화액을 공급받을 때 혈청 콜레스테롤 농도가 저하되고 폐 혈류역학에 미치는 영향이 적은 것으로 보고되고 있다. 한편 올리브유와 대두유가 혼합된 지방유화액은 대두유로 된 지방유화액이나 대두유와 이꽃유가 혼합된 지방유화액에 비해서 리놀레산(linoleic acid) 함량은 적고 비타민 E 함량은 많다. 최근의 임상연구에서 올리브유가 함유된 지방유화액은 과산화(peroxidation)에 대해서 덜 민감하고 대사적으로 중요한 리놀레산 유도체의 생성을 향상시킨다고 보고되었다. 그러나 이러한 새로운 제품들에 대한 이점을 확증하기 위해서는 더 많은 연구가 필요하다.

### 무기질과 미량원소

무기질과 미량원소 섭취량에 대한 지침은 표 5.2에 제시되었다. 칼슘, 인, 마그네슘의 요구량은 체중 1 kg당 120~150 ml의 수분을 공급하고 단백질 농도가 2.5%인 경우를 기준으로 설정하였다. 공급되는 수분량이나 단백질 농도가 이보다 적을 경우 무기질의 침전을 초래할 수 있다.

**| 칼슘과 인 |** 태아에서 칼슘과 인의 축적은 임신 3기에 절정에 달하므로 체내 무기질 보유량이 적은 미숙아는 골감소증과 구루병의 예방, 최적의 골무기질화 등을 위해서 칼슘과 인의 적절한 섭취가 필수적이다. 미숙아에서 최적의 골무기질화를 위해서는 칼슘과 인의 용량뿐만 아니라 이들간의 비율도 매우 중요하다. 일반적으로 칼슘과 인의 당량비율(molar ratio)이 1 : 1 내지 1.3 : 1(무게비율 1.3 : 1 내지 1.7 : 1)인 경우에 신생아의 칼슘과 인 보유율이 85~90% 정도로 가장 높다. 그러나 정맥영양지원에서 칼슘(calcium gluconate)과 인산염의 물리적 부적합성 및 용해도의 제한, 그리고 생후 첫주 동안 소디움과 포타슘의 제한으로 칼슘과 인의 충분한 공급이 용이하지 않다. 생후 수일간 고나트륨혈증과 고포타슘혈증을 방지하기 위해서 정맥조제액에 소디움과 포타슘을 제한하거나 생략하는 경우가 많다. 인은 소디움 인산염이나 포타슘 인산염의 형태로 공

급되므로 정맥용액에서 소디움과 포타슘이 처방되지 않으면 인을 공급할 수 없게 된다.

**| 철 |** 철덱스트란(iron dextran)과 ferrous citrate는 정맥용액을 보충하기 위해 사용된다. 철덱스트란은 알러지 반응을 초래할 수 있기 때문에 통상적으로 철의 보충을 시작하기 전에 초기 검사용량을 투여해 보아야 한다. 철 보충과 관련된 문제점은 철 과부하, 혈청 트란스훼린 농도가 낮은 영양결핍증 환자에서 패혈증의 위험도 증가, 항산화 비타민(비타민 E)의 요구량 증가 등이다. 장기적으로 정맥영양지원을 받는 환아가 수혈을 자주 받지 않는 경우에는 철 보충을 고려해야 한다. 정상적인 철 저장량을 가지고 출생한 만삭아는 생후 3개월까지 철 공급을 지연시킬 수 있다. 그러나 체내 철 저장량이 불충분한 미숙아는 생후 2개월이 되거나, 혹은 체중이 2 kg되면 매일 200 μg/kg의 철 공급을 시작해야 한다. 그리고 에리스로포에틴(erythropoietin) 치료를 받는 미숙아는 생후 2개월전에 철 보충을 시작해야 한다.

## 비타민

정맥영양을 공급받는 신생아의 비타민 요구량은 표 5.7에 제시되었다. 비타민 요구량

**| 표 5.7 |** 신생아의 정맥 종합 비타민 주사 지침

| | 미숙아 | 만삭아 |
|---|---|---|
| 용량 | 2 ml/kg | 5 mg/day |
| 비타민 C | 32 mg | 80 mg |
| 비타민 A | 280 μg | 700 μg |
| 비타민 D | 4.0 μg | 10 μg |
| Thiamin | 0.48 mg | 1.2 mg |
| Riboflavin | 0.56 mg | 1.4 mg |
| 비타민 $B_6$ | 0.4 mg | 1 mg |
| Niacin | 6.8 mg | 17 mg |
| Pantothenic acid | 2.0 mg | 5 mg |
| 비타민 E | 2.8 mg | 7 mg |
| Biotin | 8.0 μg | 20 μg |
| Folate | 56 μg | 140 μg |
| 비타민 $B_{12}$ | 0.4 μg | 1 μg |
| 비타민 K | 80 μg | 200 μg |

자료 : 참고문헌 11

은 모유의 비타민 함량을 기준으로 하여 과다한 비타민 섭취로 인한 독성을 초래하지 않고 요구량을 충족시키는 수준으로 제정되었다. 현재 미숙아의 개별 요구량을 충족시키는 정맥 비타민 상품은 없기 때문에 소아용 정맥 종합비타민제제를 이용한다. 일반적으로 체중 1 kg 당 소아용 정맥 종합비타민 용량의 40%를 미숙아에게 공급할 때 비타민 $B_1$, $B_2$, $B_6$, $B_{12}$ 등 수용성 비타민의 과다 섭취가 초래되어 혈청 농도가 상승하는 반면에 지용성 비타민(특히 비타민 A)의 함량은 불충분하다.

장기간의 정맥영양이나 항생제의 잦은 사용은 소장 세균총에 의한 내인성 비타민 K 생성에 장애를 초래한다. 과거에는 영아나 소아가 비타민 K 근육주사를 맞았으나 소아용 정맥 종합비타민제제에는 비타민 K가 함유되어 있어 비타민 K주사가 불필요하게 되었다.

정맥 비타민은 광분해(비타민 A)되거나 플라스틱 백이나 튜브에 흡착(비타민 A, D, E)되기 쉽다. 따라서 광선-차단 기구를 사용하거나 정맥 용액을 투여하기 직전에 비타민을 첨가해야 한다.

## 1.4 정맥영양의 실시

출생 직후 수시간내에 정맥통로가 확보되면 정맥조제액을 대략 80~100 ml/kg/day로 시작하여 당질은 미숙아에서 4~6 mg/kg/min, 만삭아에서 6~8 mg/kg/min, 단백질은 1~1.5 g/kg, 지방은 0.5~1 g/kg로 시작하여 점진적으로 증가시켜서 목표량에 도달하도록 한다(표 5.5). 정맥 영양소 부하에 대한 신생아의 대사적 적응도를 향상시키기 위하여 일반적으로 삼대 영양소 함량을 2~3일 동안에 점진적으로 증가시킨다. 임상적으로 안정된 신생아에서 정맥영양 치료의 진행을 2~3일 이상으로 더 연장시키는 것은 별 유익이 없다. 그러나 재태연령이 30주 미만되는 미숙아에서는 출생후 첫주 동안은 지방유화액의 주입량을 1~1.5 g/kg/day로 유지하는 것이 바람직하다.

신생아를 위한 정맥조제액은 일반적으로 재래식 배합법인 2-in-1 formulation을 이용한다. 즉 삼대 영양소중에서 덱스트로즈와 아미노산만을 혼합하고 여기에 각종 전해질, 비타민, 미량원소 등을 첨가한 조제액을 사용하며 지방유화액은 별도로 주입한다.

만약 신생아가 5~7일 이내에 경장급식으로 영양요구량을 충족시킬 수 없을 것으로 예상되면, 적어도 3일 이내에 정맥조제액에 아미노산, 비타민, 무기질을 첨가해야 한다. 초저출생체중아에게 생애 첫날 1.15 g/kg 단백질을 공급했을 때 에너지 섭취량이 30

kcal/kg 미만이었음에도 불구하고 평균 질소보유량이 개선되었다고 보고되었다. 중환의 극저출생체중아(<750 g)를 제외하고는 대체로 아미노산-덱스트로즈 용액을 투여하기 시작한 날이나 혹은 그 다음날에 20% 지방유화액을 0.5 g/kg으로 시작한다. 왜냐하면 아미노산의 투여로 동화작용이 시작되면 필수지방산의 결핍증이 가속화될 수 있기 때문이다. 그러나 중환의 극저출생체중아(<750 g)의 경우에는 폐출혈의 위험도 때문에 지방유화액의 공급을 생후 3~4일 이후로 연기하는 것이 좋다.

### 주기적 정맥영양(Cyclic parenteral nutrition)

만약 장기간동안 TPN을 공급받는 환아가 임상적, 대사적으로 안정된 상태를 유지하고 있다면, 하루에 24시간동안 지속적으로 정맥조제액을 주입하는 것 보다 18시간에 걸쳐서 주입하는 것이 유익할 수도 있다. 고농도의 덱스트로즈 용액을 지속적으로 주입하면 고인슐린혈증을 초래하고 지방합성(간에서 포도당이 지방으로 전환)이 증가하는 반면에 지방조직으로부터 유리지방산의 방출이 억제된다. 지속적인 지방합성과 과다한 글리코겐 축적은 간의 비대와 지방침윤을 초래하고 간기능부전의 위험도를 증가시킨다. 주기적 TPN은 잠시동안 포도당 유입을 중단함으로써 혈중 인슐린 농도를 감소시키고 체내에 저장된 지방과 글리코겐의 동원을 촉진한다. 이밖에도 주기적 TPN은 신체활동을 위한 시간을 보다 많이 허용하고 경장급식을 정착시킬 기회를 주며 신체의 정상적인 24시간 리듬을 유지할 수 있도록 해준다. 그러나 어린 영아들에서는 고혈당이나 저혈당의 위험도 때문에 주기적 TPN이 거의 이용되지 않는다. 한편 나이든 영아가 대사적으로 안정되고 장기간 TPN을 필요로 하는 경우에는 주기적 TPN을 안전하게 이용할 수 있다. 주기적 TPN을 실시하는 동안에는 혈당과 전해질을 면밀하게 모니터해야 할뿐만 아니라 오심과 구토의 증상도 관찰해야 한다. 영아와 유아에서 주기적 TPN의 부작용으로 오심과 구토가 생길 수 있기 때문이다.

### 정맥영양의 처방

신생아와 소아를 위한 정맥영양 처방이 성인의 경우와 다른 점은 모든 영양소에 대해서 체중 1 kg당 요구량으로 처방해야 한다.

**| 표준 정맥조제액과 개별화된 정맥조제액 |** 신생아를 위한 표준 정맥조제액은 신생아에게 유지수분 요구량을 공급할 때 각종 영양소의 혼합이 대부분의 신생아에게 필요한 초기 영양섭취량을 안전하고 적절하게 공급할 수 있도록 고안되었다. 표준 정맥조제액은

영아의 체중에 따라서 비타민과 무기질의 용량을 개별화 할 수 있도록 되어 있다. 표준 정맥조제액의 사용은 처방 오류를 감소시키고 처방 과정을 신속하게 진행시키며, 약제부서에서 준비시간을 감소시킴으로써 비용을 절감할 수 있는 등의 이점이 있다. 그러나 신생아 중환자실에 입원한 환아들은 대개 개별화된 정맥조제액을 필요로 하므로 흔히 별도의 조제가 이루어지고 있다.

**| 처방양식과 라벨 |** 일반적으로 처방 오류를 방지하고 처방 과정을 표준화하기 위하여 일정한 처방양식을 사용하는 것이 바람직하며, 처방양식을 사용할 때 정확하고 명확하게 표기해야 한다. 그리고 조제된 정맥용액의 라벨도 체중 1 kg당 영양소의 분량과 하루의 분량을 표기해야 한다(그림 5.1).

**약제실 전화 :**

| 환자명 | 연령 : | 체중 5 kg | 병실 |
|---|---|---|---|
| 입원일 : | | 유효기간 : | |

| | | |
|---|---|---|
| 기본용액 | Amount/kg/day | Amount/day |
| Dextrose | 25 g | 125 g |
| Amino acids | 2.5 g | 12.5 g |
| 전해질 | | |
| Sodium chloride | 2.5 mEq | 12.5 mEq |
| Sodium phosphate | 1.0 mmol<br>(1.4 mEq of Na) | 5.3 mmol<br>(7 mEq of Na) |
| Potassium chloride | 1 mEq | 5 mEq |
| Potassium acetate | 1 mEq | 5 mEq |
| Calcium gluconate | 2 mEq | 10 mEq |
| Magnesium sulfate | 0.4 mEq | 2 mEq |
| 비타민, 미량원소, 약물 | | |
| 소아 종합비타민 | | 5 mL |
| 소아미량원소 | 0.25 mL | 1.25 mL |
| L-cysteine HCl | 100 mg | 500 mg |
| 주입속도 21 mL/hr | 용량 504 mL | 24 hours에 걸쳐서 주입 |

조제액은 504 mL과 50 mL 여유분 포함

**** **중심정맥용** ****

자료 : 참고문헌 14

**| 그림 5.1 |** 소아 정맥영양 조제액 라벨의 예

### 정맥영양의 모니터링

신생아의 정상적인 성장 발육과 합병증 예방을 위해서 주기적인 모니터링이 수행되어야 한다(표 5.8). 체중은 매일 기록하고 길이와 머리둘레는 매주 측정한다. 전해질과 포도당 농도는 초기에는 매일 모니터 해야 하며 정맥영양의 최대 처방량이 공급되고 이에

| 표 5.8 | 신생아 정맥영양의 모니터링 계획

| | | 초기 | 매일 | 매주 | 필요에 따라 |
|---|---|---|---|---|---|
| 신체 계측 | 체중 | × | × | | |
| | 길이 | × | | × | |
| | 두위 | × | | × | |
| 혈청 농도 | 소디움/포타슘/클로라이드 | × | | × | |
| | 중탄산염 | × | | × | |
| | 포도당 | × | | × | |
| | BUN/크레아티닌 | × | | × | |
| | 칼슘/인 | × | | × | |
| | 마그네슘 | × | | × | |
| | 중성지방 | × | | × | |
| | 알부민/총 단백질 | × | | × | |
| | 간기능검사 | × | | × | |
| | 빌리루빈 | × | | × | |
| | Hb/Hct | × | | × | |
| | 혈소판, PT, PTT | × | | × | |
| | 백혈구 | | | | × |
| | 프리알부민 | | | | × |
| | 구리/아연 | | | | × |
| | 철분 | | | | × |
| | 암모니아 | | | | × |
| | 비타민 E | | | | × |
| | pH | | | | × |
| | 배양 | | | | × |
| 소변 | 포도당 | × | × | | × |
| | 케톤 | × | × | | × |

자료 : 참고문헌 8

대한 환아의 적응도가 수립된 후에는 매주 2회씩 모니터 한다. 혈중요소질소(BUN)의 모니터링은 단백질이나 수분의 과수화, 혹은 섭취 부족이나 이화상태를 발견하는데 도움이 된다. 혈청 크레아티닌의 상승은 신기능의 장애를 의미할 수 있어 단백질 섭취 제한을 요한다. 혈청 중성지방 농도는 150~200 mg/dl로 유지되어야 하며 지방 섭취가 증가되면 중성지방 농도를 측정해야 한다.

신생아가 2주 이상 정맥영양을 공급받게 되면 혈청 직접 빌리루빈의 농도를 측정하여 담즙울체 여부를 점검해야 하며 간기능을 측정하기 위하여 혈청 alanine amino-transferase 농도를 점검해야 한다.

## 1.5 대사적 합병증

신생아에서 발생하는 대사적 합병증으로는 고혈당, 저혈당, 고중성지방혈증, 고빌리루빈혈증, 골감소증 등을 들 수 있다.

### 고혈당

고혈당은 인슐린 생성 감소나 인슐린 저항성, 간에서 포도당 생성 증가, 과다한 포도당 주입 등으로 초래될 수 있다. 미숙아, 재태연령이 낮은 영아, 저출생체중의 영아 등은 고혈당을 초래하기 쉽다. 미숙아에서 고혈당 발생율은 43~86%에 달하는 것으로 보고되고 있으며 미숙도가 심할 수록 발생율이 증가한다. 그리고 기계적 환기치료를 받는 영아에서 고혈당이 더 자주 발생한다. 덱스트로즈의 평균 주입속도를 4.7~4.9 mg/kg/min(범위, 3~7 mg/kg/min)로 공급받는 미숙아의 43%에서 고혈당이 관찰되었다. 매우 미숙한 영아에서는 덱스트로즈 주입속도를 8 mg/kg/min 이상으로 증가시키면 거의 틀림없이 고혈당이 생긴다. 이 때문에 충분한 열량 공급을 위해서 당질 투여를 증가시키려면 인슐린이 필요하다

고혈당과 당뇨가 생기면 영아는 삼투성 이뇨로 탈수상태, 칼슘과 소디움의 손실 등이 초래된다. 이 경우 포도당 주입량을 감소시켜야 한다. 만약 일정한 포도당 주입속도에 잘 적응하던 영아에서 고혈당이 초래되면 패혈증을 의심해야 한다. 초저출생체중아는 포도당 주입에 매우 민감하여 혈당 농도가 150 mg/dl까지는 수용할 수 있으나, 일단 150 mg/dl을 초과하면 포도당 주입량을 감소하거나 인슐린을 사용해야 한다.

**| 인슐린 요법 |** 상당수의 신생아 전문의들은 신생아에서 혈당 농도의 변동이 심하므

로 인슐린 사용을 꺼린다. 그러나 장기간의 고혈당과 불충분한 포도당 주입은 환아의 성장장애를 초래할 수 있기 때문에 고혈당이 계속되면 인슐린을 사용해야 한다. 신생아의 고혈당을 관리하는데 있어서 지속적인 인슐린 주입(0.01~0.1 U/kg/hr)은 안전하고 효과적인 것으로 보고되고 있다. 이때 적어도 매 2시간마다 혈당 농도를 모니터하여 혈당이 100~150 mg/dl에서 유지되어야 한다.

### 저혈당

혈청 포도당 농도가 40~50 mg/dl 미만인 경우에 저혈당으로 정의하며 신생아에서는 포도당 항상성 기전의 미성숙, 글리코겐 저장량 부족, 포도당 요구량 증가 등으로 저혈당이 초래되기 쉽다. 덱스트로즈 용액을 갑자기 중단하거나 인슐린 용량을 과다하게 투여할 경우에 흔히 저혈당이 초래된다. 이밖에도 SGA 영아, 질식, 미숙아, 당뇨병 모체의 영아 등은 저혈당의 위험도가 높다. 많은 영아들이 저혈당의 증상을 보이지 않기 때문에 신체증후만으로는 저혈당을 진단할 수 없으므로 혈당 농도를 점검해야 한다. 대체로 혈당 농도가 40~50 mg/dl 이하면 이를 치료해야 한다(표 5.9). 그리고 혈당 농도가 안정될 때 까지 매 30분마다 혈당을 점검해야 한다.

**| 표 5.9 |** 신생아 저혈당의 치료

| |
|---|
| 저혈당의 정의(혈청 포도당 농도)<br>경미한 : 40~50 mg/dl<br>중등도 : 30~40 mg/dl<br>심한 : < 30 mg/dl |
| 즉각적 치료<br>경미한 저혈당 : 덱스트로즈 주입을 6~8 mg/kg/min으로 시작 하고 주입 후 20~30분에 혈당 농도 재점검<br>중등도 저혈당 : 덱스트로즈 주입을 6~8 mg/kg/min으로 시작하고 주입 후 20-30분에 혈당농도 재점검<br>심한 저혈당 : 10% 덱스트로즈 용액(D10W)을 2~3 ml/kg 준 후에 6~8 mg/kg/min으로 주입하고 처음에 2~3 ml/kg 준 후부터 20~30분 후에 혈당농도 재점검 |
| 지속적 치료<br>만약 환아가 여전히 저혈당 상태를 유지하면 덱스트로즈 주입량을 증가시키고 혈당이 50 mg/dl 이상으로 안정될 때까지 매 20~30분마다 2~3 ml/kg을 반복 |

자료 : 참고문헌 16

### 고중성지방혈증

과다한 당질 공급은 고혈당과 고중성지방혈증을 초래한다. 만약 고중성지방혈증과 고혈당이 공존하는 경우에는 우선 혈당을 정상화시켜야 한다. 고중성지방혈증은 혈청 중성지방의 농도가 150 mg/dl을 초과하는 상태를 말하며 이와 관련된 임상적 결과는 폐가스확산의 감소, 백혈구기능 장애, 내피세망 세포내의 지방 침착, 핵황달 등이다. 혈청 중성지방 농도는 지방 제거율을 나타내는 지표로 간주되며 미숙도, 저출생체중, 패혈증, 지방유화액의 농도 및 주입속도, 급성 질환 등은 지방 제거율에 영향을 미친다.

미숙아의 지방 제거율은 만삭아의 절반에도 미치지 못하며 이는 지단백 리파제(lipoprotein lipase)의 활동이 제한되기 때문이다. 저출생체중과 패혈증은 지방 이용율에 장애를 초래하여 고중성지방혈증을 초래하기 쉽다. 10% 지방유화액은 20% 용액에 비해서 인지질의 함량이 높기 때문에 고중성지방혈증을 초래하기 쉽다. 그리고 지방유화액의 주입속도를 낮추면 혈청 중성지방의 상승이 덜 하다.

고중성지방혈증을 개선하기 위해서는 지방 주입기간을 점검하여 18~24시간동안에 걸쳐서 주입하여야 한다. 만약 지방 주입시간이 이미 하루에 24시간동안이라면 이전에 적응했던 지방 용량으로 줄인다. 주입양은 0.5~1.0 g/kg/day로 시작해서 매일 0.5 g/kg 씩 증가시키며 최대한 3 g/kg/day 까지 주입할 수 있다. 그러나 미숙아나 패혈증이 있는 영아에서는 지방의 주입속도를 줄이고 혈청 중성지방을 모니터 해야 한다. 이밖에도 저용량의 헤파린(1 unit/L)을 정맥조제액에 첨가하여 지단백 리파제의 활동을 유도함으로써 지방 제거율을 개선시킬 수 있다. 그리고 미숙아는 카니틴(carnitine) 저장량이 적기 때문에 혈장 카니틴 농도가 저하된 경우에 카니틴을 보충(10 mg/kg/day)하면 지방산 산화를 향상시킴으로써 지방 제거율을 개선시킬 수 있다. 특히 고중성지방혈증의 원인을 알 수 없는 경우에 미숙아에게 카니틴 보충을 시도해 볼 수 있다. 영아에게 지방유화액을 공급할 때 중성지방과 인지질의 제거를 개선하기 위하여 20% 용액을 사용해야 하며, 산소화의 장애를 완화시키기 위해서 주입 속도는 0.15 g/kg/day을 초과하지 않는 것이 좋다. 그리고 광선요법을 사용할 때, 중성지방 과산화물의 형성으로 폐질환의 위험과 산화적 스트레스로 인한 손상이 초래될 수 있기 때문에 광선을 차단하는 튜브를 사용하는 것이 좋다.

### 담즙울체

TPN을 시작한지 2~3주후부터 정맥영양-관련 담즙울체(cholestasis)가 관찰될 수 있으며 정맥영양이 60일 이상 계속된 경우에 담즙울체 발생율은 80% 까지도 상승한다. 담즙울체는 또한 미숙아나 저체중출생아에서 더 흔하게 발생하며 출생체중이 1,000 g 미만, 1,000~1,500 g, 1,500~2,000 g인 경우에 담즙울체 발생율은 각각 50%, 18%, 7%로 보고되고 있다.

담즙울체가 초래되면 대개 접합 빌리루빈(conjugated bilirubin)의 농도가 2.0 mg/dl 이상으로 상승한다. 담즙울체 발생의 초기 지표는 GGT(gamma glutamyl transpeptidase) 농도의 상승이다. 담즙울체의 발생과 관련된 위험요인은 미숙(prematurity), 저출생체중, 재발되는 패혈증, 경장급식의 지연, 광선에 의한 TPN 용액의 산화, 장내 박테리아의 과다증식, lithocholic acid 농도 상승 등이다. 정맥영양-관련 담즙울체의 발생위험도를 감소하기 위해서는 경장영양의 조기 시작, 소장운동 촉진, 과다한 영양소 공급 방지, 주기적(cyclic) 정맥영양으로의 전환, 패혈증 예방 등에 주력해야 한다.

### 골감소증

미숙아의 골감소증(osteopenia)을 흔히 대사성 골질환이라고 부르며 그 양상은 경미한 골광물제거(bone demineralization)에서부터 구루병에 이르기 까지 다양하다. 임신 34주 이전에 태어난 미숙아나 초저출생체중아(출생체중 <1,500 g)는 대사성 골질환의 위험도가 높다. 대사성 골질환의 모니터링에 이용되는 생화학적 지표는 혈청 칼슘, 인, alkaline phosphatase 농도 등이다. 대사성 골질환에서 혈청 칼슘 농도는 저하되거나 증가되거나 정상일 수 있는 반면에 혈청 인의 농도는 저하되거나 낮은 정상범위를 유지한다. 한편 골교체(bone turnover)가 진행되면서 나타나는 혈청 alkaline phosphatase 농도의 증가는 성장이나 광물제거를 반영한다. 간질환이 없는 상태에서 혈청 alkaline phosphatase 농도가 성인 참고범위의 5배 이상 되는 영아는 골감소증을 동반할 수 있다. 이밖에도 대사성 골질환에서는 고칼슘뇨증과 뇨중인 배설의 감소가 관찰된다.

치료 목표는 출생 직후부터 칼슘과 인의 섭취를 극대화함으로써 대사성 골질환을 예방하는 것이다. 칼슘과 인을 무게당 1.7 : 1의 비율로 섭취하면 정맥영양을 공급받는 초저출생체중아에서 90%의 무기질 보유율을 달성할 수 있다.

## 1.6 TPN의 중단

영아에게 경장으로 공급하는 모유나 조제유의 분량이 증가함에 따라서 정맥영양을 점진적으로 중단해야 한다. 이때 체중감소를 방지하기 위하여 칼로리를 충분히 공급해야 한다. 정맥영양에서 경장급식으로 전환하는 과도기에는 체중이 증가하지 않거나 사실상 감소하는 경우가 있기 때문에 칼로리 섭취량을 면밀하게 모니터해야 한다. 이밖에도 경장급식이 진전됨에 따라서 전해질, 단백질, 무기질, 비타민 등의 섭취량을 면밀하게 모니터하고 영양소 섭취의 과다, 혹은 부족이 초래되지 않도록 해야 한다. 예를 들어 경장급식을 진전시키면서 정맥영양의 분량을 조정하지 않으면 단백질 섭취 과다로 고질소혈증이 초래될 수 있다. 미숙아에서는 영양요구량의 75%를 경장급식으로 섭취할 때 까지 정맥영양을 계속해야 한다.

## 2 경장영양

임신 32~34주 이전에 태어난 미숙아는 젖빨기와 삼키기, 숨쉬기를 복합적으로 조정할 수 있는 능력이 부족하므로 경장급식을 요한다. 그러나 미숙아는 위장관의 미숙으로 위장운동 부족, 위정체, 위식도 역류 등의 문제점을 초래한다. 결과적으로 이런 영아는 경장영양을 조기에 시작하여 신속하게 진행시킬때 부적응증을 보인다. 그러나 경장영양은 직·간접으로 위장관에 영양적 효과를 부여하므로 위장관이 성숙하는 중요한 시기에 경장영양을 보류하면 소장점막의 자극이 결여되어 장적응에 문제가 생긴다.

한편 경장영양은 장적응에 매우 중요하지만 궤사성 소장결장염의 위험도 때문에 미숙아에게 경장영양을 시작하기를 주저하는 경우가 많다. 궤사성 소장결장염의 정확한 병인은 알려져있지 않으나 대개 궤사성 소장결장염 사례의 95%가 경장급식을 제공받은 미숙아에서 발생했다. 그러나 전혀 급식을 공급받지 않은 미숙아에서도 궤사성 소장결장염이 발생할 뿐만 아니라 경장영양의 지연이 궤사성 소장결장염의 발생율을 저하시키지 않으며 오히려 이를 증가시키는 것으로 관찰되었다. 일부 연구자들은 궤사성 소장결장염의 발생빈도는 급식의 급속한 진행이나 조제액의 과잉 공급과 관련이 있다고 보고하였다. 미숙아에서 경장영양의 이점과 위험도가 표 5.10에 제시되었다.

### 2.1 경장영양 시작의 결정요인

신생아가 임상적으로 안정되면 경장영양을 시작한다(표 5.11). 제동맥 카테터

**| 표 5.10 | 미숙아에서 경장영양의 이점과 위험도**

| 이 점 | 위험도 |
|---|---|
| 생리적 황달 단축 | 괴사성 소장결장염 |
| 담즙성 황달 예방 | 흡인 |
| 위장관 발달촉진 | 급식 부적응증 |
| 보다 일찍 전용량 급식가능 | 경유문 급식시 장천공 |
| 체중증가 촉진 | |

자료 : 참고문헌 15

**| 표 5.11 | 신생아에서 경장영양 시작의 결정요인**

- 활력 징후(맥박, 호흡, 혈압)의 안정
- 장음의 존재
- 복부가 팽창되지 않음
- 의학적 위험요인의 부재(질식, 낮은 Apgar Score, 호흡곤란증후군, 무호흡과 서맥, 급성 패혈증, 저혈압 등)
- 장비와 절차 등의 장애물 부재(인공호흡기, 산소요법, 관의 삽입과 제거, 교환수혈, 제대동맥 카테터 등)

자료 : 참고문헌 15

(UAC)의 사용은 괴사성 소장결장염과 관련이 있는 것으로 알려져서 UAC가 장착된 동안은 급식하지 않는 경우가 많다. 그러나 미숙아를 대상으로 실시한 전향적 무작위 임상연구 결과, 임상적으로 안정된 영아에서는 UAC가 괴사성 소장결장염을 증가시키지 않는 것으로 보고되었다.

장간혈류량이 감소되는 상태에서 경장급식을 시작하면 소장에 산소 부족을 초래할 수 있기 때문에 삼가야 한다. 즉 indomethacine 치료를 요하는 지속적인 동맥관개방, 용적확장을 요하는 저혈압, 심장기형(외과적 교정이 수행될 때 까지) 등 임상적으로 심각한 상태에서는 경장영양을 삼가야 한다. 고빌리루빈혈증으로 교환수혈(exchange transfusion)을 받은 영아의 간접 빌리루빈 농도가 교환수혈 농도와 비슷한 경우에는 급식을 삼가야 하는데 이는 교환수혈이 괴사성 소장결장염의 위험도 증가와 관련이 있기 때문이다.

패혈증상을 보이는 환아는 임상적으로 불안정하므로 상태가 안정되고 괴사성 소장결장염의 진단이 배제될 때 까지 급식을 보류해야 한다.

## 2.2 경장영양 요구량

일반적으로 만삭아의 경장영양 요구량은 영양권장량에 근거하지만 미숙아를 위한 적절한 영양요구량을 추정하기는 쉽지 않다. 왜냐하면 미숙아는 체내에 영양소 저장량이 불충분하고, 소화흡수 능력이 부족한 반면에 영양소의 보유율이 높고, 조산과 관련된 질병상태가 영양소 요구량에 영향을 주기 때문이다. 뿐만 아니라 미숙아의 이상적인 성장률은 아직 정립되지 않았다. 경장영양지원시 미숙아와 만삭아의 영양요구량은 표 5.12에 제시된바와 같다.

### 수분

신생아 중환자의 초기 수분 요구량은 대개 정맥으로 공급한다. 일반적으로 만삭아의 수분 권장량은 에너지 소비량 1 kcal 당 1.5 ml이다. 임상적으로 안정된 상태의 미숙아에서 수분 요구량은 대체로 하루에 150～200 ml/kg이다. 미숙아는 탈수나 과수화 상태를 초래하기 쉽기 때문에 수분상태의 면밀한 모니터링이 필수적이다.

### 에너지

경장영양지원에서 영아의 에너지 요구량은 에너지 소비량, 에너지 저장량, 에너지 손실량의 3가지 요인에 의해서 결정된다. 에너지 소비량은 기초대사량, 활동량, 한냉 스트레스(cold stress)로 인한 에너지 소비량, 조직합성에 필요한 에너지량, 식품섭취로 인한 열 효과 등에 의해 결정된다. 에너지 저장량은 체지방량과 무지방량의 축적을 포함한다. 에너지 손실량은 불완전한 소화·흡수에 기인하며, 특히 미숙도가 심할 수록 에너지 손실이 증가한다. 이러한 요인들을 이용하여 추산한 미숙아의 에너지 요구량이 표 5.13에 제시되었다.

일반적으로 정상적인 성장발육을 위해서 만삭아는 108 kcal/kg/day, 미숙아는 105～130 kcal/kg/day가 필요하다. 그러나 에너지 요구량은 대수술 후(20～30% 증가)와 열이 있을 때(37℃ 이상에서는 1℃ 증가때마다 12% 증가) 증가한다. 이밖에도 신생아에서 에너지 요구량을 증가시키는 요인은 표 5.14에 제시되었다.

### 단백질

신생아의 단백질 요구량은 재태연령, 임상적 상태, 섭취한 단백질의 질, 에너지 섭취

| 표 5.12 | 신생아를 위한 경장영양소의 1일 요구량

| 영양소 | 모유-수유 만삭아 | 미숙아 |
|---|---|---|
| 수분 | 1.5 ml/kcal | 150~200 ml/kg |
| 에너지 | 108 kcal/kg | 105~130 kcal/kg |
| 단백질 | 2.2 g/kg | 3.0~4.0 g/kg |
| 비타민 A | 400 μg | 210~450 μg/kg |
| 비타민 D | 5.0 μg | 3.75~10 μg/kg |
| 비타민 E | 4.0 μg | 6~12 mg/kg |
| 비타민 K | 2.0 μg | 8~10 μg/kg |
| 비타민 C | 40 mg | 18~24 μg/kg |
| Thiamin | 0.2 mg | 0.18~0.24 mg/kg |
| Riboflavin | 0.3 mg | 0.25~0.36 mg/kg |
| Niacin | 2.0 mg | 3.6~4.8 mg/kg |
| 비타민 $B_6$ | 0.1 mg | 0.15~0.2 mg/kg |
| Folate | 65 μg | 25~50 μg/kg |
| 비타민 $B_{12}$ | 0.4 μg | 0.3 μg/kg |
| 칼슘 | 210 mg | 120~230 mg/kg |
| 인 | 100 mg | 60~140 mg/kg |
| 마그네슘 | 30 mg | 7.9~15 mg/kg |
| 철 | 0.27 mg | 2.0~4.0 mg/kg |
| 아연 | 2.0 mg | 1 mg/kg |
| 옥소 | 110 μg | 30~60 μg/kg |
| Selenium | 15 μg | 1.3~3.0 μg/kg |
| Biotin | 5 μg | 3.6~6.0 vg/kg |
| Pantothenic acid | 1.7 μg | 1.2~1.7 μg/kg |
| Choline | 125 mg | 14.4~28 mg/kg |
| 구리 | 0.2 mg | 0.12~0.15 mg/kg |
| 망간 | 0.003 mg | 7.5 μg/kg |
| 크로미움 | 0.2 μg | 0.1~0.5 μg/kg |
| molybdenum | 2.0 μg | 0.3 μg/kg |
| 소디움 | 5.2 mEq | 2.0~3.0 mEq/kg |
| 클로라이드 | 5.1 mEq | 2.0~3.0 mEq/kg |
| 포타슘 | 12.8 mEq | 2.0~3.0 mEq/kg |

자료 : 참고문헌 11

**| 표 5.13 |** 미숙아의 에너지 요구량(kcal/kg/day)

| | 미국 소아과학회 (AAP) | 유럽 소아위장병영양학회 (ESPGAN) |
|---|---|---|
| 에너지 소비량 : | | |
| 휴식 대사량 | 50 | 52.5 |
| 활동 | 15 | 7.5 |
| 한냉 스트레스 | 10 | 7.5 |
| 식품의 열효과 | 8 | 17.5 |
| 에너지 저장량 : | | |
| 체지방과 무지방 축적 | 25 | 25 |
| 에너지 손실량 : | | |
| 불완전한 소화흡수 | 12 | 20 |
| 총 에너지 요구량 | 120 | 130 |

AAP : American Academy of Pediatrics
ESPGAN : European Society of Pediatric Gastroenterology and Nutrition
자료 : 참고문헌 8

**| 표 5.14 |** 신생아 에너지 요구량을 증가시키는 요인

- 미숙도가 심할수록
- SGA 영아
- 생리적 스트레스 : 열, 심한 패혈증, 흡수불량, 화상, 울혈성 심부전, 기관지폐성 형성장애, 단백질-에너지 영양결핍증
- 출생 후 연령 : 낮을수록 단위체중(kg)당 요구량 증가
- 성장 : 신속한 성장만회를 위해 에너지 요구량 증가
- 급식 종류 : 경장영양은 정맥영양보다 에너지 요구량 증가
- 급식 방법 : nipple feeding은 gavage feeding보다 에너지 소비량 증가하므로 요구량 증가

자료 : 참고문헌 13

량 등에 따라서 달라진다. 수술, 패혈증, 기관지폐성 형성장애 등은 단백질 교체율과 뇨질소 배설량을 증가시키며 스테로이드 약물은 이화작용을 촉진한다. 모유는 조제유에 비해서 단백질의 질이 더 우수하므로 모유-수유 영아의 단백질 요구량은 조제유-수유 영아보다 적다. 뿐만 아니라 단백질과 에너지는 공생의 관계에 있기 때문에 이들의 요구량을 분리해서 생각할 수 없다. 즉 성장과 유지를 위한 단백질 합성은 에너지-의존적이므

로 에너지 섭취가 부족하면 단백질 합성이 감소하고 아미노산의 산화가 증가한다. 이 경우, 특히 신장 및 대사적 기능이 성숙하지 못한 미숙아에게는 해가 될 수 있다. 반면에 적절한 양의 단백질을 공급하지 않은 채, 에너지를 과다하게 공급하면 체지방 축적이 증가한다.

일반적으로 경장영양에서는 단백질 1 g당 33~43 kcal를 섭취하거나 에너지 100 kcal당 2.5~3.3 g의 단백질을 섭취할 것을 권장한다. 모유-수유의 만삭아는 2.2 g/kg/day, 미숙아는 3~4 g/kg/day가 권장된다. 미숙아의 단백질 섭취량이 하루에 2.5 g/kg 미만이면 발육성과가 불량하며, 반면에 6 g/kg/day 이상의 과다한 섭취는 대사적 합병증을 초래할 수 있다(표 5.15).

### 당질

총 에너지 요구량 중에서 단백질과 필수지방산의 요구량을 충족시킨 나머지 에너지 요구량은 당질과 지방으로 분배된다. 대체로 총 열량의 40~50%를 당질로부터 공급하며 만성 폐질환의 영아에서는 총 열량의 35%를 당질로 공급하기도 한다.

**| 표 5.15 |** 미숙아에서 단백질 섭취 과부족의 문제점

| 섭취 과다 | 섭취 부족 |
|---|---|
| 대사 이상 : | |
| 아미노산증 | 질소보유 감소 |
| 대사적 산증 | 알부민과 프리알부민의 혈청농도 감소 |
| BUN 상승 | |
| 고암모니아 혈증 | |
| 임상 반응 : | |
| 기면 | 성장부진 |
| 설사 | |
| 사망률 증가 | |
| 부종 | |
| 발육 성과 : | |
| 지능지수 저하 | Bayley 심리운동 발달지수 저하 |
| | 신생아 행위평가점수 저하 |

자료 : 참고문헌 8

미숙아에게는 당질의 종류도 중요하다. 당질원으로서 포도당만을 공급하면 삼투성 과부하가 초래되므로 포도당 중합체(glucose polymers)를 사용함으로써 삼투성 부하를 최소화할 수 있다. 미숙아 조제유는 대개 유당과 포도당 중합체가 절반씩 함유되어 있다.

### 지방

모유에서는 총 열량의 50%가 지방으로 공급된다. 조제분유에서는 리놀레산(linoleic acid)이 총 열량의 4~15%를 공급하며 리놀렌산(linolenic acid)이 총 열량의 1~4%를 공급한다.

지방 요구량은 지방의 종류에 따라 다르다. 일반적으로 중쇄중성지방이 장쇄중성지방보다 더 효율적으로 흡수·이용되는 것으로 알려져 있다. 이는 중쇄중성지방은 장내 담즙염의 농도에 영향을 받지 않기 때문이며 미숙아에서는 담즙염의 농도가 낮다. 중쇄중성지방의 우수한 기능은 특히 임신 34주 미만의 미숙아에서 관찰되며 무기질 흡수에도 유익한 영향을 주는 것으로 보고되었다. 모유내의 중쇄중성지방 농도는 10%(만삭아) 내지 15%(미숙아)이며 유럽 소아과학회에서는 미숙아 조제유에 중쇄중성지방를 총 열량의 40% 이상 함유하지 않도록 권장하고 있다.

### 비타민과 무기질

미숙아와 만삭아의 비타민과 무기질 요구량은 표 5.12에 제시되었다. 미숙아는 다음의 여러 가지 이유로 만삭아보다 비타민과 무기질 요구량이 증가한다.

- 자궁내 영양소 축적의 중단으로 체내 저장량 부족
- 신속한 성장과 발육
- 흡수불량(특히 지용성 비타민)
- 섭취불량
- 조산으로 인한 여러 가지 의학적 문제점으로 영양요구량의 변화

**| 칼슘, 인, 마그네슘, 비타민 D |** 태아 골무기질화의 75% 이상이 임신 말기에 발생하므로 미숙아는 만삭아보다 칼슘, 인, 무기질의 요구량이 높다. 비타민 D의 주요 생리적 기능은 소장에서 칼슘과 인의 흡수를 향상시키고 저장된 무기질을 뼈로 부터 이동시킴으로써 혈청 칼슘과 인의 농도를 정상범위로 유지하고 골형성을 지원한다. 만성적으로 이뇨제(특히 furosemide)나 theophylline 약물을 사용하는 경우에는 뇨칼슘 손실이 증

가한다. 만성 폐질환 치료에 사용되는 스테로이드 약물은 무기질 보유를 방해할 수 있다.

**| 철 |** 생후 첫 1년동안 미숙아의 철 요구량은 출생체중, 초기 헤모글로빈 농도, 성장률, 이 기간동안에 철의 손실 정도 등에 따라서 결정된다. 신생아의 철 저장량은 대체로 체중과 비례하므로 미숙아는 만삭아보다 철 저장량이 적다. 이밖에도 모체의 고혈압이나 당뇨병은 태반의 철 운반을 감소시키며, SGA 영아는 AGA(appropriate for gestational age) 영아보다 철 저장량이 적다. 태아 철의 75%는 헤모글로빈으로 존재하여 헤모글로빈 1 g은 3.4 mg의 철을 함유한다. 출생후 철 보충을 하지 않을 경우에 철이 고갈되는 시점의 체중을 다음의 공식으로 산출할 수 있다.

$$\text{철이 고갈되는 출생체중\%} = \text{제대혈액 헤모글로빈(g/dl)} \times 11.5$$

예를 들어서 출생체중이 1 kg인 영아의 제대혈액 헤모글로빈의 초기 농도가 17 g/dl 이라면 철이 고갈되는 체중은 다음과 같다.

$$\text{출생체중\%} = 17 \times 11.5 = 195.5\%$$

상기 공식에서 출생체중의 약 2배가 되는 시점에서 철이 고갈되며 초기 헤모글로빈 농도는 이 결과에 영향을 준다. 만삭아보다 미숙아에서 생후 철 요구량이 높으며, 잦은 혈액채취는 철 요구량을 증가시키는 요인이 되며, 혈액 1~2 ml당 1 mg의 철이 손실된다.

이밖에도 미숙아는 용혈성 빈혈이 생길 위험이 있다. 용혈성 빈혈은 항산화제인 비타민 E가 부족하거나, 불포화지방이 충분하거나 과다한 철(강력한 산화제) 공급이 있을 때 발생한다. 비타민 E가 결핍된 미숙아에게 매일 8 mg/kg의 ferrous sulfate를 공급하면 용혈성 빈혈이 생긴다. 이 때문에 최근에 생산되는 미숙아 조제액은 비타민 E와 불포화지방산의 비율을 알맞게 유지하고 있다.

미숙아의 철 권장량은 2~4 mg/kg이며 생후 2개월이 되거나 출생체중의 2배되는 시기(둘중에서 먼저 오는것)에 보충하기 시작하며 최대 권장량은 하루 15 mg이다. 철 보충은 생후 2~3주부터 안전하게 시작할 수 있다. 만약 초기 헤모글로빈 농도가 17 g/dl 이거나 상당량의 혈액 손실후 이를 보충하지 않았다면 생후 2개월 전에라도 하루 1~2 mg/kg 철 보충을 시작할 수 있다. 미숙아의 빈혈을 예방·치료하기 위하여 적혈구조혈인자(erythropoietin) 치료를 받는 경우에는 철 요구량이 증가한다.

**| 소디움, 포타슘, 염소 |** 미숙아는 만삭아보다 단위체중당 소디움 요구량이 더 많다. 이는 신장에서 소디움 보존 기전의 미숙으로 소디움의 요설이 증가하기 때문이다. 소디움의 요배설과 재태연령과는 역의 상관관계가 있기 때문에 대부분의 미숙아들은 신장으로의 소디움 손실 위험도가 높다. 이러한 생리적 불균형은 생후 3주경에야 개선되므로 혈청 소디움 농도를 잘 모니터해야 한다. 모유는 신속하게 성장하는 초저출생체중 영아의 소디움 요구량을 충족시키지 못하므로 모유-수유 영아나 혈청 소디움 농도가 130~132 mEq/L 되는 영아는 소디움 보충이 필요하다.

영아는 증가하는 무지방량(lean body mass)을 지원하기 위해서 성인보다 단위체중당 더 많은 포타슘을 필요로 하며 미숙아의 포타슘 요구량은 만삭아와 비슷하다. 염소 요구량은 소디움 요구량과 비슷하다.

**| 미량원소 |** 모든 미량원소의 체내 축적은 임신 3기에 발생하므로 미숙아는 미량원소가 결핍될 위험이 있다. 모유의 아연 흡수율은 조제분유에 비해서 우수하지만 신속하게 성장하는 미숙아의 아연 요구량을 충족시키기에는 절대량이 부족하여 아연 결핍증의 위험이 높으며 dexamethasone 약물은 아연 흡수를 방해한다. 그리고 다량의 설사나 장루 배출은 특히 아연 결핍증을 악화시킬 수 있다.

이밖에도 미숙아는 간에 저장된 구리의 양이 제한되어 있어 구리 결핍증의 위험이 있으며 특히 급속하게 성장하는 초저출생체중아는 그 위험도가 높다. 식이 아연이나 철의 섭취량이 높으면 구리의 흡수율이 감소되며 dexamethasone 약물은 구리 흡수를 방해한다.

**| 비타민 K |** 비타민 K는 혈액응고에 필수적이며 미숙아에서 출혈성 질환의 발생율이 증가하는 것으로 미루어 볼 때 태반을 통한 비타민 K 운반이 불량한 것으로 보인다. 임신중 항경련성 약물을 사용한 모체의 신생아는 출혈의 위험이 있다. 비타민 K는 대장 박테리아에 의해서 생성되므로 항생제 치료, 장절제, 기타 정상적인 장세균총을 방해하는 치료는 비타민 K 생성을 방해하여 결핍증을 초래할 수 있다. 미국 소아과학회에서는 신생아의 출혈성 질환을 예방하기 위하여 출생 첫날 0.5~1.0 mg/kg 근육주사나 1.0~2.0 mg/kg 경구투여에 의한 1회성 비타민 K 보충을 권장하고 있다. 비타민 K의 반감기는 다른 지용성 비타민에 비해서 짧기 때문에 결핍증이 속히 나타날 수 있다. 모유는 비타민 K 함량이 낮기 때문에 모유-수유 미숙아는 비타민 K 결핍증의 위험도가 높다.

**| 비타민과 무기질의 보충 |** 일부 미숙아들은 모유(혹은 조제유)의 섭취량이 적어서

미량영양소의 요구량을 충족시키지 못하므로 영양소의 보충을 필요로 한다. 이는 특히 강화되지 않은 모유를 먹이거나 일반 조제유(미숙아 분유가 아닌)를 사용하는 경우에 발생하기 쉽다. 더우기 지용성 비타민 A, D, E와 수용성 비타민 C. $B_6$, 엽산 등이 부족 되기 쉽다. 비타민과 무기질 보충에 관한 일반적 지침은 표 5.16에 제시된 바와 같다.

## 2.3 경장용액의 선택

신생아에게 공급되는 경장용액에는 모유, 일반 조제유, 미숙아 조제유, 고열량 미숙아 조제유 등 여러 가지가 있다. 각각의 이점과 문제점을 고려하여 각 신생아의 임상적 상태에 가장 적합한 용액을 선택해야 한다. 모유, 일반 조제유, 미숙아 조제유의 영양소 함량은 부록-14에 제시되었다.

### 모유

모유는 조제유에 비해서 여러 가지 영양적, 면역학적, 심리학적 이점을 가지고 있기 때문에 만삭아 뿐만 아니라 미숙아나 중환의 신생아를 위해서도 선호되는 경장영양 급원이다. 즉 모유는 소화흡수가 용이하며 각종 항염증인자, 호르몬, 효소, 성장인자 등이

| 표 5.16 | 영아를 위한 비타민과 무기질 보충 지침

| 급식 유형 | 보 충 |
|---|---|
| 만삭아 : | |
| 조제분유 | 4개월 이전에 철-강화 분유 공급 |
| 모유 | 비타민 D 400 IU/day 보충을 고려 |
| | 6개월 전에 철-함유 식품 제공 |
| 미숙아 : | |
| 조제분유 | 비타민 A, D, E 보충을 고려(미숙아 분유 사용시) |
| | 종합 비타민 보충을 고려(일반 분유 사용시) |
| | 2개월 전에 철-함유 식품 제공 |
| 모유 | 극저체중아에게 공급되는 모유를 강화시킨다. |
| | 비타민 A, D, E 보충을 고려(강화된 모유 사용시) |
| | 종합 비타민 보충을 고려(강화되지 않은 모유 사용시) |
| | 2개월 전에 철-함유 식품 제공 |

자료 : 참고문헌 8

함유되어 있으며 모체-영아간의 유대를 강화시키며, 궤사성 소장결장염과 후발성 패혈증을 예방할 수도 있다. Lucas 등(1992)은 생후 처음 수주동안 모유를 공급받은 미숙아는 7~8세 때 지능지수가 향상되었다고 보고하였다. 조산한 여성의 모유에는 만기에 해산한 여성의 모유보다 단백질 함량이 높지만 수유 시작후 28일 경에는 단백질 함량이 감소되므로 신속하게 성장하는 미숙아의 단백질 요구량을 충족시킬 수 없다. 모유에는 초저출생체중 미숙아(<1,500 g)의 성장발육에 필요한 단백질, 칼슘, 인, 소디움, 구리, 아연, 비타민 D, 엽산 등의 함량이 너무 낮기 때문에 영양소 밀도를 증가시키기 위해서 외국에서는 모유강화제(human milk fortifiers)가 이용된다(표 5.17). 여러 임상연구에서 미숙아에게 모유강화제를 사용함으로써 성장 발육과 영양상태의 호전이 관찰되었다. 미숙아에서 모유강화제의 사용이 권장되는 경우는 다음과 같다.

- 임신 34주 이전에 출생한 미숙아
- 출생체중이 1,500 g 미만인 초저출생체중아
- 2주 이상 정맥영양을 공급받은 신생아
- 출생체중이 1,500 g 이상인 신생아의 성장이 부진한 경우
- 출생체중이 1,500 g 이상인 신생아가 분량에 대한 부적응증을 보이는 경우

**| 표 5.17 |** 상업용 모유강화제로 강화된 모유의 영양성분 비교

| 영양소 | Enfanil 모유강화제 | Similac 모유강화제 |
|---|---|---|
| | (강화된 모유 100 ml당) | |
| 에너지 | 79 kcal | 79 kcal |
| 단백질 강화급원 | 2.4 g 유청 단백질 농축원 | 2.3 g 유청 단백질 농축원 |
| 지방 강화급원 | 4.5 g 혼합지방(20% MCT oil과 혼합됨) | 4.1 g MCT oil |
| 당질 강화급원 | 7.4 g corn syrup solids | 8.2 g corn syrup soilds |
| 비타민 A | 1301 IU | 983 IU |
| 비타민 D | 150 IU | 119 IU |
| 비타민 E | 5.5 IU | 4.2 IU |
| 칼슘 | 112 mg | 138 mg |
| 인 | 56 mg | 78 mg |
| 철 | 1.56 mg | 0.46 mg |

자료 : 참고문헌 2

### 일반 조제유

만삭아에서 모유-수유가 불가능하거나 모유 공급이 불충분한 경우에는 일반 조제유가 권장된다. 일반 조제유는 모유의 영양소 조성과 흡사하게 제조되어 생후 3개월까지는 영양소의 보충이 불필요하다. 유청과 카제인의 비율을 60 : 40으로 맞추고 신생아가 대사하기 어려운 페닐알라닌과 메치오닌의 함량을 감소시킨 반면에 생성하기 어려운 시스틴과 타우린을 추가하였다. 당질원으로는 유당이 함유되고, 우유에 없는 올리고당을 첨가했으며 포화지방의 일부를 제거하고 대신 리놀레산을 함유한 식물성 지방을 첨가하였다.

### 미숙아 조제유

급속하게 성장하는 미숙아의 영양요구량을 충족시키기 위해서 미숙아 조제유는 일반 조제유보다 단백질, 비타민, 무기질의 함량이 높다.

일반 조제유에는 당질원으로 유당만이 함유된데 반해서 미숙아 조제유에는 유당과 포도당 중합체가 혼합되어 있다. 미숙아는 만삭아에 비해서 유당분해효소(lactase)의 생성이 적으므로 유당의 부하를 감소시켜서 소화를 용이하게 하며, 포도당 중합체는 용액의 삼투압을 감소시키며, 전반적으로 칼슘 흡수를 촉진한다. 칼슘과 인의 함량은 일반 조제유의 2~3배 가량되며 기타 전해질, 비타민, 미량원소의 함량도 미숙아의 요구량을 충족시키기 위하여 일반 조제유보다 높다. 미숙아 조제유의 삼투압은 210~270 mEq/L 이며 체중이 2.5~3.5 kg에 도달할 때 까지 사용할 수 있다.

### 고열량 미숙아 조제유

미숙아 조제유의 에너지 밀도는 70 kcal/100 ml이다. 많은 미숙아들이 다음과 같은 여러 가지 이유로 칼로리와 영양소 밀도가 더 높은 조제유를 필요로 한다.

- 심폐질환으로 수분제한을 유지해야 하는 경우
- 에너지 소비량이 증가한 경우
- 기운이 없어서 유두로 조제유를 완전히 빨지 못하는 경우
- 당질이나 지방의 흡수불량
- 위관 급식(gavage feeding)에서 유두 급식으로 조기에 전환하는 경우

이러한 영아들에게는 칼로리 밀도가 증가된 조제유가 바람직하다. 칼로리 밀도를 증가시키면 조제유의 삼투압과 신용질 부하가 증가한다. 그러나 대부분의 영아는 조제유의

밀도를 점진적으로 증가시키면 대체로 잘 적응한다. 조제유의 밀도를 증가시키는 방법에는 두가지가 있다. 첫째, 포도당 중합체와 중쇄중성지방을 조제유에 첨가하여 칼로리 밀도를 증가시키는 방법이다. 그러나 이 방법은 비단백질 열량만을 첨가하므로 조제유의 영양소 비율에 변동을 초래하여 100 kcal 당 단백질, 비타민, 무기질의 함량이 감소되는 문제가 있다. 또 다른 방법은 표 5.18에 제시된 바와 같이 농축액이나 분말에 원래보다 적은 양의 수분을 첨가함으로써 보다 균형된 용액을 만들 수 있다. 이때 단백질양의 증가로 신용질 과부하를 초래할 수 있으나 용액의 밀도를 점진적으로 증가시키는 한, 비교적 잘 적응한다. Groh-Wargo 등은 80~100 kcal/100 ml의 조제유를 만들때는 농축액이나 조제분말에 첨가하는 수분량을 조절하여 농축용액을 만들고, 100 kcal/100 ml 이상의 농축액을 만들 때에만 포도당 중합체와 지방(중쇄중성지방)을 사용하는 것이 바람직하다고 주장하였다. 왜냐하면 800~100 kcal/100 ml 용액을 만들 때 포도당 중합체나 중쇄중성지방을 사용하면 단백질과 영양소의 농도를 희석시키는 결과를 초래하기 때문이다.

고열량 조제유를 만들때 일반적 지침은 다음과 같다.

- 측정의 오류를 최소화하고 칼로리 밀도의 정확성을 기하기 위하여 분말보다는 농축액이 바람직하다.
- 농축액이나 분말을 사용할 때 조제유의 삼투압을 400 mOsm/kg 이하로 유지하기 위하여 90 kcal/100 ml를 초과하지 않는 것이 좋다.
- 위장관의 적응을 위해서 칼로리 밀도를 5~10 kcal/100 ml 씩 점진적으로 증가시킨다.(85 kcal/100 ml → 90 kcal/100 ml → 95 kcal/100 ml →100 kcal/100 ml).

| 표 5.18 | 고열량 미숙아 조제유 만드는 법

| 에너지 밀도 | 미숙아 분유* | 최종 용량 |
|---|---|---|
| 0.8 kcal/ ml | 15.7 g | 100 ml |
| 0.85 kcal/ ml | 16.7 g | 100 ml |
| 0.9 kcal/ ml | 17.6 g | 100 ml |
| 0.95 kcal/ ml | 18.6 g | 100 ml |
| 1.0 kcal/ ml | 19.6 g | 100 ml |

* 남양 미숙아 분유 기준

- 포도당 중합체나 지방을 이용할 경우 영아의 단백질, 비타민, 무기질 요구량이 충족되는 지 검토한다.
- 조제유의 칼로리 밀도를 증가시킬 때 소변 배설량과 소변 비중을 점검함으로써 수화상태를 모니터한다.

## 2.4 급식 경로

경장급식의 경로는 신생아의 재태연령과 임상적 상태에 따라서 결정되며 유두 급식, 위관 급식, 경유문 급식, 위루관 급식 등이 있다.

### 유두 급식

유두 급식(nipple feeding)은 모유나 젖병에 담은 조제유를 유두를 이용해서 수유하는 방법이다. 가장 생리적이고 바람직한 방법이지만 신생아의 재태연령이 적어도 32~34주 이상 되어 젖빨기와 삼키기 및 구역반사가 서로 잘 조화될 수 있어야 한다. 심폐기관의 현저한 스트레스가 없고 의학적으로 안정되어 호흡율이 60회/분 미만이어야 한다. 한편 위관 급식에서 유두 급식으로의 전환은 점진적으로 진행되어야 한다.

### 위관 급식

위관 급식(gavage feedings)에는 급식관을 코에서부터 위까지 삽입하는 비위관(nasogastric feeding)과 입에서부터 위까지 삽입하는 구위관 급식(orogastric feeding)이 있다. 구위관(orogastric tube)은 고정시키기가 쉽지 않아서 이탈하기 쉽지만, 대부분의 신생아들은 코로 숨을 쉬기 때문에 호흡곤란이 있는 신생아에게 이용된다.

위관 급식은 1) 아직 유두 급식을 할 수 없는 32~34주 미만의 미숙아, 2) 신경과적 장애로 적절한 구역반사가 없거나, 3) 기도삽관을 가진 영아, 4) 호흡률이 빠른 영아(>60회/분, <80회/분) 등에게 사용된다. 32~34주의 미숙아는 유두 급식과 위관 급식을 병행할 수 있다. 급식관의 크기는 체중에 따라서 1,000 g 미만의 영아에게는 3.5~5 F(French), 1,000 g 이상의 영아에게는 5~8 F 크기를 사용한다. 위식도 역류의 위험도를 감소하기 위해서 급식을 하지 않는 동안에는 관을 제거하기도 하지만 일부 신생아는 관의 삽입과 제거에 따른 불편감을 견디기 못하기 때문에 삽입한 급식관을 그대로 놓아두기도 한다. 한편 일부 영아들은 관을 삽입한 채로 유두 급식을 시도하면 관이 없을

때보다 젖빨기와 숨쉬기를 더 힘들어 한다.

### 경유문 급식

경유문 급식(transpyloric feedings)에는 급식관이 코나 입으로부터 유문부를 지나서 소장에 장착되는 비십이지관, 구십이지관, 비공장관, 구공장관 등이 있다. 경유문 급식에서는 대체로 지속적 급식을 이용하며 무더기 급식(bolus feedings)을 권장하지 않는다. 경유문 급식은 1) 비위관/구위관 급식에 적응하지 못하거나, 2) 흡인의 위험이 있거나, 3) 위잔여물이 과다하거나, 4) 유문연축(pylorospasm)의 진단을 받은 경우, 5) 위감압을 필요로 하는 지속적 기도양압(continuous positive airway pressure)을 장기간 요하는 경우 등에 이용된다. 지속적인 기도양압은 위팽만을 초래하므로 위급식에 대한 적응도가 감소된다. 급식관을 장착한 후에는 방사선을 이용한 확인이 필요하다.

### 위루관 급식

위루관 급식(gastrostomy feeding)은 복부로부터 직접 위내로 위루관을 통해서 공급된다. 위루관 급식은 1) 전유두 급식(all-nipple feeding)으로의 진행이 2개월 이상 소요될 것으로 기대되는 경우, 2) 단장증후군을 가진 경우(TPN에서 경장영양으로 전환할 때 장적응을 촉진하기 위하여), 3) 신경과적 장애가 있고 유두 급식을 적절하게 할 수 없는 경우 등에 이용된다.

## 2.5 지속적 급식과 간헐적 급식

전통적으로 극저출생체중아에게는 위장관 적응도를 개선시키기 위하여 펌프를 이용한 지속적 급식이 이용되었다. 지속적 급식(continuous feeding)은 급식 중단의 횟수가 적고 위잔여물 점검과 관련된 조제유의 손실이 적다. 일부 연구에서는 체중증가의 개선, 에너지 소비량 감소, 영양소의 흡수 개선 등이 보고되었다. 그러나 다른 연구들에서는 지속적 급식과 간헐적 급식(intermittent feeding) 간에 체중증가율, 급식 적응도, 재원일수 등에 차이가 없었다고 보고되었다.

모유를 지속적으로 투여할 때 영양소의 손실이 생긴다. 모유의 지방은 균질화된 상태가 아니기 때문에 모유가 급식관에 부착되므로 20% 정도의 현저한 칼로리 손실을 초래한다. 모유를 급식관으로 주입할 때 영양소 손실을 최소화하기 위하여 간헐적 급식이 권장된다.

급식 부적응증을 자주 보이거나, 간헐적 급식으로 급식 목표량을 충족시킬 수 없거나, 단장증후군이나 흡수불량 증후군이 있는 경우, 그리고 경유문 급식관을 삽입한 경우에는 지속적 급식이 바람직하다.

한편 간헐적 급식은 보다 생리적이고 식후 위장호르몬의 정상적인 상승을 도모하는 이점이 있으나, 임상적으로 스트레스가 많은 극저출생체중아에게 간헐적으로 150 ml/kg를 투여하면 적응하기 어려운 경우가 많다.

결론적으로 미숙아에게 지속적 급식과 간헐적 급식 중 어느 것을 선택할 것인가에 대해서는 의견이 일치하지 않는다. 지속적 급식이 일부 미숙아에게는 이로울 수 있으나 다른 미숙아들은 간헐적 급식에 잘 적응할 수도 있다. 그러므로 각 영아의 임상적 상태에 따라서 적절한 주입방법을 선택해야 한다.

## 2.6 경장급식의 시작과 진행

### 최소 경장영양

최소 경장영양(minimal enteral nutrition)이란 정맥영양을 공급받는 신생아의 위장관으로 하여금 급식에 익숙해지도록 하며 장호르몬을 자극하고 위장관의 성숙을 촉진하기 위한 목적으로 극소량(10~20 cc/kg/day)의 조제유를 급식하기 시작하는 것을 말하며 영양소 섭취의 주요 급원을 공급하는 것은 아니다. 미숙아들은 경장급식에 적응하지 못하는 경우가 흔하기 때문에 처음에 소량의 경장급식을 공급하기 시작하며 이 방법은 최소 경장영양, 저열량 급식(hypocaloric feeding), 영양 급식(trophic feeding), 또는 장촉진 급식(gut priming) 등 다양한 명칭으로 일컬어지고 있다.

**| 최소 경장영양의 이점 |** 미숙아에게 생후 첫 1~2주동안 최소 경장영양을 공급하는 데 대한 생리적 이점은 보다 성숙한 위장관 패턴을 확립하고 위장호르몬(예, gastrin)의 분비를 증가시키며, 담즙성 황달 발생을 감소시키고 골무기질화를 개선하는 것이다. 임상성과와 관련된 이점으로는 경장영양의 적응도를 개선하고, 정맥영양 일수를 감소하며, 보다 일찍 목표 급식량에 도달하며, 신속한 체중증가, 패혈증 발생 감소, 재원일수 감소 등을 들 수 있다. 최소 경장영양은 괴사성 소장결장염의 위험도를 증가시키지 않는 것으로 보고되고 있으며 일부 환아에서 긍정적인 급식 대안으로 간주되고 있다.

**| 최소 경장영양의 실시 |** 전강도(full strength)나 1/2강도의 미숙아 조제유나 전강도의 모유가 이용된다. 생후 1~3일 사이에 영아에게 정맥영양지원을 시작하는 한편, 이와 동시에 영아의 임상적 상태에 따라서 생후 24~48시간에 경장영양을 시작할 수 있으며 초기 분량을 1~2주 동안 계속한다. 미숙아에서는 최소 경장영양의 사용이 경장영양의 시작을 위한 표준 진료로 인식되고 있다. 미숙아를 위한 최소 경장급식의 프로토콜은 각 의료기관마다 다르며 그 예는 표 5.19에 제시된 바와 같다.

### 완전 경장영양(Full enteral nutrition)

신생아에게 제공되는 경장급식의 시작과 진행에 관한 지침은 표 5.20에 제시되었다. 대체로 출생체중이 증가할수록 급식의 초기 용량 및 증가량이 증가한다. 비록 이러한 지침이 도움이 되긴 하지만 급식을 진행시키기 전에 영아의 임상적 상태, 복부검진, 이전

**| 표 5.19 |** 최소 경장영양의 진행 예

예 1.

1~3일 : 2 ml/kg/매 3시간(16 ml/kg/day)

4~6일 : 2 ml/kg/매 2시간(24 ml/kg/day)

7일 이후 : 표준 급식(매 12시간마다 1 ml/kg씩 진전)

예 2.

출생체중 < 1,250 g : 희석된 미숙아 분유(12 kcal/30 ml)을 10 ml/kg/day씩 제공

자료 : 참고문헌 2

**| 표 5.20 |** 경장급식의 시작과 진행에 관한 지침

| 출생체중(g) | 스케쥴 (지속적/간헐적) | 시작 (ml/kg/day) | 증가량 (ml/kg/day) | 목표량 (ml/kg/day) |
|---|---|---|---|---|
| < 750 | 매 2시간마다 지속적 | 10 | 15 | 150 |
| 750~1,000 | 매 2시간마다 지속적 | 10 | 15/20 | 150 |
| 1,000~1,250 | 매 2시간마다 지속적 | 10 | 20 | 150 |
| 1,251~1,500 | 매 3시간마다 | 20 | 20 | 150 |
| 1,501~1,800 | 매 3시간마다 | 30 | 30 | 150 |
| 1,801~2,500 | 매 3시간마다 | 40 | 40 | 165 |
| > 2,500 | 매 3시간마다 | 50 | 50 | 180 |

자료 : 참고문헌 8

급식의 적응도, 대변의 특징 등 급식에 대한 영아의 적응도를 평가하는 것이 가장 중요하다.

위잔여량을 가끔 점검하여 급식 적응도를 평가하여야 한다. 만약 위잔여량이 간헐적 급식에서 전번 급식량의 절반 이상이거나, 지속적 급식에서 전시간 급식량 보다 많으면 급식을 보류해야 한다.

영아를 오른쪽으로 눕히거나 업드려 눕히면 위배출이 촉진될 수 있다. 한편 최근의 연구에서는 왼쪽으로 눕히는 것이 더 바람직하다고 보고한바 있으나, 생후 며칠이 지나면 체위가 위배출에 별 영향을 주지 않는다. 환기 치료를 받는 초저출생체중아는 급식 전후에 엎드린 체위가 유익할 수도 있다. 처음에 급식을 시작할 때 조제유를 사용하는 경우에 전강도와 1/2강도 중에서 어느것을 사용해야 할 것인지에 대해서는 아직까지도 논란이 많다.

### 경장영양의 모니터링

- 체중, 수분 섭취량과 배설량을 매일 측정한다.
- 머리둘레와 길이를 매주 측정한다.
- 검사실 자료의 종류와 빈도는 영아의 개별적 요구도와 경장급식의 적응도에 따라서 결정된다. 일반적으로 정맥영양에서 필요한 자료와 비슷하지만 빈도가 적으며, 혈액학적, 생화학적 항상성과 영양상태의 개선정도를 측정한다.
- 만약 영아가 기면, 복부팽만, 위잔여량 증가, 구토, 설사, 혈변 등의 증상이나 징후를 보이면 이에 대한 적절한 조처가 취해질 때 까지 일시적으로 급식을 중단해야 한다.

## 3 과도기 급식

### 3.1 정맥영양에서 경장영양으로의 전환

목표량의 70% 이상을 경장영양으로 섭취할 때 까지 정맥영양을 병행해야 한다. 경장영양의 용량을 점진적으로 증가시킴에 따라서 정맥영양 용량을 상대적으로 감소시킨다(표 5.21).

| 표 5.21 | 정맥영양에서 경장영양으로의 전환계획

| 급식일자 | 미숙아분유(ml/kg) | 덱스트로즈-아미노산 용액(ml/kg) | 지방유화액(ml/kg) |
|---|---|---|---|
| 1 | 20 | 95~115 | 15 |
| 2 | 40 | 75~95 | 15 |
| 3 | 60 | 55~75 | 15 |
| 4 | 80 | 35~55 | 15 |
| 5 | 100 | 15~35 | 15 |
| 6 | 120 | 0~15 | 0~10 |
| 7 | 140 | 0 | 0~10 |
| 8 | 150 | 0 | 0~10 |
| 9 | 150 | 0 | 0 |

자료 : 참고문헌 17

## 3.2 위관 급식에서 유두 급식으로의 전환

재태연령이 적어도 32~34주 이상되고 임상적으로 안정되고 젖빨기-삼키기-숨쉬기의 패턴이 잘 조화되고, 호흡률이 60회/분 미만인 영아는 유두 급식을 시도하기 시작해야 한다.

위관 급식에서 유두 급식으로의 전환은 점진적으로 진행되어야 하며 영아의 상태와 적응도에 따라서 다음과 같은 스케쥴로 진행할 수 있다. 즉 간헐적 급식에서는 처음에는 하루에 한번씩 유두 급식을 시도하며 잘 적응하면 → 하루에 세 번 → 매 셋째 급식마다 → 매 둘째 급식마다 → 매번 유두 급식으로 차츰 진전시킬 수 있다. 지속적 급식에서는 처음에 하루에 한번씩 한시간 동안 위관 급식을 중단하고 1시간에 해당하는 급식량을 유두로 수유한다.

## 참고문헌

1. 김영혜(편집). 보건의료인을 위한 임상영양가이드, 서울중앙병원 영양팀, 2000.
2. Abad-Sinden A, Bollinger R. Challenges and controversies in the nutrition

support of the preterm infant. Support Line 24(2):5-16, 2002.

3. Babson SG, Benda GI. Growth graphs for the clinical assessment of infants of varying gestational age. J Pediatr 89:814-820, 1976.
4. Carson S. The fear of intravenous fat emulsions in pediatrics. Support Line 29:3-5, 2007.
5. Ellard DM. Early parenteral amino acid administration in very-low-birthweight infants. Support Line 21(6):17-19, 1999.
6. Gottschlich MM(ed). The Science and Practice of Nutrition Support : A Case-Based Core Curriculum, Kendall/Hunt Pub Co, 2001.
7. Gottschlich MM, Matarese LE, Shronts EP. Nutrition Support Dietetics Core Curriculum. 2nd ed, ASPEN, 1993.
8. Groh-Wargo S, Thompson M, Cox JH(eds). Nutritional Care for High-Risk New-borns. 3rd ed, Precept Press, Inc. 2000.
9. Kerner JA, Poole RL. The use of IV fat in neonate. Nutr Clin Pract 21:374-380, 2006.
10. Lucas A. Morley R. Cole T, et al. Breastmilk and subsquent intelligence quotient in children born preterm. Lancet 339:261-264, 1992.
11. Matarese LE, Gottschlich MM. Contemporary Nutrition Support Practice : A Clinical Guide. 2nd ed, Saunders, 2003.
12. Mayhew SL, Gonzales ER. Neonatal nutrition: A focus on parenteral nutrition and early enteral nutrition. Nutr Clin Pract 18(5):406-413, 2003.
13. Merritt RJ(ed). The A.S.P.E.N. Nutrition Support Practice Manual, 1998.
14. National Advisory Group on Standards and Practice Guidelines for Parenteral Practice. Safe practice for parenteral nutrtion formulation. J Parenteral Ent Nutr 22:49-66, 1999.
15. Samour PQ, King K(eds). Handbook of Pediatric Nutrition. 3rd ed, Jones and Bartlett Pub, 2006.
16. Shikora SA, Martindale RG, Schwaitzberg SD. Nutritional Considerations in the Intensive Care Unit : Science, Rationale and Practice, Kendall/Hunt Pub Co, 2002.
17. Williams CP(ed). Pediatric Manual of Clinical Dietetics, ADA, 1998

# 06 소아 영양지원



건강한 소아는 자발적으로 음식을 먹을 수 있기 때문에 구강을 통해서 필요한 영양소를 충분히 섭취할 수 있다. 그러나 여러 가지 급·만성 질환을 가진 소아는 자발적인 식사 섭취가 불가능하다. 소아가 입으로 음식을 먹을 수 없거나 먹으려고 하지 않아서 영양소의 섭취 및 소화·흡수가 불가능하거나 부족한 경우에 소화관이나 정맥을 통해서 필요한 영양소를 공급하는 것을 영양지원(nutrition support)라 한다. 이 경우, 어떠한 경로로 영양소를 공급하여야 하는가는 환자의 임상상태에 따라서 결정되어야 한다.

## 1 경장영양

경구 섭취가 불가능할 때, 만약 소아의 위장관이 기능을 하면 경장영양이 이용된다. 위장관을 통해서 영양소를 공급하는 것은 경장영양(enteral nutrition)이라 하며 일명 경장급식(enteral feeding), 경관급식(enteral tube feeding), 혹은 관급식(tube feeding)이라고도 한다. 통상적으로 영양상태가 양호한 소아가 충분히 입을 먹을 수 없어서 5~7일간 경구 섭취가 불량하면 경장영양이 필요하다. 그러나 입으로 충분히 먹지 못하는 영양결핍증의 소아나 심한 과대사 상태의 소아는 이보다 더 일찍 경장영양을 시작해야 한다.

## 1.1 경장영양의 적용 대상

소아가 입으로 충분히 먹을 수 없어서 영양요구량을 충족시킬 수 없는 경우, 영양소의 소화흡수 및 대사에 장애가 있는 경우, 그리고 성장 발육에 장애가 있는 경우에는 일반적으로 경장영양이 필요하다(표 6.1). 그러나 위장관의 기능부전이 있는 경우에는 경장영양이 사용되어서는 안되며 정맥영양을 사용해야 한다(표 6.2).

| 표 6.1 | 소아 경장영양의 적용 대상

| | |
|---|---|
| 영양소의 섭취부족 : | |
| 신경과적 장애 | 에이즈(AIDS) |
| 안면 외상 | 비인두의 횡문근육종 |
| 구강이나 식도의 손상 | 선천성 기형 |
| 미숙(< 34주) | |
| 입으로 영양요구량을 충분히 섭취할 수 없을 때 : | |
| 대사항진으로 영영요구량 증가 | 식욕부진(만성 질환으로 인한) |
| 정신과적 장애 | |
| 영양소의 소화·흡수·대사 장애 : | |
| 만성 설사 | 췌장염 |
| 단장증후군 | 당원병 |
| 염증성 장질환 | |

자료 : 참고문헌 8

| 표 6.2 | 소아 경장영양의 금기 대상

| | |
|---|---|
| • 괴사성 소장 결장염 | • 위장관의 기계적 폐쇄 |
| • 장폐색 | • 심한 염증성 장질환 |
| • 항암치료로 인한 심한 위장관 부작용 | • 심한 급성 췌장염 |
| • 난치성 설사/구토 | • 장허혈 |

자료 : 참고문헌 13

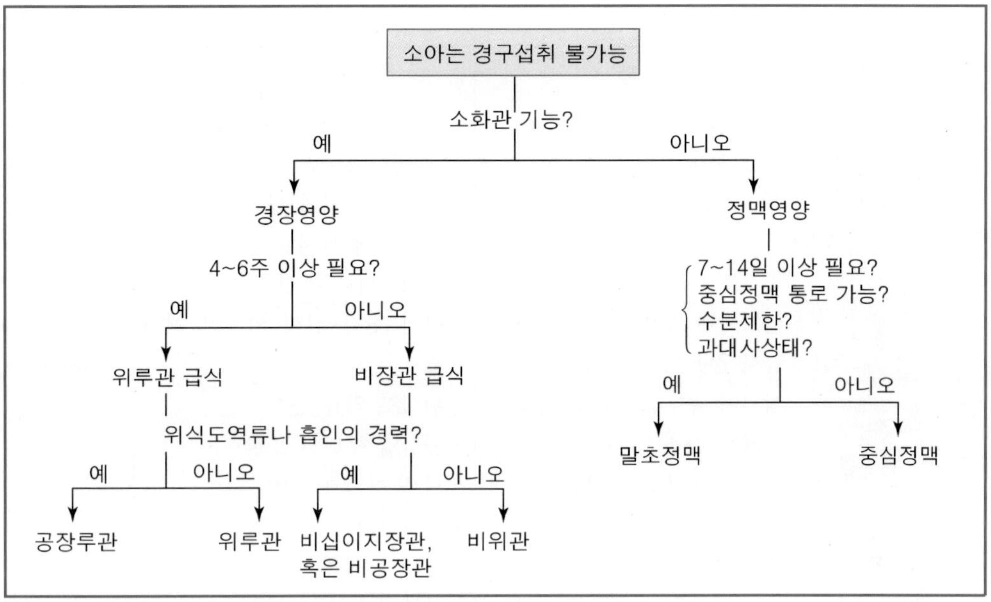


자료 : 참고문헌 9

**| 그림 6.1 |** 소아 영양지원의 경로 선택

## 1.2 급식 경로

경장급식의 경로는 크게 위급식(gastric feeding)과 소장급식(intestinal feeding)으로 분류되며 성인의 경우와 마찬가지로 위장관의 기능 상태와 흡인의 위험도에 따라서 결정된다(그림 6.1). 경장급식의 기간이 4~6주 미만인 경우에는 비위관, 비공장관, 혹은 비십이지관을 이용한다. 그러나 4~6주 이상 경장급식을 계속할 경우에는 위루관이나 공장루관이 이용된다. 각각의 급식 경로의 장단점은 표 6.3에 제시되었다.

급식관의 크기를 선택할 때 환아의 연령, 크기. 조제액의 점성, 펌프의 사용 여부 등 여러 가지 요인을 고려해야 한다. 일반적으로 급식관의 구경이 적을수록 소아에게 주는 불편감이 적으므로 구경이 작은 소아용 급식관(5 F, 6 F, 혹은 8 F)을 사용하는 것이 바람직하며 급식관의 재질은 부드러운 폴리우레탄이 좋다.

### 위급식

위급식(gastric feeding)은 소장급식보다 더 바람직하며 그 이유는 위급식은 소장급식보다 1) 생리적, 호르몬적 반응을 더 면밀하게 촉진하며, 2) 관삽입이 더 용이하고, 3)

| 표 6.3 | 경관급식 경로의 장단점

| 통로 | 장 점 | 단 점 | 적응증 |
|---|---|---|---|
| 비위관 | · 관 삽입이 용이<br>· 수술 불필요 | · 코, 식도, 기도 자극<br>· 국부적 피부관리 필요<br>· 영유아에 의해 쉽게 이탈<br>· 심한 기침시 쉽게 이탈<br>· 구역반사를 촉진 | · 4~6주 미만의 단기간 사용 |
| 위루관 | · 환자에게 많은 기동성 허용<br>· 급식 적응도는 대개 양호<br>· 직경이 큰 급식관 사용으로 관폐쇄 감소<br>· 기도를 폐쇄하지 않음 | · 관의 장착 위해 외과적 처치 필요<br>· 위식도 역류 증가<br>· 관삽입 부위의 노출<br>· 피부 자극과 감염<br>· 급식관의 외면을 복장으로 숨기기 어려움<br>· 복부내 누출로 복막염 위험 | · 4~6주 이상의 장기간 이용 |
| 비공장관 | · 위운동 장애와 지속적 위 잔여물 과다에도 불구하고 경장급식 가능함<br>· 위 팽만의 기회 감소 | · 관 장착후 X선 확인 필요<br>· 연동운동시 관의 이탈 용이<br>· 관의 폐쇄 흔함 | · 단기간 사용 |
| 공장루관 | | · 기술적으로 관삽입 어려움<br>· 관의 이탈과 폐쇄 흔함 | · 장기간(>6개월) 사용<br>· 복부수술 후 일레우스 있는 동안<br>· 영양관리 위해서 |

자료 : 참고문헌 13

삼투압과 용적 부하에 대한 내성이 크기 때문이다. 그러나 구토, 위배출 지연, 신경운동 장애로 인한 흡인 위험도 증가, 심한 폐질환, 심한 위식도역류 등이 있는 환아들에서는 흡인의 위험이 있기 때문에 위급식을 사용하지 말아야 한다.

**| 비위관 |** 단기간(<4~6주) 동안 관급식을 시행할 때 이용된다. 관삽입이 용이하고 수술적 처치가 불필요하다. 그러나 코, 식도, 기도를 자극할 수 있고, 심한 기침으로 관이 쉽게 이탈되며, 구역질을 촉진할 수 있다.

**| 위루관 |** 장기간(>4~6주) 동안 관급식을 시행할 때 이용된다. 환자에게 보다 많은

기동성을 허용하며, 급식에 대한 적응도가 일반적으로 양호하고, 구경이 큰 급식관을 사용할 수 있어 관이 폐쇄될 위험이 적고, 기도를 막지 않는다. 그러나 관을 장착할 때 외과적 처치가 필요하고 위식도역류가 증가할 수 있으며, 관삽입 부위에 누출이 생기면 피부 자극과 감염이 초래될 수 있다.

### 소장급식

십이지장이나 공장으로 관급액을 투여하는 소장급식은 위배출 지연, 위장 운동장애, 불량한 구역반사, 위식도역류나 구토 등으로 흡인의 위험이 있거나 수술 직후에 바람직하다. 특히 폐쇄성 뇌손상 후에는 위장의 운동장애시 소장급식이 매우 유용하다.

소장은 위보다 농도 변화에 더 민감하고 저장능력이 없기 때문에 한번에 많은 양을 투여하는 무더기 급식(bolus feeding)은 덤핑증후군을 초래할 수 있다. 따라서 소장으로 관급액을 투여할 때에는 지속적 급식이 시행되어야 하며 점진적으로 용량을 증가시켜야 하며, 구경이 작은 5, 6, 혹은 8 F(French) 급식관이 이용된다.

**| 비공장관 |** 단기간 관급식을 시행할 때 이용되며 급식관 장착 후 X선 투시를 통한 확인이 필요하며, 연동운동시 급식관이 쉽게 이탈될 수 있고 관의 폐쇄가 흔하다.

**| 공장루관 |** 장기간 관급식을 시행할 때 이용되며 관의 장착이 기술적으로 어렵고 관의 이탈과 폐쇄가 흔하다.

## 1.3 경장조제액

소아에게 투여되는 경장조제액은 연령에 따라서 다르다.

### 영아

만 1세 미만의 영아에게는 영아의 임상적 상태에 따라서 모유, 일반 조제유, 미숙아 조제유, 대두 조제유, 단백질 가수분해 조제유 등이 사용될 수 있다. 각 조제유의 영양적 특성과 적용대상에 대해서는 이미 제2장(소아 일반영양)에서 설명한바 있다.

**| 모유 |** 지속적 관급식에서 모유를 사용하는 경우에 모유로부터 분리된 지방이 급식관에 부착하게 되어 영양소 손실이 발생한다. 모유의 지방중 20% 정도는 급식관에 부착하므로 영아에게 공급되는 열량이 감소하게 된다. 이 때 급식관을 물로 세척하면 급식관

에 부착되었던 지방이 한꺼번에 영아에게 공급된다. 그러나 간헐적 경관급식에서는 이러한 문제가 생기지 않는다.

**| 농축 조제유 |** 일반 조제유의 칼로리 밀도는 67 kcal/100 ml 이다. 에너지나 영양소의 요구량은 높으나 많은 용량의 조제유를 감당할 수 없거나 수분제한을 요하는 영아에게는 고열량 조제액이 필요하다. 열량 밀도를 증가시키기 위해서 신생아의 경우와 마찬가지로 두가지 방법이 이용될 수 있다. 즉, 1) 조제분유에 수분을 적게 첨가하는 방법과 2) 지방이나 당질로 된 영양강화제(nutrient modules)를 기존의 조제액에 첨가하는 방법이 있다(표 6.4). 그러나 이 두가지 방법은 모두 장단점을 가지고 있기 때문에 이를 잘 고려해야 한다(표 6.5). 대체적으로 매일 2~4 kcal/30 ml(6.5~13 kcal/100 ml)씩 점진적으로 칼로리 밀도를 증가시키면 영아는 비교적 잘 적응한다. 영양강화제를 사용할 경우에는 에너지 밀도와 삼대 영양소의 분포 비율을 잘 계산하여야 하며 35~65% 당질, 7~16% 단백질, 30~55% 지방이 권장된다. 대체로 영아의 조제유는 100 kcal /100 ml 까지는 안전하게 농축시킬 수 있으며 일반 조제분유, 당질(maltodxtrin), 지방(MCT 기름) 등을 이용하여 단계적으로 칼로리 밀도를 80 kcal/100 ml에서 부터 100 kcal/100 ml 까지 증가시킨다.

**| 표 6.4 |** 영아 조제유의 에너지 밀도를 증가시키는 방법

| 단계 | 조제분유* | MCT | 칼로리-S | 최종 용적 | 칼로리 밀도 |
|---|---|---|---|---|---|
| 시작 | 100 g | | | 770 ml | 67 kcal/100 ml |
| 농축 조제유** | | | | | |
| 1단계 | 100 g | - | - | 650 ml | 80 kcal/100 ml |
| 2단계 | 100 g | - | - | 575 ml | 90 kcal/100 ml |
| 3단계 | 100 g | - | - | 520 ml | 100 kcal/100 ml |
| 영양강화제*** | | | | | |
| 1단계 | 15 g | - | - | 100 ml | 78 kcal/100 ml |
| 2단계 | 16 g | - | 2 g | 100 ml | 91 kcal/100 ml |
| 3단계 | 16 g | 1 g | 2 g | 100 ml | 98 kcal/100 ml |

* 조제분유 : 남양 아기사랑-1 기준

** 조제분유에 최종 용적이 될 때까지 물을 첨가함

*** 조제분유에 MCT, 칼로리-S를 혼합하고 최종 용적이 될 때까지 물을 첨가함.

| 표 6.5 | 영아 조제유의 칼로리 밀도 증가방법의 장단점

| | 농축 조제유 | 영양 강화제 조제유 |
|---|---|---|
| 장점 | · 제한된 분량내에서 적당량의 단백질, 무기질, 비타민 공급<br>· 영양소들이 적당하게 균형을 유지 | · 성장촉진에 필요한 에너지를 부가적으로 공급 |
| 단점 | · 신장의 농축능력을 초과<br>· 고비타민혈증 | · 장에서 영양소의 흡수와 이용 능력을 초과<br>· 잘못 조성될 경우 영양소 요구량을 충족시킬 수 없음 |

자료 : 참고문헌 8

한편 농축된 조제유는 일반 조제유보다 수분 함량이 적기 때문에 자유수 공급량에 유의해야 한다. 수분 섭취량이 부족하면 신용질을 농축하여 배설시키는 신장의 역량을 초과하게 되어 영아가 탈수되기 쉽다.

신용질 부하란 신장으로 배설되어야 할 용질의 총량을 말한다. 경장조제액의 신용질 부하를 구성하는 요소는 주로 소변으로 배설되어야 하는 전해질과 단백질 대사산물들이다. 이러한 용질들이 소변으로 배설될 때 수분을 필요로 하며 대체로 1 mOsm 신용질 부하는 1 ml의 자유수를 필요로 한다. 영아는 신장 기능의 미숙으로 농축 능력이 제한되어 있기 때문에 나이가 많은 소아나 성인보다 용질을 배설할 때 더 많은 수분을 필요로 한다. 따라서 영아는 음의 수분균형으로 탈수상태를 초래할 위험도가 높다.

당질이나 지방 강화제를 조제유에 첨가하면 조제유의 신용질 부하를 증가시키지 않는다. 신장질환, 간질환, 혹은 대사적 장애등으로 수분, 단백질, 혹은 전해질 섭취량을 제한해야 하는 영아에게는 당질이나 지방의 단일 영양강화제를 조제유에 첨가하여 열량을 증가시키는 것이 바람직하다.

지방 섭취량이 총 열량의 60%를 초과하면 케톤증을 초래할 수 있으며 단백질 섭취량이 총 열량의 6% 미만이면 단백질 결핍증이 초래될 수 있다. 반면에 단백질 섭취량이 총 열량의 16% 이상되면 고질소혈증(azotemia)과 음의 수분균형을 초래할 수 있다.

### 유아(1~5세)

유아는 칼로리 밀도가 1 kcal/ml 되는 조제액을 사용해야 한다. 그러나 성인용 경장조제액에는 단백질, 소디움, 포타슘, 염소, 마그네슘 등이 너무 많이 함유된 반면에 철, 아연, 칼슘, 인, 비타민 D 등의 함량은 자라나는 유아에게는 부족하다. 따라서 10세 미만의 소아에게 성인용 경장영양액을 사용하는 경우에는 신용질 과부하가 초래될 수 있기 때문에 적절한 주의가 필요하다. 예를 들면 급식관을 세척할 때 여분의 수분을 더해 줌으로써 증가된 수분 요구량을 충당할 수 있다.

소아용 관급조제액(수입품)은 만 10세나 그 이하의 소아를 위해 제조되었으며 우리나라에서도 많이 이용되고 있다. 경장조제액에서 소아용과 성인용의 영양소 함량 비교가 부록- 에 제시되었다.

#### 10세 이상의 소아

만 10세 이상의 소아들은 성인용 경장조제액을 사용할 수 있다. 간혹 소아의 체구가 너무 작은 경우에는 체구에 알맞는 무기질 공급을 위해서 소아용 경장조제액이 사용될 수도 있다.

### 1.4 경장조제액의 투여방법

일반적으로 조제액이 등장성인 경우에 전강도(full strength)로 시작한다. 경장조제액을 투여하는 방법으로는 지속적, 간헐적, 주기적으로 투여하는 방법이 이용된다. 이밖에도 낮에는 간헐적으로 주입하고 밤에는 지속적으로 주입하는 등의 복합적 급식이 이용되기도 한다.

#### 지속적 급식

지속적 급식(continuous feedings)은 급식펌프나 중력을 이용하여 24시간동안 지속적으로 조제액을 급식관으로 투여하는 방법으로서 일반적으로 초기 단계에서는 서서히 지속적으로 주입하는 것이 간헐적 급식보다 잘 적응한다. 지속적 급식은 간헐적 급식보다 영양소 흡수율이 우수하고 흡인의 위험도가 적다. 위잔여물의 과다, 흡인폐렴, 식후 고혈당 등의 위험도를 최소화 할 수 있는 장점이 있다. 그러나 24시간동안 지속적으로 투여해야 하므로 보행이 자유롭지 못하고 펌프이용시 비용이 증가된다.

#### 간헐적 급식

소아의 기동성이 증가함에 따라서 지속적 급식은 활동에 제약을 받게 되므로 불편하므로 간헐적 급식(intermittent feeding)이 주로 이용된다. 간헐적 급식은 매 4~6시간 간격으로 일정량의 조제액을 1~2시간에 걸쳐서 투여하는 방법으로 분당 30 ml을 초과하지 않은 한, 환자의 적응도는 비교적 양호하다. 급식펌프나 중력을 이용하여 조제액을 투여하며 중환이 아닌 일반환자에게 이용된다. 급식사이에 자유시간을 가질 수 있어 지속적 주입보다 활동의 제약을 훨씬 적게 받는다. 그러나 흡인, 구토, 메스꺼움, 복통, 복부팽만, 설사 등의 부작용이 초래될 위험도가 높고 투여 목표량에 가까워질수록 위장관의 부적응증을 초래할 수 있다.

### 주기적 급식

주기적 급식(cyclic feeding)이란 하루에 24시간보다 짧은 기간동안 영양액을 투여하는 방법을 말한다. 지속적 급식을 제공받던 환아가 차츰 스스로 활동할 수 있게 될때 주기적 급식 으로 전환함으로써 환아에게 자유시간을 허용할 수 있다. 소아에게는 주기적 급식도 많이 이용된다. 주기적 급식은 간헐적 급식보다 많은 양을 야간에 주입하여 소아가 등교하는 주간에는 급식을 중단하며, 경구섭취를 위하여 식욕이 생기게 하고, 영아나 어린 유아에게는 먹는 방법을 배우도록 하기 위해서 구강운동 연습을 시킬 수 있다. 주기적 급식이 중단된지 4~8시간 후에 아이가 공복감을 나타내는 것을 흔히 볼 수 있다. 당원병 소아에서는 야간에 주기적으로 지속적 급식을 시행함으로써 저혈당을 예방할 수 있다.

주기적 급식은 환아에게 신체적, 심리적 자유를 허용하는 반면에 야간에 단시간 동안 다량의 조제액을 투여해야 하므로 위장관의 부적응증을 초래할 가능성이 있다. 만약 환아가 투여된 용량에 적응하지 못하는 경우에는 열량과 단백질의 밀도가 높은 조제액을 선택하는 것이 바람직하다.

## 1.5 경장급식의 실시

경장급식의 진행 속도는 환아의 위장관 구조 및 기능에 따라서 다르다. 오랫동안 정맥영양을 공급받았거나 영양결핍증이 있는 환아는 위장관에서 여러가지 기능적, 조직학적 변화가 생겨서 영양소의 소화 및 흡수 능력에 영향을 줄 수 있다. 즉 영양결핍증으로 미세융모(microvilli)의 길이가 짧아지고, 췌장 효소의 생성이 감소하며, 쇄자연의 효소(maltase, sucrase, lactase) 활동이 저하될 수 있다. 따라서 정맥영양으로부터 경장급식이나 경구급식로 전환하는 과도기에 있거나 영양결핍증이 있는 소아는 위장관 기능이 정상인 소아보다 훨씬 더 조심스럽게 경장급식을 진전시켜야 한다. 경장급식의 시작과 진행속도가 표 6.6에 제시되었다.

## 1.6 급식관으로 약물 투여시 지침

급식관을 통해서 약물을 투여할 경우에는 특별한 주의가 필요하며 약물투여시 일반적 지침은 다음과 같다.

- 급식관으로 약물을 투여하기 전에 약사와 상의한다.
- 가능하면 액상의 약물을 사용한다.
- 다른 대안이 없는 경우에만 정제를 분쇄한다. 급식관이 막히지 않도록 하기 위하여 정제를 매우 미세하게 분쇄하여 물과 혼합하여 투여한다.
- 지효성 정제와 장용제피 정제를 절대로 분쇄하지 말아야 한다.

| 표 6.6 | 소아 경장영양의 진행지침

| 연 령 | 시 작 | 진 전 | 목표량 |
|---|---|---|---|
| 지속적 급식 | | | |
| < 12개월 | 1~2 ml/kg/시간 | 1~2 ml/kg/매 2~8시간 | 6 ml/kg/시간 |
| 1~6세 | 1 ml/kg/시간 | 1 ml/kg/매 2~8시간 | 4~5 ml/kg/시간 |
| > 6세 | 25 ml/시간 | 25 ml/시간 | 100~150 ml/시간 |
| 간헐적 급식 | | | |
| < 12개월 | 10~60 ml/2~3시간 | 10~60 ml/매 급식 | 90~180 ml/4~5시간 |
| 1~6세 | 30~90 ml/2~3시간 | 30~90 ml/매 급식 | 150~300 ml/4~5시간 |
| > 6세 | 60~120 ml/2~3시간 | 60~90 ml/매 급식 | 240~480 ml/4~5시간 |
| 주기적 급식 | | | |
| < 12개월 | 1~2 ml/kg/시간 | 1~2 ml/kg/2시간 | 60~90 ml/시간 (하루 12~8시간) |
| 1~6세 | 1 ml/kg/시간 | 1 ml/kg/2시간 | 75~120 ml/시간 (하루 8~16시간) |
| > 6세 | 25 ml/hr | 25 ml/2시간 | 100~175 ml/시간 (하루 8~16시간) |

자료 : 참고문헌 8

◎ 약물을 투여하기 전과 투여한 후에 반드시 물로 급식관을 세척해야 한다.

## 1.7 경장급식의 모니터링

경장급식을 하는 소아의 정상적인 성장 발육을 보장하고 잠재적인 합병증을 발견하기 위해서 주기적인 모니터링이 필수적이다. 신체사정, 신체계측, 검사실 평가, 급식관의 교체 등은 미리 계획된 스케쥴에 따라서 실시되는 것이 바람직하다(표 6.7). 모니터링 스케쥴은 환아의 임상적 상태에 따라서 개별화되어야 한다. 일단 환아가 영양요구량을 충족시키기에 충분한 양의 목표 용량을 공급받아도 임상적으로 안정되면 모니터링 빈도를 줄일 수 있다.

## 1.8 경장영양의 합병증

경장영양으로 생기는 합병증은 기계적, 위장관 및 대사적 합병증으로 분류될 수 있다. 소아 경장영양에서 가장 흔히 발생하는 합병증은 설사, 구토, 변비 등이다. 소아 경장영양에서 발생될 수 있는 각종 합병증의 원인과 관리방안이 표 6.8에 제시되었다.

### 기계적 합병증

급식관의 위치를 간헐적 급식에서는 매번 급식하기 전에, 그리고 지속적 급식에서는 매 3시간마다 점검해야 한다. 환아의 머리는 급식하는 동안과 위관 급식후 30~45분동안 30도 각도로 올려야 한다.

### 위장관 합병증

간헐적 위급식에서는 매번 급식할 때 마다, 그리고 지속적 위급식에서는 매 3시간마다 위잔여물을 점검해야 한다. 그러나 부드럽고 작은 구경의 급식관으로부터 위잔여물을 점검하기가 쉽지 않다. 신체사정과 징후 및 증상을 통해서 과다한 위잔여물의 존재를 평가하는 것이 더 유용할 수도 있다.

복위를 측정하여 팽만 정도를 점검하고 대변의 빈도, 색깔, 점도, 잠혈 등을 점검함으로써 흡수불량이나 위장관의 자극을 감지할 수 있다.

**| 표 6.7 |** 소아 경장영양의 모니터링

| 지 표 | 첫 주 | 안정시 |
|---|---|---|
| 성장 상태 | | |
| 칼로리, 단백질, 비타민, 무기질 | 매일 | 매주 |
| 연령별 체중 | 매일 | 매일 |
| 연령별 신장 | 첫날 | 매주 |
| 신장별 체중 | 첫날 | 매주 |
| 두위 | 첫날 | 매주 |
| 피부 주름 두께 | 첫날 | 2~4주 |
| 중완 근육둘레 | 첫날 | 2~4주 |
| 위장관 상태 | | |
| 위 잔여물 | 매 2시간 | 필요시 |
| 구토 | 매일 | 매일 |
| 배변(빈도/점도) | 매일 | 매일 |
| 기계적 상태 | | |
| 급식관 위치 | 첫날 | 매 8시간 |
| 비강 관리 | 매 8시간 | 매 8시간 |
| 장루 관리 | 필요시 | 필요시 |
| 대사적 상태 | | |
| 수분 섭취량/배설량 | 매일 | 매일 |
| 소변 비중 | 매일 | 매주 |
| 전해질 | 매일(안정될 때까지) | 매주 |
| 포도당 | 매일(안정될 때까지) | 매주 |
| BUN/크레아티닌 | 첫날 | 매주 |
| 내장 단백질 | 첫날 | 2~4주 |
| 간기능검사 | 첫날 | 필요시 |
| 무기질 | 첫날, 그후 매일 | 매주 |
| 비타민, 미량원소 | 필요시 | 필요시 |
| 혈액학(Hb, Hct) | 첫날 | 필요시 |
| 철, TIBC | 첫날 | 필요시 |

자료 : 참고문헌 4

**| 표 6.8 |** 소아 경장영양의 합병증

| 합병증 | 원 인 | 관리/예방 |
|---|---|---|
| | **기계적 합병증** | |
| 관의 막힘 | 부적절한 세척 | 위잔여물 흡착 전후와 간헐적 급식후, 그리고 지속적 급식시 매 4~8시간마다 관세척 |
| | 부적절한 약물분쇄 | 정제를 분쇄하여 따뜻한 물에 잘 녹인다<br>가능하면 분쇄된 정제보다 액체형태를 사용 |
| | 조제액과 약물 잔여물 | 약물투여 전후에 관을 세척<br>조제액을 약물과 혼합하지 말 것 |
| | 급식관의 꼬임 | 관을 교체 |
| 관의 이동 | 기침, 구토, 환자 자신이 관을 제거 | 관을 교체 |
| 흡인 폐렴 | 조제액의 흡인 | 조제액 투여전에 관의 위치 확인 |
| | 구토 | 머리부분은 30~45°로 올린다 |
| | 관의 이동 | |
| | 급식도중 바로눕기 | |
| | 위식도 역류 | |
| | 비위관의 존재 | 십이지장으로 관 삽입 |
| | 위배출 지연 | prokinetics 사용 |
| | **위장관 합병증** | |
| 설사 | 조제액의 박테리아 오염 | 올바른 보관, 준비, 투여 |
| | 식품 알러지 | 무유당 조제액으로 변경 |
| | 고삼투압성 조제액 | 등장성 조제액으로 변경 |
| | 너무 빨리 주입 | 이전에 적응했던 속도로 늦춤 |
| | 섬유소 섭취부족 | 섬유소-함유 조제액을 고려 |
| | 지방 흡수불량 | MCT가 함유된 조제액으로 변경 고려 |
| | 약물 : 항생제, 제산제, 솔비톨, 마그네슘, 항암제 | 가능하면 약물의 형태나 종류, 투여시간 변경 ; 지사세 사용 고려 |
| 구토 | 고장성 조제액 | 등장성 조제액으로 변경을 고려 |
| | 위배출 지연 | 경유문 급식을 고려 |
| | | 지속적 주입을 고려 |
| | | 침상 머리부분을 45도 정도 올림 |
| | | 급식전에 위잔여량 점검 |
| | | prokinetics 약물 사용을 고려 |

| 대사적 합병증 | | |
|---|---|---|
| 탈수 | 자유수 부족<br>고장성 용액 | 수분 섭취량과 배설량을 모니터 환자의 수화상태를 주기적으로 모니터<br>조제액의 신용질 부하를 평가 |
| 과수화 | 과다한 수분 투여<br>너무 빨리 주입, 혹은 영양결핍증 환자의 재급식 | 급식을 서서히 진전<br>5~7일간에 걸쳐서 서서히 영양 목표 도달<br>이뇨제 사용을 고려 |
| 고혈당 | 인슐린 부족 | 급식 속도를 줄이거나 급식 중단<br>혈당 모니터하고 인슐린 투여<br>과식 방지, 당질의 종류 변경 |
| 고포타슘혈증 | 고포타슘 조제액, 신부전, 포타슘 보충,<br>산증 | 조제액 변경, 포타슘 보충 중단, Kayexalate와 인슐린 사용 고려<br>산증 교정 |
| 고인산혈증 | 신부전 | 조제액 변경, 인 결합제 고려 |
| 저포타슘혈증 | 영양결핍증, 설사, 인슐린 투여, 포타슘-손실 이뇨제 | 포타슘 보충<br>혈청 포타슘 모니터 : 초기에는 매일, 안정 후에는 매주 |
| 저인산혈증 | 심한 영양결핍증, 인슐린 투여, 화상 | 인 보충 |
| 저나트륨혈증 | 과수화 | 수분제한, 조제액의 소디움 함량 평가 |
| 필수지방산 결핍증 | 리놀레산 함량 부족 | 조제액 변경, 옥수수유, 대두유, 이꽃유 등을 조제액에 첨가(총 열량의 3% 이상을 필수지방으로 공급) |

자료 : 참고문헌 13, 14

## 대사적 합병증

혈당과 뇨당, 소변-비중, 혈청 전해질, 혈중 요소질소(BUN) 등을 통상적으로 점검한다. 이밖에도 헤모글로빈, 헤마토크릿, 칼슘, 인, alkaline phosphatase, 마그네슘, 총단백질, 알부민 등 각종 검사실 자료들을 주기적으로 모니터 함으로써 영양상태를 평가하는데 이용한다.

영양결핍증의 소아에게 급식을 재개할 때 내장 단백질 지표의 양성 반응은 7~10일 후에야 비로서 관찰되며, 저알부민혈증 등으로 생긴 부종으로부터 수분 이동과 이뇨현상으로 체중감소가 초래된다. 심한 영양결핍증 환아에서는 영양섭취량을 조심스럽게 진전

**| 표 6.9 |** 재급식증후군의 위험도 환자

| | |
|---|---|
| · 영양결핍증(마라스므스, 콰시오르커) | · 암환자 |
| · 신경성 식욕부진 | · 수술 후 환자 |
| · 7~10일 이상의 장기간 금식 | |

자료 : 참고문헌 6

시킴으로써 재급식증후군에서 흔히 발생되는 고혈당, 저포타슘혈증, 저인산혈증, 빈맥 등을 방지할 수 있다.

### | 재급식증후군 |

오랫동안 기아상태에 있다가 급식을 재개하는 영양결핍증 환자에서 수분 및 전해질 이동으로 초래되는 심한 대사적 이상을 재급식증후군(refeeding syndrome)이라고 한다. 재급식증후군은 비단 경장영양뿐만 아니라 경구섭취나 정맥영양에서도 발생될 수 있다. 재급식증후군의 위험이 있는 환자들은 표 6.9에 제시되었다.

- 병태 기전 : 장기간동안의 영양결핍증은 점진적으로 골격근과 장기조직(심장, 폐, 위장관, 간 등)의 손실을 초래하며, 더욱이 체내에 저장되었던 각종 전해질과 영양소가 고갈된다. 절식하는 동안에는 글루카곤 분비가 증가하는 반면에 인슐린 분비는 감소되어 저장된 글리코겐이 신속하게 분해되어 포도당을 형성하며 단백질과 지방으로부터 포도당신생이 초래된다. 지방조직은 다량의 지방산과 글리세롤을 방출하고 근육은 아미노산을 방출한다. 이러한 상황에서는 케톤체와 유리지방산이 포도당 대신에 주요 에너지원으로 사용되며 전반적으로 지방조직과 근육의 이화작용으로 무지방조직의 손실이 초래된다.

  재급식에 대한 대사적 반응의 주원인은 일정기간의 절식후 에너지가 공급되면 주요 에너지원이 저장된 체지방으로부터 당질로 바뀌게 되면서, 포도당 부하가 인슐린 분비를 촉진하여 포도당, 인산, 포타슘, 마그네슘, 수분의 세포내 유입과 단백질 합성이 증가되기 때문이다. 결과적으로 혈장내의 포타슘, 마그네슘, 인산의 농도가 정상범위 이하로 저하되고 비타민 $B_1$의 이용이 증가하여 결핍증을 초래하며 재급식증후군의 임상적 특징이 발현된다(그림 6.2).

- 임상적 특징 : 재급식증후군의 임상적 특징은 수분균형의 이상, 저인산혈증, 저포타슘혈증, 저마그네슘혈증, 당질대사의 이상, 비타민 $B_1$ 결핍증 등을 포함한다(표 6.10).

**| 표 6.10 |** 재급식증후군의 주요 임상적 특징

| | |
|---|---|
| · 수분 균형 이상 | · 저인산혈증 |
| · 당대사 이상 | · 저마그네슘혈증 |
| · 비타민 결핍증(특히 thiamine) | · 저포타슘혈증 |

자료 : 참고문헌 6

기아/영양결핍
↓
포도당신생, 단백질 이화, 음의 질소균형
↓
체중감소(> 10%)
↓
수분, 비타민, 무기질 고갈
↓
재급식
↓
포도당이 주에너지원
↓
췌장의 인슐린 분비 촉진
↓
세포의 포도당 흡수 및 단백질 합성 증가
↓
인, 마그네슘, 포타슘의 세포내 이동으로
저인산혈증, 저마그네슘혈증, 저포타슘혈증 초래
↓
이미 체내 보유량이 감소된 thiamine의 이용 증가로 결핍증 초래
↓
재급식증후군의 임상적 특징 발현

자료 : 참고문헌 6

**| 그림 6.2 |** 재급식증후군의 병태기전

◎ 예방 : 급식을 재개한 환자들이 모두 재급식증후군을 보이는 것은 아니다. 중요한 것은 재급식증후군을 보이는 환자들이 급식을 재개하기 전에 이미 만성 영양결핍증을 가지고 있다는 것이다. 따라서 위험도 환자에 대해서 생명기능(vital functions), 수분균형, 혈장 전해질 농도 등을 면밀하게 모니터하여 사전에 예방하는 것이 매우 중요하다. 재급식증후군을 예방하기 위한 지침이 표 6.11에 요약되었다.

| 표 6.11 | 재급식증후군을 예방하기 위한 지침

- 재급식증후군의 증상을 알아둔다.
- 위험도 환자를 인식한다.
- 영양지원을 시작하기 전에 전해질을 검사하고 불균형을 교정한다.
- 순환체액을 충분히 회복하고 맥박, 수분의 섭취량과 배설량을 모니터한다.
- 에너지 공급량을 서서히 증가한다.
- 재급식 시작전에 thiamine을 공급한다.
- 재급식 시작후 처음 1주 동안은 혈장 내의 인, 포타슘, 마그네슘과 포도당, 뇨전해질을 주의깊게 모니터한다.

자료 : 참고문헌 6

## 2 정맥영양

비록 위장관을 통해서 영양소를 공급하는 것이 바람직하지만 위장관을 사용할 수 없거나, 경구급식이나 경장급식으로 소아의 대사적 요구량을 충족시킬 수 없는 경우에는 정맥영양이 이용된다. 영아나 소아는 성인에 비해서 대사적 요구량이 높은 반면에 생리적으로 미숙하고, 성장과 발육을 위한 영양요구량 때문에 이화상태에 있을때 영양적 위험도가 증가한다. 특히 소아는 성인에 비해서 체내 영양소 저장량이 낮기 때문에 완전 절식상태에서 생존기간이 성인보다 훨씬 짧다(표 6.12). 정맥영양을 실시할 때 상당기간 동안 위장관의 활동 부재로 발생되는 합병증의 위험도를 감소시키기 위하여 가능하면 경장급식으로 보충하는 것이 바람직하다.

| 표 6.12 | 완전 절식후 예상되는 생존기간

| | 생존 기간 |
|---|---|
| 건강한 성인 | 3개월 |
| 건강한 1세 영아 | 44일 |
| 건강한 1개월 영아 | 30일 |
| 건강한 2 kg 미숙아 | 12일 |

자료 : 참고문헌 12

## 2.1 정맥영양의 적용 대상

환자가 입으로 먹을 수 없거나 위장관의 기능부전이나 흡수불량으로 위장관을 통한 영양소 공급이 제한된 경우, 혹은 영양요구량이나 영양소의 손실이 증가한 경우에 정맥영양이 이용된다(표 6.13). 경우에 따라서는 우선 경장영양을 시도한 후에 의학적, 영양적으로 환자의 상태가 악화되었음을 의무기록함으로써 정맥영양의 필요성을 정당화할 수 있다.

한편 정맥영양지원이 모든 환아에게 유익한 것은 아니다. 환아가 혈류역학적으로 불안정하거나, 대사적 불균형이 있을 때, 위장관이 기능을 할 때, 심한 선천적 결함이나 장기부전이 있을 때, 적극적인 영양지원의 타당성이 결여된 경우(예, 말기 암의 치료중단) 등에는 정맥영양을 사용하지 말아야 한다.

## 2.2 혈관 통로(Vascular Access)

정맥영양은 예상되는 정맥영양 치료기간, 영양요구량, 주입해야할 용액의 분량 등에 따라서 말초정맥 통로나 중심정맥 통로를 이용할 수 있다. 중심정맥 통로나 말초정맥 통로는 혈관계로 들어가는 시작 지점에 의해서 결정되는 것이 아니라 카테터 끝의 위치에 의해 결정된다. 중심정맥 통로는 카테터 끝이 상대정맥이나 하대정맥에 위치하는 반면에, 말초정맥 통로는 카테터 끝이 중심정맥이외의 다른 혈관에 위치하는 것을 말한다.

| 표 6.13 | 소아 정맥영양의 적용 대상

| | | | |
|---|---|---|---|
| 선천적 : | 식도 폐쇄 | 신경근육적 장애 : | |
| | 소장 폐쇄 | | 소장 가성-폐쇄 |
| | 위벽파열과 배꼽탈출 | | 완전 신경절 결여성 Hirschsprung's disease |
| 외과적 : | 단장증후군 | 호흡기 장애 : | 호흡곤란증후군 |
| | 장기간의 수술 후 장폐쇄 | | 낭성섬유증 |
| | 장피루공 | | 유미흉증 |
| 염증성 : | 크론병 | 과대사 상태(경장통로/적응도가 제한된 경우) : | |
| | 궤양성 대장염 | | 심한 화상, 다발성 장기부전 |
| | 췌장염 | | 주요 외상, 골수 이식 |
| | 방사선 치료 후 장염 | | 패혈증 |

자료 : 참고문헌 8, 12

### 중심정맥 통로

정맥영양의 사용기간이 2주 이상되거나 환아가 증가된 영양액 분량에 적응하지 못하는 경우에는 중심정맥 통로를 확보하여 카테터를 장착한다. 중심정맥 통로에서 가장 흔히 이용되는 정맥천자 부위는 쇄골하정맥(subclavian vein), 경정맥(jugular vein), 혹은 두부정맥(cephalic vein) 등이며 카테터의 끝을 상대정맥(superior vena cava), 혹은 상대정맥과 우심방의 연결부위에 위치시킨다. 중심정맥 통로장치에는 비터널형 카테터, 터널식 카테터, 이식형 포트, 말초로 삽입한 중심 카테터 등이 있다.

### 말초정맥 통로

정맥영양을 2주 미만의 단기간동안 사용하거나 중심정맥영양이 가능하지 않은 경우에 말초정맥 통로가 이용된다. 말초정맥 통로는 손이나 앞팔에 정맥천자를 하여 통로를 확보한다. 말초정맥영양을 투여할 때 포도당의 최종 농도가 12.5% 미만이고 용액의 삼투압은 900 mOsm/L 미만이 권장되므로 대부분의 소아에서 장기적으로 영양요구량을 충족시키기에 충분한 열량을 공급하기가 어렵다. 말초정맥영양은 중심정맥영양보다 칼로리 밀도가 낮기 때문에 중심정맥영양과 비슷한 정도의 열량을 공급하기 위해서는 정맥지방유화액을 사용하고 투여하는 영양액의 분량을 증가해야 한다. 일반적으로 정맥영양의 필요기간이 2주 미만인 경우에 말초정맥 통로가 이용된다.

## 2.3 영양요구량

소아 환자의 영양요구량을 결정하기 위해서는 기초대사량 뿐만 아니라 성장과 발육을 위한 요구량도 고려해야 한다. 특히 영아는 특정 영양소에 대한 요구도가 있으며 나이든 소아에 비해서 과다하게 공급된 영양소를 감당할 능력이 부족하다. 그리고 소아의 영양요구량을 결정할 때 성인의 경우와 마찬가지로 질병과 스트레스의 영향을 고려해야 한다.

일반적으로 소아용 정맥조제액에 사용되는 삼대 영양소의 기질은 성인의 경우와 비슷하다 그러나 소아용 특수 아미노산 용액들은 일반 아미노산 용액보다 타이로신과 히스티딘의 농도가 높으며 타우린과 시스테인이 첨가된다(제5장 표 5.6 참조). 왜냐하면 영아에서는 타이로신과 히스티딘이 필수아미노산으로 간주되고, 타우린과 시스테인은 신생아에게 필수적이기 때문이다. 정맥영양을 공급받는 소아의 영양요구량은 표 6.14에 제시되었다.

### 수분

정맥영양을 공급받는 소아는 주치의가 처방하는 수분 요구량에 의존하므로 적절한 수화상태를 위해서 환아를 주의깊게 모니터해야 한다. 성인에서는 정맥조제액의 농도를 일정하게 유지하면서 주입속도를 차츰 증가시킨다. 반면에 소아의 경우에는 주입속도는 일정하지만, 용액의 농도가 차츰 증가되며, 주입속도는 소아의 수분 요구량에 의해서 결정된다.

수분 요구량은 수화상태, 신체크기, 환경적 요인(방사온열기, 자외선 치료), 질병 등에 따라서 다르다. 수분균형을 유지하는 것은 필수적이다. 왜냐하면 수분 공급이 부족하면

**| 표 6.14 |** 소아 정맥영양에서 1일 영양소 요구량

| 영양소 | 영유아 | 소아 | 청소년 |
|---|---|---|---|
| 에너지(kcal/kg) | 80~130 | 60~90 | 30~75 |
| 덱스트로즈(g/kg) | 10~30 | 8~28 | 5~20 |
| 단백질(g/kg) | 1.5~3.0 | 1.0~2.5 | 0.8~2.0 |
| 지방(g/kg) | 0.5~4.0 | 1.0~3.0 | 1.0~3.0 |
| 소디움(mEq/kg) | 2~4 | 2~4 | 60~150 mEq/day |
| 포타슘(mEq/kg) | 2~4 | 2~4 | 70~180 mEq/day |
| 염소(mEq/kg) | 2~4 | 2~4 | 60~150 mEq/day |
| 마그네슘(mEq/kg)<br>(125 mg/1mEq) | 0.25~1.0 | 0.25~1.0 | 8~32 mEq/day |
| 칼슘(mEq/kg)<br>(20 mg=2mEq) | 0.45~4.0 | 0.45~3.15 | 10~40 mEq/day |
| 인(mmol/kg)<br>(31 mg=1mmol) | 0.5~2.0 | 0.5~2.0 | 9~30 mmol/day |
| 아연(μg/kg) | 50~250 | 50(최대 5 mg/day) | 5 mg/day |
| 구리(μg/kg) | 20 | 20 | 300 μg/day |
| 크로미움(μg/kg) | 0.20 | 0.20 | 10~15 μg/day |
| 셀레니움(μg/kg) | 2.0 | 2.0 | 30~60 μg/day |
| 몰리브데늄(μg/kg) | 0.25 | 0.25 | 20~120 μg/day |
| 요드(μg/kg) | 1.0 | 1.0 | 150 μg/day |
| 소아용 MVI(ml/day) | 3.3(1~3 kg) | 5.0(3~39 kg) | 성인용 MVI(≥ 40 kg) |
| 철(μg/kg) | 100 | 1.0 mg/day | 1~3 mg/day |

자료 : 참고문헌 8

탈수, 고나트륨혈증, 고삼투압 등을 초래하는 반면에 수분 과부하는 말초 부종, 폐부종, 울혈성 심부전 등을 초래할 수 있기 때문이다. 소아에서는 이러한 양극간의 오차범위가 매우 적다. 소아의 수분 요구량 계산법은 표 2.13(제2장)에 제시된 바와 같다.

심장질환, 두부 외상, 신부전 등이 있는 환자는 원질환의 악화를 방지하기 위해서 수분 제한이 필요하다. 그러나 요배설이 많거나 장루 배설이 증가하거나 설사, 구토 등이 있는 환자는 적절한 수분 보충이 필요하다. 수분을 보충할 때 손실된 수분내의 전해질 함량도 고려해야 한다. 매일 소변 배설량과 체중을 주위깊게 모니터하는 것은 수분상태를 평가하는데 도움이 된다.

### 에너지

단위체중당 에너지 요구량은 출생후 연령이 많아질수록 감소한다(표 6.14). 일반적으로 정맥영양에서 에너지 요구량은 경장영양의 경우보다 10~15% 낮다. 그 이유는 정맥영양에서는 소화에 필요한 에너지 요구량이나 불완전한 흡수로 인한 대변 손실이 없기 때문이다. 기초대사량을 충족시키면 이화작용이나 체중감소를 방지하지만 성장만회나 정상적인 성장과 신체활동을 위해서는 에너지 요구량이 기초대사량의 갑절이 될 수 있다. 수술 직후 환아의 에너지 요구량은 신경안정제 투여와 일시적인 성장 중단으로 기초대사량에 근접할 수도 있다. 그러나 수술후 1~3일 이내에 에너지 요구량은 정상으로 회복되며 경우에 따라서는 정상범위를 초과할 수도 있다. 중환의 급성기, 진정, 마비 등의 경우에는 에너지 요구량이 정상보다 낮을 수도 있다.

삼대 영양소의 비율은 수분, 당질, 지방주입에 대한 환아의 적응도와 지원경로에 따라서 다르지만 일반적인 지침은 8~15% 단백질, 45~60% 당질, 25~40% 지방의 분포이다. 양의 질소균형은 비단백질 열량과 질소의 비율이 150~300 : 1일 때 가장 잘 이루어진다.

### 당질

덱스트로즈(dextrose)는 정맥영양에 사용되는 주요 당질로서 monohydrate form은 3.4 kcal/g을 공급하며 비단백질 열량의 대부분을 차지한다. 저혈당(혈당 < 40 mg/dl)은 발작 및 영구적 신경계 손상과 관련이 있기 때문에 이를 방지하기 위한 최소한의 포도당 주입이 매우 중요하다. 그러나 소아 환자에게 덱스트로즈 용액을 주입할 때 다음의 두가지 중요한 문제가 생긴다.

첫째로, 덱스트로즈는 용액의 삼투압을 현저하게 증가시키므로 10~12.5% 이상의 덱스트로즈 용액을 말초정맥으로 주입하면 정맥염의 발생율이 증가한다. 소아에게 수분을 과다하게 주지 않으면서 충분한 열량을 공급하기 위해서는 20~25% 덱스트로즈 용액이 필요하며, 이는 중심정맥을 통해서만 주입할 수 있다.

둘째로, 어린 영아는 고용량의 포도당 주입에 적응하지 못하여 고혈당을 초래할 수 있고 이는 당뇨(glycosuria)와 함께 삼투성 이뇨, 탈수, 두개내출혈(intracranial hemorrhage) 등을 초래할 수 있다.

저혈당과 고혈당을 방지하기 위해서 정맥영양을 공급받는 모든 소아들에 대해서 포도당 주입속도(glucose infusion rate : GIR)를 반드시 알아야 하며 주입속도를 적응도에 따라서 서서히 진전시켜야 한다. 소아에서 저혈당을 방지하기 위한 최소한의 GIR은 4 mg/kg/min이다. 그러나 실용적인 측면에서 볼 때 GIR을 6 mg/kg/min으로 시작하여 매일 2 mg/kg/min 씩 증가시켜서 11~12 mg/kg/min이 되도록 하는 것이 바람직하다(표 6.15).

GIR이 너무 적으면 저혈당을 초래할 수 있는 반면에 16 mg/kg/min 이상의 과다한 주입은 고혈당, 간성 지방증, 이산화탄소의 과다 생성 등을 초래할 수 있기 때문에 삼가야 한다. 혈당 조절을 위해서 인슐린이 필요한 경우에는 정맥조제액과는 별도로 따로 주입해야하며, 우선 0.1 U/kg/hr로 시작한 후에, 정상 혈당을 유지하기 위하여 인슐린의 용량을 증감하여야 한다.

### 단백질

에너지 요구량과 마찬가지로 단위체중당 단백질 요구량은 연령이 증가할수록 감소한다. 영아와 소아를 위한 정맥 단백질의 일반적인 권장량은 표 6.14에 제시되었다. 영아

| 표 6.15 | 소아 정액영양의 시작과 진행

| | 시작 | 증가량 | 최대량 |
|---|---|---|---|
| 덱스트로즈 | 10% (6~8 mg/kg/min) | 5%/day (2~4 mg/kg/min) | 8~18 mg/kg/min |
| 아미노산 | 목표량의 50~100% | 목표량 | 2.5~3.0 g/kg/day |
| 지방(20%) | 0.5~1.0 g/kg/day (2.5~5 ml/kg/day) | 0.5~1.0 g/kg/day | 2.5~3.0 g/kg/day |

자료 : 참고문헌 3

와 소아는 성인에 비해서 단위체중당 단백질 요구량이 높을뿐만 아니라 성인에게는 비필수적인 일부 아미노산들이 영아와 소아에게는 필수아미노산으로 간주된다.

그러나 정맥영양에 의존하는 영아의 적정 아미노산 요구량은 아직 정립되지 않았다. 섭취한 페닐알라닌과 메치오닌은 시스테인과 타이로신으로 전환되지만 정맥으로 주입한 페닐알라닌과 메치오닌에서는 이러한 전환이 생기지 않는다. 소아용 특수 아미노산 용액은 영아에게 필수아미노산으로 알려진 히스티딘과 타이로신의 함량이 일반 아미노산 용액보다 높고 신생아에게 필수적인 시스테인과 타우린이 첨가되었다. 시스테인은 cystein hydrochloride 형태로 첨가되며, 이는 결과적으로 용액의 pH를 저하시켜서 칼슘과 인의 용해도를 증가시키는 효과를 나타낸다. 이러한 효과는 칼슘과 인의 요구량이 증가하거나 수분제한을 요하는 소아에게 매우 유익하다. 그러나 대사성 산증이 생기지 않도록 주의해야 한다.

소아에서 특정 아미노산의 부족으로 성장장애나 기능적 결함이 초래될 수 있으나 과다 섭취도 또한 나쁜 결과를 초래할 수 있다. 예를 들면 과다한 트리프토팬(tryptophan)은 간독성을 초래하여 정맥영양-관련 담즙울체가 생길 수 있고 미숙아에게 타이로신(tyrosine)을 너무 많이 주면 지적 수행능력이 저하될 수 있다. 정맥영양을 공급받는 영아에서 고암모니아혈증의 발생율은 75% 까지 보고되고 있으며, 이는 대개 과다한 단백질 주입에 기인하며 특히 미숙아에서 흔히 발생하나 만숙아에서도 종종 생긴다. 한편 고암모니아혈증이 생기기 전에 고질소혈증(azotemia)이 먼저 생기므로 혈중요소질소(blood urea nitrogen : BUN)의 농도를 주기적으로 관찰해야 한다. 신부전이나 저혈량증(hypovolemia)이 없는 상태에서 BUN이 상승하는 것은 대체로 비단백질 열량과 질소의 비율이 낮기 때문이다(＜150 : 1).

아미노산 용액을 주입할 때 처음에는 필요량의 50%로 시작하여 그 다음날 목표량에 도달하도록 하며 최대 공급량은 영유아가 3 g/kg/day, 청소년이 2.5 g/kg/day를 초과하지 않는 것이 바람직하다(표 6.15).

### 지방

지방유화액은 적은 용량으로 농축된 에너지를 공급하는 동시에 필수지방산의 급원이 된다. 더욱이 지방유화액은 등장액이므로 말초정맥으로 투여할 수 있다. 필수지방산의 결핍증을 방지하기 위하여 100 kcal 당 3.3 g(총 열량의 3∼5%)의 지방이 권장된다.

비단백질 열량원으로서 포도당과 지방유화액을 공급하면 포도당만을 공급할때에 비해서 질소 보존율이 증가하고 기초대사량과 호흡계수가 감소하는 것으로 보고되었다.

영아는 카니틴(carnitine)을 합성하고 저장하는 능력이 아직 잘 발달되어 있지 않으며 카니틴은 유리지방산을 미토콘드리아막내로 운반함으로써 산화($\beta$-oxidation) 작용에 필수적이다. 더욱이 12세 미만의 소아들은 카니틴 에스터를 신장에서 의무적으로 배설하므로 카니틴을 보충하지 않으면 결핍증이 초래될 수 있다. 그러나 정맥조제액에 카니틴이 없어도 특별한 임상적 증후가 보고되지는 않았다.

고지혈증이 있는 경우에는 정맥 지방의 주입을 제한해야 한다. 왜냐하면 지방 주입으로 발생하는 고지혈증은 폐확산 능력을 방해하거나 폐지방색전증을 초래할 수 있기 때문이다. 미국 소아과학회에서는 혈청 중성지방 농도를 150 mg/dl 이하로 유지하도록 권장하였다.

한편 케톤혈증(ketonemia)을 방지하기 위해서 비단백질 열량의 60% 이상을 지방으로 공급하지 말아야 하며 지방 주입속도를 3 g/kg/day 미만으로 제한해야 한다. 혈장 지질 농도의 광범위한 변동을 방지하기 위하여 간헐적 주입을 피하고 장시간(18~24시간) 동안 주입하는 것이 좋다. 20% 지방유화액은 10% 유화액에 비해서 수분 용적이 적을 뿐만 아니라 인지질의 함량이 적기 때문에 혈청 중성지방, 콜레스테롤, 인지질 등의 농도를 감소시키는데 도움이 된다.

일반적으로 지방 주입은 0.5~1.0 g/kg/day로 시작하여 매일 0.5~1.0 g/kg씩 증가시켜서 최대한으로 3 g/kg/day 까지 공급할 수 있다(표 6.15). 그러나 급성 패혈증 기간의 최대 용량은 2 g/kg/day를 초과하지 않는 것이 바람직하다.

### 전해질과 무기질

전해질과 무기질 요구량은 표 6.14에 제시되었다. 전해질과 무기질은 대개 개별적으로 처방되어 정맥조제액을 조성할 때 첨가한다. 그러나 최근에는 여러 가지 전해질이 혼합된 용액이 이용되기도 한다. 정맥조제액의 최종 전해질 농도를 계산할 때 아미노산 용액이나 기타 약물에 함유된 전해질 양을 고려해야 한다. 반면에 전해질 함량이 높은 약물의 주입을 중단할 때 정맥조제액의 전해질 함량을 변경해야 한다.

영유아는 골격근의 성장을 위해서 칼슘과 인의 요구량이 증가한다. 그러나 침전의 위험 때문에 정맥영양에 사용할 수 있는 칼슘과 인의 양이 제한된다. 정맥영양액의 침전위험도를 증가시키는 요인들은 용액의 온도, 시간 경과, pH, 당질과 지방의 농도, 낮은 아미노산 농도, 칼슘과 인을 가까운 간격으로 첨가할때 등이다. 정맥영양에서 무기질의 용해도를 예측하기 위해서 융화성 곡선(compatibility curves)이 이용되기도 한다. 일반적으로 칼슘인산염 침전을 예방하는 방안은 다음과 같다.

- 다른 칼슘염보다 반응이 약한 칼슘글루코네이트를 사용한다.
- 칼슘을 먼저 섞고 충분히 희석된 후에 인을 첨가해야 하되 지방과 비타민보다 먼저 첨가한다.
- 칼슘과 인산염의 최대용량을 초과하지 말고 정상보다 많은 양이 필요한 경우에는 별도로 투여하도록 한다.
- 염기부족(base deficit)을 교정할 경우에는 중탄산소다(sodium bicarbonate)를 사용하지 말고 sodium acetate를 사용한다(acetate는 bicarbonate의 전구체임). 중탄산소다는 칼슘과 결합하여 불용성의 탄산칼슘(calcium carbonate)을 형성하기 때문이다.

### 비타민과 미량 원소

소아용 정맥종합비타민제제 및 미량원소의 요구량은 표 6.14에 제시되었다. 소아용 정맥종합비타민제제는 성인용과는 달리 비타민 K를 함유하고 있다. 따라서 성인용 제제를 사용하는 청소년들은 비타민 K 보충이 필요하다.

미량원소는 개별적으로 첨가되기도 하나 최근에는 아연, 구리, 크로미움, 망간이 복합적으로 함유된 다수-미량원소 제품(Furtman)을 이용하기도 한다(소아의 경우 50배 희석).

**| 철 |** 소아 정맥조제액에 철을 첨가하는데 대해서는 논란의 여지가 많다. 그 이유는 일부 환아들은 정맥으로 투여된 철(iron dextran)에 대해서 아나휘락스(anaphylaxis) 반응을 보이며, 경우에 따라서는 철 과부하를 초래할 수도 있기 때문이다. 철은 간조직에 신속하게 축적되어 독성을 초래할 수 있으며 철 과부하는 항산화제(비타민 E) 요구량을 증가시키고 그램음성 패혈증(gram-negative septicemia)의 위험도를 증가시킨다. 만삭아와 소아를 위해서 철 공급량은 0.1 mg/kg/day 에서부터 1 mg/day 까지 권장되며 혈청 철과 훼리틴의 농도를 모니터하여 과부하를 방지해야 한다. 하루에 100 μg/kg 이상을 공급받는 소아는 철 과부하의 위험도가 높다.

**| 알루미늄 오염 |** 현재 사용중인 정맥조제액은 알루미늄으로 오염되어 있어 영아가 3주 이상 정맥영양을 사용하게 되면 뼈에 축적될 수 있다. 알루미늄 축적은 대사성 골질

환, 파킨슨병성 치매, 알츠하이머병, 신생아에서 신경발달적 장애 등을 초래할 수 있다. 미국 식약청에서는 인체에 안전한 알루미늄 섭치수준은 하루에 5 mcg/kg 미만이라고 발표하였다. 각종 정맥영양 제품의 알루미늄 함량은 표 6.16에 제시되었다.

## 2.4 정맥영양의 처방

소아의 정맥영양 처방은 신생아의 경우와 마찬가지로 반드시 체중 1 kg당 영양소 요구량을 처방해야 하며 이것이 성인의 경우와 다른 점이다(제5장 그림 5.1 참조). 성인의 경우에는 하루에 필요한 양으로 처방할 수 있다.

## 2.5 정맥영양의 실시

정맥영양을 시작하기 전에 당질, 단백질, 지방, 수분, 전해질, 무기질, 미량원소 등에 대한 목표량이 설정되어야 한다. 그리고 정맥영양이 조직 유지, 정상적인 성장, 혹은 영양보충이나 성장만회를 위해서 사용될 것인지를 결정해야 한다.

정맥영양을 시작하기 전에 기본 검사실 수치를 측정해야 한다. 만약 전해질이나 무기질의 불균형이 관찰되면 정맥영양을 시작하기 전에 이를 우선 교정해야 하며 정맥영양이 이런 불균형을 교정하는데 이용되어서는 안된다. 정맥영양의 주입속도를 조정하면 비정상적인 혈청 농도를 보이는 영양소 뿐만 아니라 환자에게 공급되는 모든 영양소의 양

**표 6.16** 정맥영양 제품의 알루미늄 함량

| 급원 | 알루미늄 함량(mcg/L) |
|---|---|
| 10% 아미노산 용액 | 26~120 |
| K phosphate(3 mmol/L) | 16,598 |
| Na phosphate(3 mmol/L) | 2,026~5,977 |
| 10% calcium gluconate | 3,430~5,056 |
| 20% lipid emulsion | 30~180 |
| Heparin(1000 U/ml) | 684 |
| normal serum albumin(250 g/L) | 1,164~1,822 |
| Trace metal solution | 135~972 |
| multivitamin infusion | 891 |

자료 : 참고문헌 5, 10

이 변하기 때문이다.

소아를 위한 정맥조제액은 일반적으로 재래식 배합법인 2-in-1 formulation을 이용한다. 즉 삼대 영양소중에서 텍스트로즈와 아미노산만을 혼합하고 여기에 각종 전해질, 비타민, 미량원소 등을 첨가한 조제액을 사용하며 지방유화액은 별도로 주입한다.

정맥영양의 진행속도는 환아의 임상적 상태와 적응도에 따라서 다르지만 일반적인 진행지침은 표 6.15에 제시된 바와 같다.

## 2.6 주기적 정맥영양

주기적 정맥영양(cyclic parenteral nutrition)이란 하루에 24시간보다 짧은 기간(16~20시간)동안 정맥영양을 주입하는 방법을 말한다. 주기적 정맥영양은 정상적인 식사패턴과 유사한 간헐적인 정맥급식을 제공함으로써 소아에게 생리적, 심리적 이점을 줄 수 있다. 주기적 정맥영양에서는 대개 야간에 주입속도를 점진적으로 증가시키고, 그 대신 주간에는 수시간동안 정맥영양을 중단함으로써 소아에게 정맥영양 장치로부터 자유시간을 허용한다. 따라서 소아는 정상적인 주간 일과가 가능하고 기동성과 운동량이 증가하며 사교적 교류가 활발해 진다. 한편, 정맥영양의 지속적 주입은 계속적인 급식상태와 마찬가지여서 제 5장(신생아 영양지원)에서 설명한 바와 같이 혈중 인슐린 농도가 상승하고 간에 지방침윤이 생긴다. 이러한 현상은 주기적 정맥영양이 실시될 때 가역되는데 이는 흡수후 상태(postabsorptive state)와 같은 현상이 생기기 때문이다. 즉, 인슐린 농도가 감소되어 근육과 간에 저장되었던 글리코겐이 동원되고 내장 단백질의 합성을 위해서 근육에서 아미노산이 방출된다.

그러나 주기적 주입을 시작하기 전에 영아나 소아는 다음의 조건들을 충족시켜야 한다.

- 안정된 전해질 및 대사적 상태(포도당과 전해질 항상성 유지)
- 인슐린을 필요로 하지 않음
- 지속적 주입으로 적어도 2~4일간의 체중증가 기록
- 중심정맥 카테터의 위치 양호

소아 정맥영양의 주기적 주입은 3~7일간에 걸쳐서 서서히 이루어져야 한다. 주기적 주입속도를 계산하는 방법은 표 6.17에 제시되었다. 4~6개월 미만의 영아는 정맥으로 필요한 모든 영양소를 공급받는 경우에는 하루에 4시간 동안 정맥영양을 중단할 수 있으며 6개월 이상의 영아나 유아는 6~8시간 까지도 중단할 수 있다. 정맥영양 이외에도 경장영양을 공급받거나 경구 섭취를 하는 영유아는 정맥영양의 주입시간을 더 단축할 수 있다. 대개 정맥영양을 보충수단으로 이용하는 경우에는 8~12시간동안에 걸쳐서 주입할 수 있다. 필요한 수분 부하량에 잘 적응하는 소아들은 총 열량 및 수분 요구량을 10~16시간에 걸쳐서 공급받을 수 있다. 주기적 주입을 시작할 때 주입속도를 점진적으로 증가시키고 주입의 마지막에 서서히 중단함으로써 고혈당이나 반동 저혈당(rebound hypoglycemia)을 방지할 수 있다. 대개 주입속도는 1~2시간에 걸쳐서 조정해야 한다. 주기적 주입을 시행하는 동안에는 요당과 혈당을 매일 모니터해야 한다. 주기적 주입으로 비정상적인 당내인성(abnormal glucose tolerance)을 보인다면 이는 단시간내에 고농도의 포도당을 주입하기 때문이기 보다는 인슐린 분비능력의 감소에 기인하는 것으로 보인다.

## 2.7 정맥영양의 모니터링

정맥영양을 공급받는 환아에서는 대사적, 기계적, 신체적, 영양적 지표 및 성장지표 등을 주기적으로 모니터해야 한다(표 6.18). 모니터링은 합병증을 예방하고 정맥영양지원의 치료결과를 판정해 준다. 모니터링 계획은 환아의 임상적 상태에 따라서 조정될 수 있으며 대체로 환아가 임상적으로 안정될 때 모니터링의 빈도를 줄일 수 있다.

| 표 6.17 | 소아 정맥영양의 주기적 주입속도 계산법

1. $\dfrac{\text{총 용량}}{\text{총 주입시간}-1} = (X)$ 둘째 시간부터 마지막 시간전 1시간까지의 주입속도

2. $\dfrac{\text{총 용량}-(X)(\text{총 시간}-2)}{2} =$ 첫 시간과 마지막 시간의 주입속도

(예) 850 ml을 20시간 동안에 공급하는 주기적 주입속도

1. $\dfrac{850\text{ ml}}{20\text{시간}-1} = 45\text{ ml/hr}$ (2째 시간부터 19번째 시간까지)

2. $\dfrac{850\text{ ml}-(45\times 18)}{2} = 20\text{ ml/hr}$ (첫 시간과 20번째 시간)

자료 : 참고문헌 8

**| 표 6.18 |** 소아 정맥영양의 모니터링

| 지표 | 초기 | 안정기 |
|---|---|---|
| 성장지표 | | |
| 체중 | 매일 | 매주 내지 매월 |
| 신장 | 매주 | 매월 |
| 두위 | 매주 | 매월 |
| 체성분 | 매월 | 필요시 |
| 검사실 자료 | | |
| 전해질(Na, K, Cl, $CO_2$) | 매일 내지 매주 | 매주 내지 매월 |
| BUN/크레아티닌 | 매주 | 매월 |
| 산-염기 상태 | 안정될 때까지 | 매월 |
| 무기질(Ca, P, Mg) | 2회/주 | 매주 내지 매월 |
| 알부민/프리알부민 | 매주 | 매주 내지 매월 |
| 포도당 | 매일 | 매주 내지 매월 |
| 중성지방 | 용량증가 후 4시간 | 필요시 |
| CBC | 매주 | 매주 내지 매월 |
| 철/훼리틴/TIBC | 필요시 | 필요시 |
| 혈소판 수효 | 매주 | 매주 내지 매월 |
| 간기능 검사 (총 빌리루빈, alk phos, LDH, ALT, AST, PTT) | 매주 | 매주 내지 매월 |
| 기타 (미량원소, 비타민, 카니틴) | 필요시 | 필요시 |
| 혈액배양 | 필요시 | 필요시 |
| 요검사 | | |
| 포도당 | 2~6회/day | 매일 내지 매주 |
| 케톤 | 2~6회/day | 매일 내지 매주 |
| 비중 | 필요시 | 필요시 |
| 요질소 | 필요시 | 필요시 |
| 임상적 관찰 | | |
| 발육 상태 | 필요시 | 매년 |
| 섭취량과 배설량 | 매일 | 매일 혹은 필요시 |
| 주입 장비 | 6~12회/day | 2~6회/day |
| 카테터 부위/드레싱 | 6~12회/day | 2~6회/day |

자료 : 참고문헌 3, 8, 13

| 표 6.19 | 소아 정맥영양의 대사적 합병증

| 합병증 | 원 인 | 치료/예방 |
|---|---|---|
| 고혈당, 당뇨, 삼투성 이뇨, 고장성 비케톤성 탈수, 혼수 | 과다한 양의 포도당 주입 | 포도당의 주입속도와 용량 감소, 조심스럽게 인슐린 사용 |
| 저혈당 | 포도당 주입의 갑작스런 중단<br>인슐린의 과다투여 | 포도당 주입을 일정하게 유지, 서서히 주입속도 감소, 인슐린 감소 |
| 대사성 산증, 고암모니아 혈증, 전신성 고질소혈증 | 아미노산의 과다 투여<br>단백질과 칼로리의 배율 부적합 | 아미노산 감소<br>비단백질 열량 증가 |
| 고염소혈증성 대사성 산증 | 염소의 과다 투여로 양이온간격을 초래 | 주입액에 동일양의 소디움과 염소 공급, 만약 호흡상태가 허용한다면 lactate 혹은 acetate로 양이온 간격을 중화 |
| 저포타슘혈증 | 단백질 동화작용을 위해서 증가된 요구량에 비해서 포타슘 공급량 부족 | 만약 포타슘 요구량이 포타슘 인산염의 형태로 공급된 포타슘의 양보다 많다면 포타슘아세테이트 사용 |
| 고포타슘혈증 | 포타슘의 과다투여(특히 대사성 산증에서) | 주입액 내의 포타슘 감소 |
| 용적 과부하, 울혈성 심부전 | 수액의 과다투여 | 매일 체중, 섭취량 및 배설량 등을 모니터, 부족한 수액을 만회하기 위하여 주입속도를 증가시키지 말 것. 주입속도를 감소 |
| 저칼슘혈증 | 칼슘 공급부족, 혹은 칼슘을 주입하지 않은 채 인을 주입, 저마그네슘혈증이나 저알부민혈증 | 인과 마그네슘의 주입량을 적절하게 유지하면서 칼슘 주입양 증가 |
| 고인산혈증 | 단백질 동화작용으로 증가된 요구량에 비해서 인의 투여량 부족 | 인의 주입 증가(칼슘과 인의 비율을 적절하게 유지함으로써 침전 방지) |
| 저마그네슘혈증 | 만성 설사로 인한 위장관 손실 증가, 혹은 단백질 동화작용으로 인한 요구량 증가에 비해서 마그네슘 주입량 부족 | 마그네슘 주입양 증가 |
| 필수지방산 결핍증 | 레놀레산 주입량 부족 | 적어도 총 열량의 4-8%를 지방 유화액으로 공급하여 총 열량의 1~4%를 리놀레산으로 공급 |

| 고중성지방혈증,<br>고콜레스테롤혈증 | 지방을 대사할 수 있는 능력보다 더 많은 양을 주입 | 지방 주입양을 감소, 주입액에 헤파린 첨가 |
|---|---|---|
| 빈혈 | 철, 엽산, 비타민 $B_{12}$, 구리 등의 결핍증 | 필요한 영양소 공급 |
| 담즙성 황달 | 패혈증, 미숙, 절식, 필수지방산 결핍증, 지방주입, 아미노산 결핍증, 아미노산 과다, 당질 과다, 담즙염 감소, 장폐쇄, 경장급식의 결여 | 가능하면 속히 경장급식 시작하고 과다섭취를 피하고 적당한 섭취량 유지, 정맥영양 치료중단 후 6~9개월 내에 간기능 회복, 그러나 만성 간질환으로 진행될 수도 있음 |

자료 : 참고문헌 13

### 2.8 대사적 합병증

소아 환자에서 발생하는 정맥영양-관련 합병증은 대부분 성인의 경우와 비슷하다. 정맥영양지원에서 발생할 수 있는 대사적 합병증에 대한 원인과 치료방안이 표 6.19에 제시되었다.

## 3 과도기 급식

과도기 급식(transitional feedings)이란 정맥영양에서 경장급식이나 경구급식으로, 혹은 경장급식에서 경구급식으로 전환하는 과도기에 제공되는 급식을 말한다.

### 3.1 경구급식 장애

경구급식 장애(oral feeding disorders)는 오랫동안 정맥영양이나 경장급식을 공급받던 영아나 유아에게만 발생하는 독특한 합병증이다. 영양지원을 제공받던 만성 질환의 소아가 의학적으로 경구급식을 시작할 수 있게 될 때 영아나 유아는 먹는데 대한 흥미가 없거나, 음식이나 음료, 혹은 숟가락을 얼굴 가까이 대면 신경질적 반응을 보인다. 음식을 주면 환아는 흔히 거부하거나, 울거나, 구역질을 하거나, 구토를 한다. 이러한 구강혐오증은 식사시 기계적인 문제가 없는 경우에도 생길 수 있다. 이때 가족들이 아이에게 강제로 음식을 먹이게 되면 사태를 더욱 악화시킬 수 있다. 이러한 문제들은 모두 과도기급식에서 논의되어야 한다. 구강 혐오증이 심한 경우에는 소아 심리학자, 언어병리사, 영양사, 작업치료사 등으로 부터 중재와 행동 수정이 필요하다.

반항적인 급식행위는 소아의 급식 기술이 발달하는 중대한 시기를 상실했기 때문인 것으로 알려져 있다. 즉 영아에서 생후 6~7개월은 씹는 기술이 발달하는 중요한 시기이다. 만약 이 시기에 고형 음식을 주지 않으면 아이는 나중에 이를 수용하기 힘들어 진다.

파고 들면서 빠는 반사(rooting and sucking reflexes), 대상물에 대한 구강 탐험, 공복과 급식의 관련성 등의 발달은 생후 첫 1년동안에 얻는 중요한 구강 경험들이다. 아이가 생후 첫 1년동안 이러한 정상적인 구강급식 경험을 상실할 때 유아기나 학령기전 기간까지도 급식 곤란을 경험하게 될 뿐만 아니라 언어 발달, 전신운동 및 성격 발달의 지연을 초래할 수 있다.

환아가 의학적으로 안정되는 즉시 소량의 경구급식을 시작함으로써 급식장애를 최소화할 수 있다. 즉 소량의 음식을 숟가락으로 받아먹게 하거나 액체를 컵으로 마시게 한다. 만약 환아가 정맥영양이나 경장급식을 공급받는 동안에 경구섭취를 할 수 없는 경우에는 고무 젖꼭지, 손가락, 장난감 등을 입안에 넣고 빨게 하여 구강을 자주 자극함으로써 구강의 민감도, 비정상적인 혀놀림, 식품 혐오증 등을 감소시킬 수 있다. 그리고 영양지원을 실시하는 동안에 소아작업치료사나 언어병리사에게 정상적인 식사기술의 발달을 위한 중재를 의뢰할 수 있다. 이들은 영아의 급식 잠재력을 평가하고 적절한 구강운동 자극 프로그램을 고안하는데 있어서 가장 자격이 있는 전문인력이다. 급식장애가 있는 소아에 대한 중재활동은 영양지원을 종료할 즈음에서 보다는 영양지원을 시행하는 도중에 고려되어야 한다.

## 3.2 정맥영양에서 경장급식으로 전환할 경우

환아의 영양요구량을 고려하여 소량의 경장급식을 시작하여 점진적으로 진전시킨다(표 6.6). 경장급식이 영양요구량의 50%에 달하게 되면 정맥영양을 감소하기 시작하며 대개 경장조제액 1 ml당 정맥조제액 1 ml을 감소한다. 경장급식이 영양목표량의 75%에 도달하고 흡수가 잘 되면 정맥영양을 중단한다. 과도기 급식기간 중에는 총 수분 섭취량을 모니터하여 경장조제액과 정맥조제액의 주입이 중복됨으로써 초래될 수 있는 과수화(overhydration)를 방지해야 한다.

## 3.3 경장급식에서 경구급식으로 전환할 경우

경장급식에서 경구급식으로 전환하기 전에 환아의 영양상태를 최적화하는 것이 매우 중요하다. 일단 영양상태가 개선된 후에는 경장급식에서 경구급식으로 전환할 준비가 되어 있는지를 결정하기 위하여 다음의 사항을 평가한다.

- 급식관의 사용을 필요로 했던 초기 문제가 해결되었나?
- 구강운동 기술의 질은 양호한가?
- 환아의 연하능력이 적절하고 안전한가?
- 가정환경과 보호자의 준비태세가 갖추어져 있는가?

일단 경구급식을 시작한다는 결정이 내려진 후에는 경장급식의 스케쥴을 조정해야 한다. 경장급식은 지속적 급식에서 간헐적 급식으로 바꾸거나 24시간-지속적 급식에서 밤에만 지속적 급식을 제공하거나 지속적 급식과 간헐적 급식을 복합적으로 사용할 수 있다. 환아로 하여금 공복감을 촉진하기 위하여 급식 스케쥴을 바꾸어야 한다. 가능하다면 식욕을 자극하기 위하여 경장급식의 에너지 공급량을 25% 줄이도록 한다. 과도기 급식 계획을 시작한 후에는 경장급식과 경구급식으로부터의 섭취량, 성장 속도, 경구급식에 대한 환아와 보호자의 일반적 사항 등을 모니터한다. 만약 계획한 대로 잘 진행되면 경장급식을 25% 더 감소한다. 만약 환아가 총 열량의 75% 이상을 계속해서 경구식사로부터 섭취하게 되면 경장급식을 중단한다. 환아가 영양요구량의 100%를 안전하게 입으로 섭취하고 정상적인 성장을 유지할 때 까지 면밀한 관찰이 필요하다.

## 3.4 정맥영양에서 경구식사로 전환할 경우

정맥영양에서 경구식사로 전환할 때 방법론적인 접근법은 별로 소용이 없다. 이때 과도기 급식의 목표는 영아나 소아가 선호하는 음식이나 음료를 주기 시작하는 것이다. 영아에게는 소량의 모유나 조제유를 자주 공급하기 시작하고 소아에게는 우유나 다른 전유동식을 주기 시작하면서 정맥영양과 경구식사를 병행한다. 만약 환아가 전유동식이나 조제유에 잘 적응하면, 구강섭취가 증가함에 따라서 매일 정맥영양을 10~25%씩 줄여나가며 식욕증진을 위해서 주간에는 식사를 제공하고 야간에는 주기적 정맥영양을 공급할 수 있다.

장기간의 정맥영양은 식욕, 공복감, 만복감 등에 영향을 준다. 반면에 단기간의 정맥영양에서는 정맥 지방만을 주입하면 식욕에 별 영향을 주지 않으나 포도당만 주입하거나 포도당, 단백질, 지방을 모두 주입하면 자발적인 섭취가 억제된다. 정맥영양에서 주입되는 열량과 단백질의 양이 많을수록 식욕이 더욱 더 억제된다. 따라서 정맥영양을 공급받던 환아의 경구 섭취를 개선하기 위해서는 정맥영양의 열량과 단백질을 상당량 줄여야 한다. 일반적으로 환아의 식욕이 하루아침에 증가되지는 않으며 정맥영양을 중단한 후에도 식욕억제 효과가 수일내지 수주동안 지속될 수 있다.

## 참고문헌


1. 한국영양학회. 한국인 영양섭취기준. 2005.
2. American Dietetic Association. Manual of Clinical Dietetics, 6th ed, 2000.
3. Baker RD, Baker SS, Davis AM. Pediatric Parenteral Nutrition. Aspen Publishers, Inc. 2001.
4. Baker SB. Baker RD, Davis A(eds). Pediatric Enteral Nutrition. Chapman & Hall. 1994.
5. Canada T. Aluminum exposure and toxicity in parenteral nutrition: A new safty mandate. Nutrition Week Program Syllabus Vol 1, pp224-231, 2004.
6. Crook MA, Hally V, Panteli JV. The importance of the refeeding syndrome. Nutrtion 17:632-637, 2001.
7. Gottschlich MM(ed). The Science and Practice of Nutrition Support : A Case-Based Core Curriculum, Kendall/Hunt Pub Co, 2001.
8. Matarese LE, Gottschlich MM. Contemporary Nutrition Support Practice : A Clinical Guide. 2nd ed, Saunders, 2003.
9. Merritt RJ(ed). The A.S.P.E.N. Nutrition Support Practice Manual, 1998.
10. Popinska K, Kierkus J, Lyszkowska M, et al. Aluminum contamination of parenteral nutrition additives, amino acid solutions, and lipid emulsions. Nutrition 15:683-686, 1999.
11. Rombeau JL, Rolandelli RH, Clinical Nutrition : Parenteral Nutrition, 2nd ed, WB

Saunders Co, 1993.
12. Rombeau JL, Rolandelli RH. Clinical Nutrition : Parenteral Nutrition. 3rd ed, WB Saunders Co. 2001.
13. Samour PQ, King K(eds). Handbook of Pediatric Nutrition. 3rd ed, Jones and Bartlett Pub, 2006.
14. Williams CP(ed). Pediatric Manual of Clinical Dietetics, ADA, 1998.

CHAPTER_07 | Disorders of Neonates

# 07

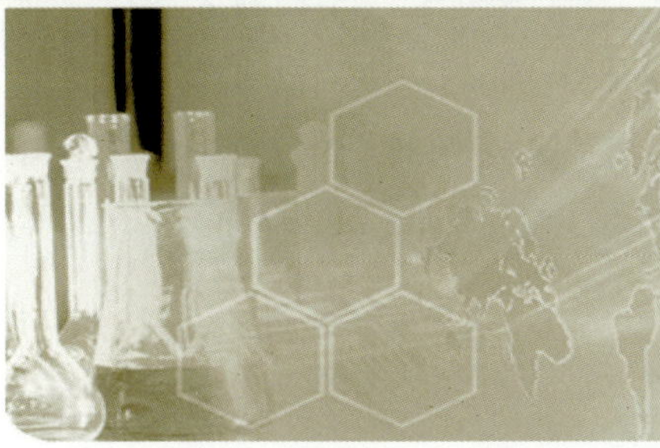

# 신생아 질환



신생아에서 기관지폐성 형성장애, 동맥관개방, 선천성 심부전, 궤사성 소장결장염, 위식도 역류 등 여러 가지 질환이 발생할 수 있다. 특히 각종 주요 장기가 아직 성숙하지 못한 미숙아에서는 이러한 질환들이 발생하기 쉽다. 질환이 있는 신생아의 영양지원에서는 질병의 진행과 치료(특히 이뇨제와 스테로이드 약물의 장기적 사용)가 영양소 공급, 흡수, 보유 및 이용에 미치는 영향을 고려해야 한다. 특히 질병으로 영양소 섭취가 제한되었던 미숙아에게는 성장만회를 위해서 충분한 영양공급이 이루어져야 한다.

## 1 기관지폐성 형성장애

기관지폐성 형성장애(bronchopulmonary dysplasia)는 심한 호흡곤란증(severe respiratory distress)를 가진 미숙아에서 발생하는 만성 호흡질환이다. 미숙아들은 폐의 미성숙으로 호흡곤란증이 흔하며 미숙아의 출생체중과 재태연령이 낮을수록 호흡곤란증의 유병률이 증가한다. 재태연령이 30주 미만인 미숙아중에서 60%는 출생후 호흡곤란증을 보이는 반면에 만삭아에서는 유병률이 0.05%에 불과하다. 기관지폐성 형성장애의 진단 기준은 생후 2주 동안에 적어도 3일간 환기 치료를 필요로 하고, 폐부전의 임상적 증후를 보이며, 산소 보충을 필요로 하고, 생후 28일 후에도 기관지폐성 형성장애의 특징인 호흡기 변화의 방사선적 증거를 보이는 경우에 해당된다. 기관지폐성 형성장애의 유병률은 보조 환기를 요하는 신생아의 2.5%에서부터 출생체중이 1,000 g 미만의 영아의 38% 까지 매우 다양하다.

## 1.1 원인과 증상

기관지폐성 형성장애와 관련된 요인으로 미성숙한 폐, 흡입한 산소의 농도 증가, 환기보조, 과다한 수분 투여, 압력상해(barotrauma), 기도 삽관, 동맥관개방, 패혈증 등을 들 수 있으며, 이 질환의 병리적 변화는 점진적으로 진행된다. 폐의 미성숙으로 폐표면활성제(pulmonary surfactant)가 충분히 생성될 수 없기 때문에 폐포의 안정성을 유지할 수 없고 상피세포 표면도 보호할 수 없게 된다. 가스확산을 할 수 있는 상피세포와 폐모세혈관이 아직 충분히 발달되지 않았기 때문에 산소화의 기능을 적절하게 수행할 수 없다. 따라서 생명유지를 위해서 산소 보충과 환기 보조가 필요하다. 환기 보조시 미숙한 폐가 고농도의 산소로 인한 산소 독성과 간헐적인 양압환기(intermittent positive pressure ventilation)에 노출되어 폐포와 기관지의 상피에 괴사가 초래될 수 있다. 이 밖에도 감염, 수분 과다로 인한 폐부종, 조기 영양공급의 부족 등이 이 질환의 발생과 관련이 있다. 특히 미숙아는 체내에 영양소가 충분히 저장되지 못하여 신체의 자연적 방어능력과 조직보수 능력에 장애를 초래함으로써 기관지폐성 형성장애가 발생되기 쉽다. 뿐만 아니라 수분에 대한 적응 능력이 부족하고 영양소를 흡수·대사하는 능력이 미숙하여 영양소 공급이 제한된다.

기관지폐성 형성장애는 흉부 수축(chest retraction), 빠른 호흡(tachypnea), 악설음, 천명 등의 증상을 보이며, 재발되는 무기폐(atelectasis), 폐렴, 기계적 환기를 요하는 폐부전, 폐부종, 폐고혈압, 폐성심(cor pulmonale) 등의 폐합병증이 초래될 수 있다.

## 1.2 영양적 문제점

### 성장부전

기관지폐성 형성장애의 미숙아들은 이들의 교정연령과 비슷한 만삭아에 비해서 만 1

~2세 동안에 평균 체중, 길이, 두위 등의 성장 속도가 감소하고 백분위 순위가 낮다. 그러나 재태연령과 출생체중이 비슷하게 태어난 다른 영아들보다 성장부전이 더 심한지는 확실하지 않다. 성장부전의 원인은 분명치 않으나 질병의 재발, 대사적 요구량의 증가, 영양소 섭취량의 감소, 각종 약물(이뇨제, 기관지확장제, 스테로이드) 치료로 인한 영양소 손실의 증가 등은 성장부진에 영향을 미친다.

### 급식 문제

심한 기관지폐성 형성장애를 앓았던 영아는 효율적으로 젖을 빨고 삼키는 능력이 저하되어 있다. 기계적 환기 치료를 위한 기관내 삽관으로 구강 섭취나 유쾌한 경구 자극이 결여되어 있다. 장기간의 기관내 삽관으로 빈호흡이 초래되어 빨고 삼키는 연쇄적 반응이 매우 힘들고 피로해지기 쉬우며, 환아가 스스로 먹기(self-feeding)를 시작하는 능력이나 보호자가 먹여주는 스푼-급식(spoon-feeding)에 적응하는 능력이 저하된다. 기관지폐성 형성장애를 가진 영아는 생후 첫 수개월동안 입안에서나 입 주변에서 여러 가지 유해한 자극들(기관내 삽관, 급식관의 장착, 흡착 등)을 경험하였기 때문에 후에 유두로부터 몸을 돌리거나, 굽히거나, 구역질을 하거나 토하는 등 급식에 대한 혐오감을 나타낸다.

### 수분과 전해질 균형

신장 기능이 성숙하고 호흡질환이 진행함에 따라서 수분과 전해질의 적응도가 변한다. 폐고혈압이나 폐성심이 생기면 수분과 소디움 적응도가 감소한다. 이때 이뇨제를 자주 사용함으로써 수분 보유나 폐부종을 방지하고, 영양소 요구량을 충족시키기에 충분한 수분량을 공급할 수 있다. 그러나 이뇨제 사용은 소디움, 포타슘, 염소 등의 손실과 대사성 알카리증을 초래할 수 있다.

### 무기질 균형

기관지폐성 형성장애가 있는 영아는 골감소증과 신석회증(nephrocalcinosis)이 생길 위험이 높다. 정맥영양에서 수분 공급이 제한되거나 무기질이 강화되지 않은 모유를 공급할 때 칼슘과 인의 섭취가 제한된다. 강력한 이뇨제(furosemide)는 고칼슘뇨증, 골감소증, 신석증과 관련이 있으며 스테로이드 약물은 칼슘과 인의 흡수를 감소시킨다.

| 표 7.1 | 기관지폐성 형성장애 신생아의 영양요구량

1. 수분
   - 폐부종과 심박출량 감소시 75~90 ml/kg로 제한
   - 증세 완화되면 95~150 ml/kg까지 증가
2. 소디움 : 1.5~3.5 mEq/kg
3. 에너지
   - 처음에는 적어도 70 kcal/kg : 정맥 영양
     95 kcal/kg : 경장 영양
   - 그후 점진적으로 120~130 kcal/kg까지 증량
4. 단백질 : 2 g/kg로 시작하여 점진적으로 2.5~3.5 g/kg
5. 비타민과 무기질
   - 비타민 E : 5~25 mg/day 경구 보충
   - 비타민 A : 미숙아의 경우 5,000 IU/주 3회(근육주사)(4주 동안)
   - 칼슘, 인, 철 보충

자료 : 참고문헌 6

## 1.3 의학영양치료

기관지폐성 형성장애 신생아의 영양요구량은 표 7.1에 제시되었다.

### 수분 및 전해질

폐부종과 심박출량의 감소가 있는 경우에는 수분 공급을 75~90 ml/kg로 제한한다. 그후 급성기 증세가 완화된 후에는 95~150 ml/kg까지 증가시킬 수 있으며 회복기 동안에는 적응도에 따라서 수분 공급량을 증가시킨다. 소디움은 심박출량과 이뇨제의 효과에 따라서 일반적으로 1.5~3.5 mEq/kg가 공급된다. 만약 이뇨제 치료로 소디움 손실이 수분 손실을 초과하면 저나트륨혈증을 예방하고 이뇨제에 대한 반응을 개선하기 위해서 소디움 보충이 필요하므로 하루에 4 mEq/kg를 공급할 수도 있다. 포타슘과 염소의 보충은 사용되는 이뇨제에 따라서 결정된다.

### 열량과 단백질

기관지폐성 형성장애를 가진 영아는 일반 영아에 비해서 휴식기 산소 소비량이 25%나 증가하는 것으로 보고되고 있어 에너지 요구량이 증가된다. 처음에 환아는 적어도 70

kcal/kg(정맥영양)~95 kcal/kg(경장영양)과 단백질 2.0 g/kg이 필요하며 그 후에 점진적으로 120~130 kcal/kg와 단백질 2.5~3.5 g/kg 까지로 증가시킬 수 있다. 회복기에는 성장만회를 위해서 열량을 130~180 kcal/kg 까지도 공급할 수 있다. 수분 섭취를 제한하는 경우에는 칼로리와 단백질을 충분히 공급하기 위하여 100 kcal/100 ml까지 조제유를 농축시켜서 공급할 수 있다. 이때 수분을 100 ml/kg 미만으로 제한하는 경우에는 소변의 비중이나 삼투압을 모니터해야 한다. 영아의 적절한 성장을 위해서는 조제유의 농축과 함께 적절한 수분과 영양소의 섭취가 수반되어야 한다. 한편 수분 제한과 에너지 요구량 증가로 조제유에 지방이나 당질을 첨가할 때 단백질, 당질, 지방의 최종농도는 권장 지침인 7~18% 단백질, 30~55% 지방, 35~65% 당질의 범위에 있어야 한다.

### 비타민과 무기질

비타민 E는 주요 항산화제이므로 지방을 함유한 세포막의 산화를 방지한다. 영아는 모유나 조제유에서 비타민 E를 충분히 섭취할 수 있다. 한편 다량의 비타민 E 보충이 기관지폐성 형성장애를 예방하는데 도움을 준다고 명확하게 규명되지는 못했으나 정상 만삭아의 혈청 비타민 E 농도(1.0~3.5 mg/dl)를 유지하는 것이 바람직하며 이를 위해서 표준 소아정맥종합비타민제제를 이용하던지 하루에 5~25 mg 비타민 E를 경구보충할 수 있다. 비타민 A는 상피조직을 보수하는데 중요한 역할을 하므로 특히 체내 저장량이 부족한 미숙아(<1,000 g)는 비타민 A 보충이 필요하다. 최근 임상연구에서 5,000 IU 비타민 A를 매주 3회씩 4주 동안 근육주사함으로써 기관지폐성 형성장애의 유병률을 현저하게 감소시킬 수 있다고 보고되었다.

미숙아는 재태기간중에 칼슘과 인의 축적이 부족하고 출생후 이뇨제, 스테로이드 약물, 장기간의 정맥영양지원 등으로 칼슘과 인의 영양상태가 불량한 경우가 많으므로 칼슘과 인의 보충이 필요하다. 모유-수유를 하는 영아에게 충분한 무기질 공급을 위해서 모유-강화제를 사용하는 것이 바람직하다. 칼슘과 인을 보충할 경우에는 흡수율을 극대화하고 혈청 농도의 심한 변동을 막기 위해서 용량을 분활하여 공급하도록 한다. 그리고 정상적인 적혈구 형성과 혈색소 농도를 유지하기 위하여 철의 보충이 필요할 수 있다.

# 2 동맥관개방

## 2.1 원인과 증상

동맥관개방(patent ductus arteriosus)은 태아기에 폐동맥과 대동맥을 연결하던 동맥관이 출생후 그대로 지속되는 상태를 의미한다. 출생 전 태아가 모체안에 있을 때 태반을 통해서 모체로부터 산소와 영양분을 공급받으며 폐는 공기 대신에 물로 차 있게 된다. 이 때에는 폐혈류량이 매우 적으며, 태아는 폐로 호흡하지 않기 때문에 일종의 태아순환경로인 동맥관(ductus arteriosus)을 통해서 혈액이 우심실과 폐동맥으로부터 하행대동맥(descending aorta)내로 유입되어 태반으로 운반된다. 그러나 태아가 출생하여 호흡을 시작하면서 동맥관이 불필요하게 되므로 출생후 수시간 내지 수일 이내에 정상적으로 수축하여 폐쇄된다. 그러나 출생후 동맥관이 폐쇄되지 않고 개방상태를 유지하면 높은 압력의 대동맥 혈류가 동맥관을 통해서 압력과 혈류저항이 낮은 폐동맥으로 유입되어 폐혈류량과 좌심실의 혈류량이 증가하고 가스교환의 손상, 호흡곤란, 울혈성 심부전 등이 초래된다.

동맥관개방의 유병률은 재태연령 및 출생체중과 역의 상관관계를 보여서 초저출생체중의 미숙아(<1,000 g)에서는 80%의 높은 유병률이 보고되기도 하였다.

## 2.2 보존적 치료

수분 제한과 함께 이뇨제를 사용하며 이때 수분과 전해질 항상성에 변동이 생긴다. 보존적 치료에 반응하지 않는 경우에는 동맥관의 폐쇄를 촉진하기 위해서 프로스타글란딘 합성효소억제제(prostaglandin synthetase inhibitor)인 indomethacin 약물을 사용한다. 내과적 치료로 동맥관이 폐쇄되지 않는 경우에는 외과적 결찰(ligation)을 시행한다.

## 2.3 의학영양치료

초기의 수분 제한은 대개 120~130 ml/kg로 시작하며 이때 적절한 영양 공급을 위해서 농축된 정맥조제액이 사용된다. 경장영양의 경우에는 모유에 모유-강화제를 첨가하거나 조제유를 80~100 kcal/100 ml으로 농축시킨다. 이뇨제를 사용하는 경우에는 전해질 보충이 필요할 수 있다. 한편 indomethacin은 장천공이나 일시적 빈뇨를 초래할 수 있기 때문에 이 약물을 투여하는 동안에는 경장영양을 중단하는 것이 바람직하며 신부전이 있는 영아에게는 사용되지 말아야 한다.

## 3 선천성 심질환

### 3.1 원인과 증상

선천성 심질환(congenital heart disease)은 출생 당시부터 심장이나 대혈관의 구조적, 기능적 결함을 나타내는 질환을 말하며 청색증의 유무에 따라서 청색증형과 비청색증형으로 분류된다. 청색증형(cyanotic)이란 전신순환에서 비산소화된(정맥) 혈액이 산소화된(동맥) 혈액과 혼합되는 상태를 말하며 비청색증형(acyanotic)은 그렇지 않은 경우를 의미한다. 선천성 심질환의 유병률은 매해 1,000 생아출생(live birth)당 10명으로 추산되며 심장의 결함이 성장, 발육, 영양상태에 미치는 영향은 특정 병소와 심각도에 따라서 다르다.

선천성 심질환은 청색증, 성장지연, 폐고혈압, 울혈성 심부전, 호흡곤란, 식욕부진, 체중증가 불량, 심박출량 감소, 재발되는 호흡기 감염 등의 증상을 보일 수 있다.

### 3.2 영양적 문제점

선천성 심질환의 영아는 영양결핍증과 성장부진의 위험이 있으며 선천성 심질환으로 입원한 영아에서 급·만성 영양결핍증의 발생율은 80%에 달하는 것으로 보고되었다. 성장부진의 정확한 원인은 확실하지 않으나 에너지 섭취 부족, 대사항진, 흡수불량, 위배출 지연, 심장병소의 유형 등은 성장부진과 관련이 있다. 선천성 심부전 환아들의 에너지 섭취량은 동일한 연령의 정상아들의 에너지 섭취량의 76%에 불과하며 평균 에너지 요구량의 82%를 섭취한다고 보고되었다. 환아들은 열심히 먹으려고 하지만 쉽게 피로해져서 섭취량이 적다. 반면에 1일 총 에너지 소비량은 일반 영아보다 36%가 많다고 보고되었다. 따라서 에너지의 섭취량 부족과 소비량 증가는 성장부진의 원인으로 지적되고 있다. 이밖에도 경미한 단백질 흡수불량과 현저한 지방 흡수불량, 지질대사의 장애 등이 보고되고 있다. 특히 환아들은 위배출 지연으로 조기 만복감이 생기고 위식도 역류와 흡인을 초래할 수 있다. 청색증형 결함이 있는 환아는 신장과 체중의 감소를 보이는 반면에 비청색증형 결함이 있는 환아는 신장보다는 체중증가의 부진을 나타낸다.

## 3.3 의학영양치료

선천성 심부전 영아의 영양치료는 성장에 필요한 에너지와 단백질을 적절하게 공급하고 수분 보유를 예방하기 위하여 수분과 소디움을 제한하는데 초점을 맞추어야 한다(표 7.2).

### 수분

수분 균형은 선천성 심질환 영아의 내과적 치료에서 가장 중요한 요소가 된다. 높은 실내온도, 열, 이뇨제 치료, 빠른 호흡 등으로 수분 손실이 증가한다. 그러나 대부분의 환아들은 과수화 상태를 보이므로 과다한 수분 축적을 방지하기 위해서 수분 제한이 필요하다. 수술 직후 초기에는 다량의 수액, 심장약과 함께 투여한 수분, 심장 및 신장의 기능 저하 등으로 수분 과부하의 위험도가 매우 높다. 따라서 흔히 하루에 30~50 ml/kg

**| 표 7.2 |** 선천성 심부전 신생아의 영양요구량

1. 수분 : 30~50 ml/kg로 제한
2. 에너지 : 영양섭취기준+30~60 kcal/kg
   쉽게 피로시 농축 조제유(80~100 kcal/100 ml) 사용 바람직
3. 단백질 : 총 열량의 8~10%
4. 비타민, 무기질, 전해질 :
   - 모유-수유시 비타민 A, D, C 보충 필요
   - 청색증형 : 철 강화된 조제유나 철 보충 필요
   - 이뇨제 장기 사용시 포타슘, 염소, 소디움, 마그네슘, 칼슘 농도 모니터하고 필요시 보충
5. 영양지원 계획
   - 급성기 : 정맥영양과 수액 공급
   - 2단계 : 정맥영양과 경장영양을 병행하고 점진적으로 완전 경장영양으로 전환
   - 3단계 : 점진적으로 칼로리 증량하고 필요시 농축 조제유 사용
   - 4단계 : 연령에 적합한 급식기술 장려

자료 : 참고문헌 6

로 수분을 제한한다. 더욱이 부종을 조절하기 위하여 대부분의 영아들은 이뇨제를 투여받는다. 수분 섭취에 민감하고 수분을 철저하게 제한하는 영아는 영양 목표를 달성하기가 용이하지 않다.

### 에너지

에너지 섭취 목표는 비슷한 크기의 건강한 영아의 경우와 유사한 양의 에너지를 섭취하는 것이다. 성장부진을 보이는 영아는 정상적인 성장을 위해서 영양섭취기준보다 하루에 30～60 kcal/kg를 더 섭취하는 것이 좋다. 모유나 조제유를 사용할 때, 만약 환아가 과대사 상태이거나 쉽게 피로하거나 빠른 호흡을 하면 농축 조제유(80～100 kcal/100 ml)를 사용함으로써 에너지 섭취량을 증가시키고 성장을 촉진할 수 있다. 농축 조제유를 사용할 경우에는 수분의 섭취량과 배설량, 소변의 비중과 삼투압 등을 주의깊게 모니터 해야 한다 .

### 단백질

선천성 심질환 영아의 단백질 요구량은 건강한 영아의 단백질 요구량과 동일하다. 성장부진의 영아는 성장만회를 위해서 단백질 요구량이 증가할 수 있다. 조제유의 단백질 함량은 총 열량의 8～10%에서 유지되어야 한다.

### 비타민, 무기질, 전해질

조제유를 먹는 영아는 비타민 보충이 필요치 않으나 모유-수유 영아는 비타민 A, D, C의 보충이 필요하다. 청색증형 선천성 심질환 영아에서 철 결핍증과 철결핍성 빈혈이 보고되었다. 조제유를 사용하는 영아는 철이 강화된 조제유를 사용해야 하며 모유-수유 영아에게는 철 보충이 필요하다. 이뇨제의 장기적 사용은 소디움, 포타슘, 염소, 마그네슘, 칼슘 등의 소변 배설을 증가시킨다. 사용하는 이뇨제의 유형과 용량, 혈청 전해질 농도 등에 따라서 전해질 보충량이 결정된다.

### 영양지원 계획

선천성 심질환의 영아에게는 진단, 교정 수술, 수술후 재활기간 동안에 영양지원이 필수적이다. 영양지원은 대체로 다음의 4단계로 시행된다.

- **급성기** : 영양목표는 이화작용을 최소화하고 무지방량을 보존하고 가능한 비정상

적인 생화학 검사 결과를 교정하는 것이다. 이 단계에서는 성장을 위하여 에너지 공급을 증가시키는 것은 적절하지 않으며 흔히 정맥영양과 수액이 이용된다.

- 2 단계 : 영양목표는 경장영양을 시작하는 것이며 정맥영양과 경장영양을 동시에 제공하면서 점진적으로 완전 경장영양으로 전환한다.
- 3단계 : 성장을 위한 충분한 칼로리를 공급하기 위하여 환아의 적응도에 따라서 칼로리를 점진적으로 증가하며 농축 조제유가 사용될 수도 있다.
- 4단계 : 급식 기술의 발달을 도모하기 위하여 에너지 요구량을 공급할 수 있는 방법을 모색한다. 연령에 적합한 급식 기술을 장려하는 전략을 사용해야 한다.

## 4 괴사성 소장결장염

### 4.1 원인과 증상

괴사성 소장결장염(necrotizing enterocolitis)은 후천성 위장질환으로서 급식 부적응증을 나타내는 경미한 형태에서부터 소장이나 대장의 미만성 괴사를 초래하는 극단적 형태에 이르기까지 다양하며 천공을 동반하기도 한다. 괴사성 소장결장염과 관련된 사망률은 높으며 장기입원, 재입원, 성장지연, 신경과적 발달장애 등을 초래한다.

신생아 중환자에서 전반적인 괴사성 소장결장염의 유병률은 1~7.7%에 달하며 체중이 1.5 kg 미만의 신생아에서는 유병률이 6.0~8.8%나 된다. 최근 신생아 중환자실 진료의 발전으로 체중이 적은 신생아들의 생존율이 증가하고 있다. 한편 표면활성제 치료가 실시되기 시작한 후부터 사망률은 감소하는 반면에 괴사성 소장결장염의 유병률은 표면활성제 치료 이전에 비해서 증가하였다.

#### 위험요인

괴사성 소장결장염의 병인은 알려져 있지 않으나 여러 가지 요인이 복합적으로 작용하는 것으로 추정하고 있다. 소장 허혈, 병인성 박테리아의 존재, 대사적 기질의 이용도, 조산 진통을 위한 산전 indomethacin 치료, 재태기간중 코케인(cocain) 노출 등은 괴사성 소장결장염의 위험요인으로 간주된다. 한편 산전 모체의 스테로이드 치료는 괴사성 소장결장염의 유병률 현저하게 감소시키며 이는 스테로이드에 의한 소장 성숙의 가속화에 기인하는 것으로 보인다. 그러나 산후 스테로이드 투여는 궤사성 소장결장염을 효과적으로 감소시키지 못하였다.

### 증상

궤사성 소장결장염의 초기에는 급식 부적응증이나 경미한 복부팽만, 위잔여물 과다 등의 증상을 보인다. 장벽기종(pneumatosis intestinalis), 혹은 간내 정맥가스의 방사선 소견은 궤사성 소장결장염을 확인하는데 이용된다. 합병증으로는 패혈증, 쇼크, 급성 신세뇨관 괴사, 소장협착, 단장증후군 등이 초래될 수 있다.

## 4.2 궤사성 소장결장염의 예방

어떠한 중재방안도 모든 경우에서 궤사성 소장결장염의 예방을 보장할 수는 없으나 다음의 몇 가지 방안이 제시되고 있다(표 7.3).

### 저열량 급식의 조기 시작

출생체중이 1,500 g 미만인 영아에서는 생후 2~3일부터 40~80 kcal/100 ml의 미숙아 조제유를 12~24 ml/kg의 속도로 공급하면 장에 자극을 주게 되므로 영아가 더 안정된 후에 급식 스케쥴의 진전을 위한 준비단계로 이용된다.

### 급식 속도의 점진적 증가

조제유 섭취량은 매일 대략 10~20 ml/kg씩 증가시키는 것이 안전하다. 지나치게 조제유의 섭취량을 증가시키면 궤사성 소장결장염의 발생을 증가시킬 위험이 있다.

### 모유 사용

모유는 여러 가지 면역방어 특성을 가지고 있기 때문에 궤사성 소장결장염을 방지하

| 표 7.3 | 궤사성 소장결장염의 예방

| | |
|---|---|
| · 저열량 급식을 조기에 시작 | · 저삼투압성, 저유당 조제유 사용 |
| · 급식 속도를 점진적으로 증가 | · 급식 부적응증의 징후 관찰 |
| · 모유 사용 | |

자료 : 참고문헌 6

기 위하여 선호되는 급식이다. 그러나 모유만을 수유한 영아에서도 괴양성 소장결장염이 유발된다는 보고가 있기 때문에 조제유의 경우와 마찬가지로 서서히 점진적으로 수유량을 증가시켜야 한다.

### 저삼투압성 조제유

대부분의 영아 조제유는 등장성 용액이지만 조제유에 약물이나 영양보충제를 첨가하거나 조제유를 농축시키면 삼투압이 증가한다. 괴사성 소장결장염의 위험도를 감소시키기 위하여 삼투압이 높은 조제유를 피해야 한다.

### 저유당 조제유

미숙아 조제유처럼 유당의 함량이 적은 조제유를 사용하면 장에서 가수분해되어야 할 유당의 양을 효과적으로 감소시킬 수 있다. 당질의 나머지 분량은 포도당 중합체의 형태이므로 미숙아가 쉽게 소화하면서 유당 급식과 유사한 혈당 및 인슐린 반응을 나타낸다.

### 급식 부적응증의 징후 관찰

복부팽만, 위잔여물 과다등은 경장영양을 감소하거나 중단할 필요가 있다는 것을 암시해준다. 괴사성 소장결장염이 있는 영아는 대변의 횟수가 더 잦고 기포가 있는 변을 보인다.

## 4.2 의학영양치료

괴사성 소장결장염의 치료를 위해서 정맥 수액을 이용한 수분 소생, 장휴식과 비위 감압(nasogastric decompression), 헤마토크릿과 혈소판감소증의 교정, 정맥 항생제 치료 등을 조기에 적극적으로 실시해야 한다. 장벽기종과 장천공을 파악하기 위하여 일련의 방사선 사진 촬영을 실시한다. 괴사성 소장결장염 환아의 영양치료 계획은 다음과 같다.

- 급식 중단, 위잔여물의 제거, 연속적 위배출, 비위관을 이용한 감압
- 장휴식기 동안에는 정맥영양을 공급한 후 서서히 급식을 진전
- 괴사성 소장결장염의 영아는 장손상과 수술로 인해서 영양요구량이 증가하므로 칼로리와 단백질 섭취량에 유의해야 함

- 만약 장절제를 하게 되면 흡수불량이 될 수 있는 영양소와 필요한 급식 유형에 유의
- 서서히 경장영양을 다시 시작하며 이때 단백질이 가수분해된 조제유나 미숙아 조제유 사용

궤사성 소장결장염의 진단 후 10~21일간 경장영양을 중단한다. 그후 점진적으로 급식을 재개하면서 정맥영양을 중단한다. 장손상과 장휴식의 기간이 지난후 이차적 유당불내증과 기타 효소 결핍증이 발생할 수 있다. 모유가 가장 바람직하나 모유를 사용할 수 없는 경우에는 전 경장영양에 잘 적응할 때 까지 저유당(미숙아분유 포함), 무유당, 혹은 단백질이 가수분해된 영아 조제유를 사용할 수 있다. 그러나 단백질이 가수분해된 조제유는 칼슘 함량이 낮기 때문에 미숙아에게 장기간 사용하면 골감소증이 초래될 수 있다.

## 5 위식도 역류

### 5.1 원인과 증상

위식도 역류(gastroesophageal reflux)란 위내용물이 식도로 되돌아 오는 것을 말한다. 역류는 무증상이거나 혹은 토출(regurgitation)을 보일 수 있다. 무증상은 위내용물이 식도내에 머물러 있으면서 아무 임상적 증후를 보이지 않는 것이며 토출은 아무 노력없이 위내용물을 내뱉는 것이다. 영아에서 위식도 역류는 하부식도괄약근이 저절로 일시적으로 이완되거나 복부 내압이 일시적으로 증가하는데 기인하는 것으로 보인다.

위식도 역류의 발생율은 재태연령, 연대순 연령, 상태(깨어있는, 잠자는, 우는), 체위, 급식, 기저귀 갈기 등의 보육활동, 의학적 문제점 등 여러가지 요인에 따라서 다르다. 무증상의 영아에서는 위식도 역류의 발생율이 2~4개월에 현저하게 증가하며 1년 후에는 감소한다. 대부분의 영아들은 깨어 있을 때 위식도 역류가 더 많이 발생한다. 무증상의 영아는 조용히 잘 때 역류가 덜하지만 증상이 있는 영아는 잠잘 때 더 많이 발생한다. 울고 있는 상태는 울지 않고 깨어 있는 상태에 비해서 역류의 빈도와 기간을 감소시킨다. 엎드린 체위와 소량의 잦은 급식은 역류 발생의 감소와 관련이 있다. 흡입(suctioning), 기저귀 갈기는 역류를 증가시키며, 경구섭취가 관급식보다 역류가 많으며, 인공호흡기를 사용하지 않는 경우가 사용할 때 보다 역류가 많다. 위식도 역류는 신

경과적 장애가 있는 영아에서 흔히 발생하며 우유단백질 알러지도 역류와 관련이 있다. 치료되지 않은 만성적 위식도 역류는 심한 식도염, 식도협착으로 인한 폐쇄, 흡인성 폐렴, 성장장애 등을 초래할 수 있다.

## 5.2 위식도 역류의 치료법

경미한 위식도 역류는 정상적이며 예방할 수가 없다. 그러나 병적인 위식도 역류와 합병증은 표 7.4에 제시된 치료법을 이용해서 예방할 수 있다.

### 급식의 양과 빈도의 변화

위식도 역류를 치료하기 위해서 소량씩 자주 급식할 것을 권장한다. 급식의 분량이 많으면 역류되는 내용물의 양도 증가할 뿐 아니라 계속되는 역류 에피소드가 더 많아진다. 다른 의학적 문제가 없는 영아에서는 지속적 급식이 위식도 역류와 관련된 구토와 성장장애를 해소시키는 것으로 관찰되었다.

### 조제유의 변경

위식도 역류는 모유나 조제유를 먹는 영아에서 모두 발생된다. 일반적으로 조제유를 먹는 영아는 조제유의 종류를 변경해도 위식도 역류의 발생율에 차이가 없다. 그러나 유단백에 대한 알러지가 있고 위식도 역류를 보이는 영아에게 유단백이 없는 조제유를 공급할때 역류의 증상이 개선되는 것으로 알려져 있다. 마찬가지로 호산성 식도염(eosinophilic esophagitis)이 있는 영아와 소아들이 위식도 역류를 보이는 경우에 원형 단백질을 피하고 아미노산으로 된 조제유로 치료할 때 역류 현상이 현저하게 개선되었다.

한편 미숙아에서 중쇄중성지방이 강화된 조제유는 표준 조제유와 같은 양의 역류를

| 표 7.4 | 위식도 역류의 치료법

| |
|---|
| · 급식의 양과 빈도 : 소량씩 자주 공급 |
| · 조제유의 변경 : 유단백 알러지가 있을 때 유단백이 없는 조제유로 변경 |
| · 농후한 조제유 |
| · 체위 : 수평으로 엎드리거나 머리부분을 30° 정도 올린 채 엎드리거나 좌측으로 눕힘 |

자료 : 참고문헌 6

나타내었으며 저지방 고당질 조제유도 역류를 개선시키지 못하였다. 조제유의 삼투압 증가는 역류을 증가시킬 수 있다. 조제유의 농도 증가(70 kcal/100 ml → 80 kcal/100 ml)는 삼투압을 약간 증가시킬 것이지만 위식도 역류를 감소시키기 위해서 조제유의 분량을 감소할 때 칼로리 섭취를 개선시킬 수 있다.

### 조제유의 농후화

위식도 역류를 치료하기 위하여 농후한(thickened) 조제유가 흔히 이용되지만 그 효과가 과학적으로 입증되지는 않았다. 즉 조제유에 건조한 라이스 씨리얼(dry rice cereal)를 섞어서 되직하게 만든 용액을 영아에게 공급할때 위식도 역류의 객관적 측정치(위식도 산도, 위식도 섬광촬영술)를 감소시키지는 못하였다. 비록 농후한 조제유를 사용함으로써 구토의 에피소드가 일반적으로 줄어들기는 하지만 일부 영아에서는 오히려 역류를 악화시키고 기침이 심해질 수 있다. 뿐만 아니라 신생아 중환자실에서 농후한 조제유를 작은 구경의 급식관을 통해서 공급할 때 관이 막히기 쉽고, 영아가 유두를 이용해서 빨때 너무 힘이 들며, 변비가 초래될 수도 있다. 한편 최근 유럽에서는 비록 농후한 조제유가 위식도 역류의 치료에 효과적이지는 않지만 구토의 양과 심각도를 줄이기 위한 목적으로 권장되고 있다.

### 체위

수평으로 엎드리거나 머리부분을 30도 정도 올린채 엎드린 체위가 똑바로 눕거나 머리부분을 30도 정도 올린채 똑바로 누은 체위보다 위식도 역류의 에피소드가 적고 짧다. 역류를 치료하는데 있어서 수평으로 엎드린 체위는 머리부분을 30도 정도 올린채 엎드린 체위와 마찬가지로 효과적이다. 이밖에도 좌측으로 눕히는 체위도 엎드린 체위 못지않게 역류지수를 감소시킨다.

### 보육활동

영아에서 위식도 역류는 기저귀를 간후에 가장 심한 것으로 나타났으며 이는 복부 내압의 증가에 기인한다. 이밖에도 흉부 물리요법, 구인두나 기관지의 흡입 등 간호활동 후에도 역류지수가 증가한다.

## 참고문헌


1. Abad-Sinden A, Bollinger R. Challenges and controversies in the nutrition support of the preterm infant. Support Line 24(2):5-16, 2002.
2. Barrington KJ, Finer NN. Treatment of bronchopulmunary dysplasia: A review. Clin Perinatol 25:177, 1998.
3. Ellard DM. Early parenteral amino acid administration in very-low-birth weight infants. Support Line 21(6):17-19, 1999.
4. Forchielli ML, McColl R, Walker WA, et al. Children with congenital heart disease: A nutrition challenge. Nutr Rev 52:348, 1994.
5. Gottschlich MM(ed). The Science and Practice of Nutrition Support : A Case-Based Core Curriculum, Kendall/Hunt Pub Co, pp.323-346, 2001.
6. Groh-Wargo S, Thompson M, Cox JH(eds). Nutritional Care for High-Risk Newborns. 3rd ed, Precept Press, Inc. 2000.
7 . Jhonson DB, Cheny C, Monsen ER. Nutrition and feeding in infants with bronchopulmonary dysplasia after initial hospital discharge: Risk factors for growth failure. J Am Diet Assoc 98:649-656, 1998.
8. Kalhan SC, Denne SC, Energy consumption in infants with bronchopulmonary dysplasia . J Pediatr 116:662, 1990.
9. Mitchell IM, Logan RW, Pollock JCS, et al. Nutritional status of children with congenital heart disease. Br Heart J 73:277, 1995.
10. Neu J, Weiss MD. Necrotizing enterocolitis: Pathophysiology and prevention. J Parent Ent Nutr 23(5):S13-S17, 1998.
11. Vandenplas Y, Lifshitz JZ, Orenstein S, et al. Nutritional management of regurgitation in infants. J Am Coll Nutr 17:308, 1998.
12. Varan B, Tokel K, Yilmaz G. Malnutrition and growth failure in cyanotic and acyanotic congenital heart disease with or without pulmonary hypertension. Arch Dis Child 81:49, 1999.

08

CHAPTER_08 | Food Allergy and Intolerance

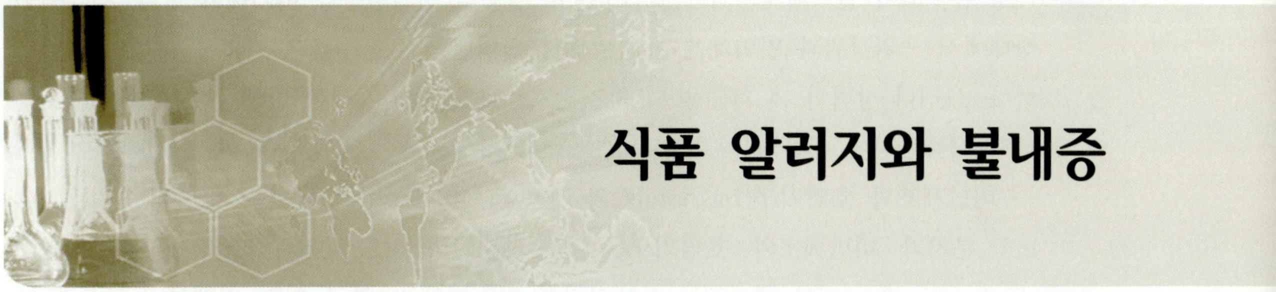

# 식품 알러지와 불내증



식품 유해반응(adverse food reaction)이란 섭취한 식품이나 식품첨가물에 대한 비정상적인 임상적 반응을 말하며, 면역학적 기전에 의해서 초래되는 식품 과민반응(food hypersenitivity)과 비면역학적 기전으로 초래되는 식품 불내증(food intolerance)로 분류된다. 식품 과민반응은 일명 식품 알러지(food allergy)라고도 한다.

소아에서 식품 알러지 발생률은 3세 미만에서 8%, 그 이상에서는 1~2%로 보고되고 있다. 소아에서 가장 흔하게 식품 유해반응을 초래하는 식품들은 우유, 달걀, 땅콩, 대두, 밀 등이다.

## 1 식품 알러지 개요

식품 알러지는 본래는 인체에 무해한 이물질에 대한 면역체계의 과도반응(over-reaction)으로서 특정 항원에 대한 감작(sensitization)으로 시작된다. 따라서 인체는 알러지 반응을 보이기 전에 먼지 해당 식품에 노출되어야 한다. 알러지 반응을 초래하는 식품성분은 주로 단백질이며, 이 단백질은 가공이나 조리 후에도 여전히 알러지 반응을 초래할 수 있다. 알러지 반응이 생기기 위해서는 단백질이나 분자량이 큰 물질이 위장관 내로 흡수되어 면역체계와의 상호작용으로 일종의 면역반응을 야기해야 한다. 정상적인 상태에서는 위장관과 면역체계가 대부분의 원형단백질 흡수를 방지하는 장벽의 역할을 한다. 그러나 장벽이 제 기능을 다 하지 못할 때 알러지 감작이 발생한다. 이때 B세포는 특정 식품항원에 대한 면역글로브린(immunoglobulin : Ig)E를 생성하기 시작하며 IgE는 비만세포와 호염기구(basophils)와 결합된 상태로 있다가 항원 노출이 재발될 때 IgE 분자가 비만세포와 호염기구를 활성화시킨다. 그 결과 히스타민, 류코트리엔(leukotrienes), 기타 매개체들이 분비되어 혈관이완, 평활근 수축, 점액분비 등을 초래하고 피부, 호흡기, 위장관 등에 다양한 임상적 증후를 나타낸다.

특정 식품을 먹은 후, 1시간 이내에 IgE-매개성 반응이 초래되며 후기 반응이 초래될 수도 있다. 이밖에도 단백질-유도성 흡수불량증후군, 글루텐-예민성 장병증 등 IgE 이외의 다른 면역기전(non-IgE)도 식품 알러지 반응에 관여하는 것으로 추정하고 있다. 알러지 반응을 일으키는 항원(antigen)을 알러지항원(allergens)이라 한다.

## 1.1 위험요인

식품 알러지 발생의 위험요인으로 유전적 요인, 소장 투과성, 면역반응, 식품항원에 대한 노출 등을 들 수 있다. 유전적 요인은 아토피질환 발생에 중요한 역할을 하여 양친이 모두 아토피 질환을 가진 경우 그 자녀도 아토피 질환을 가질 확률이 아주 높다. 식품 알러지와 아포피 피부염이 있었던 영아에서는 알러지성 비염과 천식이 유발될 위험이 있다.

식품 알러지가 생기기 위해서는 항원에 대한 노출이 필수 요건이다. 초기 노출은 출생전이나 출생후에 생길 수 있다. 출생후 감작은 흡입, 피부접촉, 섭취 등에 의해서 식품 알러지원에 노출됨으로써 생길 수 있다. 식품 알러지항원 감작은 모유에 있는 식품 알러지항원으로 생길수도 있다. 위장관 투과성은 항원으로 하여금 위장관을 침투하여 림프구에 표출되도록 한다. 영아기 초기에는 위장관 투과성이 높으나 소장이 성숙함에 따라서 투과성이 낮아진다. 이밖에도 위장질환, 영양결핍증, 미숙아, 면역결핍성 상태 등도 위장관의 투과성을 증가시켜서 식품 알러지가 발생될 위험이 있다.

| 표 8.1 | 식품 알러지 증상

| | |
|---|---|
| 위장관 | 복통, 메스꺼움, 구토, 설사, 위장출혈, 단백질-손실성 장병증, 구강 및 인두 소양증 |
| 피 부 | 두드러기, 혈관부종, 습진, 가려움, 홍조 |
| 호흡기 | 비염, 천식, 기침, 후두부종, 기도압박 |
| 전신성 | 아나휠락스, 저혈압, 부정맥 |
| 기 타 | 긴장-피로증후군, 집중력 부족과 활동항진 장애, 중이염, 정신과적 장애, 신경과적 장애, 근골격장애, 두통 |

자료 : 참고문헌 3

## 1.2 증상

알러지 반응기에는 피부, 호흡기, 심혈관, 위장관에서 여러 가지 증상이 나타날 수 있다(표 8.1). 식품-유도성 아나휘락스(food-induced anaphylaxis)는 급성적이고 심각하며 때로는 치명적인 면역반응으로서 대개 항원에 노출된 즉시 나타난다. 전신성 아나휠락스는 가장 위험한 알러지 반응이며 복통, 메스꺼움, 청색증, 혈압 강하, 혈관부종, 흉통, 설사, 쇼크, 사망 등이 초래될 수 있다. 식품항원에 대해서 아나휠락스 반응을 나타내는 사람은 알러지 반응을 가역시키는 약물인 에피네프린(epinephrine)을 항상 지니고 다녀야 한다.

## 1.3 식품 불내증

식품 불내증이란 독성 반응, 약리적 혹은 대사적 반응 등 비면역학적 기전에 의한 식품 부작용을 말하며 이로 인한 증상은 피부, 위장관, 호흡계 장애 등 식품 알러지와 비슷한 경우가 많다. 그러나 식품 불내증의 치료는 관련된 요인에 따라서 다르다. 식품 불내증을 초래하는 요인으로는 효소 결핍증, 질병, 선천성 대사장애, 식품에 대한 약물 반응, 식품 첨가물, 식품에 대한 미생물 오염 등이 있다(표 8.2).

## 1.4 식품 알러지의 진단

식품 알러지를 진단하는 것은 용이한 일이 아니다. 우선 의심되는 식품을 알아낸 후에, 그 식품이 유해반응을 초래한다는 것을 증명하고, 면역학적 관련성을 확인한 후에

**| 표 8.2 |** 대표적인 식품 불내증

| |
|---|
| · 효소 결핍증 : 락테이즈, glucose-6-phosphatase |
| · 질병 : 낭성섬유증(cystic fibrosis), 담랑질환, 장병증 |
| · 선천성 대사장애 : 페닐케톤증, 갈락토즈혈증 |
| · 약물에 대한 반응 : phenylethylene, tyramine, histamine, histamine-분비제 |
| · 식품첨가물 : FD & C Yellow No.5, benzoic acid, sulfites |
| · 식품 오염 : Proteus, Gonyaulax catenella |

자료 : 참고문헌 3

비면역학적 기전을 배제해야 한다. 의심되는 식품을 평가하기 위해서는 자세한 병력, 신체사정, 7~14일간의 식사일기, 피부 검사와 시험관(in vitro) 분석 등을 필요로 한다. 만약 식품 알러지가 의심되는 경우에는 해당 식품을 당분간 완전히 배제하는 제거식을 시행한 후에 다시 해당 식품에 대한 시도 등을 거쳐서 식품 알러지를 진단한다.

## 병력

자세한 병력은 IgE-매개성 식품반응을 다른 종류의 식품 부작용과 구별하는 데 도움이 되며 다음의 사항을 포함해야 한다.

- 의심되는 식품이 반응을 초래했다는 사실
- 섭취한 식품의 분량
- 식품을 섭취한 시간과 증상이 나타난 시간과의 간격
- 나타난 증상에 대한 설명
- 과거에 동일한 식품을 먹었을때 유사한 증상이 나타났는지?
- 증상이 나타나기 위해서는 다른 요인(예, 운동)이 필요했는지?
- 지난번 반응이후 경과된 시간

## 신체사정

신체사정은 알러지성 비염이나 아토피 피부염 등 아토피 질환이나 천식을 찾아낼 수 있으며 특히 천식의 증상은 식품 알러지와 연관될 가능성이 높다. 아토피 피부염을 가진 유아들의 35%가 자극요인으로서 식품 알러지를 가지고 있다.

### 피부검사와 시험관 분석

만약 IgE-매개성 식품 알러지가 의심되는 경우에는 식품추출물을 피부에 천자한 후 반응을 살피는 피부검사를 실시한다. 만약 피부검사에서 양성반응이 나오면 혈청-특수 IgE 항원을 발견하고 정량화하는 시험관 분석법인 RAST(radioallergosorbent tests)를 실시한다.

### 식사일기

식사일기는 섭취한 식품과 나타난 증상간의 관계를 파악하는데 도움이 된다. 가족은 아이가 일정기간 동안 매끼 섭취한 식품(혹은 조제액)의 이름과 분량을 제때에 발생한 순서대로 기록해야 한다. 상품명(성분 라벨 포함)과 조리 방법, 레시피 등도 중요하다. 이밖에도 아이가 복용하는 모든 약물과 영양제(비타민과 무기질)의 이름과 사용기간, 복용시 나타난 증상 등을 자세히 기록해야 한다.

### 제거식

식품 알러지를 진단하는 도구의 일종으로서 의심되는 식품을 완전히 배제하는 제거식(elimination diets)이 사용될 수 있다. 특정 식품이 배제될 때 그 식품의 모든 형태(조리된 것, 날것, 단백질 유도체 등)가 식사에서 제거되어야 한다. 이 시기에 기록된 식사일기는 환자의 식사 준수도와 영양적 적절성을 평가하는데 소중한 자료가 된다. 만약 7~14일 이상 제거식을 시행하는 경우에는 비타민과 무기질 보충을 고려해야 한다.

### 문제 식품의 시도

만약 문제가 되는 식품을 당분간 식사에서 완전히 제거한 후에 아이의 증상이 해소되면, 그 식품을 다시 아이에게 제공하는 식품 시도(food challenges)를 시행한다. 이 방법은 아이가 사실상 문제 식품에 대해서 알러지 반응을 보이는지를 알아보기 위함이다. 식품 시도는 아이가 알도록 개방된 상태로 진행하거나 이중맹검법, 혹은 단일맹검법을 이용할 수 있다.

식품 시도는 대개 금식 상태에서 실시되며 처음에는 증상이 재발되지 않도록 한번에 한가지씩 아주 소량(분말 식품은 125~500 mg, 혹은 총 섭취량의 1/20)으로 시작하여 매 10~60분 간격으로 분량을 갑절로 증가시키면서 아이의 상태를 잘 관찰해야 한다. 만약 아이가 10 g의 분말식품이나 60~100 g의 비분말형 식품을 증상 없이 잘 견디어

낸다면, 그 식품에 대한 알러지 반응을 배제할 수 있다. 대부분의 알러지 반응은 식품 시도를 마친 후 2시간 이내에 발생되나 non-IgE 매개성 반응은 24시간 후에 나타날 수도 있다.

## 2 우유 알러지

우유에 대한 알러지 반응은 어느 연령에서도 생길 수 있다. 우유 알러지는 우유에 함유된 많은 단백질들 중의 한가지에 의해서 초래될 수 있으며 유청(whey) 단백질( $\beta$-락토글로블린, $\beta$-락트알부민)과 카제인은 알러지 반응에서 중요한 역할을 한다.

우유를 열처리하면 우유의 알러지발현성(allergenicity)이 감소되다고 흔히 생각하지만, 우유의 알러지항원은 열에 강한 것으로 알려져 있다. 한편 유청단백질의 알러지발현성은 고온(100~115℃에서 적어도 30분간)에서 감소될 수 있으나 이때 영양소의 질이 현저하게 저하된다. 우유의 응축, 증발, 건조, 저온살균 등은 우유의 알러지발현성에 아무 영향도 주지 못한다.

### 2.1 증상

우유에 대한 알러지 반응은 다양하며 설사, 구토, 복통, 출혈, 흡수불량 등의 위장관-관련 증상, 천명, 기침, 코막힘 등의 호흡기 증상, 두드러기나 습진 등의 피부 증상 등을 보인다. 우유 알러지를 치료하기 위해서는 우유나 우유로 만든 제품을 식사에서 제외해야 한다.

### 2.2 금지 식품

우유 알러지에서는 우유단백질을 함유한 모든 식품들을 피해야 하며, 세부 사항은 다음과 같다.

- 인조버터향, 버터, 버터지방, 버터향 기름, 버터우유,
- 카제인, 카제인염, 치즈, 크림, 휩크림, 카테지치즈, 커드, 커스타드, 푸딩, 사우어크림
- 가수분해물(카제인, 우유단백질, 유청, 유청단백질)

- 아이스크림, 아이스밀크, 셔베츠, 야구르트
- 락트알부민, 락토글로블린, 유당, 락투로즈(lactulose)
- 우유(유도체, 가루, 단백질, 고형분, 전지유, 저지방유, 무지방유, 응축유, 증발유, 모든 동물의 우유)
- 우유단백질 함유식품 : 핫도그, 소세지, 런치미트, 마가린

## 2.3 영양소 부족

우유는 비타민 $B_{12}$, D, 라이보훌라빈, 파토테닌산, 칼슘, 인 등의 주요 급원이다. 우유를 제외해야 하는 소아는 표 8.3에 제시된 바와 같이 이러한 영양소의 대체급원을 섭취해야 한다.

## 2.4 영아기의 우유 알러지

영아기에는 우유에 많이 노출되는 시기이므로 이들에게 우유는 가장 흔한 알러지항원이 되고 있다.

모유는 가장 우수한 영양급원이며 아토피 질병을 예방하므로 모든 영아들을 위해서 가장 바람직한 식품이다. 그러나 모유를 사용할 수 없는 경우에는 카제인이나 유청 가수분해물로 된 조제유를 사용해야 한다. 그러나 여전히 알러지 증상이 계속되는 경우에는 아미노산으로 완전 가수분해된 조제유를 사용해야 한다. 미국 소아과학회에서는 우유나 대두 알러지 증상을 보이는 영아에게는 모유, 혹은 1200 달톤(Daltons) 미만의 분자량

| 표 8.3 | 우유에 함유된 영양소와 대체 급원

| 영양소 | 대체 급원 |
|---|---|
| 비타민 $B_{12}$ | 달걀, 생선, 육류, 가금류 |
| 비타민 D | 달걀, 생선, 간 |
| 판토텐산 | 전곡류, 생선, 콩류, 육류, 가금류 |
| 라이보훌라빈 | 푸른잎 채소, 가금류, 육류, 생선 |
| 칼슘 | 푸른잎 채소, 연어, 정어리, 멸치 |
| 인 | 달걀, 생선, 가금류, 육류, 전곡류 제품 |

자료 : 참고문헌 1, 4

을 가진 펩타이드로 구성된 카제인이나 유장 가수분해물을 사용하도록 권장하고 있다. 그러나 부분적으로 가수분해된 유장 단백질의 펩타이드는 크기가 크기 때문에 사용하지 말아야 한다.

우유의 대용품으로서 염소유의 사용은 권장되지 않으며, 그 이유는 우유에 있는 β-락토글로블린과 교차-반응을 할 수 있기 때문이다. 게다가 염소유는 엽산, 철, 비타민 A와 C가 부족한 반면에 신용질부하가 높다. 따라서 염소유를 사용할 경우에는 부족한 영양소들을 보충해야 하며, 3/4 강도로 희석하고 당질을 첨가하여 신용질부하를 감소시켜야 한다.

모유에 대한 알러지반응이 보고되었다. 모유만을 수유한 영아에서는 모체식사의 알러지항원(예, 우유, 달걀, 땅콩 등)이 모유내로 통과하여 감작을 초래하여 알러지반응을 일으킨다. 만약 의심되는 식품이 양성반응으로 나타나면, 모체는 아이가 이유를 할 때까지 문제되는 식품을 먹지 말아야 한다.

이밖에도 모체식에서 카페인 음료, 초콜릿, 일부 식물차, 양배추, 양파, 무, 마늘, 시금치, 양념 등은 영아의 배탈과 관련이 있다. 모체가 이러한 식품들을 피함으로써 영아의 증상을 완화시킬 수 있으나 때로는 영아가 모유를 중단해야 하는 경우도 있다.

## 3 달걀 알러지

달걀은 흔한 알러지항원이며 흰자가 노른자보다 알러지발현성이 더 높다. 달걀-알러지가 있는 소아는 노른자도 피해야 하며, 그 이유는 노른자가 흰자단백질에 오염되기 때문이다. 다행하게도 달걀에 있는 영양소들은 다른 고단백식품으로 쉽게 대체할 수가 있다.

### 3.1 금지 식품

달걀 알러지가 있는 소아가 금지해야 할 성분들은 다음과 같다.

- 알부민, 아보비텔린, 글로블린, 리베틴
- 콜레스테롤-제거 달걀대용품, 달걀, 달걀 분말, 모든 형태의 흰자
- 마요네이즈, 메링그,
- 오브알부민, 오보글로블린, 오보뮤신, 오보뮤코이드, 오보비텔린, 심플리즈

- 달걀이 함유될 수 있는 식품 : 베이킹 믹스와 분말, 쿠키, 케익, 튀김가루, 빵가루가 첨가된 육류, 커스터드, 푸딩, 지방대체품, 아이스크림과 셔베츠, 미트볼, 미트로프, 국수, 파스타, 루트비어, 사라다드레싱, 소스, 스프

### 3.2 영양소 부족

달걀을 제거한 식사는 비타민 $B_{12}$, 라이보훌라빈, 판토텐산, 바이오틴, 셀레늄 등이 부족되기 쉬우며, 이러한 영양소들의 대체식품은 표 8.4에 제시된 바와 같다.

## 4 대두 알러지

대두 분말과 대두 단백질은 식품 가공에서 많이 사용되는 성분들이다. 그러나 콩기름이나 소이레시틴은 대부분의 대두 알러지 환자들에게 안전한 것으로 알려져 있다. 왜냐하면 기름 제조과정에서 단백질 부분이 제거되기 때문이다.

### 4.1 금지 식품

대두 알러지에서 피해야 할 성분들은 다음과 같다.

- 가수분해된 대두 단백, 키노코 분말,
- 미소, 대두 미소, 간장, 두부,
- 두유, 대두단백, 대두단백 추출물

| 표 8.4 | 달걀에 함유된 영양소와 대체 급원

| 영양소 | 대체 급원 |
|---|---|
| 비타민 $B_{12}$ | 우유, 생선, 육류, 가금류 |
| 라이보훌라빈 | 우유, 푸른잎 채소, 육류, 생선, 닭 |
| 판토텐산 | 우유, 전곡류, 생선, 콩류, 육류, 닭 |
| 비오틴 | 간, 유제품 |
| 셀레늄 | 살코기, 내장류, 유제품, 생선 |

자료 : 참고문헌 1

- 대두 알부민, 대두 농축물, 대두 분말,
- 대두가 함유될 수 있는 식품 : 크레커, 씨리얼, 제과, 베이킹 믹스, 튀긴 음식, 가공 육류, 냉동 디너, 가수분해된 식물성 단백, 사라다드레싱, 소스, 스프.

### 4.2 영양소 부족

대두가 제외된 식사는 티아민, 라이보훌라빈, 피리독신, 엽산, 칼슘, 인, 마그네슘, 철, 아연 등이 부족되기 쉽다. 부족된 영양소를 보충하기 위한 대체식품들은 표 8.5에 제시되었다.

## 5 식품 알러지의 치료

일단 식품 알러지의 진단이 내려진 후에는 문제가 되는 알러지원을 엄격하게 제한하는 것만이 유일한 치료법이다. 만약 아이가 한가지 식품에만 알러지 반응을 보인다면 식사요법을 준수하기가 그다지 어렵지 않다. 그러나 우유, 대두, 달걀, 땅콩 등 여러 가지 식품을 피해야 한다면 이들을 완전히 제거하기가 아주 어려울 것이다. 전통적으로 우유, 대두, 밀, 달걀에 대한 알러지는 1~2세때 가장 많고 3세가 되면서 알러지 반응이 해소되는 경우가 많다. 따라서 매 6~12개월마다 이들 식품을 재시도함으로써 불필요한 제한을 예방할 수 있다.

| 표 8.5 | 대두에 함유된 영양소와 대체 식품

| 영양소 | 대체 식품 |
|---|---|
| 티아민 | 전곡류, 돼지고기, 햄, 아스파라가스, 오크라 |
| 라이보훌라빈 | 육류, 생선, 가금류, 푸른잎 채소, 유제품 |
| 피리독신 | 육류, 전곡류, 견과류 |
| 엽산 | 간, 버섯, 푸른잎 채소, 살코기, 감자 |
| 칼슘 | 유제품, 연어, 정어리, 멸치, 푸른잎 채소 |
| 인 | 유제품, 달걀, 생선, 가금류, 육류, 전곡류 제품 |
| 마그네슘 | 견과류, 푸른잎 채소, 유제품 |
| 철 | 간, 굴, 생선, 신장, 심장, 살코기, 가금류 |
| 아연 | 육류, 생선, 가금류, 유제품, 굴, 간, 새우 |

자료 : 참고문헌 1, 4

식품 알러지항원을 철저하게 배제하기 위해서는 환자와 가족에게 심도있는 교육과 라벨 읽기, 그리고 교차-접촉의 위험성 등에 관한 주의가 필요하다.

## 5.1 교육

식품 알러지를 치료하는데 있어서 환자 및 보호자 교육은 식사준수도 향상과 적절한 영양상태 유지를 위해서 필수적이다. 즉 환자와 보호자에게는 피해야 할 식품의 모든 형태, 식품 라벨 읽는 법, 문제 식품이 숨어 있는 곳, 영양소 보충을 위한 대체 식품 등에 대한 자세한 정보를 제공해야 한다. 가장 안전한 방법은 가공식품의 사용을 자제하고 되도록 집에서 신선한 재료를 이용하여 음식을 만드는 것이다.

## 5.2 라벨 읽기

식품 알러지원을 성공적으로 피하기 위해서는 라벨 읽기가 매우 중요하다. 환자와 가족은 매번 식료품을 구입할 때 마다 모든 라벨을 읽어야 한다. 때로는 제조회사에서 사전 경고없이 식품의 원료를 바꾸는 경우가 있기 때문이다. 그리고 동일한 식품이라도 제조회사에 따라서 사용된 원료가 다를 수 있다.

## 5.3 교차-접촉

숨은 알러지원의 또 다른 주요급원은 교차-접촉(cross-contact)이다. 한 식품이 다른 식품과 접촉될때 식품의 단백질들이 섞인다. 교차-접촉은 제조공장, 식료품 가게, 식당, 가정에서 식품을 조리하거나 상을 볼때 생길 수 있다. 포장된 가공식품들은 동일한 장비를 사용하여 제조되므로 교차-접촉의 위험도가 높다. 즉 다른 제품을 제조하는 사이에 기구를 정결하게 청소하지 않으면 교차-접촉이 생기기 쉽다. 이러한 현상은 어디에서나 생길 수 있다. 예를 들면 달걀이 함유된 파스타를 제조한 후에 동일한 기구를 사용하여 달걀이 없는 파스타를 만든다거나, 새우를 튀긴 후 같은 기름솥에서 닭을 튀기는 경우, 혹은 알러지원을 만진 손을 씻지 않고 다른 식품을 만지는 경우 등이다.

## 5.4 교차-반응

땅콩에 알러지가 있는 아이는 흔히 호도, 피칸, 아몬드 등에도 알러지 반응을 보이며 이와같이 동일한 식품군에서 유사한 반응을 보이는 것을 교차-반응(cross-reaction)이라 한다. 한편 해물에서도 새우에 알러지가 있으면 같은 갑각류인 궤, 랍스터, 가재 등도 피해야 한다. 그리고 조개에 알러지가 있으면 굴이나 가리비(scallops)도 피해야 한다.

## 참고문헌


1. Am Diet Assoc. Manual of Clincal Dietetics, 6th ed, 2000.
2. Christie L, Hine RJ, Parker JG, et al. Food allergies in children affect nutrient intake and growth. J Am Diet Assoc 102:1648-1651, 2002.
3. Mahan K, Escott-Stump S. Krause's Food, Nutrition, & Diet Therapy. 11th ed, Saunders, 2004.
4. Nelson JK, Moxness KE, Jensen MD, Gastineau CF. Mayo Clinic Diet Manual. 7th ed, Mosby, 1994.
5. Samour PQ, King K. Handbook of Pediatric Nutrition. 3rd ed, Jones and Bartlett Pub, 2006.
6. Sicherer SH. Food allergy: When and how to perform oral food challenges. Pediatr Allergy Immunol 10:226-234, 1999.
7. Sicherer SH. Clinical implications of cross-reactive food allergens. J Allergy Clin Immunol 108:881-890, 2001.
8. Williams CP(ed). Pediatric Manual of Clinical Dietetics. 1998.
9. Wood RA. Natural history of food allergy. Pediatrics 111:1631-1637, 2003.

CHAPTER_09 | Gastrointestional Diseases

# 09 위장질환

1. 급성 설사 | 2. 만성 설사 | 3. 변비

위장관은 입에서 시작해서 인두(pharynx), 식도(esophagus), 위(stomach), 소장(십이지장, 공장, 회장), 결장(상행결장, 횡행결장, 하행결장, S상결장), 직장(rectum), 항문(anus)에 이르는 튜브이다. 위장관은 인체가 섭취한 음식물을 분쇄하여 소화 · 흡수시키는 작용을 한다. 따라서 각종 질병으로 위장 기능에 장애가 생기면 영양소 결핍증이 초래된다.

본장에서는 소아에서 흔히 발생하는 위장질환인 설사와 변비에 대해서 논의하고져 한다.

## 1 급성 설사

소아에서 설사는 감기 다음으로 가장 흔한 질환이다. 설사는 일반적으로 하루에 3회 이상 묽은 변을 보는 경우를 말하며, 설사의 횟수보다 묽기가 더 중요하다. 그러나 영아의 정상적인 배변양상은 모유만을 수유하는 경우에는 2~3주에 1회에서 하루 12회에 이르기까지 매우 다양하며, 조제유를 수유하는 경우에는 하루에 1~7회 정도 된다. 만 4세가 될 때까지는 하루에 2~3회의 변을 보며 그 이후에는 성인과 비슷한 패턴을 보인다. 이와같이 영유아의 정상적인 배변양상이 다양하기 때문에 단순히 변의 묽기와 횟수만으로 설사를 규정하는 데는 문제가 있다. 따라서 혈변을 보이거나 신속하게 탈수증을 보이지 않는다면 설사를 진단하는데 주의를 요한다. 설사는 설사기간에 따라서 2주 미만 동안 계속되는 급성 설사와 2주 이상 계속되는 만성 설사로 분류된다.

급·만성 설사가 소아의 임상상태에 미치는 영향은 수분 및 전해질 불균형과 영양결핍증이다. 소아는 체중에 비해서 상대적으로 수분 요구량과 회전율이 높기 때문에 탈수증과 함께 전해질 불균형을 초래할 수 있다. 뿐만 아니라 설사로 인해서 생긴 식욕부진, 금식 등으로 식사 섭취량이 감소하고 장내에서 영양소의 흡수 감소와 손실 증가가 초래되면서 영양결핍증이 발생하기 쉽다. 따라서 소아 설사에서는 수분 재수화와 적절한 영양공급이 필수적이다.

## 1.1 원인과 증상

급성 설사의 원인은 바이러스, 세균, 기생충 등의 감염에 의한 경우가 가장 흔하며 이밖에도 비감염성 원인에 의해서 발생할 수 있다. 비감염성 원인으로는 항생제 사용, 장외감염, 식이성 설사(과식, 부적절한 이유식 등), 영양불량, 알러지성 설사, 독성 설사 등을 들 수 있다. 설사의 원인이 무엇이던간에 설사는 장내 분비물의 양이 흡수되는 수분의 양을 초과할 때 생긴다. 이러한 결과는 소장에서 독소-매개에 의해서 장내 분비물이 증가하거나, 감염에 의해서 소장이나 대장에서 흡수량이 감소하거나, 소장의 내용물이 고장성인 경우에 발생한다.

일반적으로 바이러스 감염은 소장 근위부를 손상시켜서 구토를 동반하는 물설사를 초래하는 경우가 많다. 그러나 세균감염은 대장에 병변을 일으키는 경우가 많아서 혈변, 점액성 변을 보이며 경련성 복통을 동반하기도 한다.

## 1.2 치료

소아 급성 설사의 치료목표는 1) 소실된 수분 및 전해질을 보충하고, 2) 설사의 양과 기간을 단축하며, 3) 영양상태를 개선하며, 4) 세균성 감염시 항생제의 사용과 종류 선택을 고려하는 것이다. 이러한 치료 목표를 달성하기 위해서는 경구수액을 사용하고, 적절한 식이를 지속적으로 공급하며 필요시 항생제 치료를 시행한다.

| 표 9.1 | 경구수액의 성분

| 용액 | Na⁺ (mEq/L) | K⁺ (mEq/L) | Cl⁻ (mEq/L) | 당질 (g/L) | 삼투압 (mOsm/L) |
|---|---|---|---|---|---|
| 재수화 용액 : | | | | | |
| WHO-ORS | 90 | 20 | 80 | 20 | 310 |
| Rehydralyte | 75 | 20 | 65 | 25 | 310 |
| 유지용액 : | | | | | |
| Infalyte | 50 | 25 | 45 | 0 | 200 |
| Ricelyte | 50 | 25 | 45 | 20 | 290 |
| Pedialyte | 45 | 20 | 35 | 25 | 270 |
| Resol | 50 | 20 | 50 | 20 | 269 |
| 맑은 액체 : | | | | | |
| 콜라 | 2 | 0.1 | | 50~150 | 550 |
| 진저애일 | 3 | 1 | | 50~150 | 540 |
| 사과주스 | 3 | 28 | | 100~150 | 700 |
| 닭 국물(상업용) | 250 | 8 | | 0 | 450 |
| 차 | 0 | 0 | | 0 | 5 |

자료 : 참고문헌 10

## 경구수액 치료

급성 설사의 가장 심각한 합병증은 탈수증이며 이를 효과적으로 치료하기 위하여 경구수액(oral rehydration solution : ORS)이 개발되었다. 경구수액의 성분은 제조회사마다 조금씩 다르지만 일반적으로 소디움, 포도당, 포타슘, 염소, 염기(citrate, acetate, 혹은 중탄산염)등이 함유되어 있다(표 9.1). 경구수액은 포도당 한 분자가 소장에서 흡수될 때 소디움 이온 한 분자가 필연적으로 따라서 흡수되는 동반수송(cotransport)의 원리를 이용한 용액이다. 중증의 콜레라 환자에서 소디움이 함유된 용액에 포도당을 첨가할 때 염분과 수분이 소화관에서 혈류속으로 이동하는 것이 관찰된 이래로 경구수액은 설사 환자들의 재수화 치료에 광범위하게 이용되어왔다.

심한 설사를 하는 소아가 물만 마시게 되면 혈장 소디움 농도가 급속하게 희석되어 경련과 수분중독(water intoxication)을 초래할 수 있는 반면에, 농축된 소금 용액을 포도당과 함께 사용하면 고나트륨혈증을 초래할 수 있다. 따라서 경구수액의 총 용질은 혈장의 삼투압을 초과하지 말아야 한다. 과다한 포도당 공급은 소장에서 삼투성 수분보유를 초래하여 수분과 전해질이 손실될 수 있기 때문에 WHO(세계보건기구)에서는 포도당과 소디움의 적정비율을 1.4 : 1로 제시하고 있으며 미국 소아과학회에서는 2 : 1 이하로 유지하도록 권장하고 있다.

경구수액에는 포타슘도 함유되어 있으며 이는 설사할 때 포타슘이 대변으로 많이 손실되기 때문이다. 포타슘 부족은 심장수축의 불량과 장운동의 저하를 초래하여 장폐색이 생길 수 있다.

탈수증이 있는 소아에서는 또한 전신성 산증이 생길 수 있으며 이는 말초조직의 관류불량으로 혐기성 에너지대사가 촉진되어 유산(lactic acid) 생성이 증가하기 때문이다. 뿐만 아니라 열량섭취 부족으로 케톤체의 생성이 증가하여 산증을 악화시킬 수 있다. 경구수액은 전신성 산증의 완충작용을 위해서 대개 trisodium citrate의 형태로 염기를 공급한다.

**| 탈수증의 평가 |** 경구수액을 공급하기 전에 우선 환아의 탈수 정도를 평가해야 한다. 만약 최근의 체중을 정확하게 알고 있다면 체중감소율(%)을 탈수증의 객관적 지표로 사용할 수 있다. 탈수증의 정도를 결정하는 지침이 표 9.2에 제시되었으며 소변의 비중과 배설량은 탈수증의 정도를 확인하고 재수화 상태를 결정하는데 도움이 된다.

**| 재수화 |** 손실된 수분과 전해질을 보충하기 위하여 약 4시간동안에 걸쳐서 경구수액을 공급한다(표 9.3). 즉 탈수증이 경미한 경우에는 50 ml/kg, 중등도에서는 100 ml/kg의 경구수액을 공급한다. 탈수증이 심한 경우에는 맥박, 혈압, 의식상태가 정상으로 회복

**| 표 9.2 |** 탈수증의 평가

| 지표 | 경미한 | 보통의 | 심한 |
|---|---|---|---|
| 수분 손실율 | 3~5% | 6~9% | ≥ 10% |
| 피부 긴장도 | 정상 | 약간 감소 | 감소 |
| 천문(Fontanelle) | 정상 | 함몰 | 함몰 |
| 점막 | 약간 건조 | 건조 | 감소 |
| 눈 | 정상 | 안와 함몰 | 안와 심하게 함몰 |
| 소변 배설 | 약간 감소 | < 1 ml/kg/hr | ≪ 1 ml/kg/hr |
| 갈증 | 약간 증가 | 보통 증가 | 심한 갈증, 혹은 빠르고 약한 맥박, 빈호흡 |

자료 : 참고문헌 9

**| 표 9.3 |** 급성 설사의 ORS 치료계획

| 탈수 정도 | 재수화 요법<br>(4시간 이내) | 대변 손실 보충 |
|---|---|---|
| 경미한 | ORS 50 ml/kg | 매회 설사마다 10 ml/kg<br>혹은 1/2~1컵 ORS |
| 보통의 | ORS 100 ml/kg | 위와 동일 |
| 심한 | · 맥박과 의식이 정상으로 회복될 때까지<br>정맥수액(Ringer lactate) 40 ml/ kg/hr<br>· 그 후 50~100 ml/kg ORS | 위와 동일 |

자료 : 참고문헌 12

될 때 까지 정맥수액(Ringer lactate, 혹은 유사용액)을 40 ml/kg/hr 공급한 후에 의식상태가 정상으로 회복되면 경구수액을 50~100 ml/kg 공급한다. 4시간 후에 환자의 상태를 다시 평가하여 탈수증이 교정될 때 까지 재수화(rehydration) 요법을 계속한다.

**| 조기 급식 |** 탈수증이 없는 환아에게는 연령에 적합한 급식을 조기에 실시한다(early feeding). 한편 탈수상태에 있던 환아가 적절한 수분 공급으로 탈수증이 교정된 후에는 즉시 연령에 적합한 식사를 시작한다. 대체로 모유나 일반 조제액을 정상농도로 수유하는 것이 바람직하며 유당불내증의 임상소견을 보이는 경우에는 저유당 분유를 사용한다.

**| 계속되는 설사로 인한 손실 보충 |** 설사로 인한 수분 손실은 경구수액과 1 : 1의 비율로 보충한다. 만약 대변양을 알 수 없는 경우에는 10 ml/kg, 혹은 매번 설사 마다 1/2~1컵의 경구수액을 공급한다.

**| 경구수액의 종류 |** 포도당 경구수액은 설사의 빈도나 기간을 단축시키는 효과가 없으므로 쌀, 올리고펩타이드, 아미노산 등 대체물질에 대한 연구가 진행중이다. 그 중에서 쌀미음 경구수액(rice-based ORS)은 포도당이 긴사슬로 연결되어 있어 천천히 하나씩 떨어져 나오므로 삼투성 설사를 초래하지 않으며 포도당 경구수액보다 2~4배의 열량을 공급할 수 있다. 포도당 대신에 용액 1 L당 50 g의 쌀을 첨가하여 미음을 만들어서 식힌 후에 용액 1 L당 NaCl 1.7 g, KCl 1.5 g, $NaHCO_3$ 2.5 g를 첨가한다. 조제방법이 용이하고 비용이 저렴한 반면에 신속하게 부패되는 단점이 있다. 쌀미음 경구수액은 포도당 경

구수액보다 심한 설사를 경감시키는 장점이 있다고 한다. 그러나 경구수액의 종류보다는 초기 재수화 이후에 즉시 평소식을 먹이는 것이 더 중요하다.

**| 경구수액을 사용하지 말아야 하는 경우 |**

- 탈수증이 매우 심한 경우에는 환아의 혈압, 맥박, 의식상태, 경구수액을 마실 수 있는 능력 등이 정상으로 회복될 때 까지 정맥수액을 공급해야 한다.
- 경구수액을 섭취한후 설사 배설량이 현저하게 증가하거나 대변에 포도당이나 환원물질이 나타나면 당불내증을 의미하므로 경구수액을 중단하고 정맥수액을 투여해야 한다.
- 경구수액을 구강이나 비위관을 통해서 점진적으로 공급해도 구토가 계속되는 경우에는 구토가 중단될 때 까지 경구수액을 중단하고 정맥수액을 공급한다.
- 설사 배설량이 시간당 15 ml/kg 이상인 경우에는 설사량이 감소할 때 까지 정맥수액을 공급한다.

### 약물 치료

일반적으로 부적절한 지사제의 사용은 복통을 악화시키고 급성 설사의 만성화를 초래하고 심각한 식욕부진가 영양결핍증을 초래할 수 있기 때문에 가능하면 피하는 것을 권장하고 있다.

### 의학영양치료

1926년 Power가 장성 중독증(intestinal intoxication)을 치료하는 방법으로 수분공급과 수혈 후에 당분간 금식시키고 금식기의 마지막에 점진적으로 음식량을 증가시켜야 한다고 주장한 이래 정맥요법과 함께 치료적 금식이 설사 환자를 위한 확립된 임상진료로 인식되어 왔다. 따라서 과거 오랫동안 의료진이나 가족들은 소아가 설사를 하면 일단 굶기거나 섭취량을 감소해야 한다고 생각하고 모유, 분유, 혹은 일반음식 대신에 맑은 유동식(clear liquid diet)을 공급했었다. 그러나 콜라나 사과주스와 같은 맑은 액체는 전해질 함량은 매우 낮은 반면에 고장성 용액이기 때문에 설사 환아에게는 적합치 않다 (표 9.1).

한편 ORS 요법이 사용되기 시작한 이래 적절한 재수화 이후에 경구급식을 제공하기 시작하였다. 특히 최근 임상연구에서 급성 설사에서도 평소식을 계속하는 것이 체중 증가에 도움이 될뿐만 아니라 설사를 악화시키지 않는 다는 것이 입증되었다. 1997년 미국 소아과학회와 유럽 소아소화기영양학회(ESPAN)에서는 급성 설사의 환아에게 특수분유(혹은 특별식)나 희석된 분유를 사용하지 말고 평소식을 공급하고, 특히 모유-수유를 하던 환아에게는 계속해서 모유를 수유하도록 권장하였다.

설사하는 아동이 탈수되지 않은 경우에는 연령에 적합한 식사를 계속하며, 재수화를 요하는 환아는 재수화된 즉시 연령에 적합한 평소식을 먹어야 한다. 급성 설사를 하는 환아중 대부분(80% 이상)은 전강도 우유(full-strength milk)를 안전하게 소화하므로 유당이 제외된 조제액을 사용할 필요가 없다. 그러나 환아가 유당-함유 조제액을 다시 먹기 시작한 후에 설사가 악화되면 대변의 pH와 환원물질을 점검하여 유당불내증이 확인되면 상태가 호전될 때 까지 유당이 제거된 분유를 먹여야 한다. 그러나 실제 임상진료에서는 아직도 상당수의 소아과 의사들이 재수화 직후에 무유당 조제유를 먹이는 것으로 조사되었다.

재급식에 적합한 식품은 복합당질, 살코기, 야구르트(yogurt), 과일, 채소 등이며 고지방이나 단순당이 많이 함유된 식품을 피하는 것이 좋다. BRAT(banana, rice, apple, toast) 식사는 설사에 잘 적응되기는 하지만 에너지와 단백질 함량이 적으므로 부적합하다.

**| 급성 설사용 분유 |** 국내에서 시판하는 급성 설사용 분유로는 베이비웰 아기설사(매일 유업), 호프닥터(남양유업) 등이 있다. 이러한 제품들은 유당분해효소의 부족으로 인한 삼투성 설사를 방지하기 위하여 유당을 가수분해하거나 전분, 바나나 분말 등 소화하기 쉬운 분말로 대체하였다. 지방은 소화하기 어려운 지방성분을 식물성 유지나 MCT (medium-chain triglycerides)유로 대체하고 지방 함량을 총 열량의 20% 정도로 감소하였다. 그리고 단백질 급원으로는 유단백이나 대두단백을 사용하였다. 그러나 이러한 제품들은 열량이 낮고(54~58 kcal/100 ml), 철이나 미량원소가 함유되지 않으므로 단기간(1~2주간) 동안만 사용해야 한다.

## 2 만성 설사

일반적으로 2주 이상의 설사를 보이는 경우를 만성 설사라고 하며 가장 흔한 원인은 만성 비특이성 설사, 우유 단백질에 대한 과민반응, 유당불내증, 췌장부전증, 만성 소화장애증, 염증성 장질환 등이다.

## 3.1 만성 비특이성 설사

만성 비특이성 설사(nonspecific diarrhea)는 만성 설사의 가장 흔한 원인의 하나로 생후 6~20개월에 나타나서 대개 3~4세가 되면 90%에서 저절로 호전되므로 일명 영유아 설사(toddler's diarrhea)라고 한다. 소아는 하루에 3~10회의 물설사를 보이며 하루중 처음에는 고형이나 반고형의 변을 보이나 오후로 갈수록 묽은 변이 잦아진다. 소화되지 않은 음식물이 변에 섞여 나오는 수도 있기 때문에 부모는 아이가 이 음식을 소화할 수 없다고 생각하여 불필요하게 식이를 제한하는 경우가 많다. 그러나 아이의 변에 나타난 음식 조각은 아이가 충분히 씹지 않고 삼키기 때문이며 이러한 현상은 이시기에 흔하다.

### 원인

비특이성 설사는 과다한 수분섭취, 지방섭취 제한, 과다한 당알코올 섭취 등 부적절한 식사에 원인이 있는 경우가 많다.

**| 과다한 수분 섭취 |** 특히 주스나 기타 설탕이 함유된 음료를 지나치게 많이 마시면 다량의 설탕이 삼투성 이뇨작용을 초래하여 설사가 생길 수 있다. 만약 식습관 조사에서 하루에 150 ml/kg 이상의 과다한 수분 섭취가 발견되면 총 수분 섭취량을 하루에 100 ml/kg 이하로 줄이고 주스나 단순당이 함유된 음료의 섭취를 최소화하고 그 대신 우유(whole milk)나 물을 마시도록 해야 한다.

**| 지방 제한 |** 저지방식은 위배출 시간을 단축시켜서 신속한 장통과와 설사를 초래한다. 만약 아이의 식사에서 지방 섭취가 총 열량의 25% 미만으로 조사되면 지방 섭취량을 총 열량의 30% 이상으로 증가시켜야 한다.

**| 과다한 당알코올 섭취 |** 다이어트 캔디나 껌의 형태로 솔비톨(sorbitol)이나 만니톨(mannitol)을 다량 섭취하면 설사를 유발할 수 있는데 그 이유는 이들 당알코올은 위장관에서 잘 흡수되지 않기 때문이다. 따라서 당알코올이 함유된 다이어트 제품들을 다량 섭취하는 경우에는 이를 제한해야 한다.

## 3.2 우유단백질 알러지

우유단백질에 대한 알러지(allergy)는 영아에서 가장 흔한 식품감작 형태이다. 대개 생후 3~4주 전에는 그 증상이 분명치 않으며, 경우에 따라서는 우유를 섭취하기 시작한 지 수개월이 지나서 증상이 나타나기도 한다. 우유단백질의 제한이 우유단백질 알러지의 유일한 치료법이며 대개 우유를 중단한지 72시간이내에 증상이 없어진다. 이 경우 아이가 12~18개월이 될 때 까지는 다시 우유단백질을 주지 말아야 한다. 아이는 12~18개월 혹은 2~3세까지는 우유단백질에 대한 적응력을 나타내며 6세 이상되는 소아에서 우유단백질에 대한 부적응증이 지속되는 경우는 흔치 않다.

모유-수유 영아도 우유단백질 알러지를 유발할 수 있으며 이는 우유단백질이 모유를 통해서 아이에게 전달될 수 있기 때문이다. 따라서 수유부는 유제품을 피하고 매일 1,000~1,200 mg의 칼슘을 보충하는 것이 좋다.

**| 대두분유 |** 우유단백질에 대한 알러지를 보이면 흔히 대두분유를 처방한다. 그러나 대두분유는 비록 우유단백질은 없으나 우유단백질에 알러지를 보이는 영아의 20%는 대두단백질에도 알러지를 보인다. 따라서 대두분유는 IgE-매개형 즉각반응을 보이는 소아에게 한해서 사용할 수 있다. 국내에서 시판되는 제품으로는 소이 A(매일 유업), 호프알러지(남양유업) 등이 있으며 이러한 제품들의 특징은 당질 급원으로 슈크로즈, 전분, 가수분해된 유당 등을 사용하며 지방 급원은 식물성 유지로 강화되어 있다. 단백질 급원은 대두 단백질로 되어 있으며 대두 단백질에 절대적으로 부족한 L-methionine을 강화하였다. 무기질과 비타민 함량은 일반 조제분유보다 높으며, 이는 대두분유의 피틴산에 의해서 무기질이나 비타민의 흡수가 방해될 수 있기 때문이다.

**| 단백질가수분해 분유 |** 우유단백질 알러지 아동의 20%는 대두단백질에 대한 알러지 증상을 보이므로 우유단백질을 완전히 가수분해하여 만든 제품으로서 시중에서는 매일 HA가 시판되고 있다. 이 제품의 특징은 유당을 제거하고 슈크로즈와 전분으로 대체하였으며 지방은 모두 MCT로 대체하였다. 그러나 이 제품은 맛이 좋지 않고 가격이 비싸며 삼투압이 높아서 변이 묽어진다.

## 3.3 유당불내증

장내 유당분해효소(lactase)가 부족하거나 활성도가 낮아지면 유당은 소장 상부에서

| 표 9.4 | 유제품의 유당함량

| 식 품 | 분 량 | 유 당(g) |
|---|---|---|
| 우유(일반, 저지방, 탈지) | 250 ml | 11 |
| 버터우유 | 250 ml | 10 |
| 아이스크림 | 125 ml | 6 |
| 1/2 & 1/2 | 125 ml | 5 |
| 야구르트(저지방) | 250 ml | 5 |
| 라이트 크림 | 125 ml | 3 |
| 카테지 치즈(크림) | 125 ml | 3 |
| 위핑 크림 | 125 ml | 3 |
| 샤벳츠(오렌지) | 125 ml | 2 |
| 아메리칸 치즈 | 30 g | 2 |
| 기타 치즈 | 30 g | 2 |
| 크림 치즈 | 30 g | 1 |
| 버터 | 5 ml | 약간 |

자료 : 참고문헌 4

갈락토즈와 포도당으로 분해되지 못하며, 유당의 삼투작용에 의해서 소화관 내강으로 수분이 유입되면서 여러 가지 증상을 초래한다. 한편 결장에서는 소화되지 않은 유당이 대변의 수분을 증가시키고 결장의 박테리아에 의해서 신속하게 단쇄지방산과 이산화탄소, 수소가스로 발효되면서 복부팽만, 복통, 설사 등을 유발한다. 유당불내증으로 인한 증상의 심각도는 섭취한 유당의 양과 유당분해효소의 결핍 정도에 따라서 다르다. 유제품의 유당 함량이 표 9.4에 제시되었다. 유당불내증(lactose intolerance)은 선천성, 이차적, 그리고 후발성 유당불내증의 3가지 유형이 있다.

### 유당분해효소 결핍증의 진단

유당분해효소의 결핍증을 진단하는 방법에는 식습관 조사, 유당 제한식, 호흡수소검사, 유당적응검사 등이 있다.

**| 식습관 조사 |** 우유를 마신 후에 위장관 증상이 발생한 경력이 있는지를 조사한다.

**| 유당제한식 |** 유당이 함유된 식품을 제한하는 식사를 실시한 후에 유당불내증과 관련된 증상들이 없어지는지 관찰한다.

**| 호흡수소검사**(breath hydrogen test) **|** 만약 섭취한 유당이 소장에서 소화되지 않으면 결장의 박테리아가 유당으로부터 다량의 수소를 생성하고, 혈류로 흡수된 수소는 종국에는 폐를 통해서 배출된다. 유당을 섭취한지 60~90분 후에 호기(expired air)에 수소량이 현저하게 많은 것은 비정상적이며 유당의 흡수불량을 의미한다.

**| 유당적응검사**(lactose tolerance test) **|** 원래 유당적응검사는 우유 2잔에 해당하는 유당(50 g)을 경구로 투여한다. 만약 유당소화효소가 부족하면 유당에서 생성되는 혈당 상승폭이 공복 혈당 농도에 비해서 25 mg/dl 미만이며 위장관 증상을 나타내게 된다. 그러나 최근에는 유제품내의 유당 함량과 더욱 가깝도록 하기 위하여 50 g 보다 적은 양의 유당이 사용된다.

### 선천성 유당불내증

선천적으로 유당소분해소가 결핍된 상태를 말하며 이러한 경우는 매우 드물지만 신생아기부터 분유나 모유를 먹인 즉시 나타난다. 이 경우 영아는 대두분유나 무유당 분유를 먹여야 하며 평생동안 유당을 제한해야 한다.

### 이차성 유당불내증

영유아에서 가장 흔한 유당불내증의 유형이며 대개 심한 장염 후에 발생되며 점막 손상의 정도에 따라서 수주내지 수개월간 계속될 수 있다. 심한 장염 후에 유당소분해소의 결핍증이 생기는 기전은 다음과 같다. 유당분해효소는 성숙한 융모상피(villous epithelium)에만 존재하며 미성숙한 crypt cell에는 존재하지 않는다. 심한 장염으로 융모상피세포의 손상이 심해지면 미성숙한 crypt cell로 잠정적으로 대체되면서 유당분해효소의 결핍이 생긴다. 유당분해효소는 다른 장점막 효소에 비해서 많지 않고 가장 표면에 존재하는 효소이므로 제일 먼저 감소하고 가장 늦게 회복되어 급성 설사후에 3~6개월이 지나서야 정상수준으로 회복된다. 대체로 급성 장염 후에 1~2주 동안은 유당불내증을 보인다. 이차성 유당불내증이 있는 경우에는 일시적으로 대두분유나 무유당 분유를 사용하여야 하며 증상이 완화되면 점진적으로 유당-함유 식품을 다시 공급할 수 있다. 대부분의 아동들은 1~3주 이내에 정상급식으로 회복시킬 수 있다.

### 후발성 유당불내증

후발성 유당불내증(late-onset lactose intolerance)는 대개 만 4세 이후에 나타나며 연령이 어릴수록 장통과 시간이 감소되므로 증상이 더 심하다. 저지방 우유는 신속한 위 배출로 오히려 증상을 악화시킬 수 있기 때문에 삼가야 하며, 증상이 없어질 때 까지 유당을 제한해야 한다. 그 후에 소량의 유당-함유 음식을 다시 시도하며 아이의 적응도에 따라서 식사를 조정해야 한다. 대부분의 아동들은 소량(3 g)의 유당이 함유된 식품을 하루에 여러차례 먹어도 별 문제가 없다. 유당분해효소를 우유에 첨가하여 마시거나, 유제품을 먹기전에 유당분해효소 정제를 복용할 수 있다.

## 3.4 췌장부전증

낭포성 섬유증(cystic fibrosis), 심한 영양결핍증, Schwachman-Diamond 증후군, 선천성 지방효소 결핍증, Johnson-Blizzard 증후군 등에서 췌장 기능부전증(pancreatic insufficiency)이 생기며 그중에서 낭포성 섬유증이 미국에서는 가장 흔하나 한국에서는 별로 보고되지 않고 있다. 낭포성 섬유증의 소아는 폐감염의 재발, 성장장애(failure-to-thrive), 지방변 등을 보이며 대변에는 다량의 지방, 질소, 지방산이 나타난다. 하루의 지방 손실량은 영유아에서 10 g, 학령기 이상의 아동에서는 30 g까지도 달할 수 있다. 췌장 소화액 대체 요법이 영양관리에 필수적이며 고열량, 고단백질 식사를 공급한다. 열량섭취를 증가하고 음식의 맛을 내기 위해서 지방섭취를 장려한다. 종합비타민과 무기질 보충제가 필요하며 지용성 비타민 결핍증을 잘 모니터 해야 한다.

만약 경구섭취가 불충분하고 소아의 체중이 표준체중의 85% 미만이면 경관급식이 바람직하다. 이 경우 청소년에서는 주간에 경구섭취를 장려하고 정상적인 활동을 계속하기 위해서 야간에만 주입하는 주기적 주입법이 주로 이용된다. 만약 환자가 일시적으로 췌장효소의 경구복용을 할 수 없는 경우에는 기본 조제액(elemental formulas)를 사용할 수 있다. 췌장부전증 환자에서 TPN은 별로 사용하지 않는다.

## 3.5 만성 소화장애증

만성 소화장애증(Celiac disease)은 일명 글루텐 과민성 장질환(gluten-sensitive enteropathy), 혹은 비열대성 스프르(nontropical sprue)라고 불리우며 소장 점막이 글루텐(gluten)을 함유한 식품에 의해서 손상되어 흡수 표면적이 현저하게 감소함으로써 초래되는 흡수불량증이다. 글루텐은 밀, 호밀, 귀리 등에 존재하는 단백질로서 글리아딘(gliadin)과 글루테닌(glutenin)으로 분해되며 글리아딘이 십이지장과 공장에 있는 융모상피세포를 손상시켜서 영양소의 흡수불량증을 초래한다. 만성 소화장애증의 병인은 잘 알려져 있지 않으나 면역적, 환경적, 식이적 요인들 간의 상호작용에 의해서 발생되는 것으로 간주되고 있다. 만성 소화장애증은 제1형 당뇨병 환자에서 더 많이 발생하며, 치아범낭질 결함은 만성 소화장애증 환자와 관련이 있다고 한다.

증상으로는 설사, 지방변, 복부팽만, 체중감소, 쇠약감 등을 보인다. 환아의 대변은 양이 많고 흐리고 거품이 많다. 이밖에도 단백질, 지방, 철분, 엽산, 비타민 $B_{12}$, 칼슘, 지용성 비타민 등 각종 영양소의 흡수불량으로 빈혈이나 골연화증을 초래할 수 있다.

만성 소화장애증은 장림프종의 발생 위험도와 관련이 있으므로 정확한 진단을 요한다. 만성 소화장애증의 진단은 흡수불량의 증후, 소장 조직생검, 글루텐 제한 식사 후의 개선효과 등에 의해서 확인되며 대체로 식사에서 글루텐을 제거한 후에 증상이 점진적으로 개선된다. 증상이 완화되는 관해기에 도달하기 위해서는 적어도 2~3주간의 식사중재가 필요하며 평생동안 글루텐 제한식을 준수해야 한다.

최근에 새로이 만성 소화장애증으로 진단된 소아는 영양결핍증을 보일 수 있기 때문에 보충제가 필요할 수도 있다. 체중 증가와 동화작용을 위해서는 고열량 고단백 식사가 필요하며 유당불내증을 보이는 경우에는 유당을 제한해야 한다. 그리고 지방변이 심한 경우에는 지방 섭취를 일시적으로 제한하고 MCT 기름을 사용할 수 있다. 영양결핍증이나 식욕부진이 심한 경우에는 일시적으로 경관급식을 이용할 수 있으며 이 경우 소장점막이 재생될 때 까지 반-기본 조제액(semi-elemental formulas)이나 기본 조제액을 이용한다. 야간에 서서히 지속적으로 주입함으로써 주간에는 경구섭취와 정상적 활동을 지속할 수 있다. 정맥영양은 거의 불필요하다.

## 3.6 영양판정

만성 설사를 보이는 환아의 영양상태를 평가하기 위해서는 환아의 과거와 현재의 식사내용, 대변 배설, 성장패턴 등에 대한 정보를 수집해야 한다. 보호자와의 면담을 통해서 자세한 정보를 얻으면 고가의 검사가 불필요하게 될 수 있다. 영양판정은 또한 어떠한 유형의 영양중재가 어느 정도 필요한지를 결정해 준다.

### 식사력

환아의 설사는 식사와 관련될 수 있고 환아의 영양상태가 불량할 수도 있기 때문에 포괄적인 식사력 조사가 필수적이다. 만성 설사의 식사요인을 파악하기 위하여 식사력을 조사하는 동안에 표 9.5에 제시된 바와 같이 특정 정보를 얻어낼 수 있다.

| 표 9.5 | 소아 만성 설사의 식사요인

| 필요한 정보 | 환자/보호자 반응 | 설사의 원인 |
|---|---|---|
| 최근에 영아의 조제액을 변경했습니까? | 예 : 우유-위주의 조제액으로 바꿨습니다. | 우유 단백질 알러지 혹은 유당불내증 |
| | 예 : 대두-위주의 조제액으로 바꾸었습니다. | 대두 단백질 알러지 |
| 조제액 준비 기술 | 수분 첨가량 부족 | 삼투성 설사 |
| 최근에 새로운 식품을 아이에게 주었습니까? | 과일, 곡류, 빵 | sucrase-isomaltase 결핍증이나 만성 소화장애증 |
| | 설탕 가루(Table sugar) | Sucrase 결핍증 혹은 과당불내증 |
| | 여러 가지 새로운 식품 | 식품 알러지 |
| 급성 장염 후에도 설사가 계속 됩니까? | 예 : 유제품을 사용중입니다. | 이차성 유당 불내증 혹은 새로 발생한 우유단백질 알러지 |
| 어떤 음식이나 음료를 너무 많이 먹습니까? | 예 : 과일주스/기타 설탕이 첨가된 음료 | 설탕 섭취과다로 인한 삼투성 설사 |
| | 예 : 다이어트 캔디/껌 | 솔비톨이나 만니톨의 과다섭취 |
| 저지방식? | 예 : | 신속한 위배출로 인한 만성 비특이성 설사 |
| 과다한 칼로리 섭취? | 예 : 아이는 영양상태 양호함 | 과식 |
| | 예 : 아이는 영양상태 불량함 | 췌장 부전증 |
| 식욕이 매우 불량? | 예 : | 염증성 장질환 혹은 만성 소화장애증 |

자료 : 참고문헌 8

| 표 9.6 | 설사의 병인을 암시하는 대변의 특징

| 대변의 특징 | 설사의 원인 |
|---|---|
| 점액이나 피가 섞임 | 결장 자극 : 우유단백질 알러지 |
| 점액이 섞이고 묽으며 소화되지 않은 음식 조각이 나오나 피는 섞이지 않음 | 영유아가 제대로 씹지 않고 신속한 장통과 : 만성 비특이성 설사 |
| 고약한 냄새, 연하고, 풀같으며 닦아내기 어렵고, 심한 경우에는 오렌지색의 지방구를 가짐 | 지방흡수불량 : 췌장 부전증이나 만성 소화기장애 |
| 가스와 거품을 동반하는 폭발적 설사, 식초 냄새 | 이당류 불내증 : 유당 불내증 |

자료 : 참고문헌 8

### 대변 검사

대변의 점도, 색깔, 빈도, 혈액이나 지방의 존재 여부 등을 환자나 보호자로부터 알아보아야 한다. 이러한 정보들은 설사의 원인을 제시해 줄 수 있다(표 9.6).

만약 지방이나 당질의 흡수불량증이 의심되면 대변샘플을 검사하여 이를 확인해야 한다. 지방변은 대체로 연하며 풀같으며 악취를 풍긴다. 당질의 흡수불량에서는 변이 대개 묽지만 흡수되지 않은 당질을 가시적으로 확인할 수 없기 때문에 대변검사가 필요하다.

### 성장지표

환아의 체중, 신장, 신장별 체중(weight-for-height) 등 주기적으로 성장그래프에 표기된 일련의 신체계측은 소중한 정보를 제공한다. 만약 아이의 성장에 영향을 미치지 않았다면 설사의 유형이 흡수불량증을 유발하지 않을 수도 있다. 만약 아이의 신장별 체중이 영향을 받았다면 급성적 영양결핍증을 의심할 수 있다. 만약 환아에서 체중 감소, 성장지연, 영양결핍증 등의 증거가 있으면 흡수불량증이 존재하기가 쉽다.

# 3 변 비

## 3.1 원인과 증상

소아들 중에서 변비 발생율은 10% 정도로 매우 흔하지만 실제로 부모가 소아과 의료진을 찾는 경우는 3%에 불과하며, 소아소화기 전문의에게 의뢰되는 환아중 25%가 변비 증상을 가지고 있다고 한다. 일반적으로 소아의 배변횟수가 일주에 3회 미만인 경우에 변비라고 정의할 수 있으나, 때로는 배변횟수가 일주에 3회 이상일지라도 배변시 통증이 있거나 변을 축적하며 때로는 분변(encopresis)을 보이는 경우(분변이 없을 수도 있음)에도 변비로 정의한다.

소아에서는 연령이 증가할수록 배변횟수가 감소한다. 즉 생후 첫주에는 배변횟수가 하루에 4회 이상이다가 생후 4개월에는 하루에 2회로 줄어든다. 만 3~4세가 되는 아동들의 96%에서 변의 횟수는 하루에 3회에서부터 일주에 3회에 이르기 까지 다양하며, 만 4세가 되면 성인과 비슷한 장운동 패턴을 유지한다.

소아변비의 90~95%는 기능성 변비로서 부적절한 배변습관과 식습관, 신체활동의 부족, 스트레스 등으로 초래된다. 간혹 해부학적 이상, 신경학적 이상, 대사 및 내분비 장애, 약물 등에 의해서 초래될 수도 있으나 별로 흔하지 않다.

소아에서 기능성 변비의 기전은 성인의 경우와는 다르다(그림 9.1). 즉 18개월 이상의 소아에서 변비의 가장 흔한 원인은 화장실 가는 것을 기피하고 변을 참는 것이다. 아이가 놀이에 너무 열중하거나 정서적 불안감으로 배변을 참게 되면 변이 다시 위로 올라가서 항문에서의 감각이 사라지면서 변의가 없어지고, 이런 일이 며칠 계속되면 훨씬 더 많은 변이 축적되면서 변이 굳고 커지므로 배변시 심한 통증을 느끼게 된다. 이렇게 배

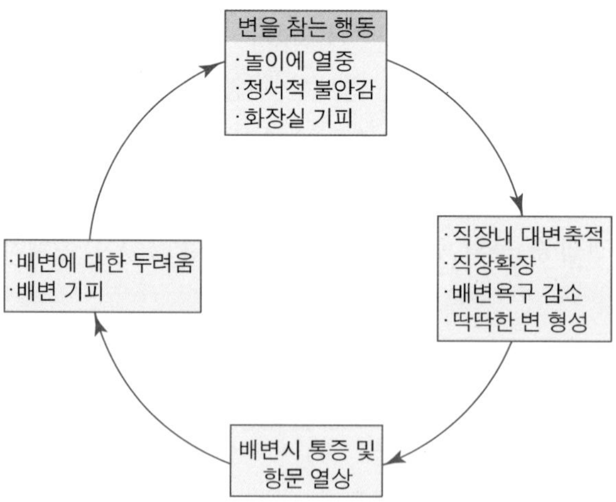


자료 : 참고문헌 1

**| 그림 9.1 |** 소아 변비의 악순환 과정

변시 통증을 경험한 아이는 배변에 대한 두려움 때문에 변을 참는 행동을 반복하게 되는 악순환이 계속되면서 골반저 근육이 피로하게 되어 항문이 닫히지 못하고 열려 있게 되면서 속옷에 변을 묻히게 된다(fecal soiling).

변비가 3개월 이상 지속되는 것을 만성 변비라 한다. 소아에서 급성 변비를 잘 관리하지 못한 경우에 만성 변비로 진행될 수 있으며 기타 여러 가지 요인으로 만성 변비가 초래될 수 있다(표 9.7). 이밖에도 가정에서 부모의 지나친 간섭과 강압적인 배변습관, 긴장, 분노, 처벌과 협박 등은 변비를 악화시킬 수 있다.

#### 소아 변비의 징후

- 아이가 매일 변을 보더라도 변의 크기가 작고, 돌같이 매우 단단하다.
- 변이 너무 굳어서 배변하기가 어렵고 아이가 매우 고통스러워하거나 운다.
- 피가 섞인 변을 본다.
- 변을 속옷에 묻힌다.
- 배변시 오랫동안 힘을 준다.
- 복통과 복부팽만
- 아이가 칭얼거리거나 안절부절한다.
- 식욕부진
- 화장실 가는 것을 두려워 한다.
- 변을 보려고 힘을 주거나 변이 나오는 동안에 아이가 소리를 지른다.

### 3.2 치료

소아에서 변비 치료는 보호자 교육, 약물에 의한 숙변 제거, 식사 및 약물요법에 의한 숙변재발방지, 배변훈련을 통한 정상적인 배변습관의 확립 등 4단계로 진행될 수 있다.

| 표 9.7 | 영유아에서 만성 변비의 위험요인

| | |
|---|---|
| · 급성 변비 | · 너무 일찍, 혹은 혹독한 화장실 훈련 |
| · 배변시 통증(예, 항문 열창) | · 다른 활동에 몰두 |
| · 강제적 중재(손가락, 좌약, 관장에 의한 직장 자극) | · 장기간 동안 침상 안정(혹은 질병) |
| · 조기 결장 무기력증 | |

자료 : 참고문헌 7

### 보호자 교육

우선 보호자에게 아이가 변을 묻히는 것은 정신과적 장애로 인한 것이 아니며 무의식적으로 아이도 모르는 사이에 생길 수 있다는 것을 납득시키며 절대로 부모의 잘못이 아니라는 점을 강조해야 한다. 그리고 변비는 생명을 위협하는 증상이 아니며 단시일내에 치료될 수 없다는 점을 환기시키고 치료계획을 설명하여 보호자의 협조를 구해야 한다.

### 숙변 제거

고장성 인 관장제(30 ml/kg)를 이용하여 축적된 변을 제거한다.

### 약물요법

직장이 제기능을 회복할 때 까지 대체로 완하제를 약 3개월간 사용하며 성과가 양호하면 3~6개월에 걸쳐서 점진적으로 완하제를 중단한다. 소아에게 흔히 사용되는 완하제는 maltsupex, karo syrup, milk of magnesia, mineral oil, lactulose, senna 등이다.

### 배변 훈련

생후 30개월 미만의 아동은 정상적인 배변습관이 확립된 후에 대변 가리기를 시도해야 한다. 그러나 생후 30개월 이상된 아동에서는 위대장반사(gastrocolic reflex)를 이용하여 식후에 하루 3~4차례에 걸쳐서 5분 정도씩 변기에 앉혀서 규칙적인 배변훈련을 시킨다.

만성 변비의 치료는 상당한 인내심을 필요로 하며 정상적인 배변습관이 확립된 후에는 점진적으로 완하제의 용량을 감소시킬 수 있다. 한편 행동 및 정신장애가 있는 경우에는 심리치료를 요한다.

## 3.3 의학영양치료

### 섬유소

섬유소 섭취를 점진적으로 증가시켜야 하며 하루 필요량(g)은 대개 소아의 연령에 5를 더해준 값이다(섬유소 필요량 g = 소아 연령 + 5).

섬유소 섭취를 증가시킬 때 유의할 점은 소아의 위 용적은 적고 섬유소는 부피가 많은 반면에 열량밀도가 낮기 때문에 고섬유소식은 열량 섭취의 부족을 초래할 수 있다. 뿐만 아니라 섬유소는 칼슘, 철분, 인, 아연, 마그네슘의 흡수를 방해하므로 이들이 결핍되지 않도록 모니터해야 한다.

대체적으로 밀기울(bran)은 섬유소 함량이 가장 많으나 복통, 복부불편, 복부팽창 등을 초래할 수 있기 때문에 가능한한 적게 사용하는 것이 좋다. 변비에 도움이 되는 소아음식이 표 9.8에 제시되었다.

한편 가정에서 아무리 정성스럽게 변비에 좋은 음식을 만들어서 아이에게 주어도, 아이는 새로운 음식을 먹지 않으려는 경우가 흔하다. 그러나 이때 부모는 너무 쉽게 단념하지 말고 인내심을 가지고 아이에게 전략적으로 접근해야 한다(표 9.9).

### 수분

상당수의 소아들은 수분을 규칙적으로 충분하게 섭취하지 않는다. 수분섭취는 정상적인 장기능에 필수적이므로 부족되지 않도록 해야 한다. 체중에 따른 수분 요구량은 표 2.13(제 2장)에 제시되었다.

**| 표 9.8 |** 변비에 도움이 되는 소아음식

- 야채볶음밥에 김을 부셔서 달걀말이나 주먹밥 형태로 만든다.
- 팥빙수, 팥빵, 단팥죽
- 땅콩버터 샌드위치, 팝콘
- 과일 : 사과, 오렌지, 딸기

자료 : 참고문헌 2

**| 표 9.9 |** 아이에게 새로운 음식을 제공하기 위한 전략

- 한두번 실패했다고 단념하지 말 것
  인내심을 가지고 새로운 음식에 익숙해 질 때까지 지속적으로 시도
- 식전에 간식을 주지 말 것
- 식시시간을 즐겁게
- 새로운 음식을 좋아하는 음식과 함께 줄 것
- 너무 메마르거나 많이 씹어야 하는 음식을 피할 것 : 작은 크기로 잘라주고 색스럽게 만들도록
- 부엌에서 식사준비때 엄마를 도와주도록 유도하도록

자료 : 참고문헌 2

### 솔비톨과 올리고당

자두주스, 사과주스, 복숭아, 배, 무가당-캔디등 솔비톨이나 올리고당이 많이 함유된 식품은 장운동을 촉진시켜서 변비에 도움이 된다.

### 기타

우유, 치즈, 바나나 등은 변비를 악화시키는 식품으로 알려져 있으나 결정적인 증거가 확보된 것은 아니므로 주의를 요한다.

## 참고문헌

1. 김경모, 김영혜. 소아변비의 이해와 치료. 지역구(송파) 의사회 강의록, 1998.
2. 김영혜(편집). 보건의료인을 위한 임상영양가이드, 서울중앙병원, 2000
3. 대한소아과학회 영양위원회. 영유아 영양, 2000.
4. American Dietetic Association. Manual of Clinical Dietetics, 6th ed, 2000.
5. Arce DA, Ermocilla CA, Costa H. Evaluation of constipation. Am Family Physician 65:2283-2290, 2002.
6. International Study Group on Reduced-osmolarity ORS solutions. Multicentre evaluation of reduced-osmolarity oral rehydration salts solution. Lancet 345: 282-285, 1995.
7. Loening-Baucke V. Management of chronic constipation in infants and toddlers. Am Family Physician 49:397-406, 1994.
8. Miles A. Nutrition management of chronic diarrhea in pediatrics. Support Line XVIII(5):7-12, 1996.
9. Provisional Committee on Quality Improvement, Subcommittee on Acute Gastroenteritis. Practice parameter: The management of acute gastroenteritis in young children. Pediatr 97:424-433, 1996.
10. Samour PQ, King K(eds). Handbook of Pediatric Nutrition, 3rd ed, Jones and Bartlett Pub, 2006.
11. Sandhu BK, Isolauri E, Walker-Smith JA, et al. Early feeding in childhood

gastroenteritis. J Ped Gastroenterol Nutr 24:619-620, 1997.

12. Santosham M, Greenough WB. Oral rehydration therapy: A global perspective. J Pediatr 118:S44-S51, 1991.
13. Schiller LR. Review article: the therapy of constipation. Aliment Pharmacol Ther 15:749-763, 2001.
14. Szajewska H, Hoekstra JH, Sandhu B. Management of acute gastroenteritis in Europe and the impact of the new recommendations: A multicenter study. J Pediatr Gastroent Nutr 30:522-527, 2000.
15. Walker-Smith JA, Sandhu BK, Isolauri E, et al. Recommendations for feeding in childhood gastroenteritis. J Pediatr Gastroenterol Nutr 24:522-527, 1997.

CHAPTER_10 | Diabates Mellitus

# 10

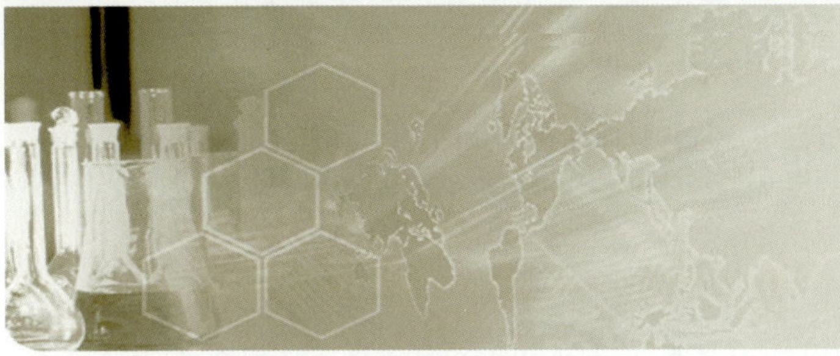

# 당뇨병



당뇨병은 인슐린의 분비나 작용의 결함으로 인해서 고혈당과 함께 당질, 지방, 단백질의 대사이상을 초래하는 내분비질환이며, 학령기 아동에서 가장 흔한 만성 질환의 하나이다. 지금까지 제1형 당뇨병은 소아당뇨병의 95%를 차지하고 있다. 그러나 최근 소아비만의 유병률이 증가함에 따라서 과거에 성인에서만 볼 수 있었던 제2형 당뇨병이 소아에서 점차 증가하고 있다. 미국에서는 새로이 진단된 당뇨병 소아중에서 8~45%는 제2형 당뇨병으로 보고되고 있다. 우리나라에서 제1형 당뇨병의 유병률(1994년)은 인구 10만명당 1.86명(남아 1.45명, 여아 2.16명)으로 일본(1.8명)과 비슷하다.

## 1 당뇨병의 유형

소아와 청소년에서 유발되는 당뇨병의 유형은 다음과 같다.

- 제1형 당뇨병
- 제2형 당뇨병
- 청소년에서 β-세포기능의 유전적 결함으로 생기는 성인형 당뇨병(maturity onset

diabetes in youth)
- 약물, 감염, 내분비질환, 선천성증후군 등으로 유발되는 이차성 당뇨병
- 십대 소녀의 임신으로 생기는 임신성 당뇨병

본장에서는 제1형과 제2형 당뇨병 관리에 대해서 논하고자 한다.

## 1.1 원인과 증상

제1형 당뇨병은 인슐린의 절대적 부족으로 초래되며 외부에서 인슐린을 공급하지 않으면 생존할 수 없다. 제1형 당뇨병의 원인으로는 $\beta$-세포가 자가면역 기전에 의해서 파괴됨으로써 당뇨병이 초래되는 것으로 알려져 있으며 일부 환자에서는 원인을 모르는 특발성인 경우도 있다.

한편 제2형 당뇨병은 인슐린의 작용 감소와 분비 장애의 복합적인 요인으로 발생하며 소아에서 비만과 신체활동 부족은 제2형 당뇨병의 위험도와 관련이 있다.

당뇨병의 전형적인 증상으로는 다음, 다식, 다뇨, 쇠약감, 체중감소, 시력저하 등을 보일 수 있으며 심한 경우에 케톤산증을 초래하여 혼수상태에 빠져서 사망할 수도 있다. 한편 장기적으로 혈당조절이 불량하면 신증, 신경병증, 망막병증 등의 미세혈관 합병증이나 심혈관질환 같은 대혈관 합병증이 발생할 수 있다.

인슐린이 부족하면 식후 상승된 혈중 포도당이 세포내로 이동하지 못하므로 가장 초기 증상으로 고혈당이 나타난다. 그리고 혈당이 신세뇨관의 재흡수 한계치(renal threshold)를 초과하게 되면 신세뇨관에서 재흡수되지 못한 과다한 포도당이 소변으로 배설된다(glucosuria). 이때 수분 배설량도 증가하므로 소변 횟수가 많아지고(polyuria), 이로 인해서 체내 수분 손실이 증가하므로 갈증으로 물을 많이 마시게 된다. 한편 섭취된 포도당이 에너지원으로 이용되지 못하므로 공복감이 심해져서 많이 먹게 되지만(polydipsia), 환자는 에너지 부족과 삼투성 이뇨작용으로 인한 수분 손실로 심한 체중감소를 보인다.

## 1.2 진단 기준

소아 및 청소년에서 당뇨병의 진단 기준은 성인의 경우와 동일하다(표 10.1). 증상이 없는 소아나 청소년에서 공복 혈당 ≥126 mg/dl이거나 식후 2시간 혈당 ≥200 mg/dl

| 표 10.1 | 미국 당뇨병학회의 당뇨병 진단기준(혈장 농도)

| |
|---|
| 1. 공복 혈당 ≥ 126 mg/dl |
| 혹은 |
| 2. 당부하 2시간 혈당 ≥ 200 mg/dl |
| 혹은 |
| 3. 당뇨병 증상*과 함께 수시 혈당 ≥ 200 mg/dl |

* 당뇨병 증상 : 다뇨, 다식, 원인모를 체중감소
자료 : 참고문헌 5

인 경우에는 다시 검사하여 결과를 확인해야 한다. 그러나 당뇨병의 전형적인 증상과 함께 임의 혈당 ≥ 200 mg/dl인 경우에는 검사를 반복할 필요가 없다.

## 1.3 치료 목표

당뇨병 소아에서 가장 중요한 치료 목표는 정상적인 혈당조절을 유지하는 것이며 전반적인 혈당조절 목표는 심한 저혈당증이나 잦은 저혈당증을 방지하면서 당화혈색소(A1C)를 정상에 가깝도록 유지하는 것이다. DCCT(Diabetes Control and Complications Trials)에서는 철저한 혈당조절로 미세혈관 합병증의 발생률이 47~76% 감소되었다고 보고하고 있다. DCCT에서 연구대상자들은 대부분 성인들이었으나 약 15% 정도는 청소년(13~17세)들로 구성되었으며 이들에서도 철저한 혈당조절은 합병증의 위험도 감소를 초래하였다. 그러나 이 연구에서 청소년들은 성인들보다 혈당관리가 더 어려웠고 체중증가, 저혈당 발생률, 혈당 농도가 더 높았다.

소아의 혈당 목표는 연령, 저혈당증을 인식할 수 있는 능력, 과거 심한 저혈당증이나 발작의 경력, 자기관리 능력 등에 따라서 개별화 되어야 한다. 비록 혈당조절이 당뇨병 관리에서 매우 중요한 임상 목표이긴 하지만, 특히 어린 소아들에서 저혈당증이 생기지 않도록 주의해야 한다. 왜냐하면 유아(<6세)는 1) 너무 어려서 저혈당증을 인식할 수 없고, 2)재발되는 저혈당증으로 인해서 두뇌 발달의 장애가 생길 위험이 있고, 3) 야간 저혈당이 예상보다 더 자주 발생하는 것으로 알려져 있다. 따라서 유아에서는 심한 저혈당증을 방지하기 위하여 혈당 목표를 식전 100~180 mg/dl, 취침전 및 밤사이 110~200 mg/dl로 제시되고 있다. 연령에 따른 혈당 목표는 표 10.2에 제시되었다.

| 표 10.2 | 제1형 당뇨병의 연령별 혈당 목표

| 연령군 | 혈장 포도당 목표범위(mg/dl) | | |
|---|---|---|---|
| | 식 전 | 취침/밤사이 | AIC(%) |
| 유아 및 학령기전 (< 6세) | 100~180 | 110~200 | 7.6~8.4 |
| 학령기 아동 (6~12세) | 90~180 | 100~180 | < 8 |
| 사춘기 및 청소년 (13~19세) | 90~130 | 90~150 | < 7.5 |

자료 : 참고문헌 4

## 2 약물치료

### 2.1 제1형 당뇨병

제1형 당뇨병을 관리하기 위해서는 인슐린 요법이 필요하다. 인슐린은 최대 작용시간과 지속시간에 따라서 초속효성(rapid-acting), 속효성(short-acting), 중간형(intermediate-acting), 지속형(long-acting) 인슐린으로 구분한다(표 10.3).

인슐린 요구량은 연령, 활동 정도, 식습관, 대사적 요구도에 따라서 소아는 하루에 0.5

| 표 10.3 | 인슐린 제제의 작용시간(hour)

| 종류 | 작용시작 | 최대작용 | 작용기간 | 모니터링시간 |
|---|---|---|---|---|
| 속 효 성 : Regular | 0.5~1 | 2~3 | 3~6 | 4 |
| 초속효성 : Lispro | < 15 min | 0.5~1.5 | 2~4 | 2 |
| 중 간 형 : NPH | 2~4 | 6~10 | 10~16 | 8~12 |
| Lente | 3~4 | 6~12 | 12~18 | 8~12 |
| 지 속 형 : Ultralente | 6~10 | 10~16 | 18~20 | 10~12 |
| Glargine | 1.1 | - | 24 | 10~12 |

자료 : 참고문헌 14

~1.5 U/kg, 청소년은 1.5~3 U/kg 정도 된다. 인슐린 치료를 시작한 소아나 청소년중 70%는 소위 "신혼기(honeymoon phase)"를 맞아 인슐린 요구량이 감소하며 이는 β-세포의 기능이 아직은 어느 정도 남아 있어서 인슐린을 분비하기 때문이다. "신혼기" 동안의 인슐린 요구량은 0.2~0.6 U/kg로 감소한다. 그러나 당뇨병 진단후 인슐린 치료를 시작한지 2주 내지 2년 후에는 잔여 β-세포의 기능이 거의 소진되어 전적으로 인슐린 치료에 의존하게 된다. 소아가 성장함에 따라서 체중과 에너지 섭취량이 증가하므로 혈당을 정상범위로 유지하기 위한 인슐린 요구량은 꾸준히 증가한다.

인슐린을 주사하는 방법에는 하루에 1~2회 주사하는 재래식 주사방법과 하루에 3회 혹은 그 이상 주사하는 집중적 주사법, 그리고 인슐린 펌프를 사용하는 지속성 피하인슐린 주사법이 있다.

## 2.2 제2형 당뇨병

제2형 당뇨병에서는 식사요법, 체중관리, 신체활동, 경구 혈당강하제(Metformin) 등으로 혈당 목표가 달성되지 못하는 경우에 인슐린이 필요하다. 미국에서는 경구 혈당강하제로 Metformin이 유일하게 10세 이상의 소아에게 사용할 수 있도록 식약청의 허가를 받았다. 만약 제2형 당뇨병 소아가 식사요법, 체중 관리, 신체활동으로 혈당 목표를 달성할 수 없는 경우에는 Metformin이 사용된다.

성인의 경우와는 달리, 제2형 당뇨병의 소아에서는 현저한 고혈당과 함께 케톤증을 동반하는 경우가 많다. 그 이유는 소아의 경우 당뇨병이 늦게서야 진단되고 통상적인 당뇨병 검색이 이루어지지 않기 때문이다. 제2형 당뇨병 소아에서는 진단 당시에 이미 β-세포가 현저하게 파괴되어 포도당 자극에 대한 인슐린 반응의 감소를 보인다. 이러한 현상은 제2형 당뇨병 성인에서 진단 당시에 인슐린 분비가 상승하는 것과는 대조적이다. 상당수의 제2형 당뇨병 소아는 진단 당시에 매우 심한 고혈당을 조절하기 위하여 인슐린을 필요로 하며 인슐린과 Metformin을 혼용한 치료법이 효과적인 것으로 보고되고 있다.

## 3 의학영양치료

당뇨병 아동과 청소년을 위한 의학영양치료의 목표는 다음과 같다.

- 심한 저혈당증을 초래하지 않으면서 최적의 혈당 목표를 달성하고
- 정상적인 성장·발육에 필요한 에너지를 적절하게 공급하고
- 혈지질과 혈압 목표를 달성하며
- 제1형 당뇨병 소아에서는 식습관 및 운동습관에 알맞은 인슐린 치료계획을 수립하고
- 제2형 당뇨병 소아에서는 식습관 및 신체활동 습관의 개선으로 인슐린 저항성을 감소시키고 대사상태를 개선시키며
- 당뇨합병증을 예방·지연시키고
- 전반적인 건강상태 개선으로 삶의 질을 향상시키는 것이다.

### 3.1 영양판정

당뇨병 소아의 영양판정에 필요한 자료는 다음과 같다.

- 신체계측 자료 : 신장, 체중, 신장 대비 체중, 성장패턴, 최근의 체중변화
- 검사실 자료 : 혈당, A1C, 혈지질, 미세단백뇨, 케톤
- 사회심리적 자료 : 가족 상황 및 보호자
  가족의 감정 상태(분노, 공포, 죄책감, 거부, 초조)
  환아와 가족원들간의 상호 관계
  조리, 장보기 담당자
  가족의 지식 정도, 경제 형편
  가족이나 친지중 당뇨병 환자
  당뇨식에 대한 부모와 가족의 신뢰도
- 식습관 : 식품 및 음료의 종류, 분량, 시간(24시간 회상법이나 식사일기)
  간식의 종류와 빈도, 외식의 빈도와 종류
  식품 기호도, 불내증, 알러지
- 신체활동 : 학교 체육시간과 방과후 운동의 종류와 시간
  TV, 컴퓨터 게임 등 앉아서 하는 활동에 소비하는 시간

## 3.2 영양요구량

당뇨병 소아와 청소년의 영양요구량은 건강한 소아와 청소년의 영양요구량과 다름이 없다. 당뇨병 소아나 청소년들은 건전한 식습관을 확립함으로써 필요한 비타민과 무기질을 적절하게 섭취해야 한다. 당뇨병 소아의 영양요구량이 표 10.4에 요약되었다.

### 에너지

제1형 당뇨병 소아와 청소년을 위한 의학영양치료의 핵심 요소는 정상적인 성장 발육을 도모하기에 충분한 열량을 공급하는 것이다. 제1형 당뇨병 소아와 청소년들의 성장률은 대개 표준치보다 5~10% 낮으며, 이는 혈당조절이 불량하기 때문이다.

소아의 에너지 요구량을 산출하는 방법에는 여러 가지가 있다. 소아의 열량과 영양소 필요량을 측정하는 가장 정확한 방법은 평소 식사섭취량에 근거하여 요구량을 산출하는 것이다. 소아가 정상적인 성장 발육 범위에 있는 한, 24시간 회상법이나 3일간의 식사일기를 통해서 평소 섭취량을 추산하여 요구량을 산정할 수 있다. 일단 열량과 에너지 요구량이 결정된 후에는 성장만회(catch-up growth)를 도모하거나 체중증가 방지를 위해서 요구량을 조정하여야 하며 이때 소아의 식욕을 고려하여야 한다. 대체로 제1형 당뇨병이 처음으로 진단된 소아에서는 성장만회를 위해서 200~700 kcal의 에너지가 추가적으로 더 필요하다. 한편 소아의 체중 증가율과 성장속도를 주기적으로 점검하여 에너지 섭취량의 적절성을 평가해야 한다. 그리고 소아의 연령과 신체활동, 성장률에 따라서 에너지 요구량이 변하므로 적어도 1년에 한번씩 신장, 체중, BMI, 영양계획을 평가해야 한다.

평소 식사섭취량을 정확하게 추산할 수 없는 경우에는 여러 가지 공식에 의해서 에너지 요구량을 산출할 수 있다(표 10.5).

**| 표 10.4 |** 당뇨병 소아의 영양요구량

| | |
|---|---|
| 열 량 : | 표 10.5 참조 |
| 단백질 : | 연령별 권장섭취량, 혹은<br>총 열량의 12~20% |
| 지 방 : | 총 열량의 30~35%<br>포화지방 < 총 열량의 10%<br>콜레스테롤 < 300 mg/day |
| 섬유소 : | 0.5 g/kg(< 35 g/day) |

| 표 10.5 | 소아의 에너지 요구량 산출법

방법 1 : 총 에너지 소비량 산출공식에 의한 방법(제2장 표 2.9 참조)

방법 2 : 첫해에는 1,000 kcal
1~3세 : 1,000 kcal+16 kcal/cm 키
4~10세 : 1,000 kcal+100 kcal×(나이−1)
여아 11~15세 : 10세 이후 해마다 ≤ 100 kcal 증가
> 15세 : 성인과 같이 계산
남아 11~15세 : 10세 이후 해마다 200 kcal 증가
> 15세 : 50 kcal/kg ; 매우 활동적
40 kcal/kg : 보통 활동적
35 kcal/kg : 비활동적

방법 3 : 첫해에는 1,000 kcal
그후부터 남아 : 1,000 kcal+125 kcal×(나이−1)
여아 : 1,000 kcal+100 kcal×(나이−1)
*신체활동을 위해서 20%까지 더해줌

자료 : 참고문헌 1, 15

## 당질과 감미료

당질은 평소 식습관과 혈당 및 혈지질 목표에 따라서 결정되며 대개 총 열량의 55~60%가 된다. 과거에는 당뇨병 소아에게 단순당을 피하고 복합당질을 섭취하도록 권했으나 과학적 증거는 이를 뒷받침하지 않는다. 당질의 종류보다는 당질의 총 섭취량이 더 중요하다.

**| 혈당지수(glycemic index) |** 혈당지수란 50 g의 당질 식품을 먹은 후 2시간에 일어나는 혈당 반응을 표준식품(흰 식빵)의 혈당 반응과 비교한 백분율이다(표 10.6).

$$\text{혈당지수} = 100 \times \frac{\text{시험식품 혈당반응}}{\text{표준식품의 혈당반응}}$$

당뇨병 환자가 혈당지수가 낮은 식품을 사용하면 식후 고혈당을 감소시킬 수 있다. 그러나 식품이 혈당에 미치는 효과는 식품의 가공과정, 준비방법, 소화능력 등에 따라서 사람마다 차이가 있기 때문에 혈당지수는 혈당조절을 위한 정확한 도구는 되지 못한다. 다만 당질계산법을 사용할 때 혈당지수를 이용하면 부가적인 효과를 볼 수 있다.

**| 표 10.6 |** 식품의 혈당지수

| 식품명 | 혈당지수 | 식품명 | 혈당지수 |
|---|---|---|---|
| 씨리얼 : 콘후레이크 | 30 | 복숭아 | 42 |
| 라이스크리스피 | 82 | 파인애플 | 59 |
| 스페셜 K | 69 | 자두 | 39 |
| 흰쌀(인스턴트) | 87 | 수박 | 72 |
| 국수(인스턴트) | 47 | 우유(전지) | 27 |
| 스파게티 | 38 | 탈지 우유 | 32 |
| 흰 식빵 | 70 | 아이스크림 | 61 |
| 호밀 식빵 | 77 | 요거트(저지방) | 33 |
| 오트밀 쿠키 | 55 | 사과 주스 | 40 |
| 쵸코렛 케익 | 38 | 코카콜라 | 63 |
| 메핀 | 69 | 오렌지 주스 | 52 |
| 스폰지케잌 | 46 | 땅콩 | 14 |
| 워플 | 76 | 팝콘 | 72 |
| 당근 | 47 | 포테토칩 | 57 |
| 완두콩 | 48 | 치즈 피자 | 60 |
| 삶은 감자 | 88 | 쵸코렛 | 44 |
| 후렌치 후라이 | 75 | 젤리빈스 | 78 |
| 당호박 | 60 | 라이프 세이버 | 70 |
| 고구마 | 61 | 꿀 | 55 |
| 붉은 잠두 | 28 | 과당 | 19 |
| 대두 | 18 | 포도당 | 100 |
| 사과 | 38 | 유당 | 46 |
| 바나나 | 51 | 설탕 | 68 |
| 포도 | 46 | | |

자료 : 참고문헌 14

**| 감미료 |** 감미료는 에너지를 공급하는 영양감미료(nutritive sweeteners)와 에너지를 공급하지 않는 비영양감미료(non-nutritive sweeteners)로 분류된다. 영양감미료에는 설탕, 과당, 당알코올 등이 있으며, 미국 식약청에서 승인한 비영양감미료에는 아세설퐘 K, 아스팔탐, 사카린, 슈크랄로즈 등이 있다. 미국 식약청에서는 식품첨가물로 승인된 모든 감미료에 대해서 일일 허용량(accepted daily intake : ADI)를 설정하였다(표 10.7). 일일 허용량은 개인이 아무런 생리적 영향을 받지 않고 일상적으로 매일 섭취할

| 표 10.7 | 비영양감미료의 일일 허용량(ADI)

| | ADI (mg/kg body wt) | 12 oz 소다 캔의 평균 함량(mg) | 감미료 1봉(packet)의 평균함량(mg) |
|---|---|---|---|
| Acesulfame K | 15 | 40 | 50 |
| Aspartame | 50 | 200 | 35 |
| Saccharin | 5 | 140 | 40 |
| Sucralose | 5 | 70 | 5 |

자료 : 참고문헌 3

수 있는 최대량보다 100배 적은 양이다.

① 설탕(sucrose) : 무게 1 g 당 4 kcal 열량을 공급한다. 과거에는 설탕이 전분-함유 식품들보다 더 신속하게 소화·흡수되기 때문에 고혈당을 악화시킬 것이라고 생각했다. 그러나 각종 임상연구에서 설탕은 동일한 열량의 전분보다 혈당을 더 많이 상승시키지 않는 것으로 밝혀졌다. 즉 설탕이 혈당에 미치는 영향은 빵, 쌀, 감자 등과 유사하며 총 열량의 12～25%에 해당하는 설탕을 섭취해도 당뇨병 환자의 혈당 조절이 악화되지 않았다. 따라서 당뇨병 환자에서 고혈당의 악화를 우려하기 때문에 설탕이나 설탕-함유 식품을 제한해야 하는 것은 아니다. 그러나 설탕을 식사계획에 포함시키려면, 다른 당질 급원 대신에 사용해야 한다. 만약 식사계획을 조정하지 않고 그냥 설탕을 사용한다면 인슐린이나 경구 혈당강하제의 용량을 적절하게 증가해야 한다. 이밖에도 설탕-함유 식품들(예, 케익, 과자 등)을 섭취할 때 다른 영양소(예, 지방)도 함께 섭취하게 된다.

② 당알코올(sugar alcohol) : 당알코올에는 솔비톨, 만니톨, 자일리톨 등이 있으며, 소장에서 일부만 흡수되므로 단위무게당 열량이 감소한다. 대략 무게1 g 당 솔비톨은 2.6 kcal, 만니톨은 1.6 kcal, 자일리톨은 2.4 kcal 의 열량을 공급한다. 미국 식약청에서는 당알코올을 GRAS(Generally Recognized As Safe)로 분류하고 있다. 그러나 하루 50 g 이상의 과다 사용은, 특히 소아에서, 설사를 유발할 수 있다.

③ 아세설퐘 K(acesulfame potassium) : 감미도는 설탕의 200배 이상 되며, 유기물의 포타슘염으로서 체내에서 대사되거나 축적되지 않고 신장에 의해서 소변으로 배설되며 일일 허용량은 15 mg/kg이다.

④ 아스팔탐(aspartame) : 감미도는 설탕의 180～220배 가량 되며 체내에서 페닐알

라닌, 아스팔트산, 메타놀로 대사된다. 허용량(ADI) 만큼만 섭취하면 체내에 축적되지 않고 배설되며, 일일 허용량은 50 mg/kg이다. 그러나 페닐케톤뇨증(PKU)이 있는 환자는 아스팔탐이 페닐알라닌을 함유하고 있다는 사실을 숙지해야 한다.

⑤ **사카린**(saccharin) : 감미도는 설탕의 300배 가량되며, 체내에서 대사되지 않고 신장에 의해서 소변으로 배설되며 일일 허용량을 5 mg/kg로 설정하였다.

⑥ **슈크랄로즈**(sucralose) : 감미도는 설탕의 600배 정도되며, 일일 허용량은 5 mg/kg 이며, 안정성이 높아서 장시간의 열처리를 요하는 식품에 이용된다.

### 단백질

소아와 청소년은 적절한 성장 발육과 체단백 저장을 위해서 충분한 단배질을 섭취해야 한다. 단백질은 연령에 따른 단백질의 영양섭취기준, 혹은 총 열량의 12～20%를 섭취하도록 권장하고 있다. 지방 함량이 많은 단백질 식품을 과다하게 섭취하지 말아야 한다.

### 지방

지방 요구량은 혈당, 혈지질, 체중 목표, 가족력 등에 따라서 개별화되어야 한다. 당뇨병은 심혈관질환의 위험도를 증가시키므로 지질 농도를 정상에 가깝게 유지할 수 있도록 지방의 종류와 양을 결정하여야 한다. 심혈관질환의 위험도를 감소시키기 위해서는 포화지방을 총열량의 10% 미만, 콜레스테롤을 하루 300 mg 미만으로 섭취해야 한다. 체중과 혈지질 농도가 정상인 소아에게는 총 열량의 30～35% 지방 섭취가 권장된다. 그러나 심혈관질환의 가족력(≤55세 사망)이 있으면서 비만한 소아에게는 더욱 더 엄격한 지방 제한이 바람직하다. 반면에 2세 미만의 소아에서는 지방이 두뇌와 중추신경조직의 발달을 위해서 필수적이므로 지방을 제한하지 말아야 한다.

### 섬유소

소아에서는 체중 1 kg당 0.5 g 섬유소가 권장되고 있으며 하루에 35 g을 초과하지 말아야 한다. 왜냐하면 고섬유소식은 만복감을 주고 무기질 흡수 장애를 초래할 수 있어 성장기 아동에서 칼로리 및 무기질 부족을 초래할 수 있기 때문이다. 식이섬유소는 변비와 위장관 질환의 예방과 치료에 유용하며 수용성 섬유소는 LDL 콜레스테롤, 총 콜레스테롤, 혈당 등을 조절하는데 도움이 될 수 있다.

### 소디움, 비타민, 무기질

과다한 소디움 섭취를 삼가는 것이 누구에게나 바람직한 영양원칙이다. 고혈압은 당뇨병성 신증과 관련된 위험요인이므로 혈압을 주기적으로 모니터하여 필요시 소디움 섭취를 줄여야 한다. 균형된 식사를 섭취함으로써 비타민과 무기질이 부족되지 않도록 해야 하며, 아이가 자라면서 식품 기호도가 변하면 비타민과 무기질의 적절성을 재평가해야 한다.

### 식사 및 간식의 횟수

유아는 대개 3끼 식사와 3회 간식을 필요로 한다. 그러나 유아가 평소보다 더 활발하게 활동하는 경우에는 저혈당증을 방지하기 위하여 우유나 주스 등을 추가로 섭취해야 한다. 6세 미만의 아동은 식사간격이 4시간 이상인 경우에 대개 간식이 필요하다.

일정한 용량의 인슐린을 사용하는 6세 이상의 소아들은 대개 3끼 식사와 함께 오후 및 취침전 간식이 필요하다. 집중적 인슐린 치료를 받는 환아는 매번 식사나 간식에서 10~15 g 이상의 당질을 섭취할 때마다 속효성 인슐린을 투여해야 한다.

## 3.3 식사계획법

소아에서는 성인의 경우와 마찬가지로 다양한 식사계획법이 이용되고 있으며 우리나라에서는 특히 식품교환법이 가장 많이 이용되고 있다. 한편 당질계산법은 식품 선택, 식사의 빈도와 시간, 그리고 신체활동에 있어서 상당히 탄력적으로 조절될 수 있기 때문에 최근 미국에서는 제1형 당뇨병 소아에서 흔하게 이용되고 있다.

### 식품교환표

식품교환법(Food exchange system)은 식품교환표를 이용한 식사계획 방법이다. 식품교환표(Food exchange list)란 비슷한 영양소 성분을 가진 식품들끼리 묶어서 삼대 영양소와 에너지 함량을 대략적으로 계산할 수 있도록 고안된 표를 말한다. 식품교환표는 우리가 흔히 섭취하는 식품들을 곡류군, 어육류군, 우유군, 채소군, 과일군, 지방군의 6가지 군으로 분류하고, 각 식품군내에서 대략 동일한 영양가를 가진 식품 분량을 1 교환단위로 설정하였다. 동일한 식품군내에서는 같은 교환단위끼리 서로 바꾸어 먹을 수 있으며, 이는 이들의 영양소 및 에너지 함량이 서로 비슷하기 때문이다. 각 식품교환단위 당 영양소 및 에너지 함량은 부록-18에 제시되었다.

### 당질계산법

당질계산법(Carbohydrate counting)은 매끼와 간식에 먹어야 할 당질의 그람수를 기준으로 해서 식사계획을 수립하는 방법이다.

당질계산법의 원리는 다음과 같다.

- 식후 혈당 농도의 상승과 인슐린 요구량에 영향을 주는 가장 중요한 영양소는 당질이며
- 동일한 양의 당질을 섭취할 때 단당류, 이당류, 다당류가 혈당에 미치는 영향은 거의 비슷하며
- 따라서 당질의 종류보다는 당질의 양이 더 중요하다는 것이다.

당질계산법에서는 주로 당질이 함유된 식품군(곡류군, 우유군, 과일군, 채소군)에 대한 당질 함량을 계산한다. 우리나라에서는 식품교환표에서 당질 1교환단위가 23 g 당질을 함유하므로 당질계산법에서도 23 g의 당질을 함유한 식품의 양을 당질 1선택단위로 계산한다. 우유 2교환단위(=2잔), 과일 2교환단위(= 사과 중 1개)를 당질 1선택단위로 계산한다(표 10.8). 당질계산법은 1, 2, 3의 3단계로 나누어 교육한다.

1단계 : 당질 섭취의 일관성을 강조한다.
2단계 : 혈당 패턴에 따라서 약물/식사/운동을 조정하는 법을 가르친다.
3단계 : 식품 섭취에 따라서 인슐린 용량을 조정하는 법을 가르친다.

매일 일정한 용량의 인슐린을 사용하는 소아는 매일 일정한 양의 당질을 일정한 시간에 식사와 간식으로 섭취하여야 한다. 반면에 집중적 인슐린 치료를 받는 소아는 인슐린과 당질의 비율을 이용하여 당질 섭취량을 비교적 탄력적으로 결정할 수 있다. 그러나

**| 표 10.8 |** 당질 계산법

| | 곡류군 | 우유군 | 과일군 |
|---|---|---|---|
| 식품교환 단위의 당질함량(g) | 23 | 11 | 12 |
| 당질 선택 단위수 | 1 | 1/2 | 1/2 |
| 당질 1선택 단위 | 1교환단위 | 2 교환단위 | 2교환단위 |

* 당질 23g(곡류/교환단위)을 1당질 선택 단위로 계산한다.

**| 표 10.9 |** 연령에 따른 인슐린과 당질의 비율

| 연령군 | 인슐린 : 당질 비율 |
|---|---|
| 0~3세 | 1/2~1 unit : 30~40 g |
| 3~5세 | 1/2~1 unit : 20~30 g |
| 6~12세 | 1 unit : 15 g |
| 13~19세 | 1 unit : 10~15 g |
| 과체중 청소년(13~19세) | 1 unit : 5~10 g |

자료 : 참고문헌 15

지나친 체중 증가가 초래되지 않도록 유의해야 한다. 연령에 따른 인슐린과 당질의 비율은 표 10.9와 같다.

## 3.4 특수한 경우의 영양관리

### 아픈 날의 관리

질병, 감염, 부상, 수술 등의 스트레스가 생기면 코티솔, 카테콜라민, 성장호르몬, 글루카곤 등 길항호르몬의 분비가 증가한다. 그 결과 글리코겐분해와 포도당신생이 증가하여 고혈당이 초래되며, 이때 수분 섭취가 불충분하면 삼투성 이뇨작용으로 탈수증이 초래될 수 있다. 뿐만 아니라 체지방의 분해가 증가하여 케톤체 생성이 증가하고 케톤산증이 초래될 수 있다. 따라서 심한 고혈당과 케톤산증을 예방하기 위하여 인슐린 용량을 적절하게 증가해야 한다.

당뇨병 소아에서 아픈 날의 관리 지침은 다음과 같다.

1. 절대로 인슐린을 생략하지 말아야 한다.
   비록 인슐린의 용량을 변동시킬 필요가 있을지라도 계속해서 인슐린을 투여해야 한다.
2. 매 3~4시간 마다 아이의 혈당과 케톤뇨를 체크한다.
3. 탈수를 예방해야 한다; 마른 입, 갈라진 입술, 건조한 피부, 움푹 들어간 눈, 눈물이 나오지 않거나, 체중 감소 등 탈수증의 증상이나 징후를 알아두어야 한다.
   - 탈수를 예방하기 위해서 매 30분~1시간 마다 실온의 수분을 1컵씩 마신다.
   - 만약 혈당이 120~150 mg/dl 이상을 유지한다면 무가당 음료수를 마신다.

- 소디움이나 포타슘이 함유된 맑은 국이나 경구수액(Pedialyte, Ricelyte)을 다른 음료와 교대로 마신다.
- 만약 혈당이 80 mg/dl 이하이거나, 120～150 mg/dl이면서 아이가 입으로 평소 식을 먹을 수 없는 경우에는 설탕이 함유된 액체를 사용한다.
- 집안에 체중기를 보관하고, 아이가 아플때 하루에 1～2회 체중을 측정한다. 만약 아이의 체중이 1 kg 정도 감소하면 의사에게 연락한다.

### 알코올

청소년들이 음주하는 것은 불법이며 항상 이를 삼가도록 설득해야 한다. 그러나 당뇨병을 가진 청소년이 음주에 관심을 나타낼 때 객관적인 입장에서 알코올 사용과 남용에 대해서 설명해 주어야 한다. 즉 알코올은, 특히 빈속에 마시는 경우, 혈당을 강하시키며, 포도당신생을 억제하고, 때로는 일탈 행위, 의식 상실, 발작 등을 초래할 수 있다는 사실을 분명하게 알려줘야 한다. 더욱이 알코올로 인한 저혈당 치료시에는 글루카곤이 별로 효과적이지 못하며 그 이유는 알코올이 저장된 글리코겐을 고갈시키기 때문이다.

### 다식증과 체중증가

소아는 제1형 당뇨병이 진단되기 전에 현저한 체중감소를 보인다. 그러나 일단 당뇨병 진단후 인슐린 치료를 시작하면 혈당이 정상화되기 시작하면서 식욕이 왕성해지고 체중이 증가한다. 이 기간 동안에 대부분의 소아들은 매 2시간마다 음식을 요구하며, 다식증(polyphagia)은 대개 당뇨병 진단후 2～4주간동안 계속된다. 따라서 식욕이 정상으로 회복되기 까지는 처방된 식사계획을 준수하기가 용이하지 않다. 이 기간 동안에는 매끼 식사와 간식에 단백질 식품을 포함하면 1～2시간 이상 만복감을 유지하는데 도움이 된다. 다식증을 조정하는데 필요한 식사지침은 다음과 같다.

- 만약 소아가 식사 후 혹은 식사 사이에 여전히 배가 고프다면 당질 함량이 적은 식품, 무가당 식품, 단백질 식품을 제공한다.
- 2～4주 동안은 비교적 자유로운 식사계획을 실시하도록 하며, 그 후에 식욕이 정상으로 회복되면 식사계획과 인슐린 용량을 재조정 하도록 한다.
- 자유로운 식사계획이란 소아에게 계획된 분량보다 많은 분량의 식사를 제공하는 것을 말하며, 이 경우 상승된 혈당을 교정하기 위해서 의료진의 지시에 따라서 인슐린 용량을 상향 조정해야 한다.

## 3.5 단계별 영양교육

당뇨병 소아를 위한 의학영양치료는 영양판정, 영양진단, 영양중재, 영양모니터링과 평가의 4단계로 진행된다(그림 10.1). 즉 영양판정을 통해서 자료분석을 마친 후에는 소아의 영양적 문제점과 원인을 파악하고(영양진단), 이를 수정하기 위한 목표를 수립한 후 자기관리 훈련(영양교육)을 실시해야 한다(영양중재). 영양교육은 대체로 2단계로 실시된다. 새로 진단된 제 1형 당뇨병 소아의 경우, 입원기간 동안에 가족의 능력과 관심 및 학습 태도에 따라서 영양교육의 정도를 결정해야 한다. 초기 영양관리 기술을 습득하기 위해서는 2~4시간의 교육이 필요하며, 퇴원 후 외래 클리닉에서 주기적으로 추후관리(2~4회)를 필요로 하며, 그 후 매 3~6개월마다 장기적 추후관리가 필요하다(영양모니터링과 평가).

### 기초 영양교육

이 단계에서는 영양과 영양소 요구량, 당뇨병 영양관리 지침에 관해서 전반적으로 설명하고, 식사 시간 및 식품의 양과 종류의 일관성, 식품라벨 읽기, 아픈날 관리, 저혈당 관리 등 환자에게 적절한 생존-기술에 관한 정보를 제공한다.

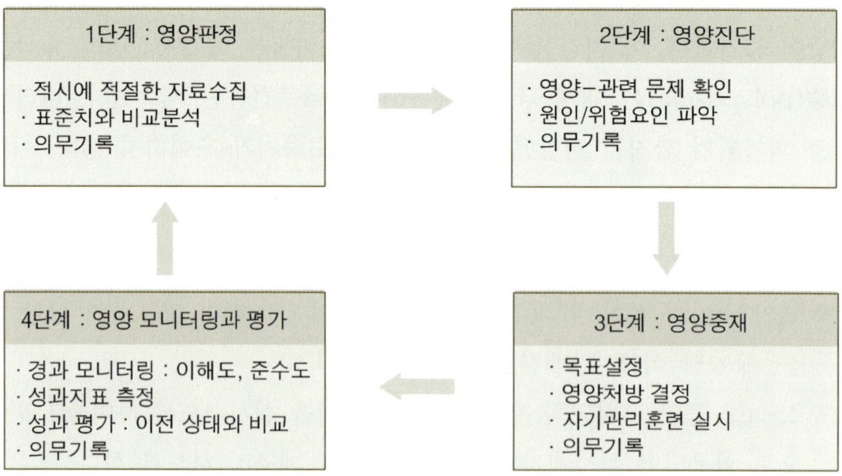


**자료** : 참고문헌 12

**| 그림 10.1 |** 의약영양치료의 4단계

### 심층 영양교육

이 단계에서는 식품교환법이나 당질계산법 등을 이용하여 환자의 식사기호도와 평소 식사패턴에 알맞는 개별화된 식사계획을 수립한다.

### 영양교육의 일반적 지침

- 면담시 아이를 포함시켜서 아이가 의사-결정과정의 일부분이 되도록 한다. 아이는 공복감에 따라서 먹어야 할 식품의 분량을 결정하도록 하고, 부모는 식품 선택을 결정한다.
- 사춘기전 아동은 따로 면담한 후에 다시 부모와 함께 면담함으로써 자기관리를 촉진한다.
- 아이의 식사계획에는 아이가 평소에 먹던 여러 가지 식품들을 포함시킬 수 있다는 것을 재확인 시킨다.
- 아이의 식사계획은 일종의 특별식이 아니라 건강을 위한 식사지침이라는 것을 강조한다.
- 아이에게만 식사계획을 실시하지 말고 전 가족이 함께 건강식을 시행하도록 강조한다.
- 식사계획을 설명할 때, "피해야 한다", "할 수 없다", "절대로 안된다", "나쁜", "제한해야 한다" 등의 부정적인 어휘를 삼간다. 특히 "식사요법"이라는 말을 삼가야 한다. 왜냐하면 아이가 생각하기에는 식사요법은 계속해야 하는 과정이 아니라 박탈감이나 일시적 과정을 의미하기 때문이다.
- 각각의 식품을 "좋은", 혹은 "나쁜" 식품이라고 표현하지 말고, 그대신 "건전한", 그리고 "건전하지 않은" 식품이라고 표현한다.
- 아이가 좋아하는 식품이 무엇인지 물은 후에 이러한 식품들을 먹지 말라고 말하지 않는다. 그 대신 균형과 중용, 그리고 다양성을 강조한다.
- 생일 파티, 명절, 특별한 날 등에 아이가 먹을 특별 음식에 관한 현실성을 검토하고 특별 음식을 먹는 반면에 운동시간과 활동시간을 증가시키도록 한다.
- 아이를 장보기나 식사준비에 함께 참여시키도록 보호자에게 권한다.
- 일정기간동안 식사계획을 실천한 후에 추후방문에서 아이와 부모의 의견을 참작하여 현실적이고 실천가능하도록 식사계획을 개정한다.
- 아이가 먹고 싶은 특별 음식을 요구할 때 어떻게 대처해야 하는 지에 관해서 부모가 영양사와 연락할 수 있도록 한다. 만약 부모가 항상 "안된다"라고 하면 아이는 몰래

먹기를 시작하고 어느날 갑자기 혈당이 예상외로 상승할 수 있다.

- 혈당검사에서 단 한번 고혈당이 나왔다고 해서 부모가 아이의 식사계획에 있는 음식을 생략하지 말도록 해야 한다. 혈당 상승은 스트레스에 기인할 수도 있으며 스트레스가 해소되면 혈당이 신속하게 저하될 수 있기 때문에 만약 음식을 생략하면 저혈당을 초래할 수 있다.
- 아이는 지속적으로 성장하고 발달하며 가족은 점차로 당뇨병 영양관리에 익숙해지므로 매 6개월 내지 1년마다 추후교육을 지속적으로 실시해야 한다.

### 부모의 역할

당뇨병 소아의 부모들은 처음에 아이의 당뇨병 진단을 부정하거나 마치 자신의 잘못으로 당뇨병이 생긴 것으로 생각하고 죄책감을 가지기도 하며, 이 때문에 아이를 과잉보호하기도 한다. 따라서 부모에 대한 감정적 지원과 올바른 영양교육이 필수적이다.

당뇨병 소아의 부모는 아이의 혈당조절을 위해서 평소와 전혀 다른 식사를 강요해서는 안된다. 뿐만 아니라 식품 선택과 관련한 식행동의 변화는 서서히 진행하도록 해야 한다. 당뇨병 소아에게만 특별식을 주지 말고 온가족이 건강한 식생활을 함께 하는 것이 바람직하다. 이밖에도 아이의 형제들은 새로 진단된 당뇨병으로 아이에 대한 부모의 관심이 커지므로 자신들에게는 무관심하다고 불평할 수 있다. 따라서 다른 형제들도 잘 감싸주고 안심시켜야 한다.

## 3.6 제2형 당뇨병의 영양 전략

제 2형 당뇨병 소아는 대개 과체중이거나 비만하다. 이들에게 연령에 적합한 열량을 공급하고 신체활동을 증가시킴으로써 과다한 체중증가를 방지하고 정상적인 성장속도를 유지하며 혈당을 정상화 시켜야 한다. 이를 위해서는 무엇보다도 생활습관을 개선시켜서 잘못된 식습관과 운동습관을 교정해야 한다. 제2형 당뇨병 환아의 생활습관을 개선시키기 위한 방안은 다음과 같다.

- 고열량, 고지방 식품의 섭취를 줄인다.

  소아에게 에너지 함량이 적은 음료수나 식품(예, 라이트 콜라, 사과등)을 제공하면 소아가 선호하는 고열량, 고지방 식품을 제한함으로써 생기는 박탈감을 피하고 음식을 몰래 먹으려는 욕구를 감소시키는데 도움이 된다. 그리고 식사사이에 과일주스나 탄산음료 대신에 물을 충분히 마시도록 권한다.

- 분량 조절로 과식을 피한다.
  반드시 지정된 장소(식탁)에서 음식을 먹도록 하며 침대에서나 텔레비전을 보면서 간식을 먹지 않도록 한다. 자신의 접시에 일정한 분량의 음식을 덜어서 먹도록 함으로써 과식을 방지할 수 있다.
- 패스트후드(fast foods)와 외식의 빈도를 줄인다.
  패스트후드를 주문할 때에는 대형 크기의 음식보다는 중형이나 소형 크기의 음식을 주문한다. 즉 여러 가지 소스와 치즈, 베이컨이 함유된 대형 크기의 햄버거보다는 단순한 소형의 햄버거를 주문하고 물, 다이어트 소다, 혹은 저지방 우유를 마신다. 피자를 주문할 때에는 얇고 중간 크기의 피자를 주문하여 1~2조각만 먹도록 한다.
- 과일, 채소, 유제품의 섭취를 증가한다.
  적어도 하루에 5회분의 채소와 과일을 섭취하도록 하며 과일주스는 자칫 많은 양을 섭취하게 되므로 신선한 과일을 먹도록 한다. 3~4 컵의 저지방 우유나 야구르트를 먹도록 한다.
- 규칙적인 식사 시간
  가능하면 정규 식사와 간식 시간을 정해서 온 가족이 함께 식사하도록 한다.
- 신체활동의 증가
  텔레비전 보기나 컴퓨터 사용 등 앉아서 활동하는 시간을 줄이고 가족이나 친구와 함께 즐길 수 있는 운동을 규칙적으로 꾸준하게 실시한다. 예를 들면 좋아하는 CD를 들으면서 가족이나 친구와 함께 매일 걷기나 자전거 타기를 한다.

## 3.7 당뇨캠프

최근 우리나라에서도 대한당뇨병학회, 대한소아과학회, 혹은 종합병원 등 각 전문단체에서 주관하는 당뇨캠프가 당뇨병 소아들을 위해서 열리고 있다. 당뇨캠프에서는 같은 문제(당뇨병)를 가진 소아들이 일정기간동안 함께 생활하면서 서로 경험담을 나눔으로써 자신의 질병에 대해 스스로 책임을 지는 법을 배우며 소아들 상호간에 감정적 지원을 하게 된다. 이들은 또한 의사, 영양사, 간호사 등 전문가들로부터 식사요법, 운동요법, 저혈당 치료법, 인슐린 주사법 등에 대한 현장교육을 통해서 당뇨병 자기관리에 대한 자신감을 얻게 된다.

당뇨캠프에는 소아당뇨병(제1형과 제2형)에 대한 지식이 풍부한 의사가 있어야 하며 당뇨병에 대한 전문지식이 있는 영양사와 간호사가 배치되어야 한다.

## 4 신체활동

당뇨병 소아에서 운동은 인슐린 요구량을 감소시키고 혈당 개선, 심혈관계의 건강 증진, 팀활동을 통한 사회성 및 자부심 고취에 도움이 된다. 특히 제2형 당뇨병 소아에서 운동은 인슐린 저항성을 감소시키고 인슐린 감수성을 증가시키며 바람직한 체중을 유지하는데 도움이 된다. 운동을 시작할 때 소아가 즐길 수 있는 운동을 선택하고 주말에 온 가족이 함께 실시하는 것이 바람직하다.

운동으로 초래될 수 있는 저혈당증을 방지하기 위하여 운동하는 동안에 혈당을 자주 모니터하고, 당질 섭취를 증가시키거나 인슐린 투여량을 감소시킨다. 일반적으로 성장이 불량한 소아에서는 운동을 위해서 인슐린 용량을 감소시키기 보다는 당질 섭취를 증가시킨다. 왜냐하면 소아에서 여분의 칼로리 섭취는 성장 촉진에 도움이 되며, 식품을 조정하는 것이 인슐린을 조정하는 것보다 혈당조절을 예측하기가 더 용이하기 때문이다. 반면에 과체중의 문제가 있는 소아에서는 적절한 체중관리를 위해서 식품량을 증가시키기 보다는 인슐린 용량을 감소시키는 것이 바람직하다. 특히 제1형이나 제2형 당뇨병이 있는 청소년이나 소아들에게는 체중관리 전략의 중요한 부분으로 운동을 장려해야 하는 한편 TV나 컴퓨터 등 좌식 활동에 보내는 시간을 줄이도록 해야 한다.

운동을 위한 식품 섭취는 운동전후의 혈당, 운동 기간, 운동의 강도 등에 따라서 다르며, 대체로 1시간 동안 운동하면 15 g 당질을 보충한다. 운동을 위한 간식 지침은 표 10.10에 요약되었다.

운동에 관한 권장사항은 다음과 같다.

- 제1형 당뇨병의 소아와 청소년은 적어도 하루에 30~60분간 보통강도의 운동을 하는 것이 좋다.
- 운동전에 혈당을 체크하고 필요시 당질을 섭취한다.
- 오랫동안 격렬한 운동을 할 때에는 운동하는 동안에 매시간 마다 , 그리고 운동 후에 혈당을 모니터하고 당질 섭취량을 적절하게 조정해야 한다.
- 과체중이나 비만한 소아에서는 운동을 장려하고 좌식활동 시간을 줄이도록 한다.

| 표 10.10 | 운동을 위한 식품조정의 일반 지침

| 운동의 종류 및 예 | 운동전 혈당 (mg/dl) | 식품 섭취 증가량 | 식품의 예 |
|---|---|---|---|
| 단기간 동안 낮은 강도의 운동<br>(예, 800 m 걷기나 30분 미만의 자전거타기) | < 100 mg/dl<br>≥ 100 mg | 10~15 g 당질<br>식품 증가 불필요 | 오렌지 주스 1/2컵 |
| 중등 강도의 운도<br>(예, 1시간 동안의 정구, 수영, 자깅, 골프 등) | < 100 mg/dl<br>100~180 mg/dl<br>181~299 mg/dl<br>≥ 300 mg/dl | 운동전에 25~50 g 당질 섭취후 매시간 10~15 g 당질<br>10~15 g 당질<br>식품증가 불필요<br>혈당조절될 때까지 운동하지 말 것 | 1/2 고기 샌드위치와 우유<br>오렌지 주스 1/2컵 |
| 격렬한 운동<br>(예, 1~2시간 동안 축구, 농구, 하키, 격렬한 자전거타기 등) | < 100 mg/dl<br>100~180 mg/dl<br>180~300 mg/dl<br>≥ 300 mg/dl | 50 g 당질 : 혈당을 주의깊게 모니터<br>25~50 g 당질<br>10~15 g 당질/시간<br>혈당조절될 때까지 운동하지 말 것 | 1 고기 샌드위치(빵 2쪽)와 우유<br>1/2 고기 샌드위치와 우유<br>오렌지 주스 1/2컵 |

자료 : 참고문헌 6

## 5 모니터링

소아와 청소년에서는 성인의 경우와는 달리 혈당 조절 뿐만 아니라 성장지표에 대한 규칙적인 모니터링(monitoring)이 필요하다. 체중, 신장 등의 성장 지표와 혈당, 요케톤체, 요당 등은 환자 자신과 의료진에 의해서 규칙적으로 점검되어야 할 지표들이다. 혈당을 모니터하는 방법에는 검사실 검사와 자가혈당검사가 있다. 혈당을 지속적으로 모니터링 함으로써 혈당의 변동, 신체활동이 혈당에 미치는 영향, 초기 인슐린 분비의 기간, 인슐린과 당질의 비율 및 식후 혈당에 미치는 영향 등에 관한 정보를 얻을 수 있다.

포도당의 모니터링은 1) 최적의 당뇨병 치료를 확립하고, 2) 저혈당과 고혈당을 방지하기 위하여 사전에 관리방안을 결정을 하는데 필수적이다. 혈당 모니터링에 이용되는 지표들은 다음과 같다.

- 혈당 모니터를 이용한 모세혈관의 자가혈당검사
- 혈장 포도당
- 당화혈색소(hemoglobin A1c)
- 당화혈청알부민(fructosamine)

### 5.1 성장 평가

소아기와 청소년기를 걸쳐서 정상적인 성장 발육과 적절한 체중증가는 아동의 전반적인 건강상태와 적절한 대사조절을 나타내는 우수한 지표가 된다. 비록 제1형 당뇨병의 진단 직전에는 일반적으로 체중감소가 있지만 적절한 당뇨병 치료를 시작한 후에는 신속한 체중 증가와 정상적인 성장이 이루어져야 한다. 당뇨병 소아를 비롯하여 모든 건강한 소아들은 주기적으로 성장챠트에 체중과 신장의 측정치를 표시해야 한다. 당뇨병을 가진 소아와 청소년 치료의 주요 목표중의 하나는 신장과 체중의 정상적인 증가, 그리고 정상적인 사춘기 시작시기와 속도 등 정상적인 신체성장을 유지하는 것이다. 인슐린의 만성적 과소치료(under-treatment)는 장기간의 당뇨병 조절 불량으로 성장 불량과 체중 감소, 그리고 사춘기 및 골격근 성숙의 지연을 초래한다. 반면에 인슐린의 과잉치료(overtreatment)는 과다한 체중 증가를 초래한다. 더욱이 성장장애와 불량한 체중 증가는 갑상선기능저하증(hypothyroidism), 만성소화장애증(celiac disease) 등을 포함한 질병의 공존 여부를 의심할 수 있다.

장기간동안 주기적으로 소아의 신장, 체중, BMI를 표준성장곡선에 표시함으로써 정상에서 벗어나는 사항을 조기에 발견하고 적절하게 치료할 수 있다.

### 5.2 자가혈당검사

자가혈당검사(self-monitoring of blood glucose)는 소아(혹은 보호자)가 자신(소아)의 손가락 끝부분에서 혈액 샘플을 채취하여 혈당 측정기를 이용하여 모세관 혈당의 농도를 측정하는 방법이다. 미국에서는 1980년대 초부터 혈당 측정기가 일반에게 이용되고 있었고, DCCT(Diabetes Control and Complications Trials) 연구의 일부로서 자가혈당검사가 이용되었다. 자가혈당검사가 시행되기 전에는 당뇨병 환자들은 단지 일년에 1~2회씩 혈당을 측정하고 그 사이에 요당검사를 하는 것이 고작이었다.

혈당 모니터링의 시간과 빈도는 각 소아에 따라서 다르나 일반적으로 매끼 식사전과 취침전에 시행한다. 그러나 아플 때, 케톤증, 저혈당, 고혈당, 신체활동이나 스케쥴의 변화 등이 발생한 경우에는 더 자주 모니터링을 실시해야 한다.

식후 혈당을 평가할 때 식후 2시간에 혈당을 체크한다. 대부분의 청소년들은 고지방 식품을 자주 먹으며, 지방은 위배출을 지연시키므로 식후 혈당 상승이 오래 지속될 수 있다.

영아나 유아를 돌보는 보호자는 혈당을 자주 체크함으로써 아이가 보챌 때 저혈당증과 정상적인 행동을 구별할 수 있다.

식전 검사는 무증상의 저혈당이 있는지를 확인해주며 식전 속효성 인슐린을 사용하는 환자에서는 식전 인슐린 용량을 결정하는데 이용된다. 식후 검사는 특정 식사와 인슐린 용량이 혈당에 미치는 영향을 평가하는데 이용되며, 식사량과 인슐린 용량이 잘 맞는지에 관한 즉각적인 휘드백을 제공해준다. 취침전 검사는 취침전에 주의를 요하는 저혈당이나 고혈당의 유무를 확인해주며 취침전 간식의 종류와 양을 결정하는데 도움이 된다. 한밤중 검사는 특히 환자가 석식전에 중간형 인슐린을 사용할 때 인슐린의 최대 작용시간인 한밤중에 저혈당을 감지하는데 도움이 된다. 연령에 따른 혈당 목표는 표 10.2에 제시되었다.

## 5.3 혈장 포도당

혈장 포도당(plasma glucose) 농도는 당뇨병이나 다른 질병의 환자에서 통상적인 혈액화학검사의 일부로서 얻어진다. 이 검사는 전혈이 아닌 혈장에서 측정하므로 그 수치는 손가락에서 채취한 모세관의 혈당 농도보다 대개 10~15% 높다. 그러나 단 한번의 혈장 포도당 농도만으로는 전반적인 혈당조절이나 혈당패턴을 평가할 수 없다.

공복 혈당은 전날밤에 8~12시간동안 금식후 측정되며, 밤사이에 간에서 생성되는 내인성 포도당의 양을 나타낸다. 일반적으로 8시간 전(전날)에 섭취한 음식으로 인해서 상승된 혈당은 이미 해소된 상태이므로 공복 혈당은 전날 저녁식사에 의해서 영향을 받지 않는다. 제1형 당뇨병 환자에서 공복 혈당의 수치(mg/dl)는 전날밤 인슐린요법의 적절성을 나타내는 지표로서 석식에 투여되는 중간형이나 지속형 인슐린의 용량을 결정하는

데 이용된다. 제2형 당뇨병 환자에서 공복 혈당의 수치는 밤사이에 내인성 인슐린 분비에 대한 측정치로서 체중감량, 혹은 약물(경구 혈당강하제나 인슐린)치료의 시작이나 조정을 통해서 혈당을 개선할 필요가 있는지를 알려준다.

## 5.4 당화혈색소

당화혈색소(glycosylated hemoglobin : A1C)는 지난 2~3개월간의 전반적인 혈당조절 상태를 반영한다. 혈장내의 포도당이 적혈구의 혈색소에 부착하여 당화혈색소를 형성하며 이러한 생화학적 반응은 효소적으로 매개되는 것이 아니라 고혈당의 정도에 따라서 진행되며 비가역적이다. 따라서 혈색소의 당화가 많이 생길수록 그 수치가 상승한다. 비당뇨인에서 당화혈색소의 정상범위는 4~6%이며, 집중적 인슐린 치료를 받는 당뇨병 환자에서 당화혈색소를 7.2% 미만으로 유지할 때 합병증의 발생 위험도가 감소된다고 보고되고 있다. 그러나 현재 미국 당뇨병학회에서는 당화혈색소를 당뇨병의 진단목적으로 사용하는 것을 인정하지 않는다.

당화혈색소의 검사 빈도는 혈당조절이 양호한 당뇨병 환자는 해마다 2회씩, 혈당조절이 불량한 경우에는 적어도 해마다 4회씩 검사하는 것이 바람직하다.

당화혈색소는 포도당 대사의 조절 지표로서 사용될 뿐만 아니라 교육도구로서 이용될 수 있다. 만약 자가혈당검사를 공복에만 실시하는 환자에서 공복 혈당은 정상범위에 있으나 당화혈색소가 9.8% 로 나왔다면, 앞으로는 식후에도 자가혈당검사를 실시하여 혈당이 상승하는 시기와 그 요인을 파악하도록 조언해주어야 한다.

## 5.5 당화알부민(glycosylated albumin)

당화된 혈청 알부민은 일명 fructosamine 이라고도 하며 2~3주동안의 혈당조절을 측정해준다. 정상 범위는 측정 방법에 따라서 다양하며 다음의 경우에 이용된다.

- 전반적인 혈당조절에 대한 신속한 평가를 요하는 경우
- 최근 시행한 혈당강하 중재에 대한 단기적 추구관리를 위하여
- 환자가 보고하는 혈당치와 당화혈색소간에 차이가 있을 때.

### 5.6 소변 검사

소변 검사에서는 케톤체와 요당을 검사한다.

#### 케톤체

간에서 지방 대사의 부산물로 3가지 케톤체(acetate, 3-$\beta$-hydroxybutyrate, acetone)가 형성된다. 제1형 당뇨병 환자는 케톤증이 생기기 쉬운 반면에 제2형 당뇨병 환자는 케톤증 저항성이 있다. 그러나 제2형 당뇨병에서는 외상이나 감염으로 심한 스트레스 상태에 있을 때 케톤체가 나타날 수 있다. 요케톤 검사의 바람직한 결과는 음성 반응을 보이는 것이다. 다음의 경우에는 케톤체 생성이 증가될 위험이 있으므로 케톤체에 대한 모니터링을 요한다.

- 질병이나 급성 스트레스 상태에 있는 당뇨병 소아가 특히 케톤산증의 증상(메스꺼움, 구토, 복통)을 보일 때
- 제1형 당뇨병 소아에서 혈당이 지속적으로 300 mg/dl 이상 될 때
- 당뇨병 소아가 에너지 섭취 제한으로 체중감소를 시도할 때 :
  만약 케톤체는 양성이나 혈당이 정상범위내에 있다면 케톤체는 체중감소를 나타내며 케톤증을 예고하는 것이 아니다.

#### 요당

요당(urine glucose) 검사는 혈당 조절을 모니터하는 최초의 방법이다. 혈당이 170~180 mg/dl 이상이 되면 신세뇨관에서 포도당의 최대 재흡수량을 초과하게 되어 재흡수되지 못한 포도당이 소변에 나타나게 되며 이를 신역치(renal threshold)라 한다. 요당치는 혈당치와 비례하지 않으며, 혈액에서 일어나는 상황을 늦게 알려주므로 집중적 당뇨병 관리에는 적합하지 않다.

## 6 연령에 따른 자기관리 훈련

당뇨병 소아와 청소년들은 아직도 성장・발육중이므로 각 연령군의 특징을 고려하여 당뇨병 관리의 우선순위를 결정해야 한다(표 10.11). 적절한 자기관리와 대사조절을 위

| 표 1.1 | 10-11 연령별 당뇨병 관리의 우선 순위

| 발육 단계(연령) | 제1형 당뇨병 관리의 우선순위 | 제1형 당뇨병 관리에서 가족의 역할 |
|---|---|---|
| 영아기<br>(0~12개월) | · 저혈당의 예방과 치료<br>· 혈당의 극단적 변동을 피함 | · 스트레스 극복<br>· 부모의 신경쇠약을 피하기 위하여 "간호부담"을 나누어가짐 |
| 유아기<br>(1~3세) | · 저혈당의 예방과 치료<br>· 불규칙적인 식품섭취로 인한 혈당의 극단적 변동을 피함 | · 계획을 세움<br>· "까다로운 식성"을 관리<br>· 당뇨처방에 비협조적인 아이를 잘 타이르고 한계를 정함 |
| 학령기전과<br>초등학교 초기<br>(3~7세) | · 저혈당의 예방과 치료<br>· 예측할 수 없는 식욕과 활동 | · 당뇨병은 누구의 잘못도 아니라는 것을 아이에게 납득시킴<br>· 다른 가족원들에게 당뇨관리를 교육시킴 |
| 초등학교 후기<br>(8~11세) | · 학교 활동에 참여할 수 있도록 당뇨병 처방을 융통성 있게 함<br>· 아이가 혈당조절의 장·단기 이점을 배우게 함 | · 가끔 특별한 날에는 아이에게 독립적 자기관리를 허용하는 한편, 인슐린과 혈당 모니터링에 부모가 계속해서 관여<br>· 계속해서 다른 가족원들에게 당뇨관리 교육 |
| 사춘기 초기<br>(12~15세) | · 사춘기 동안에 인슐린 요구량 증가<br>· 당뇨관리와 혈동조절이 더욱 어려워짐<br>· 체중과 신체 이미지에 관심 | · 당뇨병 관리에서 부모와 아이의 역할에 대해서 재교섭<br>· 자기관리 능력을 향상시키기 위한 대처기술을 배움<br>· 당뇨병-관련 가족의 갈등을 예방 중재<br>· 우울증, 섭식장애, 위험한 행동의 증후를 모니터 |
| 사춘기 후기<br>(16~19세) | · 성인 당뇨팀으로 이전하기 시작<br>· 당뇨병을 새로운 생활방식 속으로 융화시킴 | · 독립적 인간으로의 전환을 지지<br>· 자기관리능력을 향상시키기 위해서 스트레스관리 기술을 배움<br>· 당뇨병-관련 가족의 갈등을 예방·중재<br>· 우울증, 섭식장애, 위험한 행위 등의 징후를 모니터 |

자료 : 참고문헌 4

해서는 아동기와 청소년기를 통해서 줄곧 부모의 관여가 필요하다. 영유아와 초등학교 아동들은 당뇨병 관리에서 전적으로 부모의 도움이 필요하다. 그리고 중고등학교 학생들도 독립적으로 당뇨관리를 수행하기는 어렵기 때문에 이들에게 전적으로 자가관리를 일임해서는 안되며 어느정도 부모의 도움이 필요하다.

## 6.1 영아( ≤ 1세)

영아기에 당뇨병이 진단되면 부모는 영아의 당뇨병 진단을 수용하면서 일상적 관리에 관한 수많은 기술을 배워야 한다. 당뇨병 영아를 간호해야 하는 막중한 책임과 저혈당에 대한 공포증은 가족에게 상당한 스트레스를 준다. 영아는 저혈당에 대한 전형적인 반응을 보이지 않으며 저혈당으로 인한 감각을 적절하게 표현하지 못한다. 이 때문에 영아기에는 심한 저혈당으로 인한 발작과 혼수의 위험도가 가장 높다. 더욱이 영아의 뇌는 계속해서 발달중이므로 심한 저혈당으로 초래되는 유해한 결과가 나이든 소아에서 보다 더 심각하다. 이 시기에는 정상적인 발달적 반항으로 나타나는 성화와 저혈당 증상을 구별하기가 어렵다. 따라서 부모는 아이의 성화를 무시하기 전에 반드시 혈당을 측정하여야 한다.

## 6.2 유아

당뇨병 유아의 식사패턴은 날마다 변할 수 있기 때문에 혈당 관리가 용이하지 않다. 영아기의 급속한 성장이 유아기에는 감소되고 독립심이 생기기 시작하면서 먹는 음식의 양과 식사시간이 일률적이지 못하여 혈당조절이 어렵다.

유아의 식사계획은 평소 섭취량과 연령에 적합한 분량에 근거하여 결정되어야 한다. 저혈당증을 방지하기 위하여 매끼와 간식에 당질 식품이 제공되어야 하며, 음식을 거부하는 경우에는 대체 당질식품을 제공해야 한다. 당뇨병 유아의 부모는 유아가 고혈당을 초래할 때에도 음식을 생략하지 말도록 주의시켜야 한다.

## 6.3 학령기 이전 및 학령기 아동

이 시기의 아동들은 식사계획을 보다 일률적으로 시행한다. 지속적인 성장으로 식욕이 더욱 좋아지며 식사섭취를 예측하기가 비교적 용이하다. 연령이 증가하면서 차츰 식사준비에 적극적인 역할을 담당하기를 좋아한다. 이 시기에는 일반적으로 일정양의 당질을 매일 같은 시간에 먹으며 식사사이에 간식을 좋아한다. 나이든 소아는 학교에서 스포츠나 기타 활동에 참가하기 시작하므로 주기적으로 식사계획을 점검하여 활동량 증가에 따라서 식사와 간식을 조정해야 한다.

### 6.4 청소년기

당뇨병 청소년은 직업, 학교, 기타 활동 등으로 식사 스케쥴에 변화가 많다. 이들은 자신이 식품을 선택하며 식사계획을 준수할 것인지 아닌지를 자기 마음대로 결정하므로 식사계획을 잘못 관리하는 경우가 많다. 식품선택에 있어서 동료들의 영향을 많이 받으므로 식사계획 준수도에 영향을 준다. 스포츠나 다른 신체활동은 이들의 생활에서 중심적 역할을 하므로 주기적으로 신체활동량을 평가하여 인슐린과 식사량을 조정해야 한다. 이 시기의 여아들은 신체 이미지와 체중관리에 관심이 많기 때문에 제 1형 당뇨병 여아에서 섭식장애와 부적절한 체중조절 행위가 흔하다. 당뇨병 청소년에서 섭식장애의 경고증상으로는 1) 적절한 체중증가나 성장이 결여되고, 2) 질병이 없는 데도 현저한 체중감소가 생기며, 3) 불규칙적인 혈당 농도 등을 들 수 있다.

이밖에도 일부 당뇨병 청소년들은 알코올을 사용하기 시작하므로 알코올이 저혈당증을 초래할 수 있으므로 이에 대한 예방조처가 필요하다는 것을 알려주어야 한다.

## 7 합병증

제1형 당뇨병 소아에서 당뇨병성 케톤산증과 저혈당은 흔히 발생할 수 있는 응급상황이며 소아의 건강에 심각한 영향을 줄 수 있기 때문에 이를 방지하기 위해서 세심한 관리가 필요하다. 한편 오랫동안 혈당조절이 불량할 경우에 만성 합병증으로 당뇨병성 신증이 초래될 수 있다.

### 7.1 당뇨병성 케톤산증

#### 병태생리

당뇨병성 케톤산증(diabetic ketoacidosis : DKA)은 인슐린 부족으로 초래되는 산혈증이다. 인슐린이 부족하면 고혈당이 초래되고 길항호르몬들의 활성화로 포도당신생과 지방분해가 촉진되어 포도당의 과다 생성으로 점차적으로 고혈당이 심해진다. 그 결과 소변으로 포도당이 손실되고 삼투성 이뇨로 인한 수분 손실로 탈수증이 초래되면서 고혈당이 더 악화된다. 한편 말초조직에서는 지방분해로 생성된 유리지방산이 간으로 운반되어 $\beta$-oxidation에 의해서 acetyl CoA를 형성한다. 그러나 인슐린이 결핍된 상태에서는 포도당 대사의 장애로 미토콘드리아에서 oxaloacetic acid 부족으로 acetyl CoA가 효율적으로 구연산 회로(Krebs cycle)에 들어가지 못하여 상당량의 acetyl CoA가 케톤체(acetone, acetoacetic acid, $\beta$-hydoxybutylic acid)를 형성하고 산증을 초래하게 된다.

### 증상

당뇨병성 케톤산증의 증상은 메스꺼움, 구토, 복통, 깊고 빠른 호흡, 입김에서 아세톤 냄새, 정신상태의 변화 등을 보일 수 있다.

당뇨병성 케톤산증은 산증의 중증도에 따라서 3 가지로 분류된다. 경미한 DKA는 정맥혈 pH <7.3, 중탄산염 <15 mmol/L, 중등도 DKA는 pH <7.2, 중탄산염 <10 mmol/L, 심한 DKA는 pH <7.1, 중탄산염 <5 mmol/L 를 말한다. 미국에서 DKA를 동반한 소아의 사망률은 1~3%로 보고되고 있으며 산증이 심할 수록 사망률이 높다.

### 원인

당뇨병성 케톤산증은 제1형 당뇨병의 진단시 처음 나타나는 경우가 많다. 대개 새로 진단되는 제1형 당뇨병 환자의 30%는 DKA를 동반한다. 한편 기존의 당뇨병 소아에서 DKA의 가장 흔한 원인은 인슐린 주사를 생략하는 경우이다. 그리고 다른 질병의 발생, 외상, 수술, 기타 생리적 스트레스가 생길때 인슐린 용량을 적절하게 증가시키지 않으면 DKA가 생길 수 있다. 청소년의 경우 감정적 스트레스로 인슐린 주사를 생략할 수도 있다.

소아들은 DKA 치료중에 뇌부종이 발생할 위험도가 높으며 뇌부종은 당뇨병 소아에서 DKA-관련 사망의 주요 원인이 되고 있다.

### 치료

DKA를 치료하기 위해서는 수분 및 전해질 불균형을 교정하고 인슐린을 투여하여야 한다. 수액보충이 적절하게 이루어지지 않으면 인슐린을 투여해도 고혈당이 지속될 수 있다.

**| 인슐린 |** 속효성 인슐린을 정맥으로 투여해야 하며 초기 용량은 시간당 0.1 단위/kg이다.

**| 수액과 전해질 |** 수분 부족을 보충하기 위해서 정맥수액을 48시간에 걸쳐서 공급해야 하며 초기 치료에서는 절대로 저장성 수액(<0.45 N NaCl)을 사용하지 말아야 한다.

한편 포타슘은 삼투성 손실로 인해서 가장 결핍되기 쉬운 전해질이며 저포타슘혈증으로 사망하기도 한다. 혈중 포타슘 농도를 잘 모니터하고, 소변 배설이 시작되는 즉시 필요한 포타슘을 보충해야 한다.

**| 재발방지 방안 |** DKA의 재발을 방지하기 위해서는 DKA의 발생 원인에 따라서 적절한 대처방안을 세워야 하며, 가족, 친지들에게 DKA의 초기 증상에 대한 교육을 실시한다.

## 7.2 저혈당

저혈당의 위험도는 정상에 가까운 혈당조절의 주요 장애요인이 되고 있다. 아이나 부모가 모두 저혈당에 대한 공포심이 있으며 특히 아이가 저혈당 발작의 경력이 있는 경우에 더 심하다. 저혈당(hypoglycemia)에 대한 정의는 일치하지 않으나 대체로 혈당 농도가 70 mg/dl 이하로 낮아진 상태를 말하며 일명 인슐린 반응(insulin reaction)이라고도 한다. 그러나 소아에서는 혈당 농도 강하에 대한 길항호르몬 반응과 관련-증상들이 성인의 경우보다 혈당 농도가 더 높을 때 발생한다.

경미한 저혈당증은 발한, 떨림, 집중력 장애, 어지럼증 등의 증상을 보이며 당질 섭취로 증상이 호전된다. 그러나 심한 저혈당증은 정신적 혼돈, 혼미, 의식불명 등으로 자가-치료가 불가능한 경우를 말한다.

### 병태생리

정상인에서는 혈당 농도가 저하되면 인슐린 분비가 감소하고 글루카곤과 에피네프린 분비가 증가한다. 간에서 글루카곤은 저장된 포도당 방출을 촉진하고, 에피네프린은 포도당 생성을 촉진하는 반면에 포도당 이용을 억제하여, 결과적으로 혈당이 정상으로 회복된다. 그러나 제1형 당뇨병 환자에서는 인슐린의 과다 투여와 길항호르몬의 기능 장애로 저혈당이 초래되기 쉽다. 즉 제1형 당뇨병에서는 인슐린이 인위적으로 주입되므로 혈당이 저하되어도 혈중 인슐린 농도가 저하되지 않는다.

저혈당이 생기면 길항호르몬(에피네프린)의 반작용으로 인해서 떨림, 발한, 과호흡, 공복감 등의 자율신경계 증상(autonomic symptoms)이 나타나서 환자가 저혈당을 인지하게 된다. 그러나 일부 환자들은 질병이 진행하면서 저혈당에 대한 에피네프린의 분비가 감소되어 저혈당의 초기 증상인 자율신경성 증상이 거의 소실되며 이를 저혈당 인지장애(hypoglycemic unawareness)라 한다. 저혈당 인지장애가 있는 경우에는 혈당을 자주 모니터해야 한다.

### 위험요인

저혈당은 A1C 농도가 낮은 환자, 과거 심한 저혈당의 경력, 어린 소아에서 높은 용량의 인슐린 사용, 당뇨병 유병기간이 길수록, 남성인 경우 등에서 더 자주 발생한다. 야간 저혈당의 발생율은 14～47%로 보고되고 있으며, 취침중 길항호르몬의 반응 장애에 기인한다.

### 치료

혈당 농도가 70 mg/dl 미만인 경우에는 증상이 있던 없던 간에 항상 즉시 치료해야 한다. 저혈당을 치료하기 위해서 당질을 이용하며 이는 혈당을 신속하게 상승시키기 때문이다. 한편 지방함량이 높은 음료나 음식은 위배출과 당질 흡수를 지연시켜서 혈당을 서서히 상승시킨다. 저혈당 치료시 당질에 단백질을 첨가하는 것은 혈당 농도를 상승시키지 않으며, 후속 저혈당을 예방하지 않는다.

### 경미한 저혈당

- 만약 혈당 농도가 51～70 mg/dl이면 10～15 g 당질(예, 1/2 컵 주스나 탄산음료수, 혹은 3～8개 알사탕)을 섭취한다. 당질 10～15 g은 혈당을 30～45 mg/dl 상승시킨다.
- 치료후 15분간 기다린 후에 다시 혈당을 점검하여 만약 혈당이 정상범위로 회복되지 않으면 위의 치료를 반복한다. 저혈당증이 사라질 때 까지 계속해서 먹으면 고혈당이 초래되므로 삼가야 한다.

### 중등도 저혈당

- 환자 이외의 다른 사람에 의해서 치료가 실시되어야 하며 당질의 경구 투여가 가능하다.
- 신경저혈당증(neuroglycopenia)으로 공격적 성향, 졸림, 혼돈 등의 증상을 보이며, 자율신경계 증상으로 떨림, 발한, 과호흡 등을 보인다.
- 혈당 농도를 >80 mg/dl로 회복시키기 위해서는 대개 20~30 g의 당질을 요한다.

### 심한 저혈당

- 만약 환자가 흡인의 위험이 없이 삼킬 수 있다면 주스나 탄산음료수를 공급한다. 그러나 만약 환자가 안전하게 삼킬 수 없는 경우에는 글루카곤 피하주사를 제공한다. 글루카곤(30 mcg/kg, 혹은 최대 용량 1 mg)은 5~15분 이내에 혈당을 상승시킬 것이나 메스꺼움이나 구토를 동반할 수 있다.
- 재발되는 저혈당 증상은 길항호르몬 체계의 이상을 초래하여 저혈당 인지장애증을 초래할 수 있으며, 이 경우 저혈당 재발을 방지하기 위하여 혈당 모니터링을 자주 실시해야 한다.

## 7.3 당뇨병성 신증

당뇨병은 만성 신부전의 가장 흔한 원인이 되며, 당뇨병성 신증의 처음 증상은 미세알부민뇨의 출현이다. 만약 지속적으로 미세알부민뇨를 보이면 6~14년 이내에 심각한 단백뇨로 진행될 수 있다.

### 미세알부민뇨의 정의

1) 즉석 채집한 요샘플에서 알부민과 크레아티닌의 비율이 30~299 mg/g이거나, 2) 밤사이, 혹은 24시간 채집한 요샘플에서 알부민 배설율이 20~199 mcg/min인 경우를 말한다.

미세알부민뇨의 존재는 당뇨병성 신증의 초기 단계를 의미하며 신속한 진단과 중재를 요한다. 알부민 배설은 운동, 흡연, 생리 등에 의해서 영향을 받으며, 그날 그날에 따라서 달라질 수 있다. 이 때문에 적어도 6개월 동안에 2~3회에 걸친 검사를 통해서 알부민 배설이 증가한 경우에 비로서 환자가 미세알부민뇨를 가지고 있다고 단정할 수 있다.

만 10세 이상의 당뇨병 소아는 발병한지 5년 이후부터 미세알부민뇨에 대한 선별검사(screening for microalbuminuria)을 매년 시행해야 한다.

### 당뇨병성 신증의 위험요인

불량한 혈당 조절, 흡연, 부모의 고혈압(본태성), 심혈관질환의 가족력 등은 당뇨병 소아에서 신증의 위험요인이 된다. 미세알부민뇨는 신증의 초기 징후이며 이 단계에서는 혈당과 혈압을 잘 조절함으로서 신증을 가역시킬 수 있다. 일부 연구에서는 LDL 콜레스테롤 강하가 유익하다고 보고하고 있다.

### 치료

- 안지오텐신 전환효소 억제제로 미세알부민뇨의 배설을 정상화시키고,
- 혈당 조절과 금연으로 당뇨병성 신증을 예방·가역시켜야 하며,
- 만약 고혈압이 존재하면 혈압을 정상화시키고
- 상승된 LDL 콜레스테롤을 강하시켜야 한다.

## 참고문헌 •••


1. 한국영양학회. 한국인 영양섭취기준, 2005.
2. American Association of Diabetes Educators. A Core Curriculum for Diabetes Education, 3rd ed, 1998.
3. American Diebetes Association. Position Statement : Evidence-based nutrition principles and recommendations for the treatment and prevention of diabetes and related complications. Diabetes Care 25(suppl 1):202-212, 148-198, 2002.
4. American Diabetes Association. Position Statement : Care of children and adolescents with type 1 diabetes. Diabetes Care 28:186-212, 2005.
5. American Diabetes Association. Position Statement : Standards of medical care in diabetes. Diabetes Care. 28(suppl 1):S4-S36, 2005.
6. American Dietetic Association. Manual of Clincal Dietetics, 6th ed, 2000.
7. American Dietetic Association. Morrison Health Care, Inc. Medical Nutrition

Therapy Across the Continuum of Care. 1996.

8. Deeb LC. Type 2 diabetes in children : Approaches to the next chronic disease epidemic in children. On The Cutting Edge Diabetes Care and Education 27(4):11-13, 2006.
9. Franz MJ, Bantle JP(eds). American Diabetes Association Guide to Medical Nutrition Therapy for Diabetes. Am Diab Assoc, 1999.
10. Holler HJ, Pastors JG. Diabetes Medical Nutrition Therapy. Am Diet Assoc/Am Diabetes Assoc. 1997.
11. Institute of Medicine. Dietary Reference Intakes for Energy, Carbohydrate, Fiber, Fat, Fatty Acids, Cholesterol, Protein, and Amino Acids(Macronutrients). Washington, DC : National Academy Press; 2002.
12. Lacey K, Pritchett E. Nutrition care process and model : ADA adopts road map to quality care and outcomes management. J Am Diet Assoc 103:1061-1072, 2003.
13. Lebovitz HE(ed). Therapy for Diabetes Mellitus and Related Disorders. 4th ed. Am Diab Assoc, 2004.
14. Mahan KL, Escott-Stump S. Krause's Food, Nutrition, & Diet Therapy, 11th ed, W.B. Saunders Co, 2003.
15. Ross TA, Bouucher JL, O'Connel BS(eds). ADA's Guide to Diabetes Medical Nutrition Therapy and Education. Am Diet Assoc, 2005.
16. Samour PQ, King K(eds). Handbook of Pediatric Nutrition, 3rd ed, Jones and Barlett Pub, 2006.
17. Williams CP(ed). Pediatric Manual of Clinical Dietetics, ADA, 1998.

CHAPTER_11 | Weight Management

# 11 체중관리



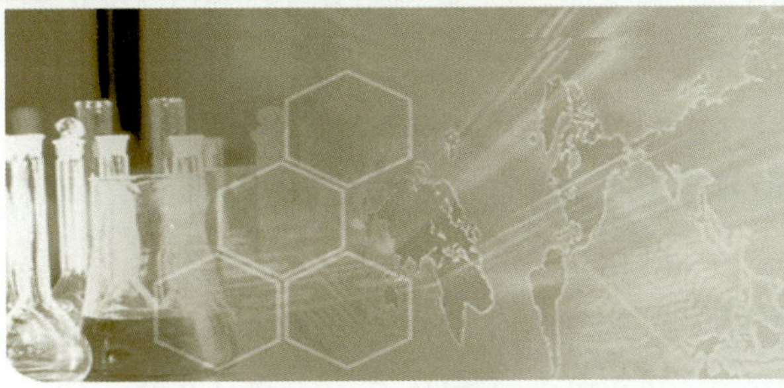

전세계적으로 생활수준의 향상과 신체활동의 감소로 성인은 물론, 소아에서도 비만과 과체중 인구가 점차로 증가하여 건강을 위협하는 심각한 만성 질환으로 인식되고 있으며 우리나라도 예외가 아니다. 특히 청소년기의 과체중이나 비만은 혈압, 혈지질, 혈중 인슐린 농도 등을 상승시키고, 성인이 된 후에 이들의 건강위험도와 사망률이 증가될 수 있다.

한편 날씬한 몸매가 각광을 받게 되면서 많은 청소년들이 자신의 신체 용모에 대해서 지나치게 몰입하고 있다. 이들은 날씬해지지 위해서 강박적으로 식사요법을 시작하고, 이들중 일부에서는 결국 신경성 식욕부진이나 신경성 대식증과 같은 섭식장애(eating disorder)가 유발된다. 특히 자존감이 부족하거나 위기 대처기술이 부족한 청소년, 혹은 완벽주의자들에서 섭식장애의 위험도가 증가한다.

## 1 비만과 과체중

비만(obesity)은 지방세포의 크기나 수효가 증가하여 지방조직에 과잉의 지방이 축적된 상태를 말한다. 미국에서 초중고 학생의 비만 유병률(연령별 BMI ≥95 백분위수)은 약 15%로 보고되고 있다. 우리나라에서도 최근 경제성장으로 생활환경이 편리해지고 인터넷 게임 등으로 신체활동이 감소한 반면에 식생활의 서구화로 에너지 섭취가 증가하여 소아비만이 심각한 건강 문제로 대두되고 있다. 우리나라에서 2005년 국민건강영양조사에서 1세부터 19세까지의 소아비만(신장별 표준체중 백분율 ≥120%) 유병률은 남자 11.5%, 여자 9.7%였다. 남자는 10~14세의 유병률이 17.9%로 가장 높았고 여자는 15~19세의 유병률이 13.5%로 가장 높았다. 그리고 고도비만(신장별 표준체중 백분율 ≥150%) 유병률은 남자 10~14세에서 0.8%인 반면에, 여자는 5~9세에서 0.3%, 10~14세에서 0.5%, 15~19세에서 1.9%로 나타났다.

과체중의 학령기 아동이 비만한 성인이 될 확률은 50%이며, 더욱이 비만한 청소년이 비만한 성인이 될 확률은 70~80%로 추정되고 있기 때문에 소아비만의 치료·관리가 매우 중요하다.

## 1.1 원인

소아비만은 그 원인에 따라서 주로 환경적 요인에 의한 외인성 비만(exogenous obesity)과 내분비 장애 및 선천성증후군에 의한 내인성 비만(endogenous obesity)으로 분류될 수 있다(표 11.1). 내인성 비만은 비만 유병률의 10% 미만이며 치료방법이 외인성 비만과 현저하게 다르기 때문에 비만 치료에 앞서 내인성 요인을 배제해야 한다.

| 표 11.1 | 외인성 비만과 내인성 비만의 특징

| | 외인성 비만 | 내인성 비만 |
|---|---|---|
| 유병률 | 90% 이상 | 10% 미만 |
| 가족력 | 흔함 | 흔하지 않음 |
| 신장 | 큰키(> 50 백분위수) | 작은 키(< 5 백분위수) |
| 지능지수 | 정상 | 낮음 |
| 골연령 | 정상 | 지연 |
| 신체 | 정상 | 결함 |

자료 : 참고문헌 24

### 외인성 요인

**| 유전적 요인 |** 비만 발생은 유전적 요인에 의해서 어느정도 영향을 받는다. 자녀가 비만아가 될 확률은 양친이 모두 비만인 경우 70~80%인 반면에 양친중 한쪽이 비만이면 50% 정도 된다고 보고되고 있다. 그리고 각기 다른 가정에 입양된 일란성 쌍생아에서 한 아이가 비만일 경우 다른 아이도 비만일 확률은 약 70%라고 한다. 그러나 유전적 요인은 후천적으로 각종 환경적 요인에 의해 영향을 받기 때문에 이를 명확하게 규명하기가 어렵다.

**| 에너지 섭취 과다 |** 에너지 섭취가 소비보다 많으면 여분의 열량이 체내에 지방조직으로 축적되어 체중이 증가한다. 체중 1 kg을 증가시키는 데는 약 7,700 kcal의 여분의 열량이 필요하다. 만약 하루에 에너지 섭취량이 소비량보다 50 kcal를 초과하게 되면 1년에 18,250 kcal 가 초과되므로, 계산상으로 약 2.4 kg의 체중증가가 발생할 수 있다는 것이다.

그러나 많은 연구에서 비만인은 정상인보다 더 많이 먹지 않으며, 오히려 적게 먹는 것으로 보고되었다. 이는 아마도 비만인들은 실제 섭취량보다 20~25% 적게 보고하는 경향이 있기 때문으로 보인다. 뿐만 아니라 일부 대상자들은 조사기간 동안에 고의로 섭취량을 감소시키는 경향이 있다 이밖에도 비록 현재 비만인이 정상인보다 더 많이 먹지 않더라도 지금까지 비만이 형성되는 과정에서는 아마도 오랫동안 과식했을 것으로 보이나 섭취량을 후향적으로 정확하게 조사하는 것은 불가능하다.

비만과 관련된 식사요인으로 총 에너지와 지방 및 설탕의 과잉섭취가 가장 흔히 거론되고 있다. 미국에서는 소아의 식사에서 하루 총 에너지 섭취량의 40%는 지방과 설탕에 기인하며, 청량음료의 섭취만도 총 에너지 섭취량의 12~16%에 달한다고 보고되고 있다. 우리나라에서도 식생활이 서구화되면서 소아와 청소년들이 피자, 햄보거 등의 패스트후드, 청량음료, 케익, 아이스크림, 과자, 초코렛 등을 자주 먹을 때 에너지 섭취가 현저하게 증가하게 된다.

**| 신체활동 부족 |** 고열량 식사와 함께 좌식활동의 증가와 운동 부족으로 인한 에너지 소비량 감소는 비만의 또 다른 요인이 되고 있다. 소아들에서 텔레비전 시청시간과 BMI는 양의 상관관계가 있다고 보고되고 있다. 우리나라에서 2005년 국민건강영양조사에서 아동 및 청소년의 하루 평균 TV 시청시간은 주중에 1.9시간, 주말에 2.6시간이었으며, 이들이 게임 및 인터넷 사용에 소비하는 시간은 하루 평균 주중에는 0.9시간, 주말에는

1.3시간으로 나타났다. 따라서 이들은 매일 주중에 2.8시간, 주말에 3.9시간을 좌식여가 활동에 보내고 있었다. 반면에 격렬한 신체활동을 한번에 20분 이상씩 주 3회 이상 하는 경우(학교 체육시간 포함)는 12~15세에서 43.8%, 15~19세에서는 25.5%에 지나지 않았다. 이와같이 우리나라 아동과 청소년에서 좌식활동의 증가와 운동부족으로 인한 에너지 소비량 감소가 소아비만 유병률 증가의 한 원인이 되고 있는 것으로 보인다.

### 내인성 요인

쿠싱증후군, 갑상선기능항진증 등의 내분비 장애나 프래더-윌리(Prader-Willi)증후군, 알스트롬(Alstrom), 로렌스-문-비들(Laurence-Moon-Biedl) 등의 선천성 증후군, 혹은 감염, 외상, 종양, 혈관병변 등 후천성 시상하부증후군(acquired hypothalamic syndrome)을 내인성 요인이라 하며 비만 유병율의 10% 미만을 차지한다. 내인성 비만은 대개 비만의 가족력이 흔치 않으며 키가 작고 지능지수가 낮으며 신체상 결함을 보인다. 이밖에도 내인성 요인으로 항우울제, 항정신성 약물, 스테로이드, 에스트로겐, 프로제스테론 등의 약물은 비만을 초래할 수 있다.

## 1.2 합병증

소아에서 비만은 심각한 건강 문제와 관련이 있으며 성인 유병률과 사망률의 중요한 조기지표가 되고 있다. 비만한 소아와 청소년에서는 심혈관계, 호흡기, 근골격계, 내분비계, 정신적 건강상태 등 여러 가지 의학적 문제들이 발생하기 쉽다.

### 심혈관계

과체중(연령별 BMI ≥95 백분위수)의 소아는 정상체중의 소아에 비해서 혈청 콜레스테롤의 상승, 중성지방의 상승, HDL콜레스테롤의 감소, 혈압 상승 등의 위험도가 높아서 심혈관질환의 위험도가 정상체중아에 비해서 현저하게 증가한다고 보고되고 있다(27% 대 61%).

### 호흡기계

소아비만은 소아호흡기 합병증인 수면 무호흡증, 운동 불내증, 천식 등과 관련이 있다. 과체중 소아(BMI ≥95 백분위수)는 정상체중의 소아보다 천식 발생률이 훨씬 높다(30.6% 대 11.6%).

### 근골격계

과체중은 청소년에서 가장 흔한 고관절질환인 대퇴골두부골단분리증(slipped capital femoral epiphysis)과 관련이 있다. 이 질환은 골단판(epiphysis plates)이 융합하기 전인 성장기 동안에만 발생한다.

### 내분비계

소아비만은 인슐린 저항성의 가장 흔한 원인이 되고 있으며 이상지혈증, 제2형 당뇨병, 장기적 혈관합병증 등과 관련이 있다. 최근 Weiss 등(2004)의 보고에 의하면 미국에서 소아와 청소년에서 비만도가 심할수록 대사증후군의 유병률이 현저하게 증가하여 고도비만(Z score >2.5)에서는 50%에 달한다고 한다. 그리고 대사증후군으로 진단된 소아와 청소년들중에서 상당수가 2년후에 제2형 당뇨병이 유발되었다고 한다. Weiss 등이 이 연구에서 사용한 대사증후군의 진단기준은 표 11.2에 제시되었다. 과체중의 사춘기 소녀에서는 다낭성 난소증후군(polycystic ovarian syndrome)이 유발될 수 있으며 이는 사춘기에 월경불순으로 시작해서 불임, 인슐린 저항성과 당뇨병, 고혈압, 고지혈증, 대머리 등을 초래할 수 있다.

## 1.3 비만의 진단

대한소아과학회(1999)에서는 소아비만의 진단기준으로 신장별 표준체중 백분율, 체질량지수, 피부주름두께, 신장별 체중 백분위수를 제시하였다. 자세한 것은 제2장 소아영양판정에서 이미 논의하였다.

**| 표 11.2 |** 소아에서 대사증후군의 진단기준

- BM1 > 95 백분위수
- 중성지방 농도 > 95 백분위수
- HDL 콜레스테롤 < 5 백분위수
- 수축기 혹은 이완기 혈압 > 95 백분위수
  (연령, 성별, 신장에 대한)
- 내당능 장애

상기한 5가지 항목 중 3 혹은 그 이상에 해당될 때 대사증후군으로 진단

자료 : 참고문헌 23

- 신장별 표준체중 백분율 : 130～150% 는 중등도 비만, 150% 이상은 고도비만으로 판정
- 체질량지수 백분위수 : BMI가 85～94 백분위수이면 비만위험군으로, 95 백분위수 이상이면 비만으로 판정
- 피부주름두께 : 성별, 연령별로 비교하여 95 백분위수 이상이면 비만으로 판정
- 신장별 체중 : 성별, 신장별로 비교한 체중이 95 백분위수 이상일때 비만으로 판정

## 1.4 비만의 관리지침

### 영양검색

미국 모자보건국의 소아비만 치료를 위한 전문가위원회(Expert Committee)에서는 비만 청소년에 대한 영양검색을 2단계로 실시할 것을 권장하였다(그림 11.1).

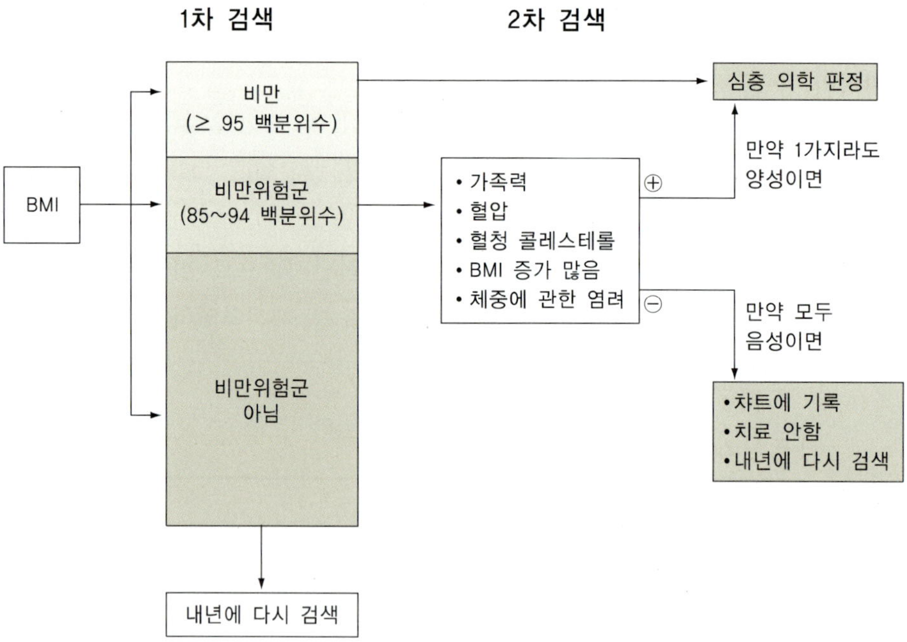


자료 : 참고문헌 15

**| 그림 11.1 |** 비만 검색의 2단계

### 1차 검색

1차 영양검색에서는 신장, 체중, 지난해 체중증가 속도, 피부주름 두께 등에 관한 자료를 수집한다.

- BMI <85 백분위수인 경우에는 영양과 신체활동에 관한 지침을 제공하고 1년후에 추후 방문을 하도록 한다.
- BMI가 85~94백분위수인 경우에는 비만위험군으로 분류하고 2차 검색을 시행한다.
- BMI ≥95 백분위수인 경우에는 심층 의학판정을 한다.

### 2차 검색

2차 검색은 이미 비만의 위험이 있는 청소년에서 다른 건강위험요인이 있는지를 조사하는 것으로 5가지 항목으로 되어 있다. 만약 5가지 중에서 1가지라도 해당이 되면 심층 의학판정을 한다. 그러나 단 한가지 항목도 해당이 안되면 다음해에 다시 방문하도록 한다.

- 심혈관질환, 당뇨병, 비만의 가족력, 부모의 고콜레스테롤혈증
- 높은 혈압
- 높은 혈청 콜레스테롤 농도(≥150 mg/dl)
- 지난 1년 동안에 BMI 단위가 2 이상 증가
- 체중에 관한 염려 : 자신의 현재체중에 관한 염려, 혹은 과체중이나 비만과 관련된 심리 적 감정적 불안감을 보일 때.

### 심층 의학판정

심층 의학판정(in-depth medical assessment)은 해당 아동의 비만이 내분비 이상이나 선천성증후군 등 원인질환에 의한 것인지 혹은 단순비만인지를 감별하기 위하여 주치의가 실시한다. 아울러 비만의 합병증 유무, 흡연, 우울증, 섭식장애, 운동부족, 이상지혈증, 고혈압 유무 등도 조사한다. 이밖에도 성적 성숙도 판정과 피부주름두께 측정을 실시하고 혈지질 검사도 시행한다.

## 1.5 비만 치료

합병증이 없는 단순비만의 주요 치료목표는 표준체중을 성취하는 것이 아니라 건전한

식습관 및 운동습관을 가지도록 하는 것이다. 이를 위해서는 비만아의 가족은 아동의 그릇된 행동을 변화시키고 변화된 행동을 유지하는데 필요한 기술을 충실하게 배워야 한다.

소아비만 치료의 구성요소는 다음과 같다.

1) 농축에너지 식품의 섭취 감소
2) 신체활동 증가,
3) 행동수정 테크닉,
4) 부모의 적극적인 지원과 참여

각 비만아의 식습관이나 생활습관, 가정환경 등이 다양하므로 비만치료의 각 구성요소는 각 환아에 따라서 개별화되어야 한다.

### 아동과 부모의 준비자세

비만 치료가 성공하기 위해서는 우선 비만아와 가족이 변화를 위한 마음의 준비가 되어 있어야 한다. 만약 아동이나 가족이 잘못된 식습관을 수정할 준비가 되어 있지 않다면 비만치료는 아무런 쓸모가 없을 뿐만 아니라 아동의 자존감에 상처를 주게 되므로 나중에 체중 개선을 위한 노력을 하는데 장애요인이 될 수 있다.

준비자세를 점검할 수 있는 실질적인 방법은 모든 가족원들에게 아동의 체중에 대해서 그들이 얼마나 관심을 가지고 염려하는지 질문하고 체중감량이 가능하다고 생각하는지, 혹은 무엇을 변화시켜야 하는지 등을 질문하는 것이다.

### 체중목표

미국 모자보건국의 소아비만 치료를 위한 전문위원회(1998)에서는 연령과 BMI 백분위수에 따른 비만아동의 체중목표를 제시하였다(그림 11.2). 2~7세의 아동에서는 BMI가 85~94 백분위수일때 체중유지에 초점을 맞추도록 한다. 한편 2~7세 아동에서 BMI ≥95 백분위수인 경우에는 경미한 고혈압, 이상지혈증, 인슐린 저항성 등의 합병증이 없으면 장기간동안 체중유지를 목표로 한다. 왜냐하면 현재체중을 오랫동안 유지하게 되면 아동의 키가 자라면서 BMI가 자연히 감소하기 때문이다. 반면에 합병증이 있으면 점진적인 체중감량을 시행해야 한다.

7세 이상의 소아에서 BMI가 85~94 백분위수인 경우 합병증이 없으면 현재체중을

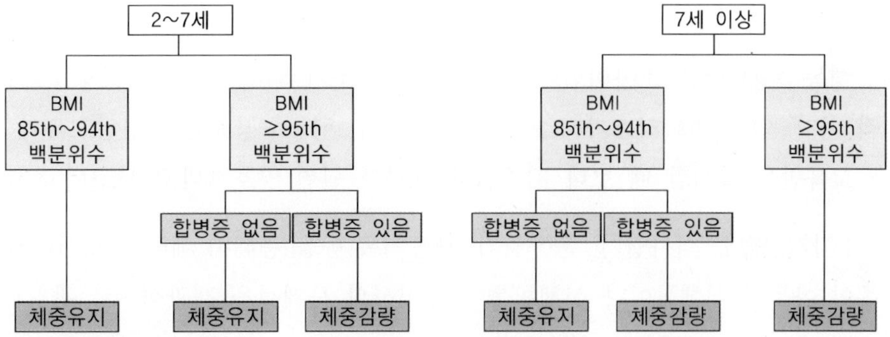


합병증: 경미한 고혈압, 이상지혈증, 인슐린 저항성
자료 : 참고문헌 10

**| 그림 11.2 |** 소아비만의 체중 목표

그대로 유지하고, 합병증이 있거나 BMI가 95 백분위수 이상인 경우에는 점진적인 체중감량이 시행되어야 한다.

### 신체활동의 증가

신체활동의 증가는 비단 체중조절을 위해서 뿐만 아니라 전반적인 건강유지를 위해서 필요하다. 신체활동을 증가시킬 수 있는 가장 간단한 방법은 좌식활동을 감소시키는 것이다.

최근 Gable 등(2007)은 아동의 TV 시청시간이 길수록, 그리고 가족과 함께 식사하는 빈도가 적을수록 과체중이 되기 쉽다고 보고하였다. 미국 소아과학회(American Academy of Pediatrics)에서는 소아들의 과체중과 비만 예방을 위해서 아동들의 TV 및 비데오 사용시간을 하루에 2시간 이하로 제한할 것을 권장하였다. TV 시청, 컴퓨터 게임, 비데오 게임 등 좌식활동의 시간을 제한함으로써 아동들은 보다 활발한 활동에 시간을 보내게 되므로 체중조절에 도움이 된다. 이밖에도 등교할 때 자동차를 타는 대신에 걸어서 간다든지, 엘리베이터 대신에 계단을 이용하거나, 친구와 핸드폰으로 통화하면서 시간을 보내는 대신에 운동장에서 함께 뛰어 노는 등 일상생활에서 활동량을 자연스럽게 증가시킬 수 있다.

그리고 등산, 걷기, 자전거타기 등 온가족이 함께 참여할 수 있는 운동이 바람직하다. 적어도 하루에 30분 정도의 운동을 거의 매일 실시하며 점차로 더 격렬한 운동을 더해가도록 한다.

### 행동수정요법

행동수정요법은 소아비만치료의 중요한 요소가 되며 자기관찰, 자극조절, 강화, 사회적 지지, 인식 변화의 5가지 요소로 구성된다. 행동수정요법을 영양교육과 병행할 때 영양교육만을 실시할 때 보다 체중감량 효과가 훨씬 양호했다고 보고되고 있다.

**| 자기관찰 |** 식사일기, 운동일기, 체중기록 등을 통해서 체중을 모니터하고 아동과 가족이 아동의 식행동이나 신체활동에 있어서의 문제점을 객관적으로 관찰한다.

**| 자극조절 |** 즉흥적 식행동이나 부적절한 신체활동을 유발하는 자극요인을 분석하여 이러한 상황을 의도적으로 회피하기 위하여 주위환경을 수정한다.

**| 강화 |** 문제가 되는 식품의 섭취 감소, 운동 시간의 증가 등 바람직한 행위에 대해서 칭찬하고, 식품이 아닌 다른 물질(예, 장난감, 의복, 학용품, 운동기구 등)로 보상한다.

**| 사회적 지지 |** 온가족이 모두 건전한 식생활과 운동에 함께 참여하여 아동의 노력을 지지해주는 것이 바람직하며 친구들도 비만아의 치료계획을 이해하고 심리적 지원을 아끼지 말아야 한다.

**| 인식 변화 |** 비만치료에 대한 비현실적인 목표나 잘못된 개념을 수정하고 긍정적인 자세를 확립한다. 특히 비만치료는 체중목표를 달성할 때 까지 일시적으로 시행되는 치료법이 아니라 전반적인 건강유지를 위해서 평생동안 시행해야 한다는 것을 인식해야 한다.

### 부모의 역할

성공적인 비만치료를 위해서는 부모의 적극적인 참여와 관심이 필수적이며 적어도 양친중 한쪽이 비만치료에 참여할 때 치료효과가 높다. 비만아의 식행동과 신체활동을 관리하는데 있어서 필요한 부모의 역할은 다음과 같다.

- 아이의 행동을 칭찬해 줄 수 있는 이유를 찾는다.
- 아이가 바람직한 행동을 했을 때 절대로 음식으로 상을 주지 않는다.
- 가족의 식사 및 간식 시간을 정한다.
- 부모는 어떠한 음식을 언제 아이에게 줄 것인가를 결정하고 그 음식을 먹을 것인지 아닌지는 아이가 결정하도록 한다.

- 아이가 건전한 식품들 중에서만 원하는 식품을 선택하도록 한다.
- 아이를 유혹하는 식품들을 제거한다.
  팝콘(저지방), 과일, 저지방 요거트 등을 간식으로 준비하고, 케익, 과자, 아이스크림, 포테토칩 등 고열량 간식을 보관하지 않는다.
- 부모는 자신의 식습관이나 생활습관을 개선함으로써 아이에게 모범을 보인다.
- 아이가 TV, 비데오, 인터넷 등을 사용하는 시간을 하루에 2시간 이하로 제한하고 그대신 줄넘기, 자전거 타기, 걷기 등을 가족이 함께 즐긴다.
- 항상 일관된 태도를 아이에게 보인다.

## 1.6 의학영양치료

비만은 일종의 만성 질환이므로 성공하기 위해서는 잦은 방문, 지속적인 모니터링, 그리고 강화가 필요하다. 소아비만의 의학영양치료 목표는

- 건전한 식습관과 생활습관을 형성하고
- 정상적인 성장·발육을 도모하며
- 대사증후군과 성인비만을 예방하며
- 삶의 질을 향상시키는 것이다.

### 영양판정

영양판정에 필요한 자료들은 다음과 같다.

- **신체계측** : 체중, 신장, BMI, 신장별 체중 백분율, 피부주름두께
- **임상자료** : 병력, 혈압, 약물, 가족력
- **검사실 자료** : 혈당, 혈지질(LDL 콜레스테롤, 총 콜레스테롤, HDL 콜레스테롤, 중성지방), 단백질, 알부민, 전해질, 간기능 수치 등
- **식습관 자료** : 평소 섭취량(식사일기, 24-시간 회상법, 식품빈도법), 간식의 종류와 빈도, 외식의 종류와 빈도, 식품 기호도, 과거 영양교육 여부, 체중조절 시도 여부, 음주, 흡연
- **신체활동** : 운동의 종류와 빈도, 통학 수단, 컴퓨터 및 TV 시청 소요시간
- **사회심리적, 경제적 자료** : 생활환경, 가족 상황,

◎ 아동과 가족의 준비태세 : 식습관 및 신체활동 습관에 대한 변화 의지, 아동의 체중에 대한 가족의 관심과 염려 정도

### 영양관리

소아와 부모를 위한 영양관리의 목표는 균형된 건강식과 건전한 식행동 형성이다. 그리고 이러한 식행동의 변화는 신속한 체중 감량을 위한 일시적인 식사패턴이 아니라 영구적이어야 한다.

비만아는 비만한 성인과는 달리 신체적 지능적으로 계속해서 성장·발달 중이므로 비만치료가 영양소 부족으로 아동의 정상적인 성장·발달을 저해하지 않도록 해야 한다. 성인비만치료는 체중감량에 초점을 맞추지만 소아비만에서는 체중증가 방지를 강조한다. 만약 아동이 장기간동안 현재체중을 유지한다면 신장이 자라면서 BMI가 자연히 감소하기 때문이다.

소아에서는 열량을 따지는 것이 매우 어렵고 부정확하며 따분하다. 더욱이 아동에게 심한 에너지 제한식을 시행하는 것은 대사적 부작용을 초래할 뿐만 아니라 장기간의 에너지 제한으로 아동의 신장에 영향을 줄 수 있다. 이 때문에 소아에게 에너지 제한식을 실시할 경우에는 신장, 성장속도, 섭식장애의 초기 증상 등을 면밀하게 모니터해야 한다.

소아에게 열량처방을 실시하는 것보다는 특정한 고열량 식품(예, 아이스크림, 튀김, 포테토칩)의 섭취를 감소하거나 다른 식품과 대체함으로써 공복감이나 박탈감을 느끼지 않으면서 에너지 섭취를 감소시킬 수 있다.

또 다른 방법은 Epstein이 개발한 "신호등 식사(stoplight diet)"이다 이 식사는 식품을 비교적 마음대로 먹을 수 있는 초록색, 무리하지 않고 적당량 먹을 수 있는 노란색, 일주에 한두번만 먹을 수 있는 붉은색으로 분류하였다. 이 식사의 특징은 어떠한 식품도 금하지 않으나 다만 고열량, 중등열량, 저열량 식품들에 대한 적절한 균형을 강조하며 8~12세 아동들에게 효과적이다.

한편 앞으로 키가 더 크더라도 BMI를 감소시키는데 큰 도움이 되지 않을 것으로 보이는 청소년의 경우에는 에너지 제한식을 시행할 수 있다. 이때 열량처방은 최소한 여아는 1,200 kcal/day, 남아는 1,500 kcal/day이어야 하며 특히 철, 아연, 칼슘, 섬유소 등이 부족되지 않도록 해야 한다. 그리고 체중, BMI, 식행동과 신체활동, 체성분 등의 변화를 모니터 해야 한다. 이밖에도 섭식장애의 초기 증상이 없는지 주의 깊게 관찰해야 한다.

### 비만치료의 부작용

청소년에서 체중을 신속하게 감량할 때 성인의 경우와 마찬가지로 담석증이 생길 수 있다. 체중감량기에는 무지방량이 소실되거나 성장이 서행될 수 있으며, 특히 에너지 섭취를 지나치게 제한하면 영양소 결핍증으로 성인이 되었을 때 키가 작을 수 있다. 더욱이 비만치료 프로그램은 아동에게 심리적, 정서적으로 해를 줄 수가 있으며 섭식장애를 초래할 수가 있다. 이러한 부작용을 최소화하기 위해서는 아동의 정서적 상태에 관심을 가지고 아동에게 비판적이지 않고 정서적으로 지지해 주어야 한다. 효과적인 비만치료와 부작용을 방지하기 위해서는 의사, 영양사, 심리치료사로 구성된 비만치료팀에서 아동을 관리하는 것이 바람직하다.

### 체중유지

비만은 평생동안 건전한 식행동과 활동적인 생활습관을 필요로 하는 만성질환이다. 초기 체중관리 프로그램을 마친 후에 아동과 부모는 체중감량을 초래했던 행동들을 그대로 유지하기 위해서 적극적으로 노력을 계속해야 한다. 따라서 체중목표를 달성한 후에도 아동과 가족이 비만치료팀을 주기적으로 만나서 건전한 식사와 활동을 검토하고 강화해야 한다.

## 2 섭식장애

섭식장애(eating disorders)는 자신의 체형에 대한 왜곡된 이미지와 살찌는데 대한 엄청난 두려움, 그리고 날씬해지려는 심한 강박관념으로 인해서 비정상적인 식행동을 야기하는 정신질환이다. 제한적 다이어트, 과식, 유해한 체중조절 행위(예, 구토)의 사용 등 섭식장애나 불건전한 식행동은 사춘기 소녀에서 심각한 영양적, 의학적 부작용을 초래할 수 있기 때문에 주요 건강문제가 되고 있다. 섭식장애의 85%는 청소년기(14세부터 20세)에 시작되는 것으로 추정되고 있으며 여자가 남자보다 유병률이 10배나 높다. 십대 소녀와 젊은 여성에서 섭식장애 유병률이 높은 이유는 아마도 현대사회에서 여성다움의 주요 특성으로서 미를 강조하며 엄청나게 날씬한 미가 이상형으로 대두되는데 기인하는 것으로 보인다. 십대 청소년기는 신체적, 인지적, 정서적으로 신속하게 변화하는 시기이므로 특히 사춘기 소녀들은 자신의 외모에 대해서 매우 예민하다.

미국에서는 사춘기 소녀들에서 섭식장애는 가장 흔한 만성질환 중 3위를 차지하며 유병률은 5%나 된다고 보고되고 있다. 미국 미네소타에 있는 4,746명의 공립 중고등학생들을 대상으로 실시된 한 연구에서는 체중조절을 위해서 다이어트 약물, 설사제, 이뇨제, 구토 등 극단적인 방법을 사용하는 학생들이 여학생에서 12%, 남학생에서는 5%라고 보고되었다.

우리나라에서 홍은경 등(1995)은 서울시내 중고등학교 여학생들중에서 저체중군(BMI＜20)의 66.3%가 자신이 과체중이라고 생각하고 있었으며 체중조절 방법으로 단식이나, 한 가지 식품만 먹기 등 불건전한 방법을 사용하는 학생이 32%였으며, 하제 복용, 이뇨제 복용, 흡연, 구토, 식욕감퇴제 등 극단적인 방법을 사용하는 경우도 있었다고 보고하였다. 한편 이경혜 등(2001)은 초등학교 3, 4, 5학년 학생들 중에서 저체중군의 37.8%와 정상체중군의 47.8%가 체중조절을 원한다고 보고하였다.

## 2.1 진단 기준

미국 정신의학회(2000)에서는 DSM-IV TR(Diagnostic and Statistical Manual, 4th ed, text revised)에서 섭식장애를 신경성 식욕부진(anorexia nervosa), 신경성 대식증(bulimia nervosa), 상세불명의 섭식장애(eating disorder not otherwise specified)의 3가지 유형으로 분류하고 각각의 진단기준을 제시하였으며, 현재 폭식장애(binge eating disorder)는 상세불명의 섭식장애에 포함되어 있다(표 11.3).

섭식장애가 있는 십대 소녀들중에서 상당수는 신경성 식욕부진이나 신경성 대식증에 대한 DSM-IV TR의 엄격한 기준에 해당되지 않아서 상세불명의 섭식장애로 분류된다. 그러나 DSM-IV TR을 전적으로 소아와 청소년들에게 적용하는데는 제한점이 있다. 왜냐하면 소아와 청소년들은 정상적인 사춘기 동안에 신장 및 체중 증가의 속도, 시기 및 정도가 아주 다양하며 사춘기 초기의 생리기간 부재, 생리시작 직후의 생리 불순 등이 생길 수 있기 때문이다.

Woodside 등(1995)은 소아와 사춘기 초기에 다이어트(dieting)와 관련된 섭식장애의 경고증상으로 1) 체중목표를 감소, 2) 자신의 체형에 관한 비판 증가, 3) 사회적 고립 증가, 4) 생리의 중단, 5) 다이어트 과정에서 제거(purging) 시도 등을 제시하였다.

신속하게 성장하는 사춘기에는 키가 충분히 자라고, 적절한 골밀도를 확보하며, 여아에서는 정상적인 생리주기를 시작/계속하기 위해서 적절한 영양상태를 유지하는 것이

**| 표 11.3 |** 미국 정신의학회 진단기준

신경성 식욕부진(Anorexia Nervosa : AN)

A 연령과 신장별 최소한의 정상체중을 유지하기를 거부한다.

(예, 체중감량으로 예상체중의 85% 미만으로 체중을 유지하거나, 성장기에 예상되는 체중증가의 실패로 체중이 예상체중의 85% 미만)

B 저체중임에도 불구하고 체중증가나 살찌는데 대한 심한 공포심을 가진다.

C 자신의 체중이나 체형을 혹평하거나 저체중의 심각성을 부인한다.

D 초경 후 여성에서 무월경, 혹은 적어도 3회 연속적으로 생리가 없다.

유형 :

- 제한형 ; AN이 나타나는 동안에 정규적으로 폭식이나 제거행위를 하지 않는다.
- 폭식/제거형 ; AN이 나타나는 동안에 정규적으로 폭식이나 제거행위를 한다.

신경성 대식증(Bulimia Nervosa : BN)

A 폭식행위가 계속해서 재발하며 다음의 2가지 특징을 함께 보인다.

- 일정기간(예, 2시간 이내)에 대부분의 사람들이 유사한 환경에서 유사한 기간동안에 먹는 양보다 훨씬 많은 양의 음식을 먹는다.
- 폭식하는 동안에 자제력을 상실한다(무엇을 얼마나 먹어야 하는지를 스스로 통제할 수 없거나 먹는 것을 중단할 수 없다).

B 체중증가를 방지하기 위하여 자가-유도된 구토, 하제, 이뇨제, 관장제, 기타 약물의 오용, 과다한 운동 등 부적절한 보상행위가 재발한다.

C 폭식 및 부적절한 보상행위가 3개월 동안에 평균적으로 적어도 주 2회 발생한다.

D 자신의 체형이나 체중을 부당하게 혹평한다.

E AN이 나타날 때는 장애가 생기지 않는다.

유형 :

- 제거형 ; BN이 나타나는 동안에 환자는 정규적으로 구토를 스스로 유도하거나 하제, 이뇨제, 관장제를 오용한다.
- 비제거형 ; BN이 나타나는 동안에 환자는 금식이나 과도한 운동 등의 부적절한 보상행위를 한다. 그러나 정규적으로 구토를 스스로 유도하거나 하제, 이뇨제, 관장제를 오용하지 않는다.

상세불명의 섭식장애(Eating Disorder Not Otherwise Specified) :

신경성 식욕부진이나 신경성 대식증의 가준에 해당되지 않는 섭식장애들이다. 예를들면;

1. 여성에서, 신경성 식욕부진의 모든 기준에 해당되나 단지 환자는 규칙적인 생리주기를 가진다.
2. 신경성 식욕부진의 모든 기준에 해당되지만, 단지 현저한 체중감소에도 불구하고 환자의 현재 체중은 정상 범위에 속한다.
3. 신경성 대식증의 모든 기준에 해당되지만 단지 폭식과 부적절한 제거행위의 빈도가 주 2회 미만이거나 3개월 미만의 기간동안 발생한다.

4. 정상체중을 가진 환자가 소량의 음식을 먹은 후 부적절한 보상행위를 정규적으로 시행한다.
5. 다량의 음식을 씹은 후 내뱉는 것을 반복하나 삼키지는 않는다.
6. 폭식장애(Binge Eating Disorder) : 폭식이 계속해서 재발되지만 신경성 대식증의 특징인 부적절한 보상행위를 하지 않는다.

자료 : 참고문헌 8

매우 중요하다. 섭식장애는 사춘기 청소년의 신체적, 정서적 성장 발달에 돌이킬 수 없는 심각한 장애를 초래할 수 있기 때문에 청소년기의 섭식장애는 조기 발견과 적극적인 중재가 필수적이다.

청소년에서 섭식장애로 인한 비가역적인 의학적 합병증은 다음과 같다.

1. 성장 지연(만약 골단폐쇄 전에 섭식장애가 발생하면), 사춘기 지연, 혹은 성장 중단
2. 십대에 최대 골량 확보의 장애로 성인기에 골다공증의 위험도 증가
3. 뇌의 구조적 변화

## 2.2 치료팀의 역할

섭식장애 환자의 치료는 대체로 외래 클리닉으로의 통원 치료가 보편적이나 만약 의학적, 행위적 심각성이 대두될 경우에는 입원 치료가 필요할 수도 있다. 그러나 어느 한 전문인이 환자의 회복에 필요한 의학적, 영양적, 심리적 치료를 광범위하게 제공할 수는 없다. 따라서 환자를 치료하는데는 의사, 정신과의사, 영양사, 간호사, 심리치료사 등 다영역의 전문인으로 구성된 팀의 전문성과 헌신을 필요로 한다. 의학영양치료와 심리치료는 섭식장애 치료에서 두가지 중요한 부분이다. 한편 섭식장애가 있는 청소년들은 일반 정신과 병동보다는 청소년 내과 클리닉에서 치료하는 것이 훨씬 더 효과적인 것으로 보고되고 있다.

섭식장애 환자를 치료하는 영양사는 치료팀의 각 구성원이 담당해야 할 특정 업무와 영역에 대한 이해가 있어야 하며 팀원들간의 잦은 의사소통이 매우 중요하다. 영양사는 환자로 하여금 식품에 대한 자신의 느낌, 생각, 믿음을 자유롭게 표현할 수 있도록 하기 위해서 상담에 대한 특수훈련을 필요로 한다.

## 2.3 신경성 식욕부진

신경성 식욕부진(anorexia nervosa)은 뚱뚱해지는데 대한 엄청난 두려움과 날씬해지려는 강력한 욕구로 인해서 저체중임에도 불구하고 음식을 거부하거나 지나치게 제한하는 것이 가장 특징적이다. 신경성 식욕부진은 주로 기계체조 선수나 휘겨스케이트 선수 등 체형 관리가 중요시되는 운동선수들과 십대 청소년에서 많이 유발되며 여아가 남아보다 유병률이 10배나 높다.

### 위험요인

현재 신경성 식욕부진이 있거나 과거 병력이 있는 여성의 부모들은 신경성 식욕부진을 가져본 적이 없는 일반 여성의 부모들에 비해서 학력과 수입이 더 높은 것으로 조사되었다(표 11.4). 신경성 식욕부진의 여성은 자신의 소아기를 회상할 때 일반 여성에 비해서 훨씬 더 어머니의 과잉보호를 받은 것으로 나타났다. 그리고 이들은 대조군에 비해서 신경과민증(neuroticism)에 대한 점수가 높았고 자존감(self-esteem)에 대한 점수는 더 낮았다. 가족중에 신경성 식욕부진의 병력이 있을 때 유병률이 훨씬 더 높았으며 대조군에 비해서 소아기 때 소화관 질환의 발생율이 더 높았다.

| 표 11.4 | 신경성 식욕부진과 신경성 대식증의 위험요인

| 신경성 식욕부진 | 신경성 대식증 |
|---|---|
| · 부모의 고학력, 고수입<br>· 조기 급식문제<br>· 낮은 자존감<br>· 신경과민증<br>· 모성 과잉보호<br>· 섭식장애의 가족력 | · 소아기 비만<br>· 초경의 조기 시작<br>· 체중 걱정<br>· 완벽주의<br>· 낮은 자존감<br>· 체중과 섭식에 대한 사회적 압력<br>· 섭식장애의 가족력<br>· 부적절한 부모 역할<br>· 부모의 불화<br>· 부모의 정신병증<br>· 소아기 성폭행 |

자료 : 참고문헌 21

### 식행동의 특징

신경성 식욕부진에서는 심각한 체중감소가 가장 특징적이다. 체중감량을 위한 대표적 방법은 음식을 제한하는 것이며 여기에 과도한 운동으로 체중 감량을 촉진한다. 신경성 식욕부진 환자의 에너지 섭취량은 대개 하루에 1,000 kcal 미만이며 저체중을 유지하기 위해서 식품 선택, 식행동, 운동 등에서 매우 경직되고 의식주의적 행위를 보인다. 식품이 체중 감량을 촉진할 것인지 아닌지에 관한 자신의 판단에 근거하여 식품을 안전 식품과 금지 식품으로 분류한다. 식사하는데 상당한 시간을 소요하며, 여러 가지 음식을 한데 섞은 후 겨자를 잔뜩 붓는 등의 기이한 행위를 하기도 한다. 이밖에도 먹기를 거부하거나, 항상 혼자서 식사하려고 하거나, 음식을 감추거나 타인에게 주거나, 체중을 재기 전에 수분을 잔뜩 마시는 등의 행위를 한다.

### 임상적 특징

지나치게 에너지 섭취를 제한할 때 여러 가지 신체적 징후가 나타나며 심혈관계, 내분비계, 소화기계, 골격계, 뇌 조직 등에서 각종 합병증이 초래될 수 있다(표 11.5).

**| 신체적 징후 |** 초조감이나 타액분비 감소로 구강건조증이 생기며, 심한 체중감소시 따뜻한 신체에 대한 원시적 반응으로 얼굴과 몸통에 솜털(lanugo)이 생긴다. 피부는 기초대사율 저하로 건조하고 냉한 비늘같이 되며, 피하지방 손실로 인해서 축 늘어지며, 고카로틴혈증으로 노란색을 띠우기도 한다. 피하지방 손실로 인해서 유방조직이 위축되며 복부는 배 모양(scaphoid)으로 움푹 들어가며, 소화관 운동지연과 변비로 인해서 대변이 촉진된다. 순환 불량으로 인해서 수족이 냉해지며 말단 청색증을 보이기도 하며, 심한 영양결핍증으로 근육소모를 보인다. 대개 환자들은 심한 저체중을 감추기 위해서 헐렁한 복장을 한다.

**| 심혈관계 |** 심한 에너지 섭취 부족으로 인해서 좌심실이 얇아지고 심실 크기가 감소하여 혈압 강하 및 심박출량 감소가 초래한다. 따라서 말초순환이 저하되므로 수족이 차고 서맥(심박동수 < 60회/분), 부정맥, 저혈압(수축기 < 90 mmHg), 기립성 저혈압 등이 발생한다. 신경성 식욕부진으로 인한 사망은 주로 부정맥으로 인한 심장마비에 기인한다.

**| 내분비계 |** 혈청 성장호르몬과 코르티솔 농도가 상승한다. 갑상선기능 검사에서는 T4(thyroxine)와 T3(triiodothyroxine)의 농도가 감소하고 갑상선자극호르몬의 농도는

**| 표 11.5 |** 신경성 식욕부진의 증상과 합병증

| · 표피 : | 건조한 피부와 모발 | · 소화관 : | 위배출 지연 |
|---|---|---|---|
| | 모발 소실 | | 위운동 감소 |
| | 얼굴과 몸통의 솜털 | | 조기만복감 |
| | 노란 피부(고카로틴혈증) | | 복부팽만 |
| · 심혈관 : | 저혈압과 기립성 저혈압 | | 변비 |
| | 청색증 | | 간기능 검사 이상 |
| | 부정맥 | · 내분비 및 대사 : | 저혈당 |
| | 서맥 | | 저체온 |
| | 좌심실 크기 감소 | | 무월경 |
| · 혈액학 : | 빈혈 | | 혈청 에스트리올 저하 |
| | 백혈구 감소증 | | 고콜레스테롤 혈증 |
| | 혈소판 감소증 | | 골다공증/골감소증 |
| · 구강 : | 구강 건조증 | | euthyroid sick syndrome |
| | | · 뇌조직 : | 구조적 이상 |

자료 : 참고문헌 11, 22

정상이거나 약간 감소되는 특징을 보이는 소위 euthyroid sick syndrome을 나타낸다. T4에서 T3로의 전환율이 감소하고 불활성형인 rT3(reverse T3) 농도가 상승한다. T3의 감소는 기아에 대한 신체의 적응반응으로서 에너지 저장량 감소에 직면하여 대사율을 감소시키기 위함이다. 그 결과 서맥, 추위 부적응증, 건조 피부, 거친 머리카락, 고카로틴혈증 등이 초래된다.

무월경(amenorrhea)은 신경성 식욕부진의 대표적 특성이며 이는 성선자극호르몬-분비 호르몬(gonadotropin-releasing hormone)의 박동성 감소로 인한 성선자극호르몬의 분비부족으로 성선기능저하증(hypogonadism)과 혈청 에스트라디올(estradiol)의 농도 저하가 초래되기 때문이다. 성선자극호르몬-분비 호르몬의 정상적인 박동성을 위해서는 어느정도의 체중이나 체지방이 필요한 것으로 간주되나 그 기전은 알려져 있지 않다. 무월경은 대체로 체중의 10~15%가 감소된 후에 나타나며, 섭식장애 환자의 50~75%에서는 체중감소 전에 나타난다. 체중이 증가하면 대개는 생리주기가 다시 시작되지만, 정상체중을 회복한 후에도 무월경이 지속되는 경우도 있다. 이는 아마도 체지방의 비율 감소, 식이 지방의 섭취 감소, 과도한 운동, 우울증, 향정신성 약물의 부작용 등에 기인하는 것으로 보인다.

**| 소화관 |** 스스로 유도한 기아상태로 인해서 위배출 지연과 위운동 감소가 초래되고 그 결과 조기 만복감, 복부 팽만, 식후 불편, 변비 등이 생긴다.

**| 뇌 조직 |** 신경성 식욕부진이 있는 청소년의 뇌에서 CT(computed tomograpy)상으로 구조적 이상이 발견되었다. 즉 신경성 식욕부진에서는 뇌실과 피질 고랑(ventricular and cortical sulci)의 증대가 일관되게 나타나고 있으며 급성기에는 뇌척수액강(cerebrospinal fluid spaces) 의 증대가 관찰되고 있다. 뇌척수액강의 증대는 뇌조직 용적의 감소에 기인한다. 이러한 뇌조직의 이상은 체중 회복시 어느정도 가역될 수 있으나 완전히 가역될 수 있는지는 아직 확실치 않다.

신경성 식욕부진의 성인 환자에서 혈청 코르티솔(cortisol) 농도 상승이 뇌실의 증대와 관련이 있다고 보고되고 있다. 코티솔 농도 상승이 뇌조직의 변화를 초래하는 기전은 아직 밝혀지지 않았으나, 최근 동물 실험 결과에서 미루어 볼때 아마도 코르티코스테로이드가 신경원 손상을 초래하는 것으로 추정된다.

**| 골격계 |** 골감소증(osteopenia)와 골다공증(osteoporosis)은 신경성 식욕부진의 심각한 합병증으로 간주되고 있다. 성장하는 청소년에서는 최대 골량(peak bone mass)을 충분히 확보하는 것이 골감소증 예방의 핵심이다. 최대 골무기질의 45~60%는 10대에서 얻어지며, 일단 사춘기가 지나면 골량은 별로 더 이상 축적되지 않는다. 신경성 식욕부진의 청소년에서는 요추골(lumbar spine)과 전신에서 골감소증이 관찰된다.

신경성 식욕부진에서 골감소증의 기전은 에스트로겐 부족, 글루코코르티코이드 농도 상승, 전반적인 영양결핍증, 칼슘 섭취 부족, 체질량의 감소 등을 들 수 있다.

에스트로겐 부족은 조골세포에서 사이토카인의 생성을 증가시켜서 파골세포가 활성화되어 골흡수(bone resorption)가 증가하므로 골감소증이 초래된다. 신경성 식욕부진 환자에서는 혈중 코르티솔 농도가 상승하며, 글루코코르티코이드는 파골세포-매개성 골흡수를 증가시키고 조골세포의 기능을 억제함으로써 골다공증을 초래한다. 더욱이 과잉의 글루코코르티코이드는 소화관에서 칼슘 흡수와 신세뇨관에서 칼슘 재흡수를 감소시켜서 이차성 부갑상선항진증을 초래함으로써 골흡수를 증가시킨다.

신경성 식욕부진 환자에서 체질량(body mass)의 감소는 골량 감소에 기여하며 BMI가 다시 증가하면 생리주기가 회복되기 전에 골무기질화가 증가하는 것으로 관찰되었다.

청소년기의 골감소증으로 인한 골량 부족이 가역될 수 있는지는 확실하지 않다. 청소년기에 신경성 식욕부진이 생긴 젊은 여성들 중에서 약 1/3은 요추골에서 골감소증이 발견되어 완전히 가역되기는 어려울 것으로 보인다.

**| 검사실 수치 |** 신경성 식욕부진 환자는 만성 탈수증으로 검사실 수치가 부정확할 수 있다. 신경성 식욕부진 환자는 극도의 에너지 섭취 부족에도 불구하고 혈청 알부민은 비교적 정상을 유지한다. 그러나 환자 중 50%는 골수 발육부전(bone marrow hypoplasia)를 보여서 백혈구감소증(leucopenia), 혈소판감소증(thrombocytopenia), 빈혈 등 혈액학적 이상을 나타낸다.

간기능의 저하로 지방간을 보이며 비록 저지방, 저콜레스테롤 식사를 해도 환자는 고콜레스테롤혈증과 지질이상을 보인다. 신경성 식욕부진 환자에서 고콜레스테롤혈증의 원인은 경미한 간기능부전, 담즙염의 분비 감소, 비정상적인 식사패턴 등에 기인한다. 그러나 지방간과 고콜레스테롤혈증은 체중증가와 함께 가역된다. 탈수증과 사구체 여과율의 감소로 혈중요소질소(blood urea nitrogen)의 상승을 보인다.

이밖에도 혈청 포도당 농도가 낮아지는 경향이 있으며 이는 포도당신생의 전구체 부족으로 포도당 생성이 저하되는데 기인한다. 일부 신경성 식욕부진 환자들은 저혈당증이 계속해서 재발될 수 있다.

**| 비타민과 무기질 결핍증 |** 신경성 식욕부진 환자에서는 불충분한 식사섭취에도 불구하고 비타민과 무기질 결핍증은 별로 관찰되지 않는 다. 이는 아마도 1) 이화상태에서 미량영양소의 대사적 요구량이 감소하고, 2) 대부분의 환자들이 비타민과 무기질 보충제를 복용하는데 기인하는 것으로 보인다. 철 섭취량이 낮음에도 불구하고 철 결핍성 빈혈은 흔치 않으며 이는 아마도 무월경으로 인한 철 요구량의 감소에 기인하는 것으로 보인다. 그러나 장기간의 영양결핍증은 비타민 $B_{12}$, 아연, 엽산의 부족을 초래할 수 있어 주의를 요한다.

### 의학영양치료 목표

신경성 식욕부진 청소년 위한 의학영양치료의 목표는

- 정상적인 성장과 발달을 도모하고
- 감소된 체중을 회복하고
- 체중감량 행위를 중단하고
- 공복감과 만복감에 대한 정상적인 인지능력을 키우며
- 심리적, 정서적 상태를 개선시키는 것이다.

### 영양판정

초기 면담은 영양판정에 필요한 자료를 수집하면서 환자와의 치료적 유대관계를 형성하는 첫 번째 기회이다 환자와의 유대관계를 형성하는 것은 신뢰하는 관계를 형성하는데 있어서 매우 중요하다. 면담하는 동안에 수용하는 분위기를 조성하는 것은 환자로 하여금 편안하고 솔직해 질수 있게 하는데 도움이 된다. 초기 방문시 영양판정을 위해 수집해야 할 자료들은 다음과 같다.

- 임상자료 : 진단명, 섭식장애의 발병 시기와 치료 경력
- 신체계측, 신장, 체중, 피부주름두께, 신장별 표중체중 백분율, 체질량지수와 백분위수
- 체중력 : 현재신장에서 최소체중과 최대체중, 환자의 목표체중, 총 체중감소량, 신체이미지
- 식습관 : 진단전 평소섭취량, 현재 전형적인 1일 섭취량, 안전한 식품과 금지된 식품, 식품기호도, 이용된 체중감량 테크닉, 영양보충제
- 운동 : 종류, 강도, 빈도
- 폭식/제거행위 : 폭식 빈도, 제거 방법과 빈도, 폭식/제거의 심각도에 대한 주관적 평가
- 가족력 : 가족수, 섭식장애와 정신질환의 가족력,
- 사회력 : 학교 및 학년, 전반적인 학업성적, 친구관계
- 생리 경력 : 초경 연령, 마지막 생리기간
- 신체 상태 : 모발 소실, 건조하고 벗겨지는 피부, 손가락관절의 압박골, 대장기능
- 약물과 화학물질 사용 : 하제, 이뇨제, 구토제, 알코올, 기타 화학물질
- 생화학 자료 : CBC, 전해질, 혈당, 혈지질, 인, 뇨비중

### 영양관리의 일반지침

영양사는 청소년 환자를 하나의 독립된 인격체로서 대하고 의학영양치료를 제공하여야 하며 환자의 부모와도 긴밀하게 협조해야 한다. 그러나 이때 환자의 기밀을 보장해주어야 한다. 환자의 부모와 함께 논의할 때 청소년이 환자라는 것을 명심해야 하며, 따라서 모든 치료계획은 환자인 청소년 중심으로 이루어져야 한다.

신경성 식욕부진 환자에서 체중이 원래대로 복귀되는 것만이 질병의 회복을 의미하는

것은 아니며 오히려 심리적 지원이나 상담 없이 체중증가를 강요하는 것은 바람직하지 않다. 대개 환자들은 체중증가를 두려워하기 때문에 채식가가 많다. 이들은 배가 고파서 아무리 먹으려고 해도 스스로 허용한 음식이 제한되어 있기 때문에 충분한 에너지 섭취가 어렵다. 이 때문에 대부분의 환자들은 식사와 간식, 그리고 식품 선택에 관한 개별화된 식사계획과 지도가 필요하다.

각 환자의 영양요구량을 산정한 후에는 영양요구량을 충족시킬 수 있는 식사계획을 환자와 함께 수립한다. 영양치료의 초기에는 에너지 요구량의 50% 정도로 시작하여 서서히 점진적으로 증가시켜야 한다. 영양사는 환자가 영양의 중요성을 이해하고 식사에서 보다 다양한 식품을 선택하고 적절한 식행동을 실천하도록 도와주어야 한다. 이로써 환자는 어떻게 정상적으로 먹어야 하는지를 재학습하는 과정을 시작하게 된다. 매우 제한적인 식사패턴을 가졌던 환자에게 점진적으로 조금씩 변화시키면서 적절한 영양과 체중증가를 성취해야 한다. 신경성 식욕부진 환자의 영양관리를 위한 일반적 지침은 다음과 같다.

- 각 환자의 개별적 기호도(예, 채식가)를 고려하여 영양적으로 균형된 식사를 공급한다.
- 영양섭취기준을 충족시키는 정도의 비타민-무기질 보충제를 공급한다.
- 배변을 개선시키기 위해서 곡류 급원의 식이섬유소를 공급한다.
- 팽만감을 감소시키기 위하여 가능하면 소량씩 자주 먹도록 한다.
- 환자가 목표 섭취량을 달성하지 못하는 경우에만 영양보충액을 사용한다.
- 만복감을 줄이기 위해서 음식을 차게, 혹은 실온에서 공급한다.
- 카페인 섭취를 줄인다.
- 심한 경우에만 정맥영양을 사용한다.
- 지속적으로 상호교환적 영양상담을 실시한다.

### 영양요구량

신경성 식욕부진 환자의 영양요구량은 표 11.6에 제시되었다.

**| 에너지 |** 심하게 영양결핍 상태에 있는 신경성 식욕부진 환자에서는 울혈성 심부전, 부종, 위배출 지연, 변비 등의 합병증을 피하기 위해서 에너지 요구량을 매우 신중하게 산정해야 한다. 하루 3끼 식사와 1~2회 간식을 계획한다. 처음에는 환자의 현재 섭취량

**| 표 11.6 |** 신경성 식욕부진 청소년의 영양요구량

1. 에너지 :
   - 초기 : 에너지 영양섭취 기준의 50~75%로 시작
     (체중증가의 두려움 때문에 목표량까지 시일 요할 수도 있음)
   - 체중증가 위해 소량씩 서서히 증가(200~500 kcal/주)

     체중증가 목표 ┌ 입원환자 : 1~2 kg/주
                  └ 외래환자 : 0.2~0.5 kg/주
2. 삼대영양소
   - 단백질 : 총 열량의 15~20% (높은 생물가 단백질)
     (단백질 영양섭취기준 g/kg 표준체중)
   - 당질 : 총 열량의 50~60% (변비 치료 위해 고섬유소)
   - 지방 : 총 열량의 20~25% (소량씩 점진적으로 증가)
3. 미량영양소
   - 영양소 섭취기준의 100% 충족 위해 보충제 사용
   - 칼슘 : 1,300~1,500 mg/일
   - 철 보충은 변비를 악화시킬 수 있음

자료 : 참고문헌 20

에 따라서 1,000~1,500 kcal/day(혹은 에너지 영양섭취기준의 50~75%)로 시작하면 대부분의 환자에서 부작용을 피할 수 있다. 환자가 음식과 체중증가에 대한 공포심 때문에 처방된 열량을 모두 섭취하기 까지는 시일이 걸릴 수도 있다.

일단 1차 에너지섭취 목표량이 달성되면 외래 환자는 매주 체중 증량이 0.2~0.5 kg, 입원 환자는 1~2 kg가 되도록 에너지 섭취량을 점진적으로 200~500 kcal/주 씩 증가시킨다. 에너지 목표량에 도달 후, 적절한 체중증가 계속되는 한 그대로 유지한다. 만약 체중증가가 중단되거나 체중감소가 시작되면 에너지 목표량을 증가시킨다. 그러나 충분한 열량공급에도 불구하고 체중이 감소하거나 체중증가가 없으면 구토, 음식 버리기, 운동량 증가 등의 가능성을 검토해야 한다.

**| 삼대 영양소 |** 단백질은 총 열량의 15~20%, 혹은 표준체중 kg당 단백질 영양섭취기준(g)을 공급하며, 생물가가 높은 단백질 식품을 선택한다. 당질은 총 열량의 50~60%를 공급하며 변비 치료를 위해서 식이섬유소가 많은 식품을 선택한다. 지방은 총 열량의 20~25%를 공급하며 목표량에 도달할 때 까지 소량씩 증가시킨다.

**| 미량영양소 |** 영양섭취기준의 100%를 충족시킬 수 있도록 미량영양소를 보충한다. 칼슘은 식품과 보충제를 통해서 하루에 1,300~1,500 mg을 섭취해야 신속한 골소실을 예방하는데 도움이 된다. 철 보충제는 변비를 악화시킬 수 있으므로 삼가는 것이 좋다.

### 재급식증후군

재급식기간 동안에 입원 환자나 외래 환자에서 재급식증후군(refeeding syndrome)이 나타날 수 있기 때문에 특히 재급식 과정의 초기에는 환자를 면밀하게 모니터해야 한다. 재급식증후군은 영양결핍증의 신경성 식욕부진 환자에게 영양공급을 재개할 때 급작스럽게 저인산혈증, 저포타슘혈증, 저마그네슘혈증, 수분저류 등이 초래되는 것으로 심한 경우 심인성 부정맥이나 심장마비를 초래할 수도 있다(제6장 그림 6.2 참조). 특히 재급식 초기에는 일시적으로 약간의 수분저류가 예상되며 위배출 지연으로 식후 복통과 팽만감을 경험할 수 있다는 것을 환자에게 미리 경고해 두어야 한다. 입원 환자에서는 재급식이 더 신속하고 적극적으로 시행되기 때문에 재급식증후군이 더 흔하게 발생한다. 만약 환자가 재급식증후군의 위험이 있는 경우에는 환자의 증상과 전해질 상태를 면밀하게 모니터하고 에너지 증량을 서서히 진행해야 한다. 신경성 식욕부진 환자에서 재급식증후군의 위험도 증가를 나타내는 징후나 대사적 변화는 표 11.7에 제시되었다.

### 입원 치료

대부분의 신경성 식욕부진 환자들은 통원 치료를 받는다. 그러나 의학적, 행위적으로 심각한 문제가 발생한 경우에는 입원 치료가 필요하다(표 11.8).

입원 환자의 의학영양치료 목표는 외래 환자의 경우와 동일하나 보다 더 철저하게 의학영양치료를 실시한다. 만약 환자가 의학적 불안정성으로 입원했다면 심리치료에 앞서 의학적, 영양적 안정성이 가장 중요한 첫번째 목표가 된다. 대체로 입원 치료의

**| 표 11.7 |** 재급식증후군의 위험도 증가를 나타내는 징후나 대사적 변화

| | |
|---|---|
| · 심박출량 감소 | · 부정맥 |
| · 맥박수 감소 | · 대사율 감소 |
| · 혈압 저하 | · 저체온 |
| · 무지방량과 지방조직의 심한 감소 | · 부종 |
| · 혈청 전해질, 인, 마그네슘, 포타슘 농도 저하 | |

자료 : 참고문헌 7

| 표 11.8 | 섭식 장애 환자에서 입원치료가 고려되어야 하는 경우

| | |
|---|---|
| · 심한 영양결핍증<br>(표준체중의 75% 미만) | · 전해질 불균형<br>· 탈수증 |
| · 생리적 불안정성 :<br>심한 서맥(< 45/min)<br>저혈압<br>저체온(< 36℃)<br>기립성 변화(맥박과 혈압) | · 심인성 율동이상(dyschythmia)<br>· 성장과 발달 정지<br>· 통원치료 실패<br>· 급성 식품 거부<br>· 폭식과 제거의 조절불능 |
| · 영양결핍증의 급성 합병증(실신, 발작, 심부전, 췌장염 등) | |
| · 급성 정신과적 응급상황(자살 충동, 급성 정신병) | |
| · 섭식장애 치료를 방해하는 공존이환(심한 우울증, 강박 장애, 심한 가정불화) | |

자료 : 참고문헌 19

제1단계는 내과 병동에서 시작되며 의학적으로 상태가 안정된 후에 정신과 병동으로 이동된다.

의학영양치료는 외래 환자의 경우와 마찬가지로 환자가 영양의 중요성을 이해하고 식사에서 보다 다양한 식품을 선택하고 적절한 식행동을 실천하는데 초점을 맞추어야 한다. 체중 증가를 위한 일차적 방법으로 영양지원 보다는 식품에 의존하는 것이 장기적으로 성공적인 회복을 위해서 효과적이다. 그러나 매우 드물긴 하지만 심한 영양결핍증의 환자가 입으로 먹는 것을 거부하는 등의 극단적인 상황에서는 간혹 경장영양이나 정맥영양이 필요할 수도 있다. 이 경우, 과다하게 영양액을 주입하면 재급식증후군이 초래될 수 있기 때문에 서서히 진행해야 한다.

한편 부득이 경장영양을 공급해야 할 경우에 환자가 1) 주입속도를 감소시키거나, 2) 날카로운 물건으로 급식관에 구멍을 내거나, 3) 급식관을 빼서 다른데 숨겨두거나, 4) 조제액을 희석시키는 등 고의적으로 이를 방해할 수 있으므로 잘 관찰해야 한다.

## 2.4 신경성 대식증

신경성 대식증(bulimia nervosa)은 충동적으로 폭식을 한 후에 체중증가를 방지하기 위해서 부적절한 제거행위를 하는 정신질환이다. 대부분의 신경성 대식증 환자는 정상체중이거나 약간 과체중이므로 외관상으로 알아보기가 어렵다. 신경성 대식증의 평균 유발시기는 10대 중반에서 20대 후반 까지이며 환자들의 사회경제적 신분은 매우 다양하다.

신경성 대식증의 진단 기준은 제거행위에 초점을 두고 있으나 많은 경우에 환자들은 자신의 식사를 제한하고 있다. 즉 날씬함을 강조하는 사회에서는 체중감량이 하나의 해결책으로 인식되어 다이어트를 시도하게 되고 다이어트는 폭식을 촉발시키는 생리적, 심리적 인자의 역할을 한다. 그리고 의도하지 않았던 음식이나 의도했던 것보다 많은 양의 음식을 먹었을 때 규칙을 어긴데 대한 마음의 상처는 환자를 자기-파괴적인 폭식 행위로 유도한다. 환자는 폭식 후 만복감을 느낄 때 제거행위를 자행한다. 흔히 사용되는 제거방법은 자가-유도된 구토, 하제 사용, 이뇨제 사용, 과도한 운동 등이다.

일단 제거행위를 한 후에는 환자는 처음에는 다소의 안도감을 가지게 되나 곧 수치심과 죄책감에 시달리게 된다. 환자는 다시 다이어트를 시작하면서 정상적인 궤도로 돌아오지만 어느 순간에 다시 폭식을 자행하면서 다이어트와 폭식의 악순환이 계속된다.

### 위험요인

신경성 식욕부진과는 달리 신경성 대식증은 사회경제적 신분과는 관련이 없다(표 11.4). 신경성 대식증 환자는 정상인에 비해서 부모의 보호가 부족하고 신경과민증이 심하고 자존감이 매우 낮다. 그리고 신경성 대식증 환자군은 대조군에 비해서 부모의 정신병증과 소아기 성폭행이 현저하게 높다고 보고되고 있다. 소아기 비만, 조기 초경, 완벽주의, 체중과 식사에 관한 가족과 동료들의 압력, 섭식장애의 가족력, 부적절한 부모의 역할(부모의 지나친 비난, 부모의 무관심, 부모 부재), 부모의 불화 등은 신경성 대식증의 위험요인으로 제시되고 있다. 소아기의 성폭행은, 지금까지 연구된 바로는 신경성 대식증의 구체적인 위험요인은 아니지만, 정신과적 장애를 초래하는 일반적인 위험요인으로서 신경성 대식증의 병인에 일종의 역할을 하는 것으로 인식되고 있다.

### 식행동의 특징

신경성 대식증 환자의 1일 에너지 섭취량은 폭식의 에너지 함량, 제거후 에너지 흡수 정도, 폭식 에피소드 사이에 에너지 제한의 범위 등에 따라서 다르기 때문에 이를 추산하기가 용이하지 않다. 신경성 대식증의 여자 환자들을 대상으로 실시한 연구에서 1일 평균 에너지 섭취량은 4,446 kcal였으며 대조군에 비해서 44%는 과식했고 19%는 감식했다고 보고되었다. 신경성 대식증 환자들은 폭식으로 섭취된 열량을 제거하기 위한 매우 효과적인 방법으로 구토를 이용하고 있다. 그러나 Kaye 등(1993)은 폭식한 열량 중에서 약 1,200 kcal 정도는 체내에 보유된다고 보고하고 있다.

신경성 대식증 환자들은 대부분 매우 빨리 먹기 때문에 만복감 신호를 감지하기가 어렵다. 그리고 이들은 폭식을 촉발시키는 음식들을 두려워하며 식품을 자신에게 "안전한" 식품과 "금지된" 식품으로 분류한다. 이들은 과일, 채소, 저지방 야구르트 등 저지방 식품을 주식으로 먹기 때문에 식사시 포만감이 감소하고 폭식에 대한 취약성이 증가한다.

### 임상적 특징

폭식후 강제제거 행위를 할때 여러 가지 신체적 징후가 나타나며, 산-염기 균형, 수분 및 전해질 균형, 치아, 구강, 위장관 등에 변화가 생긴다(표 11.9).

**| 신체적 징후 |** 설탕-함유 식품을 폭식하므로 치아우식이 생기고, 만성 구토로 인해서 목동맥이 확대되고 범낭질이 침식되어 음식의 온도에 대해서 과민해진다. 구토를 위해 손가락이나 칫솔을 사용하므로 인두와 입천정 뒤쪽에 상처가 생기고 손가락 관절에 압박골(Russell's sign)이 생긴다. 지사제나 이뇨제 사용을 중단할 때 발목 부종이 생기며, 강제적 구토로 인해서 눈에는 결막출혈이 생기고 만성적으로 구토를 유발시킬때 이하선이 확대된다. 탈수증으로 피부 긴장도가 불량하고 근육쇠약과 피로감을 보인다.

**| 산-염기, 수분, 전해질 불균형 |** 구토, 하제 및 이뇨제 남용으로 탈수증을 초래하여 소변의 비중과 삼투압이 상승한다. 더욱이 만성적으로 자가-유도된 구토는 저포타슘성, 저염소성 대사성 알카리증을 초래할 수 있다. 구토로 인해서 위액의 수소, 염소, 수분이 손

**| 표 11.9 |** 신경성 대식증의 증상과 합병증

| | |
|---|---|
| · 구강 및 안면 : 치아 우식<br>범낭질 침식<br>목동맥 확대<br>이하선 확대<br>결막 출혈 | · 내분비 및 대사 : 저포타슘혈증<br>저나트륨혈증<br>저마그네슘혈증<br>저인산혈증<br>대사성 알카리증 |
| · 소화관 : 위 이완 및 파열<br>식도 파열<br>식도염<br>위식도 역류<br>대장 운동이상<br>변비 | · 피부 : 피부 긴장도 저하<br>근육 쇠약<br>손가락 관절 압박골<br>· 심혈관 : 심근병증(ipecac 독성) |

자료 : 참고문헌 11, 22

실되면 염소와 체액 용적의 부족을 초래하여 이차성 고알도스테론증(hyperaldosteronism)이 생긴다. 결과적으로 신세뇨관에서 소디움 재흡수와 포타슘 배설이 증가한다. 신세뇨관과 위액으로부터 수소이온 손실은 세포내에서 포타슘과 수소이온의 교환을 유도하여 저포타슘혈증을 더욱 악화시킨다.

강제제거를 위해서 토근시럽(ipecac syrup)을 만성적으로 사용하는 환자들은 구토제의 독성으로 인해서 비가역적 심근 손상과 미만성 근염이 생길 위험이 있고, 심근병증, 울혈성 심부전, 부정맥 등으로 급사할 수도 있다.

한편 이뇨제 남용은 신세뇨관으로부터 포타슘과 수소이온의 배설로 전해질 불균형을 초래하고 혈중 칼슘, 마그네슘, 아연의 농도를 저하시킬 수 있다. 하제 남용은 대변으로 수분과 전해질 손실을 초래하여 탈수증, 저마그네슘혈증, 저인산혈증 등을 초래할 수 있다. 특히 구토와 이뇨제, 하제 등을 복합적으로 사용하는 환자는 심한 전해질 불균형의 위험도가 가장 높다.

**| 소화관 |** 폭식은 급성적 위 이완과 파열까지도 초래할 수 있다. 만성적 폭식과 구토는 식도 파열(Mallory-Weiss syndrome)을 초래할 수 있다. 만성적 구토는 복통과 복부 불편, 간헐적 자동 구토, 위염, 식도염, 위식도역류 등을 초래할 수 있다. 하제 남용은 장운동의 불규칙성, 대장의 운동이상으로 심한 변비를 초래할 수 있다.

### 의학영양치료 목표

신경성 폭식증 청소년을 위한 의학영양치료의 목표는

- 정상적인 성장과 발달을 도모하고
- 식행동을 정상화하며
- 체중 증가를 방지하여 현재 체중을 유지하며
- 강제제거행위를 중단하며
- 수분 및 전해질 균형을 유지하는 것이다.

### 영양판정

신경성 대식증 환자의 영양판정을 위해서 필요한 자료들은 신경성 식욕부진 환자의 경우와 유사하다.

### 영양관리의 일반적 지침

신경성 대식증 환자를 위한 의학영양치료의 가장 중요한 목표는 식사패턴의 정상화로 폭식과 제거행위를 감소시키는 것이며, 식사계획이 정상화되고 폭식이 제거된 후에 체중감량을 달성할 수 있다. 환자의 식사섭취 패턴은 매우 경직되어 있으며 환자는 이것이 체중감량을 위한 건전하고 유일한 방법이라고 믿고 있다. 만복감을 줄 수 있는 식사계획으로 폭식의 위험도를 감소시킴으로써 환자로 하여금 비현실적인 식사제한을 포기하도록 설득해야 한다. 환자의 식사섭취를 정상화시키는 도구로서 식사일기를 사용할 수 있으며 식사일기에 기록해야 할 내용은 1) 섭취한 음식의 종류와 분량, 2) 시간, 3) 공복감과 만복감의 정도, 4) 폭식/제거 행동 등이다. 환자는 식사일기를 통해서 자신의 자기-파괴적 행위를 인식함으로써 차선책을 찾아내는 노력을 하게 된다.

신경성 대식증 환자를 위한 영양관리의 일반적 지침은 다음과 같다.

- 규칙적으로 계획되고 영양적으로 균형된 식사와 간식을 먹도록 한다.
- 에너지 섭취는 적절해야 하며, 지나치지 말아야 한다.
- 식사 만복감을 증가시키기 위해서 차거나 실온의 음식보다는 따뜻한 음식을 먹도록 한다.
- 다이어트 행위는 피한다.
- 식품의 다양성을 증가한다.
- 식사 만복감을 주고 배변을 돕기 위해서 식이섬유소를 사용한다.
- 고위험도 상황에 대비한 조절전략을 개발한다.

### 영양요구량

신경성 대식증 환자의 영양요구량은 표 11.10에 제시되었다.

**| 에너지 |** 연령, 신장, 체중, 신체활동을 고려한 에너지 섭취기준의 75~100%를 공급하며 초기 열량은 대체로 1,500 kcal/일 정도 된다. 신체계측치를 모니터하여 체중유지를 위해 에너지 섭취량을 조정한다. 그 후 초기체중에 따라서 필요시 건강한 체중을 유지하기 위해서 열량을 조정한다.

**| 삼대 영양소 |** 단백질은 총 열량의 15~20% 정도이며 대개 표준체중 kg당 단백질 영양섭취기준(g)을 공급한다. 당질은 총 열량의 50~55% 정도로 공급하며 변비 해소를 위해서 식이섬유소를 증가한다. 지방은 총 열량의 20~30%를 공급한다.

**| 표 11.10 |** 신경성 대식증 청소년의 영양요구량

1. 에너지
   - 초기 : 에너지 섭취기준의 75~100%(1,500 kcal/일)
   - 초기 체중에 따라서 목표 체중 위해 에너지 조절
2. 삼대 영양소
   - 단백질 : 총 열량의 15~20%
     (단백질 영양섭취기준 g/kg 표준 체중)
   - 당질 : 총 열량의 50~55% (변비 치료 위해 섬유소 증가)
   - 지방 : 총 열량의 20~30%
3. 미량영양소
   식품이나 보충제로 영양소 섭취기준 100% 충족

자료 : 참고문헌 20

**| 미량영양소 |** 식품과 영양소보충제를 이용하여 영양섭취기준의 100%를 충족시키도록 한다.

## 2.5 상세불명의 섭식장애

상세불명의 섭식장애(eating disorder not otherwise specified)는 신경성 식욕부진이나 신경성 대식증의 진단기준을 완벽하게 충족시키지 못하는 증례들로 구성된다. 즉 환자들은 세 번 연속적으로 생리기간을 거르지 않은 것 이외에는 신경성 식욕부진의 모든 기준을 충족시키거나, 혹은 정상체중을 가졌거나, 혹은 폭식하지 않고 제거한다. 상세불명 섭식장애의 의학적, 영양적 문제들의 특성과 강도는 섭식장애와 증상의 중증도에 따라서 다르며 비록 이들은 의학적 합병증을 보이지는 않으나 의학적으로 우려할만하다.

### 폭식장애

폭식장애(binge eating disorder)는 상세불명의 섭식장애에 포함된다. 폭식장애는 환자가 폭식행위를 하지만 신경성 대식증의 경우처럼 보상성 제거행위를 하지 않는다(표 11.11). 자제불능의 폭식 에피소드가 적어도 매주 2회 이상, 6개월간 계속된다. 폭식장애의 진단을 받은 대부분의 환자들은 과체중이며, 폭식하지 않는 대부분의 비만인들이 가지는 여러 가지 질병들(당뇨병, 고혈압, 고콜레스테롤혈증, 담낭질환, 심장질환, 암

등)을 가지고 있다. 뿐만 아니라 폭식장애 환자는 폭식으로 인해서 소화관의 기능이 저하될 수 있다. 폭식장애 환자는 섭식장애 보다 체중관리에 대해서 더 많은 관심을 보인다.

**| 영양관리 |** 폭식장애 환자들은 대개 폭식과 과체중의 두가지 문제점을 가지고 있다. 폭식을 치료하기 위해서는 비정상적인 식행동을 교정해야 한다. 이는 영양교육을 통해서 공복과 만복에 대한 신체의 인식, 식사계획, 식품에 대한 박탈감 없이 섭취량을 적절하게 조절하는 방법 등을 학습함으로써 성취될 수 있다. 즉 공복감을 느낄 때에만 적당량의 음식을 먹도록 하며, 이때 열량섭취의 제한보다는 공복감과 만복감에 대한 신체의 인식력을 강조함으로써 환자로 하여금 자기-신뢰감을 가지도록 한다.

폭식장애 환자의 또 하나의 문제점은 체중관리, 혹은 목표체중의 달성이다. 우선 안정된 식품섭취 패턴이 수립된 후에 체중목표에 대해서 환자와 논의해야 한다. 많은 연구에서 폭식장애 환자에게는 체중감량 보다는 체중유지나 체중증가 방지가 장기적으로 더 긍정적인 효과를 가져온다고 보고되고 있다. 폭식하고저 하는 욕구를 감소시키기 위해서 영양치료, 심리치료와 약물치료를 병합한 치료법이 최근 폭식과 비만을 위한 효과적인 치료법으로서 시도되고 있다.

**| 표 11.11 |** 폭식장애의 진단기준

| | |
|---|---|
| A | 폭식이 계속해서 재발되며 다음의 2가지 특징을 함께 나타낸다.<br>· 일정기간(2시간 이내) 동안에 대부분의 사람들이 유사한 환경에서 유사한 기간 동안에 먹는 양보다 훨씬 많이 먹는다.<br>· 폭식을 하는 동안에 자제력을 상실한다.<br>(먹는 것을 중단할 수 없거나, 무엇을 얼마나 먹어야 하는지를 스스로 통제할 수 없다.) |
| B | 폭식행위는 다음 중 3가지 혹은 그 이상과 관련이 있다.<br>· 보통보다 너무 빨리 많이 먹는다.<br>· 배가 불러서 거북해질 때까지 먹는다.<br>· 신체적으로 공복감이 없어도 많은 양의 음식을 먹는다.<br>· 과식 후 자신을 혐오하고 우울증과 죄책감을 가진다. |
| C | 폭식으로 인해서 몹시 괴로워한다. |
| D | 폭식은 평균적으로 6개월 동안에 적어도 주 2일간 발생한다. |
| E | 폭식후 부적절한 보상행위(예, 제거, 금식, 과도한 운동)를 정규적으로 하지 않으며, 신경성 식욕부진이나 신경성 대식증이 나타나는 동안에는 폭식이 발생하지 않는다. |

자료 : 참고문헌 8

**| 식사계획 |** 식사계획은 신체적, 생리적, 심리적 만족을 위해서 하루에 1,500 kcal, 혹은 그 이상이 바람직하며 엄격한 식사제한은 피해야 한다. 이때 규칙적인 운동을 함께 실시함으로써 에너지 대사율과 자존감을 높일 수 있다.

식사일기는 실제 식품 섭취량, 공복감과 만복감의 정도, 음식에 대한 환자의 감정 등을 환자가 스스로 인식할 수 있게 되어 식행동 수정에 도움이 된다.

## 참고문헌 ●●●


1. 보건복지부 질병관리부. 국민건강영양조사 제3기(2005) : 검진조사, 2006.
2. 보건복지부, 한국보건사회연구원. 국민건강영양조사 제3기(2005) : 아동 및 청소년의 건강수준 및 보건의식행태, 2006.
3. 이경혜, 황권증, 허은실. 창원시 일부 초등학교 고학년의 비만도에 따른 체형인식도, 식습관, 식행동 및 영양섭취상태에 관한 비교연구. 대한지역사회영양학회지 6(4) : 577-591, 2001.
4. 홍영미, 문경래, 서정완 외 13인. 소아비만의 진단과 치료지침. 소아과 42:1338-1365, 1999.
5. 홍은경, 박영선, 신영선, 박혜순. 일부 도시 여중·고생들의 신체상에 대한 인지와 체중조절 행태. 가정의학회지 16권 11호 별책, 1995년 추계학술대회 특집호, p.201, 1995.
6. American Academy of Pediatrics. Policy Statement : Prevention of pediatric overweight and obesity. Pediatrics 112:424-428, 2003.
7. American Dietetic Association. Manual of Clincal Dietetics, 6th ed, 2000.
8. American Psychiatric Association. Diagnostic and statistical manual for mental disorders(4th ed, text revision). APA Press : Washington DC : 2000.
9. American Psychiatric Association. Practice guidelines for the treatment of patients with eating disorders. Am J Psych 157(suppl):1-39, 2000.
10. Barlow SE and Dietz WH. Obesity evaluation and treatment : Expert Committee recommendations. Pediatrics 102:29-40, 1998.
11. Becker AE, Grinspoon SK, Klibanski A, Herzog DB. Eating disorders. N Eng J Med 340:1092-1098, 1999.
12. Dietz WH. Health consequences of obesity in youth : Childhood predictors of adult disease. Pediatrics 101:518-525, 1998.

13. Epstein LH, Myers MD, Raynor HA, Saelens BE. Treatment of pediatric obesity. Pediatrics 101:554-570, 1998.
14. Gable S, Chang Y, Krull JL. Television watching and frequency of family meals are predictive of overweight onset and persistence in a national sample of school-aged children. J Am Diet Assoc 107:53-61, 2007.
15. Himes JH and Dietz WH. Guidelines for overweight in adolescent preventive services : recommendations from an expert committee. Am J Clin Nutr 59:307-316, 1994.
16. Katzman DK, Zipursky RB. Adolecents with anorexia nervosa : the impact of the disorder on bones and brains. Ann New York Acad Sci 817:127-137, 1997.
17. Kaye WH, Weltzin TE, Hsu G, et al. Amount of calories retained after binge eating and vomiting. Am J Psychiary 150:969-971, 1993.
18. Mahan KL, Escott-Stump S. Krause's Food, Nutrition, & Diet Therapy, 11th ed, W.B. Saunders Co, 2003,
19. Position of the American Dietetic Association : Nutrition intervention in the treatment of anorexia nervosa, bulimia nervosa, and eating disorders not otherwise specified(EDNOS). J Am Diet Assoc 101:810-819, 2001.
20. Samour PQ, King K(eds). Handbook of Pediatric Nutrition, 3rd ed, Jones and Barlett Pub, 2006.
21. Striegel-Moore RH. Risk factors for eating disorders. Ann New York Acad Sci 817:98-108, 1997.
22. Walker WA, Watkins JB, Duggan C. Nutrition in Pediatrics. 3rd ed, BC Decker Inc, 2003.
23. Weiss R, Dziura J, Burgert TS, et al. Obesity and metabolic syndrome in children and adolescents. N Eng J Med 350:2362-74, 2004.
24. Williams CL, Campanaro LA, Squillace M, Bollella M. Management of childhood obesity in pediatric practice. Ann N Y Acad Sci 817:225-240, 1997.
25. Williams CP(ed). Pediatric Manual of Clinical Dietetics, ADA, 1998.
26. Woolsey MM. Eating Disorders : A Clinical Guide to Counselling and Treatment. Am Diet Assoc, 2002.

CHAPTER_12 | Cancer

# 12 암

1. 주요 소아기 암 | 2. 기타 소아기 암
3. 영양결핍증 | 4. 암악액질-관련 대사적 변화
5. 의학영양치료

암(cancer)은 신체에 엄청난 피해를 주는 세포 질환이다. 세포가 끊임없이 증식하여 형성된 덩어리를 종양(tumors)이라 하며, 일명 신생물(neoplasm)이라 부른다. 암은 주변 조직을 침습하여 파괴시키고 신체의 원격 부위로 전이하는 특성을 가진 종양이며 이를 악성종양(malignant tumors)이라 한다. 최근 수년간 암은 한국인 사망원인 중에서 1위를 차지하고 있다. 2005년 우리나라 소아 및 청소년(0~19세)의 사망원인 중에서 암(악성 신생물)은 출생전후기에 기원한 특정병태, 선천성 기형과 변형 및 염색체이상에 이어서 3위를 차지하였다.

암은 복사하고 있는(replicating) 세포에서 발생하기 때문에 소아와 성인에서의 암의 패턴은 아주 다르다. 소아기에는 뇌, 신경계통, 뼈, 근육, 결합조직 등이 아직 성장하고 있는 중이기 때문에 성인에 비해서 이러한 조직들에서 암 병변이 더 흔하게 발생한다.

## 1 주요 소아기 암

소아에서 흔히 진단되는 암으로는 백혈병, 중추신경계의 종양, 림프종을 들 수 있다.

## 1.1 백혈병

백혈병(leukemia)은 골수와 혈액의 암이며 골수성(myeloid) 백혈병과 림프구성(lymphocytic) 백혈병으로 분류된다. 각각은 또한 급성과 만성으로 분류될 수 있다. 소아기의 가장 흔한 암은 급성 림프구성 백혈병(acute lymphocytic leukemia : ALL)이며 백혈병의 75%를 차지한다. 소아에서 ALL의 유병률은 급성 골수성 백혈병(acute myeloid leukemia: AML) 보다 4배나 높다. 그러나 AML은 백혈병으로 인한 소아 사망률의 30% 이상을 차지한다. 만성 골수성 백혈병은 소아에서는 매우 드물게 나타나며 거의 전적으로 노인에서 나타난다.

### 위험요인

급성 백혈병은 다운(Down)증후군, 신경섬유종증(neurofibromatosis) 1형, 블루움(Bloom)증후군, 혈관확장성 운동실조증(ataxia telangiectasia), Fanconi's 빈혈, 랑겔한스 세포 조직구증(Langerhans cell hystocytosis) 등의 유전적 요인을 가진 소아들에서 다른 소아들보다 더 많이 발생한다. 소아기와 청소년기에 암치료를 위해서 사용되는 일부 항암제제는 성인기의 AML 발생과 관련이 있다.

### 치료

현재 급성 백혈병을 위한 치료 전략은 도입요법(induction therapy)와 관해후요법(post-remission therapy)의 2부분으로 구성된다. 도입요법은 여러 가지 항암제를 복합적으로 사용하는 용량-증강 화학요법으로 구성된다. 관해후요법은 골수이식을 포함하며, 대체로 전신 방사선 조사와 고용량의 화학요법이 사용된다.

ALL의 치료에는 대개 2.5년 내지 3년이 소요되며 생존율은 거의 80%에 달한다. 한편 AML의 치료는 공격적이며 1년이 소요된다. 대부분의 AML 환자는 형제자매가 있는 경우에 골수이식을 시행하게 된다. 그러나 이식이 불가능한 경우에는 공격적인 화학요법을 시행하게 되며, 이로 인한 부작용이 매우 심각하며 장기간동안 입원치료가 필요하다. 1세에서 9세까지의 소아들중에서 AML의 생존율은 50%에 불과하여 ALL의 경우(80%)보다 매우 낮다.

CML(chronic myeloid leukemia)은 무한정하게 경구 항암제제로 치료할 수 있다. 그러나 유일한 완치법은 골수이식이며 골수이식을 받은 CML 소아의 생존율은 낮다.

## 1.2 중추신경계 종양

중추신경계 종양은 소아에서 두 번째로 흔한 암이며 원발성 두개내 종양(primary intracranial tumor)와 척수축 종양(spinal axis tumor)으로 분류된다. 수모세포종(medulloblastoma), 망막모세포종(retinoblastoma), 수막종(meningioma) 등은 중추신경계 종양에 속한다. 중추신경계 종양은 아직 검색하는 방법이 없다. 증상으로는 질병 발생시 구토나 메스꺼움이 나타나고, 시력의 돌연한 변화, 언어, 기억력, 균형 등의 변화가 나타난다.

### 위험요인

신경섬유종증, Li-Fraumeni 증후군, 결절성 경화증(tuberous sclerosis), Turcot's 증후군, von Hippel-Lindau 병 등의 희귀질환들은 뇌종양 발생의 위험도를 증가시킨다.

### 치료

뇌종양으로의 접근이 가능하고 절제할 수 있을때 수술은 뇌종양의 1차적 치료법이다. 그리고 3세 이상의 소아에서는 방사선요법이 보조요법으로 사용될 수 있다. 그러나 뇌나 척수축의 방산선치료는 후에 신경내분비 기능부전, 백내장, 치아 문제, 경미하거나 중등도의 학습장애를 포함한 지능 저하, 집중력의 변화 등을 초래할 수 있다.

한편 종양의 위치 때문에 수술이 불가능한 경우, 소아의 연령이 너무 어려서 방사선요법을 사용할 수 없을때, 수술로 제거하지 못한 악성 종양을 파괴하려고 할때 등에서는 화학요법이 사용될 수 있다. 때로는 수술과 방사선요법, 화학요법의 세가지 치료법을 모두 사용하기도 한다. 중추신경계 종양은 소아기의 모든 암 중에서 가장 사망률이 높다.

## 1.3 림프종

림프종(lymphoma)은 림프계 질환으로서 모든 연령에서 발생한다. 림프계는 전신에 퍼져있기 때문에 림프종-유사 백혈병(lymphoma-like leukemia)은 발병시 전신성 질환으로 간주된다. 림프종은 호즈킨(Hodgkin's) 림프종과 비호즈킨(non-Hodgkin's) 림프종을 포함해서 소아에서 3번째로 가장 흔한 암이며 남아가 여아보다 발병률이 2배 높다.

비호즈킨 림프종을 가진 소아와 청소년은 치료시 70%는 적어도 5년간 생존한다. 그러나 생존 성과는 진단시 종양의 확산 정도 및 절제 가능성 여부에 따라서 다르다.

#### 위험요인

아직까지 입증된 림프종의 위험요인은 없으나 가족 중 1인 이상에서 호즈킨 림프종이 발병되는 경우가 보고되고 있다.

#### 치료

비호즈킨 림프종의 치료는 일반적으로 복합화학요법을 사용하며, 호즈킨 림프종의 경우보다 더 공격적이고 치료기간이 더 길며, 더 많은 입원을 요한다.

호즈킨 림프종의 치료는 외래에서 시행되는 화학요법이며, 대개 4~8개월간 계속한다. 방사선요법도 사용될 수 있으나 성인보다 강도가 훨씬 약하다. 소아나 청소년기에 가슴에 방사선을 조사했던 여성에서 유방암 발병률이 증가하기 때문이다.

## 2 기타 소아기 암

신경모세포종, 윌름종양, 골 및 연조직의 육종 등은 소아기와 청소년기에만 발생하므로 소아기 암으로 간주되고 있다. 이러한 악성 충실성 종양(solid tumors)들은 백혈병, 뇌종양, 림프종 만큼 소아에서 흔하지는 않다.

### 2.1 신경모세포종

신경모세포종(neuroblastoma)은 영유아기의 암으로서 증례의 2/3가 5세 이하에서 진단된다. 15세 미만의 암 환자중에서 약 7.5%가 신경모세포종을 가진다. 신경모세포종은 교감신경계와 연관되어 있으며 부신수질 내에서, 혹은 척수를 따라서 발생한다. 매우 드믈지만 산전 초음파에서 신경모세포종이 보일 수 있다. 이 경우 만약 영아가 종양으로 인한 고통을 보이면 출생직후에 화학요법을 시작해야 한다.

#### 검색과 위험요인

신경모세포종이 의심되는 경우에는 10 ml의 소변에서 특수 카테콜라민 검사를 시행한다. 그러나 이 검사는 가성-양성 반응이 나타날 수 있고 비용이 많기 들기 때문에 실용적이지 못하다. 신경모세포종의 위험요인은 알려져 있지 않다.

### 치료

1세 미만의 영아는 종양의 크기에 관계없이 예후가 매우 양호하다. 소아 종양전문의로부터 자주 진찰 받는 것 이외에는 별다른 치료가 불필요하다. 영아(<1세)에서는 신경모세포종 종양세포가 자발적 퇴행(spontaneous regression)을 겪어서 1년 이내에 악성 세포가 정상 세포로 성숙한다. 이러한 영아에서 만약 종양의 크기가 아이를 괴롭히지 않는다면 치료가 불필요하다. 만약 종양의 크기가 정상적인 장기기능을 방해한다면(예, 복부 종양이 횡격막을 누르거나, 폐확장을 억제하는 경우) 종양의 크기를 줄이기 위해서 화학요법이 사용될 수 있다. 그러나 1세 이상의 소아중에서 진단시 이미 질병이 진행된 경우에는 예후가 불량하며 수술, 방사선, 화학요법, 자가모세포이식 등 광범위하고 공격적인 치료를 요한다. 진행된 신경모세포종을 가진 1세 이상의 소아에서 20% 만이 2년간 무병 생존한다.

## 2.2 윌름종양

윌름종양(Wilm's tumor)는 일명 신모세포종(nephroblastoma)이라 하며 신경모세포종과 같이 소아에서 특히 발병된다. 윌림종양은 일종의 신장암으로서 치유율이 매우 높고, 진단 후 4년간 생존율은 90% 이상이다. 윌름종양은 5세 미만의 소아에서 가장 많이 발생하며 그 이후에는 발병률이 현저하게 감소한다.

윌름종양을 검색하는 특정 방법은 없으나 혈뇨가 나타나면 정밀검사를 해야 한다. 윌름종양의 가장 분명한 증거는 복부 융기이며 이는 시각적 관찰과 평가로 파악될 수 있다.

### 치료

윌름종양의 치료에서는 병든 신장을 제거하기 전후에 화학요법을 사용하며 방사선요법도 사용될 수 있다. 만약에 양쪽 신장에 모두 종양이 있다면 수술전에 종양의 크기를 가능한 한 작게 줄이기 위해서 더욱더 공격적인 화학요법이 이용된다. 이러한 치료법으로 신장기능을 가능한 한 많이 보존할 수 있다. 전반적으로 윌름종양의 생존율은 90% 이상이다.

## 2.3 뼈와 연조직의 종양

골원성 육종(osteogenic sarcoma)이나 유잉육종(Ewing's sarcoma) 등의 골종양은 다른 연령층보다 청소년에서 더 많이 발견된다. 그러나 간혹 사춘기 이전에도 발병할 수 있으며 25세 이상에서는 거의 볼 수 없다. 골원성 육종은 소아기 암의 5%를 차지하며, 유잉종양은 뼈와 연조직에서 생길 수 있으며 소아암의 4%를 차지한다. 이 두가지 종양에서 종양이 국소적으로 제한되어 있거나 완전히 절제할 수 있는 종양인 경우에는 예후가 양호하다. 그러나 진단 당시에 이미 전이성 질환을 가진 경우에 생존 가능성은 20~30%에 불과하다. 골원성 육종이나 유잉종양을 가진 환자들 중에서 20%는 이미 진단 당시에 전이 증거를 보인다.

횡문근육종(rhabdomyosarcoma)은 연조직 종양이며 골격근에서 유래되며 14세 이하 소아암의 4%를 차지하며 15세와 19세 사이의 청소년에서는 모든 암에서 단지 2%에 불과하다. 생존율은 진단 당시에 종양이 얼마나 퍼졌는지에 달려있으며, 종양이 국소적으로 존재하는 경우 70% 완치율을 보인다. 그러나 종양이 전이된 경우에 생존율은 30%에 불과하다.

뼈와 연조직의 종양은 신체의 여러곳에서 생길 수 있기 때문에 초음파, CT, 골스캐닝(bone scanning) 등 철저한 방사선 검사가 필요하며 골수생검이 시행되기도 한다.

### 치료

골종양과 연조직 종양의 치료에는 여러 가지 화학요법 약물들을 복합적으로 사용하며 여러주기에 걸쳐서 반복적으로 시행한다. 치료는 대개 1년간 계속되며 치료의 복잡성과 구토, 메스꺼움, 탈수증 등의 부작용 때문에 대개 입원치료가 필요하다. 수술도 또한 중요한 치료의 일종이나 수회에 걸친 화학요법으로 종양의 크기가 줄어든 다음에 시행된다. 왜냐하면 종양을 완전히 절제하는 것이 전반적 치료 성과에서 매우 중요하기 때문이다. 연조직 종양에서는 방사선도 이용되지만 원발성 육종에서는 사용되지 않는다.

## 소아기 암 치료시 고려할 점

### 다영역의 팀

소아기 암환자를 치료하는데 있어서 종양전문의, 외과의, 병리전문의, 방사선과전문의, 영양사, 간호사, 사회사업가, 물리치료사, 언어치료사, 작업치료사 등으로 구성된 다영역의 치료팀이 바람직하다.

### 가족-중심의 간호

가족-중심의 간호에서는 다영역의 팀에 가족원을 포함시키고 환아의 치료를 계획하고 실시하는데 있어서 가족의 의견을 존중한다. 특히 암환아의 고식적 치료에서는 가족-중심의 간호가 강조된다.

### 발달 단계

소아를 치료하는 의료진은 소아의 발달 단계에 대해서 잘 알고 있어야 하며 암 치료가 환아의 발달에 어떠한 영향을 미치는지를 이해해야 한다. 암으로 인한 신체적 스트레스와 항암요법은 환아의 발달에 영향을 줄 수 있다. 장기간의 입원, 항암 치료, 치료로 인한 합병증 등은 아이의 발육지연을 초래하고 아이가 초기의 발달단계로 퇴보할 수도 있다. 직원들은 환아와 자주 접촉함으로써 아이의 발달에 긍정적인 영향을 줄 수 있다.

### 약물의 용량

화학요법과 방사선요법의 용량은 소아의 체표면적에 적합하도록 주의깊게 모니터해야 한다. 소아의 연령이 어릴수록 신장과 간 기능이 미숙하므로 강력한 항암치료제의 대사와 배설이 성인 환자의 경우와는 매우 다르다. 약물을 소아에게 투여할 때 용량에 대한 오차의 한계가 좁기 때문에 경미한 오차도 엄청난 결과를 초래할 수 있다.

### 체내 장치

피하로 이식한 혈관통로 장치나 터널식 외부 다수루멘 정맥카테터(tunneled external multilumen intravenous catheter)는 소아기 암 치료에 흔히 사용되는 장치들이다. 말초적으로 삽입한 임시 정맥 카테터보다 중심정맥 통로를 이용하는 것이 고통스러운 주사바늘 찌르기 횟수를 줄이고, 치료로 인한 충격을 덜 받고, 항암제가 주변 조직으로 새어나갈 위험도를 감소시킨다. 중심정맥 통로의 가장 흔한 합병증은 감염이다.

## 3 영양결핍증

암 환아에서는 단백질-칼로리 영양결핍증(protein-calorie malnutrition)이 매우 흔하다. 이들에서 단백질-칼로리 영양결핍증의 유병률은 새로 진단된 백혈병의 경우에 6%에서부터 신경모세포종 4기에는 50%나 된다고 보고되고 있다.

암이 이미 진행되어 집중적 초기치료를 받는 환자, 암이 재발된 환자, 항암치료에 효과를 보이지 않는 환자 등에서 단백질-칼로리 영양결핍증이 가장 유발되기 쉽다. 더욱이 암으로 인한 복부 대수술, 방사선치료(머리, 목, 식도, 복부, 골반), 집중적이고, 빈번한 (≤ 3주 간격) 화학요법 등 일부 항암치료는 영양결핍증의 유발을 촉진한다. 통증, 열, 잦은 감염 등은 식욕을 감퇴시키고 에너지 요구량을 증가시킨다.

골수, 소화관 면역체계 등은 영양결핍증의 영향을 가장 쉽게 받을 뿐만 아니라 항암치료에 대해서도 가장 민감하다. 암 환아의 영양결핍증은 화학요법이나 방사선요법에 대한 불내증을 초래할 뿐만 아니라 국소적, 전신적 감염을 초래할 수 있다. 따라서 암 환아에서 영양결핍증의 예방과 치료는 장기 기능의 극대화를 위해서 매우 중요하다.

암 환아에서는 암 자체의 영향과 특수 치료의 영향, 그리고 심리적 요인으로 인해서 에너지 섭취 부족, 에너지 요구량 증가, 흡수불량 등이 초래되어 결과적으로 단백질-칼로리 영양결핍증이 유발된다.

### 3.1 암 자체의 영향

악성종양을 가진 환자들은 흔히 암악액질(cancer cachexia)를 유발한다. 악액질은 식욕부진, 조기 만복감, 체중감소, 성장부진, 신체 허약 등을 나타내는 증후군이다. 암-관련 악액질을 유발하는 요인으로는 악성질환의 진행, 약물, 식품 혐오감, 흡수불량, 구토, 점막염, 설사, 에너지 소비량 증가 등을 들 수 있다. 악성종양의 악액질은 에너지 섭취량을 감소시키고 흡수불량을 초래하며 영양소 대사의 변화를 초래함으로써 영양결핍증을 초래한다.

### 3.2 특수 치료

암 환자에서 영양결핍증의 2차적 원인은 항암치료의 부작용이다. 수술, 화학요법, 방사선요법의 3대 치료법은 환자의 영양상태에 심각한 악영향을 줄 수 있다.

## 화학요법

화학요법은 악성세포는 물론 정상세포에서도 세포분열의 핵심단계를 억제하며 구강 점막이나 소화관 상피세포 등 신속하게 분열하는 세포들이 영향을 받는다. 이로 인해서 소화관 기능이 변화하는 정도는 약물의 종류와 용량, 치료 기간, 대사율, 소아의 감수성 등에 따라서 다르다. 화학요법과 관련된 영양 문제들로는 메스꺼움, 구토, 설사, 미각장애, 점막염, 식도염, 구강건조증(xerostomia), 식욕부진 등을 들 수 있다.

메스꺼움과 구토는 정상적인 구강섭취를 방해하는 가장 흔한 문제들이다. 이러한 증상들은 약물을 투여할 때 중추신경계에 직접 영향을 미침으로써 초래된다. 화학요법으로 초래된 구토는 체중감소, 탈수, 수분 및 전해질 불균형, 대사성 알카리증 등을 초래할 수 있다.

미각장애(dysgeusia)는 구토나 메스꺼움보다 훨씬 더 오랫동안 지속되며 장기간동안 식욕부진을 초래할 수 있다. 더욱이 소아들은 식품 혐오증을 갖게 되어 식사섭취가 더 제한된다.

점막염(mucositis)은 주요 소화관 합병증으로서 대개 방사선요법을 병행할 때 발생한다. 점막염은 소화관의 어느 부위던지 영향을 줄 수 있으며 궤양형성, 출혈, 흡수불량증 등을 초래할 수 있다. 화학요법으로 유도된 호중구감소증(neutropenia)은 상기한 합병증을 악화시킨다. 그러나 소화관 점막의 재생속도는 매우 신속하므로 화학요법으로 인한 점막염은 대개 일시적이다.

일부 화학요법과 항생제는 흡수불량증과 장내 세균총의 변화를 초래하여 체중감소와 난치성 설사를 유발한다. 빈크리스틴(vincristine)이나 마약 사용, 혹은 활동부족 등으로 생긴 변비는 복부 불편감과 식욕부진을 초래할 수 있다.

## 방사선요법

방사선요법의 부작용은 급성적으로 생길 수 있으나 치료를 마친 후에 만성적으로 진행될 수도 있다(표 12.1). 방사선요법의 부작용과 심각도는 다음의 여러 가지 요인에 따라서 다양하다.

- 조사하는 신체의 부위
- 투여한 방사선의 용량, 분할, 시간, 조사면적

| 표 12.1 | 소아 환자에서 방사선요법의 영향

| 치료 부위 | 영 향 | |
|---|---|---|
| 머리와 목 | · 메스꺼움, 구토<br>· 맛과 냄새의 변화<br>· 타액 분비 감소 : 진하고 끈적이는 점액<br>· 턱 운동 감소 | · 점막염, 식도염<br>· 발달중인 치아의 손상 |
| 흉부 | · 인두와 식도의 염증과 세포 손상 | · 인후통, 연하곤란증 |
| 복부, 골반 | · 메스꺼움, 구토, 설사<br>· 수분 및 전해질 불균형 | · 궤양 형성, 대장염, 흡수불량증 |
| 전신 | · 구토, 메스꺼움, 설사<br>· 점막염, 식도염, 식욕부진, 맛과 타액분비 감소<br>· 성장과 발달 지연 | |

자료 : 참고문헌 12

- 수술, 화학요법 등 다른 항암치료의 동시 사용
- 환아의 초기 영양상태

### 수술

종양을 수술로 제거하면 수일간 구강 섭취가 불량하게 되며, 수술 부위에 따라서 영양소의 섭취와 흡수가 현저하게 감소한다. 머리와 목 수술은 저작 및 연하 곤란을 초래할 수 있다. 소장의 상당부분을 절제하면 비타민과 지방의 흡수불량, 수분 및 전해질 불균형 등을 초래할 수 있다.

## 3.3 심리적 요인

우울증이나 초조감 같은 심리적 요인도 영양결핍증을 유발하는 요인이 될 수 있다. 질병, 치료, 그리고 이러한 것들이 가족에 미치는 영향 등은 환아의 행동에 영향을 줄 수 있고 우울증-관련 식욕부진을 초래할 수 있다. 초조한 부모들이 환아의 식사섭취를 지나치게 염려하면 아이는 음식에 대해서 초조하게 되어 자칫 영양결핍증을 초래할 수 있다.

# 4 암악액질과 대사적 변화

암을 비롯한 만성질환(심부전, 신부전, 자가면역결핍증 등)에서 유발되는 악액질(cachexia)은 희랍어의 kakos(나쁜)와 hexis(상태)에서 유래되었으며, 식욕부진, 골격근과 지방조직의 소실로 인한 지속적인 체중감소, 에너지 대사장애와 영양결핍증 등이 특징적이다. 암악액질은 암 환자의 50% 이상에서 관찰되며 환자의 삶의 질 저하, 항암치료의 효과 감소, 수명단축 등을 초래하고 20%의 경우 직접적인 사망원인이 되기도 한다.

암 환자에서 악액질의 유발요인과 병태기전은 아직 확립되지 않았으나 암세포와 환자의 염증 및 면역관련 세포들에서 사이토카인(cytokines)들이 관여한다고 알려져 있다. 암 환자에서 초래되는 삼대 영양소의 대사적 변화는 표 12.2에 요약되었다.

## 4.1 식욕부진

식욕은 시상하부(hypothalamus)의 궁상핵(arcuate nucleus)에 의해서 조절된다. 이들 신경세포중 신경펩타이드(neuropeptide) Y를 생성하고 분비하는 신호전달 과정은 식욕을 증진시킨다(orexigenic). 반면에 프로오피오멜라노콜틴(pro-opiomelanocortin)을 생성하며 멜라닌세포 자극호르몬(melanocyte stimulating hormone : MSH)을 분비하는 신호전달 과정은 식욕을 억제한다(anorexigenic). 렙틴(leptin)은 비만유전자(obese 또는 ob gene)에 의해서 생성되어 지방세포(adipocyte)에서 분비되는 호르몬

| 표 12.2 | 암악액질-관련 영양소 대사 이상

| 당 질 | 지 방 | 단백질 |
|---|---|---|
| · 아미노산과 유산으로부터 포도당신생 증가<br>· 포도당 분해와 유산 생성 증가<br>· 당내인성과 포도당 교체율 감소<br>· 인슐린 저항성 | · 지방분해 증가<br>· 지방합성 감소<br>· 지단백 리파제의 활동저하<br>· 중성지방 상승<br>· 고밀도 지단백 감소<br>· 혈장에서 글리세롤 청소율 감소 | · 근육이화 증가<br>· 전신 단백질 교체율 증가<br>· 간에서 급성기 단백질 합성증가<br>· 근육 단백질 합성 감소<br>· 음의 질소 균형 |

자료 : 참고문헌 4

으로서 신경펩타이드 Y 신호전달 과정을 억제하는 반면에 MSH 신호전달 과정을 촉진함으로써 식욕을 저하시켜서 섭식을 억제한다. 상기한 식욕조절 신경세포 세포막에는 렙틴뿐만 아니라 TNF(tumor necrosis factor)-$\alpha$, 인터루킨(interleukin)-1과 6, 인터페론(interferon)-$\gamma$ 등 사이토카인들의 수용체가 있다. 악액질 환자들에서는 이들 사이토카인들이 수용체에 결합하여 혈중 렙틴 농도가 저하됨에도 불구하고 식욕을 촉진할 수가 없다. 악액질 환자의 50%에서만 식욕부진이 동반되기 때문에 식욕부진이 암 환자들의 체중감소의 여러 가지 요인중 하나이긴 하지만 절대적인 요인은 아니다.

## 4.2 당질 대사의 이상

종양세포들은 포도당을 주에너지원으로 사용한다. 종양세포들은 모세혈관으로부터 떨어져 있어서 충분한 산소 공급을 받지 못할 뿐만 아니라 종양세포들 내의 미토콘드리아 수가 정상 세포들에 비해서 적다. 이와같은 이유로 종양세포들은 포도당을 $CO_2$로 완전히 산화시키지 못하고 유산(lactic acid)으로 분해하므로, ATP 생성이 매우 비효율적이다. 왜냐하면 포도당이 호기성 상태에서 완전히 분해되면 30~32개의 ATP를 생성하지만 혐기성 상태에서는 단지 2개의 ATP만을 생성하기 때문이다. 따라서 종양세포는 ATP를 생성하기 위해서 정상세포보다 훨씬 더 많은 포도당을 필요로 하며 이렇게 생성된 유산은 간세포에서 다시 포도당으로 재합성되는 코리 회로(Cori cycle)가 활성화된다. 이 과정에서 포도당이 유산으로 분해될 때 2개의 ATP(adenosine triphosphate)가 생성되지만 유산이 포도당으로 재합성될 때 6개의 ATP가 소비되므로 종양세포의 포도당 대사는 매우 비효율적이며 소모적("futile")인 과정을 초래한다(그림 12.1).

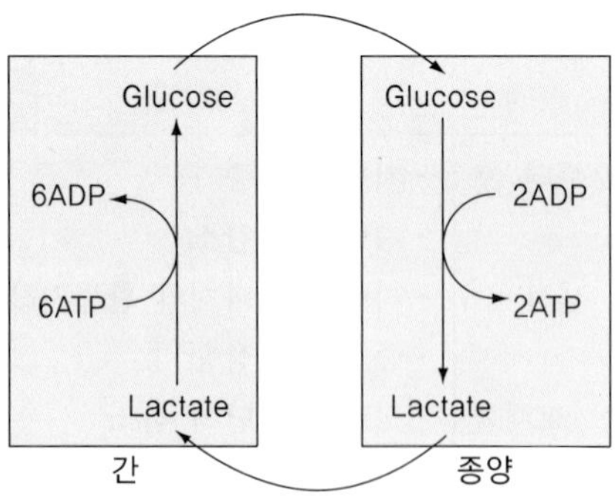


자료 : 참고문헌 4

| 그림 12.1 | 간과 종양간의 코리회로

암 환자에서는 상기한 여러 종류의 사이토카인들이 정상적인 인슐린 작용을 방해하여 인슐린 저항성(insulin resistance)이 유발된다. 그 결과, 인슐린 표적세포인 간과 골격근 내로 포도당 유입이 감소되어 글리코겐 합성(glycogenesis)이 저하되는 반면에, 글리코겐분해(glycogenolysis)가 촉진된다. 또한 체지방과 근육단백질이 분해되어 에너지원으로 이용된다. 간에서는 체지방의 분해로 생성된 글리세롤과 근육단백질의 분해로 생성된 아미노산을 이용하여 포도당신생(gluconeogenesis)이 증가하여 종양세포와 뇌세포에 에너지원으로 공급된다. 지방세포에서는 인슐린 저항성 증가로 지방합성(lipogenesis)은 저하되고 저장된 지방이 분해되어 지방산을 유리하여 지방조직의 소모를 초래한다.

## 4.3 지질 대사의 이상

상기한 인슐린 저항성으로 지방세포내로의 포도당과 지단백 리파제(lipoprotein lipase)를 매개로 한 지방산 유입이 저하되어 지방(triglyceride)합성이 억제된다. 최근 암 환자에서 지방을 활성화시키는 물질들(lipid mobilizing factor : LMF)이 발견되었다. 이들 중에서 분자량이 약 43 kDa인 Zn-$\alpha$2-glycoprotein(ZAG)와 유사한 LMF은 cAMP를 매개로 호르몬-의존성 리파제(hormone-sensitive lipase)를 활성화하여 지방세포내에 저장된 지방의 분해를 촉진시켜서 지방조직의 소실을 초래한다. LMF는 견갑골 사이에 있는 갈색지방(brown fat)에서 산소 소비량을 증가시킨다. 정상적으로는 미토콘드리아에서 산소 소비량이 ATP 생성량과 비례한다. 더욱이 최근 갈색지방세포 이외에도 골격근 미토콘드리아 막에는 산소 소비를 증가시키고 상대적으로 ATP 생성을 감소시키는 단백질인 UCP(uncoupling protein)가 존재한다고 알려졌다. LMF는 UCP를 발현시키거나 활성화시켜서 이들 세포에서 ATP를 생성하기 보다는 지방을 산화시켜서 열발생을 촉진시킨다. 이와같은 이유로 암악액질 환자에서는 절식(stavation)때와는 반대로 에너지 대사율이 증가하며, 결과적으로 지방세포와 골격근의 소모를 초래하여 체중이 감소된다. TNF-$\alpha$도 LMF와 유사하게 UCP를 매개로 산소 소비의 증가를 동반한 체중감소를 초래한다고 알려져 있다.

### 4.4 단백질 대사의 이상

기아 상태에서는 주로 저장된 지방을 분해하여 에너지원으로 사용하기 때문에 지방조직의 소모가 특징적이다. 반면에 암악액질에서는 지방조직의 소모는 물론, 골격근 단백질의 현저한 소모가 동반되는 것이 기아상태와는 다른점이다. TNF-$\alpha$, IL-1, IL-6 등의 사이토카인과 단백질분해 유도인자(proteolysis-inducing factor : PIF)는 단백질 합성과정을 억제할 뿐만 아니라 단백질 이화과정과 세포사(apoptosis)를 유발한다. TNF-$\alpha$와 PIF는 NF-κB라는 유전자를 활성화 시켜서 유비퀴틴-의존적 경로(ubiquitin dependent pathway)를 통해서 골격근의 단백질을 아미노산으로 분해시키며, 결과적으로 근육단백질 조직의 소모로 체중이 감소된다. 상기한 사이토카인들은 간에 작용하여 CRP(C-reactive protein), fibrinogen 등 급성기 단백질(acute phase proteins)의 생성을 증가시킨다. 골격근 단백질의 분해로 생성된 아미노산 중 대부분은 간에서 급성기 단백질 합성에 이용되고, 일부는 포도당신생에 사용되며, 간에서 생성된 포도당은 뇌 등 다른 조직의 세포에서 에너지원으로 이용된다.

## 5 의학영양치료

소아기 암 환자를 위한 의학영양치료의 목표는

- 무지방조직을 보존하고
- 단백질-칼로리 영양결핍증과 대사이상을 치료・예방하며
- 성장과 발달을 도모하고
- 삶의 질을 극대화 하는데 있다.

### 5.1 영양검색

암 환자의 영양상태는 항암치료의 성과와 관련이 있기 때문에 영양위험도 환자를 속히 파악하여 적절한 영양관리를 시행해야 한다. 영양위험도 환자를 효율적으로 파악하기 위하여 병원에 입원하는 모든 소아암 환자들을 대상으로 철저한 영양검색을 실시하는 것이 바람직하다. 영양검색의 예가 표 12.3에 제시되었다.

**| 표 12.3 |** 암 환아 영양검색의 예

1. 위험요인
   ① 표준체중 : > 90% (0점)
   81~90% (2점)
   ≤ 80% (3점)
   ② 1개월내 체중감소율 : < 5% (0점)
   5~10% (2점) (영아는 1%)
   > 10% (3점)
   ③ 혈청 알부민(g/dl) : > 3.5 g/dl (0점)
   3.2~3.5 g/dl (1점)
   < 3.2 g/dl (2점)
   ④ 치료 및 부작용 : (각 2점)
   · 소화관 관련 수술
   · 소화관이나 중추신경계 방사선 치료
   · 골수 이식
   · 맹장염, 장폐색, 점막염 등의 소화관 문제
   · 방사선 장염과 덤핑증후군
   ⑤ 3일 혹은 그 이상동안 구강섭취량이 요구량의 50% 미만(2점)
   ⑥ 성장곡선의 변화 ; 성장 백분위수가 2단계 혹은 그이상 감소(연령별 신장, 연령별 체중, 신장별 체중) (2점)
   ⑦ 영양 고위험군의 암 진단명 (1점)
   · 윌름 종양(3, 4단계)
   · 신경모세포증(3, 4단계)
   · 전이성 충실성 종양
   · 비호즈킨 림프종(3, 4단계, 재발)
   · 급·만성 골수성 백혈병(신환, 재발)
   예후가 불량한 급성 림프구성 백혈병(고위험군과 재발)
   · 수모세포증 및 기타 종양
   ⑧ 영양 저위험군의 암 진단명 (0점)
   · 예후가 양호한 급성 림프구성 백혈병
   · 비전이성 충실성 종양
   · 유지 치료중인 완해기의 진행암

2. 위험도 판정
   ① 0~1점 : 저위험도
   ② 2~3점 : 중등도 위험도
   ③ 3+점 : 고위험도

자료 : 참고문헌 4

소아암 환자에서 영양결핍증이 쉽게 발견되지 않는 경우에 다음의 사항을 고려해야 한다.

- 급성 림프구성 백혈병의 소아는 신경모세포종 4기의 소아보다 영양결핍증의 징후를 보일 가능성이 낮다.
- 특히 영아나 유아에서 암의 전이로 간비종대(hepatosplenomegaly)를 보이는 경우에는 영양결핍증이 간과될 수 있다. 왜냐하면 간비종대는 소아에서 체중의 상당부분을 차지하기 때문이다.
- 영양고위험군으로 분류된 충실성 종양은 종양의 크기로 인한 부담, 간비종대, 혹은 복수 등으로 복부 장기가 눌려서 소아의 적절한 식사섭취를 방해할 수 있다.
- 신속한 성장기에 있는 영아기에 영양결핍증이 더 잘 유발된다.

## 5.2 영양판정

만약 영양검색에서 중등도나 고위험도를 보이는 경우에는 심도있는 영양판정을 실시해야 한다.

### 영양판정 자료

- 임상자료 : 진단명, 종양부위와 전이 여부, 항암치료 종류와 빈도, 부작용, 약물
- 신체계측 : 연령별 신장, 연령별 체중, 체중변화율, 신장별 체중, 피부주름두께
- 생화학 자료 : 전해질, 알부민, 프리알부민, 간효소
- 영양력 : 식욕, 식사섭취량, 식사와 관련된 신체적, 심리적, 인지적 변화, 식품불내증과 알러지, 특정식품에 대한 혐오감과 기호도 , 영양제, 급식기술, 소화관 증후(구토, 메스꺼움, 설사, 복통, 변비)
- 사회심리 자료 : 가족 상황, 가족의 지원

### 영양판정시 유의할 점

**| 신체계측 |** 연령별 신장이 5번째 백분위수 미만이면 만성적 단백질-칼로리 영양결핍증으로 인한 성장부전(growth stunt)을 의미할 수 있다. 그리고 적절한 수화상태에서 5% 이상의 체중감소율은 급성 단백질-칼로리 영양결핍증을 의미할 수 있다. 그러나 체중변화율이 하루에 2% 이상이면 수분 불균형을 의미한다(감소는 탈수증, 증가는 수분보

유). 한편 연령별 체중이 5번째 백분위수 미만이면 급성, 혹은 만성 단백질-칼로리 영양결핍증일 수 있다. 연령별 신장이 10번째 백분위수 미만이면서 신장별 체중이 5번째 백분위수 미만이면 급성 단백질-칼로리 영양결핍증을 의미할 수 있다(제2장 소아영양판정 참조).

소아나 청소년 중에서 골육종(osteosarcoma)이나 기타 골-관련 암으로 인해서 장골을 외과적으로 절단하는 경우가 있다. 이러한 환아들의 체중을 평가할때 절단한 신체부위에 대한 조정이 필요하다(표 12.4).

한편 환자가 부종이 있거나, 종양 덩어리가 매우 크거나, 화학요법시 수액을 과잉투여할 경우에는 환자의 체중은 영양상태를 적절하게 반영하지 못한다. 특히 커다란 복부 종양이 있는 환아에서 종양의 무게는 총 체중의 10% 이상을 차지할 수도 있다. 이 경우 피부주름두께와 상완둘레는 종양에 관계없이 영양상태를 반영하는 지표로서 유용하다. 그러나 스테로이드 약물은 지방 축적을 증가시켜서 피부주름두께 측정치가 증가할 수 있으며 소아가 부종이 있는 경우에는 피부주름두께 측정치가 부정확할 수 있다.

**| 식사섭취량 |** 평균 식사섭취량이 건강한 소아의 80% 미만이면 식사섭취가 저조한 것을 의미한다. 더욱이 설사가 생기면 비록 평균 섭취량이 80% 이상 일지라도 별 소용이 없다. 보호자가 기록한 식사일기를 검토할 때 환자가 식사 후에 구토를 했는지 여부를 확인하고 식사섭취량을 계산할 때 토한 음식에 대한 조정이 필요하다. 만약 식후 1시간 이내에 토했다면 계산에 포함시키지 않는다. 식후 1~2시간에 토했다면 섭취량의 1/2만 계산하며, 식후 3~4시간에 토했다면 섭취량을 전부 계산한다.

**| 생화학적 자료 |** 알부민, 트란스훼린, 프리알부민 등 내장단백질들은 영양상태 이외

**| 표 12.4 |** 총 체중에 대한 절단부위의 비율과 계산법

(성인 기준)

| 신체부위 | 총 체중(%) | 신체부위 | 총 체중(%) |
|---|---|---|---|
| 전체 팔 | 5.0 | 전체 다리 | 16 |
| 앞팔 | 2.3 | 무릎 이하 | 7.1 |
| 손 | 0.7 | 발 | 1.5 |

계산법 : 조정된 표준체중 = 표준체중 × [(100 − 절단부위 비율) ÷ 100]

조정된 표준체중 백분율(%) = $\frac{\text{현재 체중}}{\text{조정된 표준체중}} \times 100$

자료 : 참고문헌 9

의 다른 요인들(감염, 간질환, 신장질환, 수화상태, 대사적 스트레스 등)에 의해서 변화하기 때문에 영양상태를 적절하게 반영하지 못한다. 그리고 대부분의 항암제제는 골수를 억제하기 때문에 총 임파구수가 감소한다. 그러나 이러한 지표들을 주기적으로 관찰하는 것은 환아의 영양상태를 모니터하는데 도움이 된다.

## 5.3 영양요구량

### 에너지

암 환아의 에너지 요구량은 연령, 체중, 성별, 치료, 성장요구도 등을 기준으로 결정해야 한다.

**| 이중수분표시법을 이용한 총 에너지 소비량 산출법 |** 연령, 성별, 신장, 체중, 활동수준에 따른 총 에너지 소비량 산출법을 암 환아의 성장에 필요한 에너지 요구량을 산출하는 데 사용될 수 있다(제2장 표 2.9). 그러나 이 공식은 열, 패혈증, 대사적 스트레스 등 영양요구량에 영향을 주는 스트레스 요인들을 고려하지 않는 단점이 있다.

**| 휴식에너지 소비량을 이용한 산출법 |** 휴식 에너지 소비량에 활동 계수와 스트레스 계수를 더해서 에너지 요구량을 산출할 수 있다(제2장 표 2.10 참조)

**| 성장만회를 위한 요구량 산출법 |** 영양상태가 불량하거나 성장이 부진한 소아의 경우에는 성장만회(catch-up growth)를 위한 최소한의 에너지 요구량을 산출한다(제2장 표 2.11 참조). 다음 기준중에서 한가지라도 해당될 때 성장장애(failure to thrive)로 간주한다.

- 성장곡선 상에서 신장별 체중이 5번째 백분위수 미만인 경우
- 신장별 체중 백분위수가 평소보다 2단계 하락할 때
- 성장곡선상에서 체질량지수가 5번째 백분위수 미만일 때.

### 에너지 요구량 산출시 고려할 점

- 소아암 환자들은 신체활동의 부족에도 불구하고 암 치료나 치료의 부작용으로 인해서 에너지 요구량이 증가한다.
- 집중적 치료를 받는 환아는 일반적으로 평소보다 덜 활동적이므로 에너지 요구량이

감소한다. 그러나 스트레스와 활성형 감염이 있는 동안에는 에너지 요구량이 증가한다.

- 치료기간 동안에 환자가 성장 발달에 필요한 영양소를 충분히 공급받기 위해서 성장곡선 상에서 환자의 성장을 모니터해야 한다.

### 단백질

생후 5개월 까지는 단백질 영양섭취기준에서 충분섭취량을 사용하며 그 이후부터는 권장섭취량을 이용한다(제2장 표 2.8 참조). 한편 성장장애의 소아들에게는 성장만회를 위한 최소한의 단백질량을 공급해야 한다(제2장 표 2.11 참조).

암 환아들은 의학적 스트레스로 인해서 건강한 소아들보다 단백질 요구량이 증가한다. 혈청 프리알부민과 알부민 농도를 잘 모니터하여 동화작용을 위해서 요구량이 증가할 때 조정해야 한다.

### 지방

지방은 농축된 열량원이며 필수지방산을 공급한다. 신체가 지방을 에너지로 사용할 때 단백질이 열량원으로 사용되는 대신에 체단백 보수를 위해서 사용되므로 지방은 단백질 절약작용이 있다. 버터, 마가린, 마요네즈, 크림, 참기름 등을 식품에 첨가함으로써 열량섭취를 쉽게 증가할 수 있다.

### 수분

항암치료를 받는 동안에는 수분을 적절하게 섭취해야 한다. 수분 요구량은 체중에 따라서 다르다(제2장 표 2.13). 이밖에도 열, 소화관 손실, 신독성 약물 사용 등에서는 요구량이 증가하는 반면에, 핍뇨, 간신증후군, 수분과수화 상태 등에서는 요구량이 감소한다.

### 비타민과 무기질

소아암 환자들은 약간의 비타민과 무기질 부족이 생기기 쉽다. 그 이유는 흡수불량증과 식사섭취 감소, 소장의 방사선이나 외과적 손상, 만성 감염으로 인한 항생제 사용 등에 기인한다. 식사섭취가 불량한 경우에는 영양섭취기준을 충족시키기 위해서 비타민과 무기질 보충제를 사용하는 것이 바람직하다. 수혈을 자주 하는 소아는 철 과부하를 방지하기 위해서 철 보충제를 사용하지 말아야 한다.

## 5.4 영양공급 경로

### 경구섭취

음식은 강한 감정적, 상징적 의미를 가지기 때문에 정성스럽게 만든 음식을 환아에게 권할 때 부모의 애틋한 사랑과 관심도 함께 전달된다. 뿐만 아니라 음식은 환아가 거부하거나 수용할 수 있는 대상이므로 환아에게 통제감을 갖게 함으로써 자기만족감을 줄 수 있기 때문에 가능하면 입으로 먹도록 격려해야 한다. 열량과 영양소의 섭취를 증가시키기 위해서 영양강화제(modules)를 사용할 수 있다(표 12.5). 식품의 영양소 밀도를 증가시키기 위한 방안이 표 12.6에 제시되었다.

항암치료를 받는 동안과 그 후에 흔히 생기는 각종 부작용들을 관리하기 위한 방안은 다음과 같다.

### 식욕부진

- 영양소 밀도가 높은 음식을 소량씩 자주 공급한다.
- 당질이나 단백질 강화제(modules)를 식품에 첨가한다(표 12.6).
- 부드럽고 촉촉한 음식을 공급한다.
- 음식의 맛을 증진하고 식탁을 색스럽게 꾸미며, 다양한 색과 질감의 음식을 제공하는 등 쾌적한 식사시간 분위기를 조성한다.
- 고섬유소 음식은 조기만복감을 초래하고 에너지 함량이 낮으므로 가급적 제한한다.

### 메스꺼움과 구토

- 고당질 식품과 액체(크래커, 토스트, 젤로, 시지 않은 음료)를 시도한다.

| 표 12.5 | 영양강화제(Modules)

| 단백질 | 당질 | 지방 |
|---|---|---|
| Casec(Novartis)<br>무지방 분말우유<br>ProMod(Ross)<br>Resource Beneprotein (Novatris) | Moducal(Novatris)<br>Polycose(Ross)<br>Resource Benecalorie (Novatis) | Microlipid(Novatris)<br>MCT 기름(Novatris)<br>식물성 기름(LCT) |

자료 : 참고문헌 4

| 표 12.6 | 영양밀도를 증가시키기 위한 방안

|  |
|---|
| · 버터, 마가린, 참기름, 콩기름 등을 밥, 국수, 토스트, 으깬 감자, 익힌 채소 등에 사용한다. |
| · 샌드위치나 크래커에 마요네즈를 발라서 먹는다. |
| · 땅콩 버터나 크림 치즈를 크래커, 토스트, 빵, 사과 등에 발라서 먹는다. |
| · 물 대신에 과일주스를 마신다. |
| · 우유나 야구르트에 신선한 과일을 갈아서 마신다. |
| · 분말 우유를 스크램블 애그나 크림 숲, 케익 만들 때 사용한다. |
| · 과일 주스에 폴리코스(polycose)를 섞어서 마신다. |
| · 우유에 프로모드(Promod)를 섞어서 마신다. |
| · 식욕이 가장 좋을 때 고열량 식품을 먹도록 계획한다. |
| · 하루 종일 소량씩 자주 먹는다. |

자료 : 참고문헌 12

- 소량씩 자주 먹는다.
- 섭취빈도를 그대로 유지하면서 음식의 분량과 종류를 점진적으로 증가한다.
- 차거나 실온의 음식이 더운 음식보다 잘 적응된다.
- 지나치게 달거나 기름지거나, 섬유소가 많거나, 가스를 형성하는 식품들을 피한다.
- 조리 냄새로 가득한 장소에서 식사하는 것을 피한다.
- 치료시간 즈음에는 좋아하는 음식을 먹지 말도록 함으로써 이러한 음식에 대한 혐오감이 생기지 않도록 한다.
- 하루종일 소량의 액체를 조금씩 마신다.
- 식후에는 휴식하도록 한다.
- 메스꺼움이 언제 생기며 원인이 무엇인지에 대해서 어떤 패턴이나 주기가 있는지 잘 관찰하고 필요시 적절하게 대처한다.

### 설사

- 저지방, 저섬유소 식사를 시도한다.
- 카페인이 함유된 식품은 대장을 자극하므로 피한다.
- 유당섭취를 줄인다.
- 탈수를 방지하기 위해서 충분한 수분섭취를 권한다.
- 과다한 과일주스 섭취를 피한다.
- 더운 음식은 장을 자극할 수 있기 때문에 차거나 실온의 음식을 제공한다.

### 변비

- 수분 섭취를 장려한다.
- 아침이나 저녁에 더운 음료를 제공하여 장운동을 촉진시킨다.
- 고섬유소 음식을 제공한다.

### 구강 및 식도의 점막염

- 파삭파삭하거나 억센 질감의 음식을 피하고 부드럽거나 곱게 갈은 음식, 혹은 믹서기로 갈은 액체음식을 시도한다.
- 부드럽고 촉촉한 음식을 시도한다(커스타드, 으깬 감자, 연두부, 달걀찜)
- 부드럽고 자극성이 없는 찬 음식를 제공한다(아이스케잌, 아이스크림, 얼린 야구르트).
- 모든 건조한 음식은 액체에 담그어 촉촉하게 만들어 먹는다(밥을 국에 말아서 먹음).
- 염증을 자극하는 음식을 피한다.
  예) 시큼하거나 신 음식, 맵거나 짠 음식, 매우 뜨거운 음식
- 입안을 자주 헹구어서 음식물과 박테리아를 제거하고 치유를 도모한다.

### 구강건조증

- 촉촉한 음식(캔과일, 달걀찜, 연두부)과 액체를 제공한다.
- 음식에 여분의 국물을 첨가한다.
- 식사시 수분(물, 국, 주스 등)을 권한다.
- 구강건조증을 약화시키기 위해서 음식에 식초를 사용한다.
- 타액 분비을 촉진하는데 도움을 주기 위해서 레몬향의 무가당 캔디를 제공한다.
- 타액 감소는 치아부식과 구강 감염의 위험도를 증가시키므로 철저한 구강위생을 요한다.
  - 달거나 달라붙거나 우식성 식품을 피하고
  - 매번 식사와 간식 후 치아를 닦는다.
  - 가능하면 항상 무가당 식품을 사용한다.
  - 정기적으로 치과 검진을 받는다.
- 상업용 구강세척제는 건조증을 유발하므로 피해야 한다.

- 상업용 타액대체품을 시도한다.

### 미각장애

- 맛과 냄새가 어떻게 변화했는지 구체적으로 알아본다.
- 조미료와 향신료를 사용하여 음식의 맛을 돋군다.
- 만약 더운 음식을 싫어하면 차고 냄새가 없는 음식을 제공한다.
- 과일맛을 가진 음료를 제공한다.
- 오렌지나 레모네이드 같은 시큼한 음식은 미뢰를 자극하여 도움이 될 수 있다.
- 만약 육류가 쓴맛을 내거나 쇳내가 난다고 하면
  - 육류를 차거나 실온 상태에서 제공한다.
  - 육류를 다른 식품과 함께 섞어 조리한다(예, 잡채, 만두).
  - 육류를 파인애플 주스, 포도주, 식초 등에 재어 놓았다가 조리한다.
  - 쇳내를 감소하기 위해서 사기 그릇과 플라스틱 수저를 사용한다.
- 만약 음식에서 단맛이 난다면 소금을 첨가한다.
- 만약 음식이 너무 짜다면 설탕을 첨가한다.

### 진하고 끈적이는 타액과 점액

- 적절한 수분섭취를 권한다.
- 딱딱하거나 건조한 음식을 피하고 부드럽고 촉촉한 음식을 선택한다.
- 맑은 액체(차, 아이스케키, 슬러시, 따뜻한 국물)를 제공한다.
- 철저한 구강위생을 권장한다.
- 만약 유제품이 점액 생성을 증가시키는 것으로 나타나면 저지방 우유를 사용하거나 유제품 사용 후에 맑은 액체를 마시면 도움이 된다.

## 5.5 경장영양

암과 암 치료의 부작용으로 인해서 입으로 먹기를 거부하거나 먹을 수 없는 경우에는 영양지원을 고려해야 한다. 위장관은 작용하지만 입으로 에너지와 영양소를 적절하게 섭취할 수 없는 경우에는 경장영양이 우선적으로 고려되어야 한다. 경장영양은 암 환아를 위한 안전하고 효과적인 영양지원 방법으로서 영양결핍증을 가역시키고 성장과 발달을 도모할 수 있다.

일반적으로 경장영양을 단기간(<3개월) 동안 사용할 경우에는 비위관(nasogastric feeding tubes)이 바람직하며, 장기간(>3개월) 사용시는 위루관(gastrostomy feeding tubes)이 권장된다(경장영양 실시에 관한 자세한 내용은 제5장과 제6장 참조).

경장영양을 시작하는 최상의 시기는 환아의 현재 의학적 상태, 진단명, 치료에 대한 반응 등에 따라서 결정된다. 급식관을 장착하는 최선의 방법을 선택하고 합병증을 방지하기 위해서는 다음의 사항을 고려해야 한다.

- 점막의 온전성 : 궤양이나 점막염은 관의 장착을 방해한다.
- 종양의 위치 : 소화관이나 위에 종괴가 있다면 급식관을 장착하기가 어렵다.
- 혈소판 수효 : 혈소판감소증은 급식관 장착과정에서 출혈의 위험이 있다. 관을 삽입하기 전에 혈소판 수효가 50,000/$mm^3$ 이상이어야 한다.
- 면역기능 : 호중구감소증은 감염의 위험이 있기 때문에 일반적으로 관을 삽입하기 전에 식세포(phagocytes) 수효가 적어도 500/$mm^3$이어야 한다.
- 항암치료 : 고용량의 화학요법, 방사선요법, 수술 등은 소화관에 영향을 주거나, 구토나 메스꺼움을 초래하여 경장급식에 대한 적응도가 불량해 질수 있다. 경장영양을 시작하기 전에 예정된 환아의 항암치료 계획을 검토해야 한다.

## 5.6 정맥영양

위장관이 작용하지 않거나 경장영양에 대한 적응도가 불량하여 영양요구량을 충족시킬 수 없는 경우에 정맥영양이 이용된다. 수술, 지속적인 구토, 난치성 설사 장폐쇄, 방사선장염 등은 NPO 상태를 필요로 하므로 위장관을 사용할 수가 없다. 정맥영양을 이용할때 중심정맥영양이나 말초정맥영양 중에서 어느것을 사용할 것인지는 환아의 영양상태, 예상되는 영양지원의 기간, 말초정맥의 이용도 등에 따라서 결정된다. 한편 화학요법을 시행하기 위해서 이미 중심정맥 통로가 확보된 경우에는 중심정맥영양을 선택한다. 그러나 정맥영양은 감염, 지방간, 경구섭취의 억제, 대사적 이상 등 각종 합병증이 발생할 수 있기 때문에 영양지원팀의 적극적인 관리가 필요하다(정맥영양 실시에 관한 자세한 내용은 제5장과 제6장 참조). 정맥영양을 시작해야 하는 시기는 표 12.7에 제시되었다.

**| 표 12.7 |** 정맥영양의 시작시기

| |
|---|
| 1. 위장관이 작용하지 않는 경우<br>· 미숙아 : 출생후 1~3일 이내<br>· 만삭아 : 출생후 3~5일 이내<br>· 질병이나 상해로 위장관 기능부전이 있는 소아 : 3일이나 그 이후에<br>· 영양상태가 좋지 않은 소아 : 3~5일 이내 |
| 2. 경장영양의 적응도가 불량한 경우<br>· 정상적인 영양상태의 소아 : 5~7일 이후<br>· 영양결핍증의 소아 : 3일이나 그 이후에 |

자료 : 참고문헌 14

## 참고문헌


1. 한국영양학회. 한국인 영양섭취기준. 2005.
2. American Dietetic Association. Manual of Clinical Dietetics, 6th ed, 2000.
3. Argiles JM, Busquuuuuuuuuuets S, Garcia-Martinez C, Lopez-Soriano FJ. Mediators involved in the cancer anorexia-cachexia syndrome : past, present, and future. Nutrition 21:977-985, 2005.
4. Elliott L, Molseed LL, McCallum PD(eds). The Clinical Guide to Oncology Nutrition. 2nd ed, Am Diet Assoc, 2005.
5. Institute of Medicine, Food and Nutrition Board : Dietary Reference Intakes : for Energy, Carbohydrate, Fiber, Fat, Fatty acids, Cholesterol, Protein, and Amino Acids. Washington, DC : National Academy Press, 2005.
6. Inui A. Cancer anorexia-cachexia syndrome : Current issues in research and management. CA Cancer J Clin 52:72-91, 2002.
7. Isselbacher KJ, Braunwald E, Wilson JD, et al. Harrison's Principles of Internal Medicine(한국어판), 13th ed, McGraw-Hill Jung Dam, 1997.
8. Nelson DL, Cox MM. Lehninger Principles of Biochemistry. 3rd ed, Worth Pub. 2000.
9. Osterkamp LK. Current perspective on assessment of human body proportions of

relevance to amputees. J Am Diet Assoc 95:215-218, 1995.

11. Sala A, Pencharz P, Barr RD. Children, cancer, and nutrition-A dynamic triangle in review. Cancer 100:677-687, 2004.
12. Samour PQ, King K(eds). Handbook of Pediatric Nutrition, 3rd ed, Jones and Barlett Pub, 2006.
13. Tisdale MJ. Cancer anorexia and cachexia. Nutrition 17:438-442, 2001.
14. Williams CP(ed). Pediatric Manual of Clinical Dietetics, ADA, 1998.

CHAPTER_13 | Chronic Kidney Disease

# 13

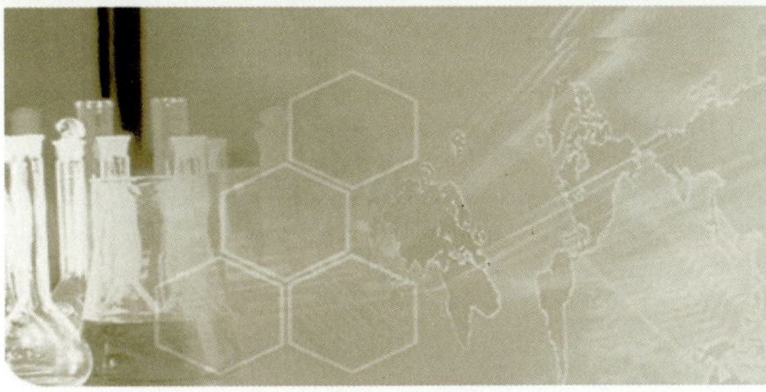

# 만성 신장병

1. 원인과 증상 | 2. 주요 대사장애
3. 신대체요법 | 4. 의학영양치료

## 1 원인과 증상

### 1.1 원인

만성 신장병(chronic kidney disease)은 신장의 손상이나 사구체 여과율의 감소($\leq$ 60 ml/min/1.73 $m^2$)가 3개월 이상 지속된 상태를 말하며, 신장의 배설, 내분비 및 대사적 기능이 비가역적으로 저하되는 질환이다. 소아에서 만성 신장병의 주요 원인은 신무형성증(renal aplasia)이나 신발육부전(renal hypoplasia) 등의 선천적 기형, 폐쇄성 요로병증(obstructive uropathy), 다낭성 신질환(polycystic kidney disease), 사구체 질환, 기타 전신성 질환(당뇨병, 루프스) 등이다.

최근 미국소아신장학회에서는 소아의 만성 신장병 중증도를 성인의 경우와 마찬가지로 신장 손상과 사구체 여과율(glomerular filtration rate : GFR)의 정도에 따라서 5단계로 분류하였다(표 13.1). 사구체 여과율은 굳이 24시간동안 소변 샘플을 수집하지 않아도 혈청 크레아티닌 농도를 이용한 공식에 의해서 산출할 수 있으며 소아의 사구체 여과율을 측정하는 2가지 공식이 표 13.2에 제시되었다.

| 표 13.1 | 만성 신장병의 중증도 분류

| 단계 | 설명 | GFR ($ml/min/1.73m^2$) |
|---|---|---|
| 1 | 신장 손상과 함께 GFR 정상이거나 약간 상승 | ≥ 90 |
| 2 | 신장 손상과 함께 GFR 약간 감소 | 60~89 |
| 3 | GFR 보통 감소 | 30~59 |
| 4 | GFR 심한 감소 | 15~29 |
| 5 | 신부전 | < 15(혹은 투석) |

GFR : glomerular filtration rate
자료 : 참고문헌 12

| 표 13.2 | 소아에서 혈청 크레아티닌 농도를 이용한 사구체 여과율 산출공식

1. Schwartz 공식

$$\text{Ccr(ml/min)} = \frac{0.55 \times \text{신장(cm)}}{\text{혈청 크레아티닌(mg/dl)}}$$

2. Counahan-Barratt 공식

$$\text{GFR(ml/min/1.73m}^2\text{)} = \frac{0.43 \times \text{신장(cm)}}{\text{혈청 크레아티닌(mg/dl)}}$$

Ccr : creatinine clearance(후에 GFR의 예측자로 확인됨)
GFR : glomerular filtration rate
자료 : 참고문헌 12

## 1.2 증상

만성 신장병 환자는 사구체 여과율이 정상의 50~75%로 감소될 때까지 별 자각증상을 느끼지 못하는 경우가 많다. 그러나 사구체 여과율이 정상의 50% 이하로 감소되면 혈중요소질소(blood urea nitrogen), 크레아티닌, 부갑상선호르몬 등의 농도가 상승하기 시작한다. 사구체 여과율이 정상의 25~50%로 감소하면 심한 단백뇨(>1g/day)가 흔히 나타나고, 뇨농축능의 저하로 저장뇨증(hyposthenuria)과 야뇨증(nocturia)이 특징적이다. 특히 감염과 탈수증이 생기면 고질소혈증(azotemia)이 악화되어 심한 요독증상을 보이게 된다. 소아에서 요독증으로 나타나는 증상은 표 13.3에 제시되었다. 사구체 여과율이 정상의 10~25%로 저하되면 빈혈, 산증, 고인산혈증, 저칼슘혈증은 물론, 신성 골이영양증(renal osteodystrophy)과 구루병 등의 임상적 양상을 보인다. 사구체

| 표 13.3 | 소아에서 요독증의 증상

| | |
|---|---|
| · 메스꺼움 | · 학업 수행능력 저하 |
| · 쇠약감 | · 집중력 상실 |
| · 피로 | · 요배설의 변화 |
| · 성장지연 | · 안면/사지/복부 팽윤 |
| · 숨참 | · 사춘기 여아에서 무월경 |

자료 : 참고문헌 14

여과율이 정상의 10% 이하로 저하되면 신경계, 심장, 소화기, 골격계, 혈액학 등에서 심각한 이상을 초래하는 말기 단계로 접어들게 되어 생존하기 위해서 투석이나 이식을 준비해야 한다.

만성 신장병 소아에서는 영양소의 불균형, 특히 단백질-칼로리 영양결핍증(protein-calorie malnutrition)이 흔하다. 신장병 소아는 요독증으로 인해서 위식도 역류, 위배출 지연, 잦은 구토와 메스꺼움, 입맛의 변화 등을 보여서 식사 섭취가 불량한 경우가 많고 탈수의 위험도가 높다. 특히 영유아들은 체내 영양소 저장량이 적은 반면에 신속한 신체적 발달로 인해서 영양소 요구량이 높기 때문에 영양결핍증의 위험도가 매우 높다. 사춘기 청소년들도 성장급등(growth spurt)으로 영양요구량이 높기 때문에 영양결핍증의 위험도가 증가한다. 만성적으로 영양상태가 불량한 소아는 성급함, 무관심, 집중력 부족 등의 행동 변화를 나타낸다. 만성 신장병 소아는 흔히 성장지연을 보이며 이는 이환율 및 사망률의 위험도 증가와 관련이 있다.

## 2 주요 대사장애

신장이 차츰 쇠약해지면서 칼슘, 인, 산-염기 대사에서 심각한 장애가 발생하여 신성 구루병(renal rickets)과 성장지연을 초래한다. 신부전으로 인한 적혈구조혈인자(erythropoietin) 생성 부족은 빈혈을 초래하며, 인슐린 저항성, 갑상선과 기타 내분비계의 기능부전 등은 신부전을 악화시킨다. 요독증으로 인한 성장호르몬 저항성과 신성 골이영양증은 만성 신부전 소아에서 심각한 성장부전을 초래한다. 말기 단계에서는 식욕부진으로 영양결핍증이 초래되기도 한다. 만성 신장병과 관련된 각종 합병증의 원인을 이해함으로써 보다 효과적인 치료를 제공할 수 있겠다.

## 2.1 신성 골이영양증

만성 신부전에서 신성 골이영양증의 발생기전이 그림 13.1에 제시되었다. 첫째, 신부전으로 인한 인산 배설의 장애는 혈청 인산의 농도 상승을 초래하여 저칼슘혈증을 초래하여 이차성 부갑상선항진증과 신성 골이영양증을 초래한다. 둘째, 신부전은 활성형 비타민 D의 형성 장애를 초래하여 위장관에서 칼슘의 흡수불량으로 저칼슘혈증이 초래된다. 요독증으로 골격근에서 부갑상선호르몬 저항성이 생겨서 이차성 부갑상선항진증이 초래된다. 셋째, 신부전에서는 산과 요소의 배설 장애로 골격근의 부갑상선호르몬 저항성을 초래하고 직접적으로 신성 골이영양증을 초래한다. 신성 골이영양증의 임상적 특징은 표 13.4에 제시되었다.

이차성 부갑상선항진증이 나타나면, 인결합제(calcium carbonate)와 칼시트리올(1,25-dihydroxyvitamin $D_3$)를 사용하여 이를 조절해야 한다.

## 2.2 성장지연

만성 신장병에서 성장지연(growth retardation)이 초래된다는 것은 이미 오래전부터 알려져 왔으나, 성인이 된 만성 신장병 환자는 장기적 후유증으로서 키가 매우 작다는 것은 최근에야 비로서 알려졌다.

만성 신장병 환아에서 성장지연의 원인은 질병의 유발 연령, 대사성 산증, 전해질 불균형, 신성 골이영양증, 재발되는 감염, 성장호르몬/ 인슐린-유사 성장인자의 이상, 칼로리 섭취 부족 등 여러 가지 복합적인 요인들이 작용한다. 조기 투석, 대사성 산증과 신성 골이영양증의 교정, 영양결핍증의 조기 중재, 성장호르몬 치료 등 은 만성 신장병 환아의 정상적인 성장발육에 도움이 된다. 특히 재조합인간성장호르몬(recombinant human

| 표 13.4 | 소아에서 신성 골이영양증의 임상적 특징

| 임상적 특징 | 생화학 자료 |
|---|---|
| 성장지연 | 혈청 alkaline phosphatase 증가 |
| 골통 | 혈청 부갑상선호르몬 증가 |
| 근병증 | 혈청 1.25-$(OH)_2$ - $D_3$ 저하 |
| 골격 기형 | |
| 영아에서는 구루병 징후 | |

자료 : 참고문헌 5

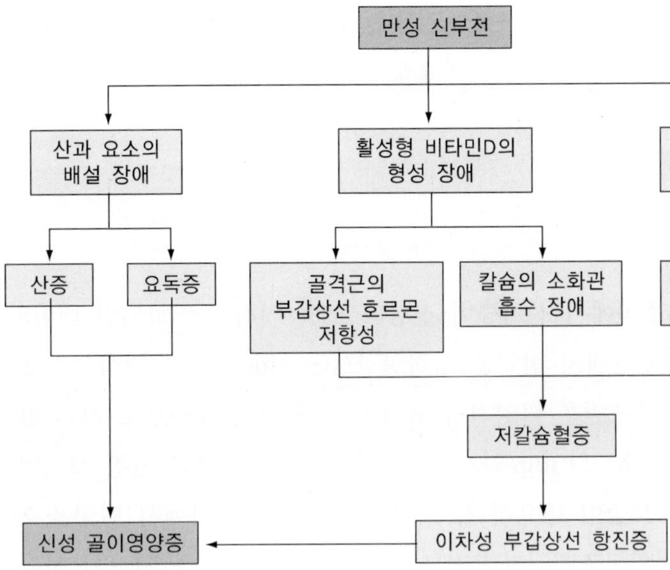


자료 : 참고문헌 5

**| 그림 13.1 |** 만성 신부전에서 신성 골이영양증의 발생기전

growth hormone : rhGH) 치료를 받은 만성 신장병 환아에서 신장(height)의 성장속도가 개선되고 체구성분중에서 특히 무지방량과 총 골무기질량이 증가된다.

요독증 소아에서는 혈청 성장호르몬의 농도가 상승되어 있음에도 불구하고 성장부전이 매우 흔하며, 혈청 성장호르몬 농도의 상승은 성장호르몬-저항 상태가 초래된 것을 의미한다. 그 원인은 요독증으로 간에서 성장호르몬-수용체의 발현이 감소됨으로 인해서 주요 성장촉진인자인 IGF(insulin-like growth factor)-1 생성이 감소하고 IGF-1 결합단백질 농도가 증가하여 유리상태의 IGF-1이 감소하기 때문으로 추정하고 있다.

투석전의 만성 신장병 환아들과 투석치료를 받는 말기 신부전 소아들에게 재조합인간 성장호르몬(recombinant human growth hormone : rhGH)을 피하조직에 투여하여 성장률을 개선시킬 수 있다. 그러나 투석전의 소아가 투석치료를 받는 소아보다 성장률 개선의 효과가 더 큰 것으로 보고되고 있으며, rhGH의 용량은 보통 0.05 mg/kg/day, 혹은 30 IU/$m^2$/week이다.

한편 열량 및 단백질 섭취 부족, 대사성 산증, 고인산혈증 등은 성장호르몬의 치료 효과를 감소시키므로 호르몬치료를 시작하기 전에 상기한 문제들을 교정해야 한다. 성장호르몬 치료는 첫 6개월동안에 부갑상선호르몬(iPTH)의 농도를 상승시키므로 치료를 시작하기 전에 상승된 부갑상선호르몬의 농도를 조절해야 한다.

만약 12개월동안 성장호르몬 치료를 계속한 후에 성장개선의 효과가 별로 없으면 치료를 중단해야 한다.

## 2.3 빈혈

만성 신장병 소아에서 신기능이 정상의 15% 이하로 저하되면 빈혈의 발생 빈도가 증가한다. 만성 신부전에서 빈혈은 정적혈구성(normocytic), 정상색소성(normochromic) 특징을 보이며 그 병인은 다양하다(표 13.5). 엽산 결핍증으로 인한 빈혈을 방지하기 위해서는 경구 엽산보충(1 mg/일)이 권장된다. 그리고 만약 혈청 훼리틴(ferritin) 농도가 낮으면 경구 철 보충이 필요하다. 투석을 실시하는 소아에서 빈혈을 가역시키기 위해서는 재조합인간적혈구조혈인자(EPO) 50~100 U/kg/매주 가 필요하다. EPO 주사 후에는 적혈구가 신속하게 생성되므로 혈청 트란스훼린을 면밀하게 모니터하여야 하며, 만약 트란스훼리틴 포화도가 20% 미만이면 철 보충을 0.5 mg/kg에서 시작해야 한다.

## 2.4 대사성 산증

혈청 중탄산염 농도가 20 mEq/L에서 17 mEq/L로 약간만 감소해도 단백질분해가 증가한다. 더욱이 대사성 산증은 성장호르몬의 분비와 발현을 억제하여 성장지연을 초래할 수 있기 때문에 미국 국립신장재단(K/DOQI 2000)에서는 혈청 중탄산염 농도를 22 mEq/L로 유지할 것은 권장하고 있다. 이를 위해서는 경구 중탄산소다를 복용하거나 투석액에 중탄산염의 농도를 증가시켜야 한다.

| 표 13.5 | 만성 신부전에서 빈혈의 병인

| | |
|---|---|
| · 적혈구 생성 감소 | · 과다한 혈액손실 |
| · 적혈구 생존기간 단축 | · 철과 엽산 부족 |

자료 : 참고문헌 5

## 2.5 영양소 대사의 변화

### 당질 대사의 변화

만성 신장병, 특히 말기단계의 환자에서는 공복 혈당은 정상이지만 경구나 정맥 포도당부하시 당불내증을 보이는 경우가 흔하며 이는 인슐린에 대한 말초조직(특히 근육)의 저항성과 인슐린 분비 장애에 기인한다. 신장병 환자에서 인슐린 저항성은 요독증, 성장호르몬의 증가 및 대사성 산증과 관련이 있으며, 부갑상선호르몬의 증가는 인슐린 분비의 감소와 관련이 있는 것으로 알려져 있다.

### 단백질 대사의 변화

급·만성 신장병에서 가장 두드러진 대사적 변화는 단백질과 아미노산의 대사 변화이며 이는 소모증을 유발하는 원인이 된다. 신기능이 저하됨에 따라서 나타나는 가장 현저한 증상은 질소 노폐물의 축적이며 결국은 요독증상(uremic symptoms)을 나타내게 된다. 그리고 혈장내의 글루카곤과 부갑상선호르몬의 상승, 요독물질의 축적, 대사성 산증 등으로 근육에서 단백질 분해가 증가하여 무지방량(lean body mass)의 손실을 초래하게 된다.

### 지방 대사의 변화

만성 신장병이 있는 소아에서는 성인의 경우와 마찬가지로 지방 대사의 이상이 초래되어 고콜레스테롤혈증과 고중성지방혈증을 보인다. 사구체 여과율이 19~66 ml/min/1.73 $m^2$인 소아들(신증후군이 아닌) 중 20%가 고콜레스테롤혈증을 보이며, 때로는 아주 어린 소아(5세 미만)에서도 고지혈증이 관찰된다고 보고되고 있다.

혈액투석을 받는 환아에서는 고중성지방혈증, VLDL(very low-density lipoprotein) 콜레스테롤 상승, HDL(high-density lipoprotein) 콜레스테롤 감소를 보이며, 성인 혈액투석 환자들의 경우와는 대조적으로 혈청 콜레스테롤과 LDL 콜레스테롤 농도가 상승한다. 한편 복막투석을 받는 환아들에서는 고중성지방혈증, 고콜레스테롤혈증, VLDL 및 LDL 콜레스테롤 상승을 보이나 혈액투석 환아들과는 대조적으로 HDL 콜레스테롤은 정상이다.

요독증 환자에서 이상지혈증이 초래되는 주요 기전은 지단백 리파제의 활동이 저하되어 중성지방이 풍부한 지단백의 분해가 감소되기 때문이다. 요독증 환자에서 지단백 리파제의 활동이 저하되는 원인으로 인슐린 저항성, 부갑상선호르몬의 농도 상승, 지단백리파제 억제제의 존재, 아포C-Ⅱ와 아포C-Ⅲ의 비율 감소 등이 제시되고 있다.

## 3 신대체요법

초기 단계의 만성 신장병 소아에서 신부전의 진행을 서행시키기 위해서는 단백질과 인의 섭취를 제한하고, 단백뇨 감소를 위해 안지오텐신 전환효소 억제제(예, captopril, enalapril, lisinopril)을 사용하며, 전신성 고혈압을 조절해야 한다. 이때 식사섭취, 생화학 검사치, 성장지표 등을 면밀하게 자주 모니터해야 한다(본문 영양판정 참조).

그러나 소아가 여러 가지 보존적 치료에도 불구하고 심한 요독증상으로 일상생활활동에 제약을 받게되면 신대체요법(renal replacement therapy)을 시작해야 한다. 신대체요법은 말기 신부전 환자의 신장기능을 대신해 주는 치료법으로서 투석치료와 신장이식이 있다.

투석치료에는 혈액투석과 복막투석이 있으며, 혈액내의 노폐물을 제거함으로써 수분 및 전해질 이상과 위장관계 증상 등을 현저하게 호전시킬 수 있으나 소실된 신장기능을 완전히 대신하는 것이 아니며 말초신경염, 소양증, 빈혈 등에는 별 효과가 없다. 한편 신장이식은 타인의 신장을 제공받아 환자에게 옮겨서 수술하는 치료법으로 생체이식과 사체이식이 있다. 신장이식이 성공하면, 이식된 신장은 배설기능과 조절기능을 수행할 수 있기 때문에 요독증의 모든 증상을 근본적으로 해소할 수 있어, 시간을 요하는 투석치료나 엄격한 식사요법으로부터 해방될 수 있다. 그러나 조직적합성 검사상 적절한 신장을 제공받아야 하며, 거부반응을 방지하기 위해서 면역억제제를 계속해서 복용해야 한다(제14장 이식 참조).

### 3.1 복막투석

말기 신부전 소아들의 대부분(65%)은 주로 복막투석을 이용하고 있다. 복막 표면적은 체표면적과 비례하므로 소아는 성인에 비해서 용질 교환을 위한 표면적이 크다. 더욱이 소아에서는 복막을 통한 용질의 이동이 성인의 경우보다 더 효율적이므로 투석치료의 효율성이 증가한다.

복막투석은 기술적으로 간단하고 혈관통로를 필요로 하지 않으며, 대체로 혈액투석보다 혈압과 혈량이 비교적 잘 조절된다. 뿐만 아니라 병원이나 투석실에서 보내는 시간이 적어서 학교생활과 과외활동에 보다 많은 시간을 보낼 수 있다.

### 복막투석의 원리

복막투석은 복막을 휠터로 이용하여 복강내의 노폐물과 수분을 제거하는 방법으로서 복강 카테터, 복막, 투석액을 필요로 한다(그림 13.2). 복막을 경계로 하여 복강모세관의 노폐물-함유 혈액과 카테터를 통해서 복강내에 주입된 투석액이 분리되며 확산과 초여과 및 흡수 기전에 의해서 혈액내의 노폐물과 과다한 수분이 제거된다. 복막은 불완전한 반투과막으로 투석기의 역할을 하며, 물과 저분자량의 요소, 크레아티닌, 포타슘 등의 노폐물은 잘 여과되지만 적혈구, 백혈구, 단백질 등의 고분자량의 물질은 통과하지 못한다. 복강모세관 혈액내의 노폐물은 농도차에 의해서 복막을 통과하여 투석액내로 확산되며, 비교적 고장성의 복막투석액은 복막을 통해서 수분을 초여과시킨다. 이와동시에 복강내의 수분은 직·간접으로 림프계로 흡수된다.

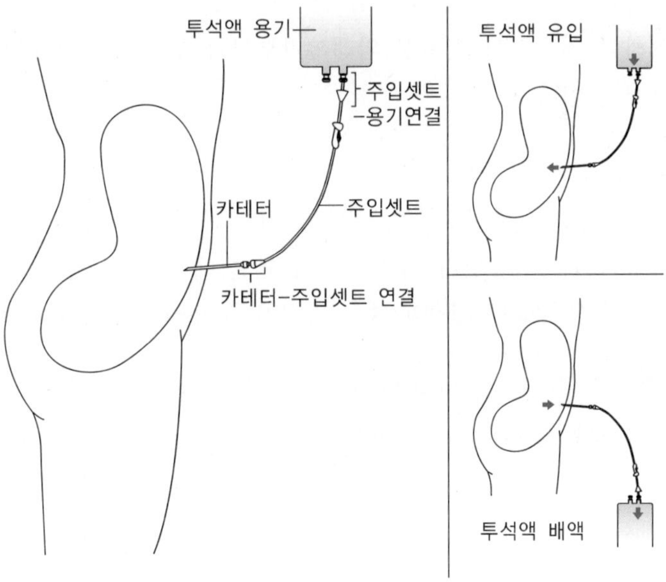


자료 : 참고문헌 6

| 그림 13.2 | 지속성 외래 복막투석

### 복막투석액

복막투석액의 조성은 제조회사마다 다소 차이는 있으나 대체로 혈장의 주요 전해질과 삼투성 용질을 함유하며 투명하고 신축성있는 플라스틱 백에 성인용 표준크기인 2, 2.5, 3 L 용액 이외에도 어린 영유아들을 위해서 250, 500, 750, 1,000, 1,500 ml 크기의 용액들이 있다. 자동 복막투석에서는 5 L, 10 L 용액이 이용된다.

복막투석액의 삼투성 용질로는 비용이 저렴하고 안전한 덱스트로즈가 가장 많이 이용되며 1.5%, 2.5%, 4.25% 덱스트로즈의 3종류가 있다. 전해질 성분으로는 소디움, 칼슘, 마그네슘, 클로라이드, 유산염이 함유되어 있으며 칼슘 농도는 1.25 mM과 1.75 mM 가 이용되며, 산증을 잘 조절하기 위해서 유산염의 농도가 높은 용액을 더 선호한다.

대부분의 상업용 복막투석액은 포타슘과 인을 함유하지 않으나 다량의 이뇨제 사용으로 저칼슘혈증이 발생되는 경우에는 2 mEq/L 의 포타슘이 함유된 투석액을 사용하는 것이 좋다.

### 복막투석 방법

복막투석은 투석액을 복강에 주입시킨후 일정기간동안 저류시켰다가 복막카테터를 통해서 배액하는 것으로서 지속성 외래복막투석과 교환기(cycler machine)를 이용한 자동 복막투석이 있다.

**| 지속성 외래복막투석**(Continuois ambulatory peritoneal dialysis : CAPD) **|** CAPD 에서는 보통 주간에 3번, 야간에 1번씩(하루에 4번) 투석액을 교환해 주며 매회 교환시에 2 L의 투석액을 사용한다. 투석액을 교환할 때마다 30~35분간 투석이 중단되며, 매회 투석액은 복강내에서 낮에는 3.5~4시간씩, 밤에는 8~10시간 동안 머물게 된다.

**| 자동 복막투석**(Automated peritoneal dialysis) **|** 교환기를 이용한 자동 복막투석에는 지속성 교환기 복막투석(Continuous cyclic peritoneal dialysis : CCPD)과 야간 간헐적 복막투석(Nocturnal intermittent peritoneal dialysis : NIPD)이 있다.

CCPD에서는 야간에 교환기를 이용하여 3~4번 투석액을 교환하며, 아침에 약 2 L의 투석액을 복부에 간직 한채로 교환기의 전원을 끄고 자유롭게 일상활동을 수행한다. 환자가 낮에 12~15시간동안 복부에 간직하고 있던 투석액은 밤에 다시 투석을 재개할 때 배액한다. CCPD는 CAPD 환자가 모두 이용할 수 있으며 특히 유아나 어린 학생 등 도움이 필요한 소아에게 바람직하다.

NIPD에서는 환자가 취침하는 야간에 8~10시간 동안 교환기를 이용하여 투석을 시행하며, CCPD와 다른 점은 낮에는 복강을 비운 상태라는 것이다. NIPD는 잔여신기능이 상당히 남아 있거나 복막투과성이 양호한 경우에 사용한다.

자동 복막투석은 하루에 2번만 카테터를 연결하므로 환자가 낮시간 동안에 자유시간을 더 가질 수 있으며, 야간에 사용하는 투석액의 양은 평균적으로 10~14 L 이다.

### 복막평형검사

복막평형검사(peritoneal equilibration test : PET)는 복막의 용질이동율(solute transport)을 측정하는 검사로서 복막투석 방법 및 투석 처방에 이용된다. PET은 포도당 용액을 복강내에 주입한 후에 요소, 크레아티닌, 소디움 등에 대한 투석액과 혈장사이의 평형비율을 이용하여 확산과 초여과의 복합적인 효과를 측정한다. 평형비율은 용질의 무게, 복막의 투과성 및 표면적에 의해서 영향을 받으며, 복막투석 환자들은 복막이동율(peritoneal transport rate)에 따라서 고이동군(high-transporters), 저이동군(low-transporters), 고평균이동군(high-average transporters), 저평균이동군(low-average transporters)으로 분류된다.

고이동군에 속하는 환자는 복막투과성이 높고 복막의 표면적이 넓어서 크레아티닌과 요소가 가장 신속하게 평형을 이룬다. 그러나 포도당이 매우 신속하게 혈액내로 확산되므로 초여과를 위한 삼투성 차이를 신속하게 상실하게 되며, 투석액내의 단백질 손실이 커서 혈청 알부민 농도가 낮다. 반면에 저이동군에 속하는 환자는 요소와 크레아티닌의 평형속도가 느려서 복막의 투과성이 낮다는 것을 의미하며, 투석액내의 단백질 손실이 적고 혈청 알부민 농도가 높은 경향이 있다. 고이동군에서는 간헐적 복막투석이 효과적이며, 저이동군에서는 지속성 외래복막투석이 바람직하다.

소아들은 복막평형검사(PET)에서 고이동군이나 고평균 이동군에 속하며, 이러한 특성때문에 포도당 흡수가 향상되고, 투석액과 혈장사이에 삼투성 평형이 비교적 신속하게 유지된다. 따라서 소아들에게는 단시간동안의 자동 복막투석이 주로 많이 이용된다.

## 3.2 혈액투석

가정에서 복막투석관리를 제대로 수행할 수 없는 소아와 보호자, 그리고 복막의 투과성이 낮은 청소년들에게는 혈액투석이 이용된다. 그러나 혈액투석은 혈관통로를 필요로 하기 때문에 영유아에서 작은 혈관에 영구적 통로를 만드는데는 노련한 기술과 경험을 요한다. 이밖에도 학교생활과 괴외활동의 상당부분을 투석치료를 위해서 할애해야 한다.

### 혈액투석의 원리

혈액투석은 환자의 혈액과 투석액이 반투과막(semi-permeable membrane)을 경계로 서로 반대 방향으로 통과하면서 노폐물과 과다한 수분을 확산과 초여과(ultrafiltration)에 의해서 제거하는 치료법이다(그림 13.3). 이때 적혈구, 백혈구, 거의 모든 혈장 단백질들은 입자가 크므로 반투과막을 통과하지 못하고 혈액내에 그대로 남게 된다. 그러나 수분, 전해질, 질소계통의 노폐물들은 확산(농도 차이)에 의해서 혈액으로부터 투석액속으로 이동한다. 한편 혈액내에 축적된 과다한 수분은 혈액과 투석액의 정수압 차이에 의해서 초여과되어 혈액에서 투석액속으로 수분이 이동한다. 소아와 청소년에서 혈액투석은 대체로 주3회에 걸쳐서 한번에 3~4시간씩 시행된다.

투석기계는 혈액펌프, 투석액 전달장치, 적절한 안전모니터(동맥압과 정맥압 모니터, 공기감지기)등으로 구성되어 있다(그림 13.4).

### 혈액투석액

소아를 위한 혈액투석액은 소디움, 포타슘, 칼슘, 마그네슘, 클로라이드, 포도당 등을 함유하며, pH를 적절하게 조정하기 위하여 중탄산염이 함유된 용액을 사용한다. 왜냐하면 중탄산염은 초산염보다 혈류역동적 안정성 유지에 더 효과적이며 저혈압이나 어지럼증 등 투석중 증상이 비교적 덜 하기 때문이다. 대체로 투석액의 전해질 조성은 혈장 농도와 비슷하나 필요에 의해서 변경시킨다. 그러나 혈장내의 과다한 인은 투석을 해도 효과적으로 제거되지 않으므로 대부분의 투석액은 인을 함유하지 않는다.

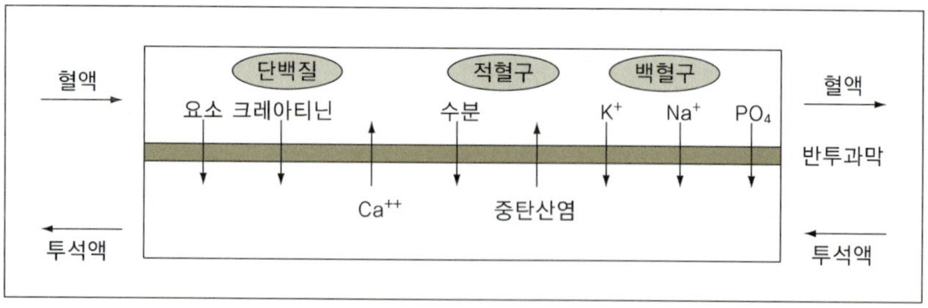


자료 : 참고문헌 1에서 수정

**| 그림 13.3 |** 반투과막을 이용한 혈액투석의 원리

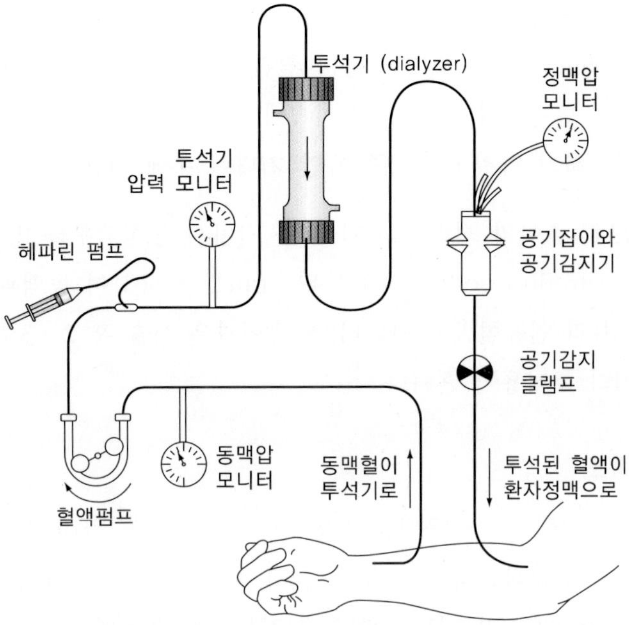


자료 : 참고문헌 6

**| 그림 13.4 |** 혈액투석

## 항응고요법

말기 신부전 환자는 혈소판 기능장애로 혈소판의 응집과 부착이 감소되어 있음에도 불구하고 투석막과 혈장의 상호작용으로 응고계가 활성화되고 체외 순환회로에 혈전이 형성되어 투석기의 기능장애를 초래한다. 체외회로의 혈액응고를 예방하기 위해서 보통 헤파린(heparin)을 사용한다.

## 혈관 통로

혈액투석을 시작하기 위해서는 환자의 혈관에 접근할 수 있는 통로가 필요하다. 혈관 통로(vascular access)는 주사침이나 카테터 등의 기구를 이용하여 말초혈관이나 중심 혈관내로 삽입할 수 있는 길을 말하며 임시적으로나 혹은 영구적으로 만들 수 있다.

영구적 혈관통로에는 동정맥루(A-V fistula)와 인공혈관(A-V graft)이 있으며 주도적으로 사용하지 않는(nondominant) 앞팔에서 동맥과 정맥을 수술적으로 연결하여 투석을 위한 통로를 확보한다.

**| 동정맥루(A-V fistula) |** 환자 자신의 혈관을 이용하여 요골동맥(radial artery)과 두부정맥(cepahlic vein)을 연결하는 혈관문합술로 형성되며, 혈액투석에서 가장 선호하는 통로이며 합병증이 적고 오래 지속된다. 그러나 동정맥루를 만든 후 정맥이 충분히 확장되고 성숙하기 까지 6~12주 동안 기다린 후에 사용해야 한다.

**| 인공혈관 |** 소아의 정맥 크기가 너무 작아서 동정맥루를 만들 수 없는 경우에는 합성물질(polytetrafluoroethylene)로 된 graft를 이용하여 동맥과 정맥을 연결하는 고리모양(looped)의 인공혈관을 만든다. 인공혈관은 시술 후 2~3주내에 사용할 수 있으나 감염이나 기타 부작용이 흔하다.

#### 혈류의 속도

혈액투석을 시행하는 영유아는 성인보다 불균형증후군(disequilibrium syndrome)이 유발되기 쉬워서 발작증이 초래될 수 있다. 이를 예방하기 위해서 초기에는 목표 요소제거율이 3 ml/min/kg 가 되도록 혈류속도를 조정해야 한다. 소아는 성인에 비해서 혈관이 매우 작기 때문에 정맥의 혈류저항이 높아지므로 대체적으로 혈류의 속도는 어린 영유아에서는 40~120 ml/min, 나이든 소아에서는 150~300 ml/min로 제한한다. 이밖에도 예고없이 저혈압이 발생되기 쉬우므로 체액을 제거할때 소아의 상태를 면밀하게 모니터해야 한다.

### 3.3 신장이식

신장이식은 만성 신장병 5단계에 있는 소아를 위한 바람직한 치료법이다. 이식편의 기능이 양호하면 투석기간에 요구되는 수분이나 식사 제한이 훨씬 수월해 지며 삶의 질이 올라가기 때문이다. 자세한 것은 제14장 이식에서 논의하고자 한다.

## 4 의학영양치료

만성 신장병 소아를 위한 의학영양치료의 목표는

- 단백질-에너지 영양결핍증으로 인한 성장부진을 예방/치료하고,
- 요독증으로 인한 생리적 생화학적 이상을 최소화하며,

- 삶의 질을 향상시키고,
- 생존율을 개선하는 것이다.

## 4.1 영양판정

성인과는 달리 소아는 신체적, 정서적, 사회적, 지각적으로 성장발육하고 있기 때문에 소아의 영양요구량은 지속적으로 평가해야 한다. 미국신장재단 K/DOQI 에서는 투석치료를 받는 소아의 영양판정에 필요한 영양지표와 측정 빈도에 대한 지침을 제시하였다(표 13.6). 이 지침은 투석전의 소아들에게도 신기능의 안정성에 따라서 융통성있게 적용될 수 있다.

### 식습관 조사

정확하고 철저한 식사력은 식사의 양과 질을 평가하는데 중요한 정보를 제공해 준다. 24-시간 회상법 보다는 3일간의 식사일기가 바람직하다. 식사면담은 환자 및 보호자와 함께 실시해야 하며 식사 섭취량 이외에도 다음의 사항을 조사해야 한다. 즉 구토, 메스꺼움, 설사 변비 등의 유무, 식욕이나 입맛의 변화, 입의 통증이나 연하곤란, 종이나 먼

| 표 13.6 | 투석치료를 받는 소아를 위한 영양지표와 측정빈도

| 영양 지표 | 최소한의 간격 | |
|---|---|---|
| | 연령 < 2세 | 연령 ≥ 2세 |
| 식사 면담 | 매월 | 3~4개월 |
| 두위 | 매월 | 3~4개월 |
| 누운 길이 | 매월 | 해당 안됨 |
| 선 키 | 해당 안됨 | 3~4개월 |
| 연령별 신장에 대한 표준편차 점수 | 매월 | 3~4개월 |
| 건체중 | 매월 | 3~4개월 |
| 체중/신장 지표 | 매월 | 3~4개월 |
| 혈청 알부민 | 매월 | 3~4개월 |
| 혈청 중탄산염 | 매월 | 매월 |
| 피부주름 두께 | - | 3~4개월 |
| 중완근육 둘레 | 3~4개월 | 3~4개월 |

자료 : 참고문헌 11

지 등을 먹는 이미증(pica), 약물 복용의 준수도, 조리시설 , 식사장소, 외식의 빈도, 과거 식사제한, 활동 정도, 신체적 식사기술 등에 대해서 알아본다.

### 성장평가

**| 평가지표 |** 신장(혹은 길이), 건체중, 머리둘레 등 성장지표는 동일한 사람이 표준화된 절차에 의해서 동일한 기구를 사용하여 주기적으로 측정해야 한다. 만 2세가 되기 전에는 아이를 편안하게 눕힌 상태에서 측정하며, 두위는 만 3세까지 측정한다. 측정치는 연령별, 성별에 따라서 성장챠트에 표시하며, 미숙아는 24개월 까지는 교정연령을 사용한다(제2장 참조).

성장지표는 소아의 실제연령이나 신장연령(height age)을 기준으로 평가한다. 성장장애가 있는 소아에서 실제연령과 신장연령의 차이가 클 때에는 신장연령을 이용하여 성장을 평가하는 것이 보다 현실적인 결과를 얻을 수 있다. 신장연령은 연령별 신장곡선에서 50번째 백분위수 곡선상에 소아의 신장을 표시함으로써 결정된다. 즉 성장챠트에서 소아의 연령이 신장에 대한 50번째 백분위수가 되는 지점을 말한다.

이 밖에도 피부주름 칼리퍼를 사용하여 삼두근 피부주름두께와 상완둘레를 측정하여 동일한 성별과 연령의 평균치와 비교한다.

**| 건체중 |** 건체중(dry weight)은 혈액투석 소아에서는 투석후에 측정해야 하며 복막투석 소아에서는 현체중에서 복강내의 투석액을 뺀 나머지 체중으로 계산한다. 자라나는 아동에서는 체중증가가 예상되므로 건체중을 결정하기가 어렵다. 식습관 조사를 통해서 에너지 섭취가 현저하게 증가하거나, 혹은 신체활동이 월등하게 감소하지 않았음에도 불구하고 신속한 체중증가가 관찰되는 경우에는 이를 건체중의 증가로 단정하기 전에 그 원인을 철저하게 규명해야 한다. 즉, 부종, 혈압, 수화상태를 표시하는 검사실 수치(혈청 소디움과 알부민 농도), 식사 섭취량 등을 평가하여야 한다. 혈청 소디움과 알부민의 감소는 과수화의 표시가 될 수 있으며, 만약 투석후에 고혈압이 해소되면 수분 보유를 의미한다. 더욱이 부종이 잘 생기는 소아는 육안으로 다리나 신체의 다른 부위에 부종이 없는지 살펴보아야 한다.

**| 연령별 신장에 대한 표준편차 점수**(standard deviation scores: SDS) **|** 표준편차 점수는 일명 Z-scores 라고도 하며 소아의 실제신장에서 대조군의 평균신장(50 percentile)을 제한 값을 대조군 신장의 표준편차로 나눈 값이다. 여기서 대조군은 동일한 연령과

성별의 인구집단을 의미한다. 건강한 아동의 95%는 표준편차 점수가 ±2.0 이내에 있다. 만약 표준편차 점수가 +2.0 이상이거나 −2.0 미만이면 소아의 신장이 비정상적으로 크거나 작은 것을 의미한다.

표준편차 점수 =(소아의 실제신장 − 대조군 신장의 평균치) ÷ 대조군 신장의 표준편차

예, 8세 남아의 키가 118 cm이라면, 이 소년의 신장의 표준편차 점수를 계산하는 방법은 다음과 같다.
소아 신체발육 표준표에 나타난 8세 남아의 평균신장과 표준편차는 127.5 ± 6.1 cm 이므로, 신장 표준편차 점수 = (118 − 127.5) ÷ 6.1 = −1.56

### 생화학적 지표

**| 혈청 알부민 |** 혈청 알부민 농도는 영양상태 이외의 다른 요인에 의해서 변화된다. 즉 염증, 감염, 산증, 간질환 등에 의한 합성 감소, 복막투석, 지속적인 단백뇨, 혈액손실 등으로 인한 손실증가, 과수화로 인한 분포 변화 등에 의해서 농도가 저하된다. 반면에 혈액투석 동안에 혈압을 유지하기 위해서, 혹은 신증후군을 치료하기 위해서 사용된 알부민 주사는 영양상태와 무관하게 혈청 알부민 농도를 상승시킬 수 있다. 이밖에도 탈수상태에서는 혈액농축으로 인해서 알부민 농도가 증가한다. 따라서 소아의 혈청 알부민 농도가 영양상태를 어느정도 반영하는지를 평가해야 한다.

**| 혈청 중탄산염 |** 투석치료를 받는 소아(5～17세)중 절반 정도는 대사성 산증(총 정맥혈 이산화탄소 < 20 mmol/L)을 보이며, 이는 사구체 여과율이 감소함에 따라서 중탄산이온($HCO_3^-$)이 근위세뇨관에서 재흡수되지 못하고 손실되므로 체내에 생성된 수소이온을 제대로 완충시킬 수 없기 때문이다. 대사성 산증은 1) 에너지-의존성 단백질 분해경로를 촉진시켜서 근육단백질의 분해를 증가시키고, 2) 성장호르몬의 예민도와 갑상선호르몬의 분비에 이상을 초래하여 성장부진에 중요한 역할을 하며, 3) 골흡수를 촉진하고 골형성을 억제하며 부갑상선호르몬 농도를 증가시켜서 신성 골이영양증을 초래할 수 있다.

혈액투석 소아가 복막투석 소아보다 대사성 산증의 발생율이 훨씬 더 높으며, 혈액투석후에 산증이 교정되는 경우는 단지 50%에 불과하다. 혈청 중탄산염의 농도가 22 mmol/L 미만인 소아는 경구 중탄산소다를 복용하거나, 혈액투석액의 중탄산염 농도를 38 mmol/L 이상으로 증가시켜야 한다.

### 기타 평가 지표

상기한 지표이외에도 프리알부민, nPNA, IGF-1, DEXA, BMI 등 다양한 지표가 이용될 수 있다.

### 평가지표의 측정 간격

만성 신장병 소아의 단백질 및 에너지 상태는 다음의 경우에 표 13.6에서 제시된 것보다 더 자주 평가되어야 한다.

- 소아 및 보호자와의 식습관 면담에서 지속적인 식욕저하, 구토 및 메스꺼움의 증가, 가 정환경의 변화(동생 출생, 이혼, 경제적 상태 등)가 있는 경우
- 건체중 이나 신장별 체중이 감소하는 경우

## 4.2 영양요구량

만성 신장병 소아의 영양요구량은 잔여신기능의 정도, 연령, 영양상태, 치료의 유형, 검사실 자료 등에 따라서 개별화되어야 한다. 본장에서는 투석전 소아의 영양요구량(표 13.7)과 투석치료중인 소아의 영양요구량(표 13.8)을 제시하였다. 비타민과 무기질 보충이 자주 필요하겠으나 신부전에서는 비타민과 무기질의 독성 위험이 있기 때문에 각 소아에 따라서 그 필요성을 주의깊게 평가해야 한다.

### 에너지

적절한 에너지 섭취는 체중증가와 성장을 위해서 중요할 뿐만 아니라 단백질이 포도당신생을 위해서 사용되는 것을 방지하는데 필수적이다. 만성 신장병 소아의 에너지 요구량은 건강한 아동을 위한 에너지 섭취기준을 참고로 산정되었다. 왜냐하면 만성 신장병 소아의 에너지 요구량이 건강한 소아보다 더 많다거나, 건강한 소아보다 더 많은 에너지를 섭취할 때 만성 신장병 소아의 성장이 개선된다는 증거가 없기 때문이다. 따라서 만성 신장병 소아의 초기 에너지 요구량은 연령별 에너지섭취기준을 참고로 산출한다.

**| 투석전 |** 신기능이 점진적으로 감소하면서 식욕부진이 생겨서 처방된 에너지 목표량을 섭취하기가 어렵다. 이 경우, 신대체요법을 적시에 시작함으로써 영양결핍증을 예방할 수 있다.

**| 표 13.7 |** 투석전 소아를 위한 영양권장량

| 영양소 | 0~1세 | 1~2세 | 3~8세 | 9~13세 | 14~18세 |
|---|---|---|---|---|---|
| 에너지(kcal/kg) | | | | | |
| 남아 | 생후~6개월 : 95<br>7~12개월 : 82 | 87 | 87 | 63 | 52 |
| 여아 | 생후~6개월 : 87<br>7~12개월 : 75 | 82 | 82 | 60 | 44 |
| 단백질(g/kg) | 생후~6개월 : 1.52<br>7~12개월 : 1.1~1.5 | 0.88~1.10 | 0.76~0.95 | 0.76~0.95 | 남아 : 0.73~0.85<br>여아 : 0.71~0.85 |
| 소디움<br>(고혈압, 부종동반시) | 1~3 mEq/kg | → | 2~4 g | → | → |
| 포타슘<br>(고포타슘혈증시) | 1~3 mEq/kg | → | 2~4 g | → | → |
| 칼슘 | 100% DRI | → | → | → | → |
| 인<br>(고인산혈증시) | 인의 함량이 적은<br>조제분유나 식품 | ≤400~600mg | → | ≤600~800 mg | → |
| 수분 | 소변량 감소, 부종, 고혈압에서만 제한 | | → | → | → |
| 비타민 | 필요시 보충 | → | → | → | → |
| 미량원소 | 필요시 보충 | → | → | → | → |

DRI : dietary reference intake
자료 : 참고문헌 4

**| 복막투석 |** 복막투석을 시행하는 소아들은 복강내의 투석액이 위에 압력을 가하기 때문에 팽만감으로 인한 조기 만복감이나 식욕부진이 흔하다. 입으로 에너지 요구량을 충족시킬 수 없을 경우에는 경관급식으로 요구량을 보충할 수 있다.

복막투석 소아에서는 복강내 투석액의 포도당 흡수로 인해서 에너지 섭취량이 7~10 kcal/kg 증가한다. 따라서 에너지 요구량을 산정할 때 투석액으로부터 흡수되는 에너지양을 고려해야 한다. 복막투석액에서 흡수되는 에너지량을 계산하는 방법은 표 13.9에 제시되었다.

**| 혈액투석 |** 혈액투석 소아는 복막투석 소아보다 요독증이 더 심하며, 투석하는 날과 투석하지 않는 날 간에 식욕의 차이가 심하다. 보통 투석 직후에는 심한 피로때문에 식욕이 저하되고, 다음번 투석을 시행하기 전날에 식욕부진이 더 심해진다. 영양상태가 불량한 혈액투석 소아에게 정맥통로를 이용하여 IDPN(intradialysis parenteral nutrition)

**| 표 13.8 |** 투석 소아를 위한 영양권장량

| 영양소 | 0~1세 | 1~3세 | 4~10세 | 11~14세 | 15~18세 |
|---|---|---|---|---|---|
| 에너지(kcal/kg) | 생후~6개월 : 108 | 102 | 4~6세 : 90 | 남아 : 55 | 남아 : 55 |
| | 7~12개월 : 98 | | 7~10세 : 70 | 여아 : 47 | 여아 : 40 |
| 단백질(g/kg) | | | | | |
| 혈액투석 | 생후~6개월 : 2.6 | 1.6 | 4~6세 : 1.6 | 남아 : 1.4 | 남아 : 1.7~1.8 |
| | 7~12개월 : 2.0 | | 7~10세 : 1.4 | 여아 : 1.4 | 여아 : 1.7~1.8 |
| 복막투석 | 생후~6개월 : 2.9~3.0 | 1.9~.20 | 4~6세 : 1.9~2.0 | 남아 : 1.3 | 남아 : 1.4~1.5 |
| | 7~12개월 : 2.3~2.4 | | 7~10세 : 1.7~1.8 | 여아 : 1.2 | 여아 : 1.4~1.5 |
| 소디움 (빈뇨, 무뇨, 부종, 고혈압인 경우) | 1~3 mEq/kg | → | 2~4g | → | → |
| 포타슘 (고포타슘혈증시) | 1~3 mEq/kg | → | 2~4g | → | → |
| 칼슘 | 100% DRI | → | → | → | → |
| 인 (고인산혈증시) | 인의 함량이 적은 조제분유나 식품 | ≤ 400~600 mg | → | ≤ 600~800 mg | → |
| 비타민 | 필요시 보충 | → | → | → | → |
| 미량원소 | 필요시 보충 | → | → | → | → |
| 수분 | 총 수분 섭취량 = 불감성 손실 + 소변량 + 초여과능 + 기타 손실 | | | | |

DRI : dietary reference intake
자료 : 참고문헌 4

을 공급할 수도 있으나 비용이 많이 들고, 투석치료를 하는 날에만 공급이 가능하여 영양소 섭취가 제한된다.

### 단백질

만성 신장병 소아에서 단백질 섭취의 목표는 요독증상의 악화를 방지하고 인의 섭취를 제한하기 위하여 과다한 단백질 섭취를 피하는 데 있다. 단백질의 70% 이상은 생물가가 높은 양질의 단백질로 섭취해야 한다.

**| 투석전 |** 진행성 신장병 소아는 정상적인 성장발육을 위해서 영양섭취기준에 준하는 단백질 양을 섭취해야 한다. 만약 영양섭취기준 이하로 단백질 섭취를 제한하면 식품을 다양하게 선택할 수 없게 되어 칼로리 섭취가 감소하고 체조직 분해와 성장부진을 초래

**| 표 13.9 | 복막투석액에서 흡수된 포도당 열량 계산법**

**방법 1. 단순 계산법**

① 24시간 동안에 사용된 투석액의 포도당 총량을 계산

② 총 포도당양(g)에 3, 4를 곱해서 열량을 산출
(무수덱스트로즈를 사용한 겨웅에는 3.7을 곱함)

③ 총 열량에 포도당 흡수율(%)을 곱하여 체내 흡수된 열량 산출
포도당 흡수율 : CAPD 60%, APD 40%

**방법 2. 복막평형검사를 이용한 계산법**

① 흡수된 포도당의 양을 계산
흡수된 포도당(g) = $(1 - D/D_0) \times Gi$
$D_0$=투석액 주입 직후(0시)에 투석액의 초기 포도당 양
$D$=4시간 저류후 투석액에 남아 있는 포도당 양
$D/D_0$=투석액에 남아 있는 포도당의 분수
$Gi$=주입시킨 포도당의 초기 함량

② 흡수된 포도당 양에 3, 4를 곱하여 체내 흡수된 열량 계산

예) 만약 CAPD 환자가 2.5% 용액 4L와 4.25% 용액 4L를 사용했다면 흡수된 열량은 다음과 같다.

방법 1 : ① 총 포도당 사용량(g) $= 4 \times 25 + 4 \times 42.5 = 270$ g
② 총 열량 $= 3.4 \times 270 = 918$ kcal
③ 흡수된 열량 $= 918 \times 0.6 = 550.8$ kcal

방법 2 : 복막평형검사에서 산출된 $D/D_0 = 0.48$
주입시킨 포도당의 초기함량 $= 4 \times 25 + 4 \times 42.5 = 270$ g
① 흡수된 포도당(g) $= (1 - 0.48) \times 270 = 140.4$ g
② 흡수된 열량(kcal) $= 3.4 \times 140.4 = 477.4$ kcal

자료 : 참고문헌 7

할 수 있다. 조금 더 일찍 신대체요법을 시작함으로써 식사 제한을 완화시키는 것이 소아의 삶의 질 향상에 도움이 될 수 있다.

**| 복막투석 |** 초기 단백질 요구량은 연령별 단백질 섭취기준에다가 예상되는 복막손실을 더해서 산정한다. 단백질 손실량은 복막투석의 종류에 따라서는 별 차이가 없으나, 개인별 차이가 많다. 즉 단백질 손실량은 연령 및 체중과 역의 상관관계가 있기 때문에 영유아에서는 단위체중당 단백질 손실량(g/kg)이 학령기 아동이나 청소년보다 더 높다.

**| 혈액투석 |** 초기 단백질 요구량은 연령별 단백질 섭취기준에다가 투석으로 인한 단백질 손실량(0.4 g/kg/day)을 더해서 산정한다. 투석전 BUN 농도가 100 mg/dl 이상으로 상승하는 원인은 과다한 단백질 섭취, 단백질 섭취는 적절하나 에너지 섭취 부족, 이화상태, 불충분한 투석 등 다양하다. 한편 투석전 BUN 농도가 지속적으로 50 mg/dl 미만이면 전반적으로 단백질과 에너지 섭취가 부족한 것을 의미한다.

### 지방

지방은 투석전 신장병 소아나 말기 신부전 소아를 위한 중요한 에너지원이다. 지방은 마가린이나 기름의 형태로 식사에 첨가된다. 투석치료를 받는 소아에서는 혈청 콜레스테롤과 중성지방 농도가 상승하는 경우가 많다. 에너지 섭취량을 요구량 이하로 제한하지 않으면서 고지혈증을 조절하기 위하여 식물성 기름이나 마가린 등의 불포화지방을 사용하도록 하고, 포화지방과 트란스지방을 제한하고 단순당 대신에 복합당질의 섭취를 증가하도록 권장해야 한다.

### 소디움

고혈압이나 부종이 동반되지 않는 한, 소디움 제한은 필요하지 않다. 염분-소모증후군을 보이는 영아는 혈청 소디움 농도를 적절하게 유지하기 위하여 오히려 염분을 보충해야 한다. 혈액투석 소아에서는 심한 투석간 체중증가나 고혈압이 없으면 소디움 제한은 필요하지 않다.

### 포타슘

포타슘 요구량은 혈청 포타슘 농도에 따라서 다르다. 고포타슘혈증을 보이는 경우에는 소아들이 특히 즐겨먹는 포테이토칩, 후렌치후라이, 초코렛, 바나나 등 포타슘이 많이 함유된 식품들을 제한해야 한다. 만약 식습관 조사에서 고포타슘혈증의 원인이 발견되지 못한 경우에는 식사이외의 요인을 조사해야 한다. 즉 변비, 대사성 산증, 불충분한 투석, 약물(포타슘-보존 이뇨제, 안지오텐신 전환효소 억제제), 감염으로 인한 조직파괴, 수술, 이화상태 등은 고포타슘혈증을 초래한다.

**| 투석전 |** 대체로 만성 신장병의 초기에는 포타슘-제한식이 불필요하다. 그러나 사구체여과율이 정상 수준의 10% 이하로 저하되면 포타슘 섭취를 제한해야 한다.

**| 복막투석 |** 복막투석은 매일 시행되므로 일단 투석액 사용량이 본궤도에 도달하면 식이 포타슘을 제한해야 하는 경우는 드물다. 오히려 정상적인 혈청 농도를 유지하기 위하여 포타슘을 보충해야 하는 경우가 가끔 발생한다.

**| 혈액투석 |** 대부분의 소아들은 포타슘-제한 식사를 해야 하며 혈청 포타슘 농도를 면밀하게 모니터해야 한다.

### 칼슘과 인

**| 투석전 |** 만성 신장병의 초기 단계부터 활성형 비타민 D의 합성과 인의 배설이 저하되어 신성 골이영양증과 이차성 부갑상선항진증을 초래할 수 있다. 따라서 이를 치료하기 위해서는 인의 함량이 높은 식품의 섭취를 제한하고, 활성형 비타민 D와 칼슘을 보충하며, 인 결합제를 사용해야 한다. 분유를 먹는 영아가 고인산혈증을 보이는 경우에는 인의 함량이 적은 특수분유를 1세 이후까지도 사용하여 인의 함량이 높은 우유를 주는 시기를 지연시켜야 한다. 우유와 유제품의 섭취를 하루 240 ml로 제한하고 달걀, 치즈, 땅콩버터, 기타 인이 많이 함유된 식품의 섭취를 제한해야 한다.

식이 인의 섭취를 제한하면 적절한 단백질 섭취가 어려워질 수 있다. 왜냐하면 단백질과 인이 동일한 식품에 함유되어 있기 때문이다. 일반적으로 육류(소고기, 돼지고기, 닭)는 단백질의 양과 질이 높으면서도 인의 함량이 비교적 적다(평균 11 mg / 1 g 단백질). 반면에 달걀, 유제품, 두류에는 단백질에 대한 인의 비율이 매우 높다(평균 20 mg / 1 g 단백질).

**| 투석 |** 혈액투석이나 복막투석은 인의 제거율이 불량하므로 고인산혈증은 인 제한식과 인 결합제로 치료해야 한다.

### 비타민과 무기질

**| 투석전 |** 식습관 조사에서 비타민과 무기질 섭취량이 권장량보다 상당히 적으면 이들의 보충이 필요하다. 그러나 비타민 A와 C의 과잉섭취를 피해야 한다.

**| 투석 |** 혈액투석이나 복막투석을 시행하는 소아에서는 수용성 비타민($B_1$, $B_2$, $B_6$, $B_{12}$, 엽산, C)과 지용성 비타민(A, E, K), 구리, 아연 등을 영양섭취기준의 100%가 되도록 섭취해야 한다. 일반적으로 만성 신장병 소아에서는 비타민 $B_6$와 $B_2$의 섭취가 영양섭취기준보다 낮으며, 복막투석 소아에서는 구리와 아연 섭취가 영양섭취기준보다 낮은 것

으로 보고되고 있다. 만약 식사 섭취만으로는 요구량을 충족시킬 수 없거나, 혈청 농도가 저하되거나 임상적 결핍 증세가 관찰되는 경우에는 수용성 비타민, 아연, 혹은 구리를 보충해야 한다.

투석치료를 받는 소아에서는 비타민 A나 E가 함유된 식품이나 보충제를 과다하게 섭취하지 않아도 혈장 비타민 A와 E의 농도는 대체로 정상이거나 상승되어 있기 때문에 식품이외의 별도의 보충제 사용을 피해야 한다. 비타민 K 상태에 관한 보고는 별로 많지 않으나 식이 비타민 K 의 섭취가 불량하거나 항생제 치료를 받는 소아에서는 비타민 K가 부족될 수 있다. 이는 항생제 치료가 비타민 K를 합성하는 장내 박테리아를 억제하기 때문이다. 한편 칼슘 항상성을 유지하고 신성 골이영양증을 치료·예방하기 위해서 비타민 D 보충제가 필요할 수 있다.

EPO 치료를 받는 소아들은 경구 철보충제나 정맥 철제제가 필요하다.

### 식사계획

만성 신장병 환자의 식사계획에서는 신장 식품교환표가 이용되고 있다. 신장 식품교환표는 신부전이나 말기 신부전으로 인해서 단백질, 소디움, 포타슘, 인 등의 영양소 섭취를 조절해야 하는 환자들을 위해서 영양소 함량이 비슷한 식품끼리 묶어서 곡류, 어육류, 채소, 우유, 과일, 지방의 6가지 식품군으로 분류한 표이다. 같은 식품군에 있는 식품들은 영양가가 비슷하므로 서로 바꾸어 먹을 수 있다. 신장 식품교환표는 부록-19에 제시되었다.

만성 신장병 소아를 위한 식사계획시 유의해야 할 점은 다음과 같다.

- 식사제한으로 비타민 섭취가 부족할 수 있고 투석시 수용성 비타민이 손실되므로 종합비타민(비타민 $B_1$, $B_2$, C 및 엽산 등)의 보충이 필요하다.
- 식사제한으로 섬유소 및 수분섭취가 부족하여 변비가 초래되기 쉬우며 이 경우 약물로 치료해야 한다.

### 포타슘 섭취를 줄이는 방법

채소를 재료분량의 10배 이상의 물에 2시간 이상 담가놓았다가 헹구어 조리하던가, 혹은 끓는 물에 데친후 여러번 헹구어 조리한다.

### 염분섭취를 줄이는 법

- 소금, 된장, 간장 등을 평소 사용량의 절반이하로 줄여서 사용한다.
- 식초, 레몬, 오렌지즙, 겨자, 와사비, 후추 등의 향신료를 사용한다.
- 저장식품, 염장식품, 인스턴트식품을 제한한다.
- 국이나 찌개 대신에 숭늉이나 보리차를 이용한다.

### 갈증을 막는 요령

- 짠 음식을 제한한다.
- 얼음을 입안에 넣고 천천히 녹여서 먹는다.
- 껌을 씹거나 사탕을 입안에서 녹여먹는다.
- 살짝 얼린 레몬조각에 설탕을 묻혀서 입안에 넣는다.
- 레몬 주스를 얼려서 만든 얼음조각을 입에 넣는다.
- 허용된 분량의 과일을 차게 하거나 살짝 얼려서 먹는다.
- 차가운 물로 입안을 헹군다.

### 영양 보충

만성 신장병 소아에서는 경구 섭취가 불량한 경우가 많으며 그 원인은 다양하다. 즉 대사적 이상과 약물은 입맛, 식욕, 위장관 기능에 영향을 주며, 복막투석 소아는 복부팽만감으로 식사를 거부하기도 한다. 특히 영아에서는 위식도역류가 흔히 발생하여 급식장애를 초래한다.

**| 경구 보충 |** 식욕부진이나 위식도역류가 있는 영아에게는 모유나 조제액에 당질, 지방, 혹은 단백질이 농축된 영양강화제를 첨가하여 에너지 밀도를 20 kcal/30 ml에서 최대로 60 kcal/30 ml 까지 증가시켜서 경구 보충하거나 급식관으로 공급할 수 있다. 영양강화제(modules)의 종류가 표 13.10에 제시되었다. 그러나 소아의 적응도를 잘 관찰하여 매번 2~4 kcal/30 ml 씩 점진적으로 열량 밀도를 증가시켜야 한다. 만약 영양강화제를 이용하지 않고 단순히 조제분유의 양을 증가해서 농축 조제유를 만들면 소디움, 포타슘, 인 등이 과잉섭취되므로 삼가야 한다. 열량 밀도를 증가할 때 3대 영양소의 대략적인 비율은 당질 35~65%, 단백질 5~16%, 지방 30~55%를 유지하는 것이 바람직하며 특히 만2세 이상의 아동에서는 지방의 비율이 30%에 가깝도록 유지하는 것이 좋다.

| 표 13.10 | 영양강화제(Modules)의 종류

| 제품명 | 제조회사 | 1회 분량 (serving size) | kcal/ serving | CHO(g)/ serving | Pro(g)/ serving | Fat(g)/ serving | 비고 |
|---|---|---|---|---|---|---|---|
| 단백질 : | | | | | | | |
| casec | Mead-Johnson | 1Table spoon | 17 | - | 4.0 | 0.09 | caseinates |
| Promix | Corpak | 1packet | 82 | 7.2 | 15.0 | 1.0 | whey protein, lecithin |
| Promod | Ross | 1scoop | 28 | 0.67 | 5.0 | 0.6 | whey protein |
| 당질 : | | | | | | | |
| Moducal | Mead-Johnson | 1Table spoon | 30 | 7.5 | - | - | glucose polymer |
| Polycose(액상) | Ross | 30 ml | 60 | 15.0 | - | - | glucose polymer |
| Calorie-S(분말) | Ross | 1Table spoon | 23 | 5.6 | - | - | glucose polymer |
| 지방 : | | | | | | | |
| MCT-oil | Mead-Johnson | 1Table spoon | 115 | - | - | 14.0 | |
| 식물성기름 | | 1Table spoon | 120 | - | - | 13.3 | |

자료 : 참고문헌 8

한편 영아기 이후의 소아들과 청소년들에게는 상업용 경장조제액에 영양강화제를 첨가하여 열량이나 단백질의 밀도를 증가시킨 조제액을 사용할 수 있다.

**| 경관급식 |** 경구 섭취만으로는 영양요구량을 충족시킬 수 없는 경우에 비위관이나 위루관으로 영양소를 공급한다. 그러나 구토, 누출, 출구부위의 감염, 복막염(복막투석의 경우) 등의 합병증이 초래될 수 있다.

한편 한동안 경관급식을 공급받던 소아는 경구 섭취로 전환하는데 곤란을 겪기도 하므로 정기적으로 빈 고무 젖꼭지를 빨게 함으로써 반복적인 구강 자극이 필요하다.

### 영양관리

만성 신장병이 있는 영아와 소아들은 질병을 치료하는 과정에서 여러 가지 식사 제한에 자주 직면하게 된다. 그러나 식사 제한을 완벽하게 준수하는 것은 현실적으로 어려운 경우가 많다. 각 소아의 목표, 신체적 상태, 감정적 요구도, 사회적 환경 등을 고려하여 식사의 우선순위를 세워야 한다. 식사준수도를 향상시키기 위해서는 소아 및 가족과 유대관계를 형성하고, 단순화된 식사계획을 제시하고, 확고하고 알기 쉽게 설명해 주며, 교육내용에 대한 환자와 보호자의 이해도를 지속적으로 평가해야 한다.

## 참고문헌 ●●●

1. 연세대학교 신장질환연구소. 신장학. 의학문화사, 1999.
2. 한국영양학회. 영양섭취기준. 2005
3. American Society of Pediatric Nephrology. NKF K/DOQI Clinical Practice Guidelines. www.aspneph.com/guidelines.htm 2007-01-08.
4. Byham-Gray L, Wiesen K(eds). A Clinical Guide to Nutrition Care in Kidney Disease. Am Diet Ass. 2004.
5. Chan JCM, Williams DM, Roth KS. Kidney failure in infants and children. Pediatr Rev. 23:47-60, 2002.
6. Daugirdas JT, Blake PG, Ing TS(eds). Handbook of Dialysis. 3rd ed, Lippincott Williams & Wilkins, 2001.
7. Kent PS. Nutrition management of diabetes in the adult peritoneal dialysis patient. Renal Nutr Forum 16(4):1-3, 1996.
8. Mahan LK, Escott-Stump S. Krause's Food, Nutrition, & Diet Therapy. 11th ed, Saunders, 2004.
9. Mehrota R, Nolph KD. Treatment of advanced renal failure : low-protein diets or timely initiation of dialysis? Kidney Int. 58:1381-1388, 2000.
10. National Kidney and Urologic Disease Information Clearinghouse. Overview of kidney disease in children. www.kidney.niddk.nih.gov. 2007-01-08.
11. National Kidney Foundation. K/DOQI clinical practice guidelines for nutrition in chronic renal failure. Am J Kidney Dis. 36(suppl2) : S1-S137, 2000.
12. National Kidney Foundation. K/DOQI clinical practice guidelines on chronic kidney disease : evaluation, classification, and stratification. Am J Kidney Dis. 39(suppl 1):S1-S266, 2002.
13. Querfeld U. Disturbances of lipid metabolism in children with chronic renal failure. Pediatr Nephrol 7:749-757, 1993.
14. Samour PQ, King K(eds). Handbook of Pediatric Nutrition. 3rd ed, Jones and Barlett Pub, 2006.
15. Sedman A, Friedman A, Boineau F, et al. Nutritional management of the child with mild to moderate chronic renal failure : final report of the growth failure in

children with renal disease study. J Pediatr. 129(suppl):S13-S18, 1996.

16. Van Dyck M, Proesmans W. Growth hormone therapy in chronic renal failure induces catch-up of head circumferences. Pediatr Nephrol 16:631-636, 2001.
17. Wingen AM, Fabian-Bach C, Schaefer F, Mehls O, for the European Study Group for Nutritional Treatment of Chronic Renal Failure in Childhood. Randomised multicentre study of a low-protein diet on the progression of chronic renal failure in children. Lancet. 349:1117-1123, 1997.

CHAPTER_14 | Transplantation

# 14 이식



## 1 이식과 면역억제

최근 외과 기술, 면역억제제, 중환가료의학(critical care medicine) 등의 발달로 말기단계의 장기부전 환자나 혈액학적 악성종양 환자들에게 장기나 골수조직(혹은 말초줄기세포)을 이식하는 사례가 점차로 보편화되고 있다. 이식(transplantation)이란 환자의 장기나 조직의 파손된 기능을 대체하기 위하여 건강한 장기나 조직을 원래 존재하던 기증자의 신체로부터 환자(수혜자)의 신체로 옮기는 것을 말한다. 오늘날 신장, 간, 심장, 폐, 췌장 등의 장기와 골수, 피부, 각막 등의 조직이 이식되고 있다.

우리나라에서는 1969년에 처음으로 신장이식이 시행되었으며 1988년에는 뇌사자 장기이식이 처음으로 실시되었다. 2000년 2월부터 장기 등 이식에 관한 법률이 시행되었고 국립장기이식관리센터(Korean Network for Organ Sharing : KONOS)가 발족하였다. 이는 뇌사자 장기적출의 법률적 문제를 해소하고 장기매매 행위를 차단하기 위함이다. 2005년에 한해동안 우리나라에서 생체기증과 뇌사자기증을 통해서 간, 신장, 췌장, 심장, 골수를 이식받은 소아 이식수혜자는 모두 167명 이었다(표 14.1). 소아 이식수혜

| 표 14.1 | 2005년도 우리나라 소아 이식수혜자

(단위 : 명)

| 장기 | | < 1세 | 1~5세 | 6~10세 | 11~17세 | 합계 |
|---|---|---|---|---|---|---|
| 간 | 생체기증 | 19 | 11 | 6 | 5 | 41 |
| | 뇌사기증 | 0 | 2 | 1 | 2 | 5 |
| 신장 | 생체기증 | - | 2 | 1 | 5 | 8 |
| | 뇌사기증 | - | 0 | 2 | 4 | 6 |
| 심장 | 뇌사기증 | - | 1 | 1 | 3 | 5 |
| 췌장 | 뇌사기증 | - | - | - | 1 | 1 |
| 골수 | 생체기증 | 2 | 29 | 25 | 45 | 101 |
| 합계 | | 21 | 45 | 36 | 65 | 167 |

자료 : 참고문헌 1

| 표 14.2 | 우리나라 소아 이식수혜자의 3년 생존율

(2000~2005년)

| 장기 | | 1~5세 | 6~10세 | 11~17세 |
|---|---|---|---|---|
| 간 | 생체기증 | 86.8% | 90.3% | 73.1% |
| | 뇌사기증 | 80% | 70% | 100% |
| 신장 | 생체기증 | 100% | 86.7% | 94.7% |
| | 뇌사기증 | 100% | 75% | 85.0% |
| 골수 | 생체기증 | 75.1% | 69.6% | 66.0% |

자료 : 참고문헌 1

자들의 3년 생존율은 표 14.2에 제시된바와 같다. 현재(2005년) 우리나라에서 장기(신장, 간, 췌장, 심장, 폐)나 조직(골수, 각막)을 이식받기 위해 등록한 이식대기자중에서 소아(0~17세)는 모두 1,373명이다.

## 1.1 장기이식의 적용 대상

말기단계의 장기부전 환자가 다른 내과적, 외과적 치료에 반응하지 않는 경우에 장기이식(organ transplantation)이 시행된다. 장기이식을 시행하기 위해서는 기증자로부터 건강한 장기가 제공되어야 하며, 이것은 생존하는 기증자, 뇌사자 기증, 혹은 사후 기증에 의해서 이루어진다. 이식편의 생존율 증가를 위해서 조직적합성 검사(histocompatibility typing)에서 수혜자와 기증자가 동일한 인간백혈구항원(human lymphocyte antigen: HLA)을 가져야 한다.

## 1.2 면역억제

면역억제제의 개발은 장기이식 분야를 획기적으로 발전시켜서 환자와 이식편(grafts)의 생존율이 극적으로 증가하고, 이식이 예전보다 안전하고 보편적인 치료법으로 자리잡게 되었다. 이식의 주요 과제는 환자의 면역체계가 적절하게 균형을 유지함으로써 거부반응과 감염을 동시에 방지하는 것이다. 왜냐하면 만약 환자의 면역체계가 억제되지 않으면 인체는 이식편을 "비자기"(nonself)로 인식하고 면역반응을 일으켜서 이식편을 거부하는 현상이 초래되기 때문이다. 반면에, 면역체계를 지나치게 억제하면 생명을 위협하는 감염, 악성종양, 신독성의 부작용 등이 생길 위험이 있다. 오늘날 거부반응을 예방·치료하기 위하여 여러 가지 면역억제제들이 복합적으로 사용되고 있다.

### 면역억제의 기본 개념

T림프구와 B림프구는 면역체계의 주요 구성분이다. 세포성 면역(cellular immunity)은 T림프구에 의해서 매개된다. T림프구는 각종 항원에 의해서 활성화 되어 림포카인(lymphokine)을 방출하여 이물질을 공격함으로써 이식편의 거부반응이나 조혈모세포이식 수혜자에서 이식편대숙주질환(graft-versus-host disease)을 초래한다. 반면에 체액성 면역(humoral immunity)은 B림프구에 의해서 매개된다. B림프구는 특정 항원에 대한 반응으로 항체(면역글로블린)의 생성을 촉진하여 혈류로 방출하게 한다. 항체는 감염을 방지하거나 제한하는 데 있어서 매우 중요한 역할을 하지만 혈소판이나 화이브린(fibrin)을 자극함으로써 만성적 거부반응을 초래할 수 있다.

면역억제 약물들은 면역반응의 주요소인 T림프구와 B림프구가 면역반응을 수행하는 능력을 정지시키거나 최소화함으로써 이식편에 대한 거부반응을 예방한다. 이러한 작용은 사이토카인이나 퓨린 합성의 억제, 성장인자의 차단, 혹은 면역세포 성숙의 억제 등을 통해서 이루어진다. 이식수혜자의 면역체계가 억제되기 때문에 박테리아, 바이러스, 혹은 진균에 의한 감염을 예방하는 것은 수혜자의 생존을 위해서 매우 중요하다.

### 면역억제 약물

**| 면역억제제의 부작용 |** 면역억제 약물에는 사이클로스포린(cyclosporine), 타크로리무스(tacrolimus), 코르티코스테로이드(corticosteroids), 아자티오프린(axathioprine), 마이코페놀레이트(mycophenolate) 등이 있으며 각각의 약물마다 여러 가지 부작용을 초래할 수 있어서 이식환자의 영양상태에 영향을 줄 수 있다. 각 약물의 작용기전과 부작용이 표 14.3에 제시되었다.

**| 약물과 영양소 상호작용 |** 사이클로스포린과 타크로리무스의 흡수는 특정 식품에 의해서 영향을 받는다. 고지방 식품은 타크로리무스의 흡수 속도와 흡수량을 감소시키는 것으로 알려져 있다. 이 때문에 최적의 일률적인 약물 흡수를 위해서 환자는 식사 후 1~2시간 내에, 혹은 다음 식사가 시작되기 1~2시간 전에 타크로리무스를 복용해야 한다. 그리고 자몽(grapefruit) 주스는 사이클로스포린과 타크로리무스의 생체이용율을 향상시킨다. 따라서 면역억제제의 농도를 일정하게 유지하기 위해서는 면역억제제를 자몽 주스와 함께 마시지 않는 것이 좋다.

## 2 영양판정

이식전 영양상태는 이식후 생존율과 삶의 질에 영향을 미치므로 이식의 모든 단계에서 지속적인 영양관리가 매우 중요하다. 그러나 장기이식 소아의 영양상태를 평가할 때 여러 가지 어려움이 있다. 왜냐하면 이식 전후에 초래되는 장기기능의 저하와 면역억제제의 사용은 수분 보유, 신부전, 간기능 변화, 출혈, 면역기능의 저하 등을 초래하여 체중, 혈장 단백질 농도, 신체계측, 총임파구수 등 객관적인 영양지표에 영향을 주기 때문이다. 따라서 장기이식 소아의 영양상태를 평가할 때 신체계측, 생화학 자료 등 객관적 지표들과 식습관 자료, 신체증후 등 주관적 지표들을 종합적으로 사용하는 것이 바람직하다.

### 2.1 신체계측

신체계측은 소아의 영양상태를 결정하는 주요 수단이므로 이식의 전 과정을 통해서 신체계측이 시행되어야 한다. 신체계측 자료는 쉽게 얻을 수 있고 연령별 표준치가 나와

| 표 14.3 | 면역억제제의 작용기전과 부작용

| 약물 | 작용기전 | 부작용 |
|---|---|---|
| Cyclosporine A (Sansimmune, Neoral) | T세포가 IL-1에 대한 반응을 억제하고 보조 T 림프구가 IL-2 생성하는 것을 방지 | 신독성, 신경독성(두통, 떨림, 발작), 고혈압, 간독성, 고혈당, 고지혈증, 고포타슘혈증, 저마그네슘혈증, 치은비대 |
| Tacrolimus (Prograf, FK 506) | T 세포의 증식과 IL-2 생성을 억제 | 신독성, 간독성, 고혈압, 고혈당, 고포타슘혈증, 저마그네슘혈증, 메스꺼움과 구토, 위장증후(예, 설사) |
| Corticosteroids (prednisone, prednisolone, Solu-Medrol, Solu-Cortef) | 동맥혈 쪽에서 항염증반응<br>IL-1을 억제하고 IL-2를 감소시킴으로써 림프구 증식을 억제하고 순환하는 림프구를 감소 | 수분 및 전해질 균형의 변화, 고혈압, 기분의 변화(우울증, 황홀감), 위궤양, 과식증, 체중증가, 고혈당, 골다공증, 고지혈증, 상처치유 불량, 성장지연(소아) |
| Azathioprine (Imuran) | RNA와 DNA의 합성을 억제하여 T세포와 B세포의 증식 및 항체생성 방지 | 골수억제(백혈구감소증, 혈소판감소증, 범혈구감소증), 구토 및 메스꺼움, 설사, 거구성 빈혈, 신독성 |
| Mycophenolate mofetil(Cellcept, RS-61443) | T세포와 B세포의 증식을 억제함으로써 림프구의 활성화 및 복제를 감소시키고 항체형성을 억제 | 구토 및 메스꺼움, 설사, 백혈구 감소증 |
| Antithymocyte-Glubulin (ATGam) | 순환하는 림프구의 수효 감소 | 과민성 반응, 열과 추위, 메스꺼움과 구토, 백혈구감소증 |
| Muromonab CD3 (Orthoclone OKT3) | 성숙한 T세포에 결합하여 기능억제 | 과민성 반응, 폐부종(대개 첫 번째 용량만), 심한 감기같은 증상(구토, 메스꺼움, 설사, 두통) |
| Sirolimus (Rapamune, Rapamycin) | IL-2의 생성에 영향을 미치지 않으면서 T세포와 B 세포의 증식을 억제 | 고혈당이나 위장관 증후 초래 가능<br>고지혈증 |
| Deoxysperagualin | T림프구와 B 림프구를 억제 | 백혈구감소증, 혈소판감소증, 위장증후 |
| Daclizumab (Zenapax) | 활성화된 T세포의 기능 억제 | 부작용은 알려지지 않음 |
| Basiliximab (Simulect) | 순환하는 림프구 수효 감소 | 부작용은 알려지지 않음 |

자료 : 참고문헌 10

있다. 측정치를 Z-score로 전환함으로써 영양결핍증의 중증도와 영양목표로의 진행 정도를 쉽게 수량화 하고 모니터할 수 있다.

Z-score란 측정치가 평균치로부터 얼마나 떨어져 있는가를 표준편차로 표시한 통계치로서 소아의 체중이나 신장에서 표준치를 제한 다음 표준편차로 나눈 값이다.

$$\text{Z-score} = \frac{\text{현재체중 - 연령별 표준체중}}{\text{연령별 표준체중의 표준편차}}$$

### 체중

이식전 체중은 영양결핍증을 나타내는 믿을만한 지표가 되지 못한다. 그 이유는 말기 장기부전 소아는 부종, 복수, 장기종대 등으로 체중이 증가하기 때문이다. 입원기간 동안에 매일, 그리고 회복기에 매번 클리닉 방문때마다 정확하게 체중을 측정함으로써 수분 보유와 정상적인 수화상태를 구별하고 약물의 용량을 위한 건체중을 추정할 수 있다. 장기적으로 체중은 영양부족증이나 영양과다증의 경향을 면밀하게 모니터하는데 이용된다.

### 성장

신장(혹은 길이)은 수분이나 지방의 영향을 받지 않으므로 체중보다 우수한 성장지표가 된다. 신장 백분위수의 감소는 흔히 만성 영양결핍증을 의미하며 성장만회는 영양적 충족을 의미한다.

장기이식을 지망하는 대부분의 소아들은 어느정도의 성장장애를 보인다. 음(-)의 신장 Z-score는 이식후 유병률 및 사망률 증가와 관련이 있으며 신장 Z-score를 결정하는 주요인은 연령과 진단명이다. 예를 들면 1세 미만의 영아는 연령이 더 많은 소아들에 비해서 신장 Z-score의 부족이 더 심하며, 간내 담즙울체는 신생아 간염이나 담도폐쇄증보다 성장장애가 더 심하다.

이식 직후 회복기에는 약 1~6개월간 신장의 변화가 전혀 없으며 이는 1) 스테로이드 약물의 초기 용량이 높고, 2) 수술, 감염, 거부반응 등과 관련된 스트레스 및 합병증 때문이다.

대부분의 소아들은 이식후 6개월 즈음해서 성장하기 시작하며 이식후 1년 내지 3년 사이에 성장만회를 보여서 신장이 정상범위로 회복된다.

### 두위

생후 3년 동안에 뇌가 신속하게 자라기 때문에 이 기간 동안에는 두위를 정확하게 측정해야 한다. 장기간의 영양결핍증은 이식후 신경심리적 발달과 인지기능에 악영향을 줄 수 있다.

### 성장지표의 계산법

성장지표를 계산하려면 체중연령, 신장연령, 신장별 체중 백분율 등을 계산하여야 한다. 체중연령은 연령별 체중곡선에서 소아의 현재체중이 50번째 백분위수 곡선과 만나는 지점의 연령을 말하며 이것은 소아의 실제연령이 아니다. 이식전 기간 중에 복수나 장기종대, 그리고 이식후 회복기간 중에 수화상태의 변화 등으로 체중이 비정상적으로 변화할 수 있기 때문에 체중연령은 영양판정에서 신뢰도가 떨어진다.

신장연령은 연령별 신장곡선에서 소아의 현재신장이 50번째 백분위수 곡선과 만나는 지점의 연령을 말한다. 성장장애가 있는 소아에서 현재체중을 표준체중과 비교할 때 실제연령보다 신장연령을 이용하는 것이 더 정확하며 이식후 만성 유지기에 성장장애를 판정하는데 매우 유용하다. 즉 소아의 현재체중을 신장별 표준체중과 비교하여 체중 백분율(%)을 산출함으로써 소아의 체중을 평가한다. 신장별 표준체중 백분율을 구하는 공식과 평가는 표 14.4에 제시되었다.

### 신체성분

팔둘레와 삼두근피부두께는 상체에 제한되므로 다른 판정지표들 보다 수분 축적의 영향을 덜 받는다. 말기 간부전 소아에서 팔둘레와 삼두근 피부주름두께의 Z-scores는 대개 음성(－)이다. 신체성분 지표들을 이식전부터 이식 직후 회복기와 이식후 유지기를 통해서 주기적으로 모니터함으로써 신체성분의 변화를 발견하는데 도움이 된다. 이식후 회복기에 삼두근 피부주름두께는 상완근육둘레보다 더 빠른 속도로 증가한다. 이는 아마도 무지방량의 합성을 위해서는 보다 많은 기간이 요소되기 때문이다. 거부반응, 질병, 성장기 동안에는 에너지 요구량 증가로 인해서 피부주름두께 측정치가 감소한다.

## 2.2 생화학 자료

이식의 전 과정을 통해서 검사실 자료는 장기 기능, 질병 노출, 면역요법의 적정량, 약

**| 표 14.4 |** 신장별 표준체중 백분율 산출법과 평가

1. 신장별 표준체중 백분율 산출법
   1) 신장 연령 : 신장곡선에서 소아의 현재 신장이 50번째 백분위수 곡선과 만나는 지점의 연령을 말한다.
   2) 신장별 표준체중 : 체중곡선에서 소아의 신장연령이 50번째 백분위수 곡선과 만나는 지점의 체중을 말한다.
   3) 신장별 표준체중 백분율(%) = $\frac{\text{현재 체중}}{\text{신장별 표준체중}} \times 100$

2. 평가

| | | | |
|---|---|---|---|
| > 120% | : 비만 | 80~89% | : 경미한 영양결핍증 |
| 110~119% | : 과체중 | 70~79% | : 중등도 영양결핍증 |
| 90~109% | : 정상 | < 70% | : 심한 영양결핍증 |

예) 만 4세인 현식의 현재 체중은 13.5kg, 신장은 93.7cm이다.
현식의 신장별 표준체중 백분율을 평가하시오.
   1) 신장 연령 : 신장곡선에서 현식의 현재 신장(93.7cm)이 50번째 백분위수 곡선과 만나는 지점의 연령은 3.0세이다.
   2) 신장별 표준체중 : 체중곡선에서 현식의 신장연령(3.0)세이 50번째 백분위수 곡선과 만나는 직선의 체중은 14kg이다.
   3) 신장별 표준체중 백분율(%)= $\frac{13.5}{14} \times 100 = 96.4\%$
   4) 평가 : 현식의 신장별 체중은 정상(90-110%)임.
      비록 현식의 체중과 신장은 연령에 비해서 낮으나 (3번째 백분위수), 신장별 체중은 정상임.

자료 : 참고문헌 11

물의 적절성이나 독성 등을 평가하는데 사용된다.

알부민, 트란스훼린, 프리알부민 등 혈청 단백질은 간이나 신장 기능, 수화상태 등에 의해서 영향을 받고 총임파구수는 면역억제 약물에 의해서 영향을 받기 때문에 영양판정에서 이들의 가치는 매우 한정되어 있다. 한편 소디움, 포타슘, 마그네슘, 인, 칼슘, 혈당 농도 등은 각종 면역억제제의 부작용을 평가하고 영양관리를 계획하고 그 결과를 모니터 하는데 사용된다.

## 2.3 식습관 자료

과거 및 현재의 식사섭취 상태는 장기이식을 기다리는 소아의 영양상태에 영향을 미친다. 식습관 조사는 식욕, 자기-급식 기술, 식사시 문제점(구토, 메스꺼움, 저작/연하

곤란, 위식도 역류 등), 장운동(설사, 변비) 등 영양위험요인을 파악하고 적시에 영양관리를 시행하는데 필수적이다. 24-시간 회상법, 식사일기, 칼로리카운트 등을 이용하여 식사섭취량을 추산한후, 실제연령별 및 신장연령별 요구량과 비교한 후 개별화된 영양관리계획을 세워야 한다. 장기이식의 모든 과정을 통해서 영양상담은 영양관리의 주요 부분이 된다.

### 2.4 신체증후

소아의 전반적인 외관에서 부종, 복수, 근육 소모, 체지방 소모, 비만 등 현저한 영양결핍증이나 영양과다증을 육안으로 평가할 수 있다. 이밖에도 피부, 머리카락, 입술, 눈 등을 잘 관찰함으로써 영양소의 결핍을 암시하는 징후나 증상을 발견할 수 있다(부록-13 참조).

## 3 간이식

소아 간이식은 말기단계의 간질환을 가진 소아를 위한 매우 효과적인 치료법으로 발전하였다. 최근 외과적 기술과 면역억제제의 발전으로 인해서 소아 간이식은 치명적인 간부전 소아들에게 새로운 삶을 제공하고 있다. 우리나라에서 2005년도에 소아 간이식 수혜자는 46명 이었으며(표 14.1), 간이식후 소아의 3년 생존율은 약 80~85%에 달하고 있다(표 14.2).

소아기에 간이식을 요하는 가장 흔한 질병은 담도폐쇄증으로 간이식 건수의 50% 이상을 차지하며 이밖에도 선천성 대사이상, 간내 담즙울체성 증후군, 만성 간염으로 인한 경변증 등이다(표 14.5). 이식전 적절한 영양상태는 외과적 위험도를 감소시키며 생존율과 삶의 질을 개선시키는데 기여하고 있다. 따라서 소아 간이식의 3단계인 이식전, 이식직후, 유지기의 각 단계마다 영양판정과 적절한 영양관리가 매우 중요하다.

### 3.1 이식전 영양결핍증

점진적으로 간부전을 보이는 소아에서는 적절한 이식 시기를 결정하는 것이 매우 중요하다. 간이 소아의 성장을 더 이상 지원할 수 없을 때가 바로 이식을 해야 할 시기이

**| 표 14.5 |** 간이식을 필요로 하는 소아기 질환

| | |
|---|---|
| 폐쇄성 담도질환 : | 간외 담도폐쇄증<br>경화성 담관염(낭성섬유증이나 랑겔한스 세포 조직구증으로 인한) |
| 대사질환 : | $\alpha_1$ − 항트립신 결핍증<br>당원병<br>신생아 혈색소증<br>타이로신혈증<br>윌슨병 |
| 간내 담즙울체 : | 증후군적 담관 부족증(Alagille 증후군)<br>가족형 간내 담즙울체(Byler's병)<br>신생아 간염<br>비증후군적 담관부족증 |

자료 : 참고문헌 10

며, 간질환으로 인해서 소아에서 나타나는 성장부전은 이식을 하기 전에는 개선될 수 없다. 이식전 사망과 관련된 요인은 표 14.6과 같다.

영양결핍증은 만성 간질환 소아에서 거의 공통적으로 나타나며, 이는 소아의 성장 발육에 매우 심각한 악영향을 미친다. 왜냐하면 소아는 체내 영양소 저장량이 제한된 반면에 성장을 위해서 영양소 공급이 필수적이기 때문이다. 한 임상연구에서는 말기 간부전 소아들의 열량 및 단백질 섭취량은 권장량의 70%에 불과했다고 보고하고 있다.

말기 간부전 소아에서 영양결핍증의 병인에 관여하는 요인들은 다양하다. 즉 흡수불량증, 식욕부진, 아미노산의 대사변화, 단백질 합성 감소, 복수로 인한 조기 만복감, 대사율 증가 등으로 말기 간부전 소아에서는 흔히 영양결핍증이 유발된다. 더욱이 이식전 영양결핍증은 수술과 감염의 위험도를 증가시키며 생존율에 악영향을 미친다. 따라서 간이식을 사행할때 소아의 임상 상태를 최적화하기 위해서 이식 전후에 적절한 영양관리

**| 표 14.6 |** 간이식전 사망과 관련된 요인

- 복수
- 혈청 콜레스테롤 농도 < 2.6 μmol/L (100 mg/dl)
- 혈청 총 빌리루빈 농도 > 102 μmol/L (5.9 mg/dl)
- 부분 트롬보플라스틴 시간 > 20초(정상보다)

자료 : 참고문헌 10

가 필수적이다.

## 3.2 영양판정 자료

이식전, 이식직후, 그리고 이식후 유지기 동안의 영양판정에 필요한 자료들은 다음과 같다.

- 임상 자료 : 간부전의 원인질환, 동반질환, 신체사정, 산전 병력, 출생력, 가족력, 약물, 신체사정
- 사회력 : 가족상황, 사회경제적 형편
- 신체계측 : 체중, 신장(길이), 머리둘레, 체중연령, 신장연령, 신장 Z-score, 신장별 체중 백분율, 상완둘레, 삼두근 피부주름두께, 복위
- 생화학 자료 : CBC, 혈청 전해질, BUN, 크레아티닌, 혈당, 프로스롬빈 시간, 간기능 검사, 콜레스테롤, 중성지방, 칼슘, 인
- 식습관 자료 : 식사섭취량, 식사 및 간식 스케쥴, 비타민과 무기질 보충제, 민간요법, 칼로리 보충(종류, 분량), 식사 제한(단백질, 염분, 지방, 열량 등), 식품 알러지, 배변 횟수, 위식도 역류

## 3.3 이식전 영양관리

이식전 영양관리의 목표는

1) 성장시기를 최적화하고 연장시키며

2) 만성 간질환으로 인한 부작용을 예방하거나 최소화하는 것이다

### 영양적 문제점

간이식을 기다리는 소아에서 생기는 영양적 문제점은 다음과 같다.

- 지용성 비타민 결핍증
- 필수지방산 결핍증
- 기질 대사 및 합성 장애
- 아연 결핍증(아연의 저장/운반 감소 및 설사로 인한 손실 증가에 기인)
- 위장관 출혈로 인한 철 결핍증

- 조기 만복감
- 식욕부진
- 위식도역류(복수와 장기종대로 인한 위의 수용능력 감소에 기인)
- 이뇨제-유도성 요중 영양소 손실
- 흡수불량증이나 락튜로즈(lactulose) 치료로 인한 설사

## 영양요구량

이식전 소아의 영양요구량은 표 14.7에 요약되었다.

**| 에너지 |** 간기능이 저하되면 에너지 요구량이 증가한다. 특히 복수, 대사적 스트레스, 수술, 패혈증, 위장관 출혈 등은 에너지 소비량을 증가시킨다. 이식전 소아에서는 지속적인 체중 증가와 성장, 정상적인 신체성분의 유지, 만성 간질환으로 인한 합병증 예방 등을 위해서 충분한 에너지 공급이 필수적이다. 이식전 적극적인 영양지원은 소아 간이식 성공의 주요소이므로 대체로 에너지 영양섭취기준의 130~150%를 공급한다.

**| 단백질 |** 단백질 섭취는 자유로워야 하며 적어도 연령별로 제정된 단백질 영양섭취기준을 충족시켜야 한다. 간기능이 저하됨에 따라서 이화작용과 무지방량의 손실이 증가하므로 영양관리의 1차적 목표는 양의 질소균형을 유지하고 간에서 단백질 합성이 적절하게 이루어지도록 하는 것이다. 경장영양에서는 2.5~3.0 g/kg, 정맥영양에서는 2.0~2.5 g/kg를 공급한다. 그러나 전격성 간부전과 함께 혼수상태를 보이는 응급상황에서는 일시적으로 단백질 섭취를 0.5~1.0 g/kg(건체중 기준)로 제한한다.

**| 지방 |** 지방 흡수불량증과 지방변은 담즙울체성 간질환에서 일관되게 나타나지만 그 이외의 다른 간질환에서는 별로 흔하지 않다. 담즙울체가 있는 환자는 총 지방의 일정 부분을 중쇄중성지방으로 대체하는 것이 도움이 된다. 그러나 중쇄중성지방은 필수지방산을 공급하지 않으므로 필수지방산 결핍증을 방지하기 위해서는 장쇄 불포화지방도 공급해야 한다. 간외 담도폐쇄증을 가진 소아는 장쇄 불포화지방산의 유도체인 DHA(docosahexaenoic acid)와 아라키돈산(arachidonic acid)의 결핍증을 초래할 수 있다. DHA와 아라키돈산은 적절한 신경학적 발달에 필수적 요소들이다.

| 표 14.7 | 간이식 소아의 영양요구량(건체중 기준)

| 영양소 | 이식전 | 이식후 회복기 |
|---|---|---|
| 에너지 | · 연령별 DRI의 130~150% | · 연령별 DRI의 120% |
| 단백질 | · 최소한 연령별 DRI<br>· 경장 : 2.5~3.0 g/kg<br>· 정맥 : 2.0~2.5 g/kg<br>· 전격성 간부전과 혼수 : 일시적으로 0.5~1.0 g/kg | · 총 열량의 15~17%<br>· 경장 : 1.5~3.5 g/kg<br>· 정맥 : 1.0~3.5 g/kg<br>1.0 g/kg로 시작해서 매일 0.5 g/kg씩 목표량가지 증량 |
| 당질 | · 경장 : 총 열량의 50~60%<br>· 정맥 : 4~6 mg/kg/min로 시작해서 최대 11~12 mg/kg/min | · 총 열량의 45~55%<br>· 경장 : 포도당중합체-함유 용액 바람직<br>· 정맥 : 3~4 mg/kg/min로 시작해서 최대 8~12 mg/kg/min |
| 지방 | · 경장 : 총 지방섭취량은 제한 없음<br>MCT < 지방 에너지의 60%<br>LCT ≥ 지방 에너지의 40%<br>· 정맥 : 1.0 g/kg로 시작해서 목표량 2.0~3.0 g/kg에 도달 | · 총 열량의 30~40%<br>· 경장 : MCT-함유 조제액 바람직<br>· 정맥 : 1.0 g/kg로 시작해서<br>목표량 2.0~3.0 g/kg에 도달<br>중성지방 > 160 mg/dl이면 진전 안함 |
| 비타민 | · 경장 : 수용성 비타민은 DRI의 200%<br>담즙울체성 질환시 지용성 비타민 보충<br>· 정맥 : 소아용 MV1 5ml/일 | · 경장 : 종합 비타민 용액이나 정제<br>· 정맥 : 소아용 MV1 5 ml/일 |
| 무기질 | · 소티움 : 0.5~1.0 mEq/kg(복수조절)<br>· 칼슘 : 25~100 mg/kg(담즙울체, 골질환)<br>· 아연, 철 : 필요시 보충 | · 소디움 : 약간 제한<br>· 아연, 철 : 필요시 보충<br>· 칼슘 : 심한 손실시 DRI의 130~150%<br>· 마그네슘, 인, 포타슘 : 혈장 농도에 따라서 조정 |

DRI : dietary reference intake, MCT : medium-chain triglyceride, LCT : long-chain triglyceride
자료 : 참고문헌 10

**| 당질 |** 만성 간질환을 가진 소아들에서는 지방 흡수불량증 때문에 에너지 기질로서 당질이 선호된다. 슈크로즈와 포도당 중합체는 열량 증가를 위한 좋은 급원이며 복합당질이 풍부한 식사가 권장되며 총 열량의 50~60%를 당질에서 섭취하도록 한다. 그러나 만성 간부전 환아에서는 포도당신생이 저하되고 인슐린 분해가 감소할 때 저혈당이나 고혈당이 초래될 수 있기 때문에 혈당 농도를 잘 모니터해야 한다. 특히 정맥영양을 공

급할 때 포도당 주입 속도는 대개는 4~6 mg/kg/min 로 시작해서 최대 속도가 11~12 mg/kg/min을 초과하지 않도록 한다.

**| 비타민 |** 담즙울체성 간질환을 가진 소아들은 물과 잘 섞이는(water-miscible) 지용성 비타민 보충이 필요하며 요구량은 비타민 A 5,000~15,000 IU/일, 비타민 D (ergocalciferol) 1,000~8,000 IU/일, 비타민 E($\alpha$-tocopherol polyethyllene glycol 1000 succinate) 25 IU/kg/일, 비타민 K 2.5~5.0 mg(1~5회/주) 등이다. 이식 전에는 지용성 비타민 농도를 3~6개월 마다 모니터하여 필요시 용량을 조정해야 한다.

**| 무기질 |** 복수를 조절하기 위해서 소디움을 0.5~1.0 mEq/kg로 제한하며 아연과 철은 필요시 보충한다. 만약 골질환이나 담즙울체가 있는 경우에는 하루에 칼슘 25~100 mg/kg, 인 25~50 mg/kg를 보충한다.

### 영양공급 경로

**| 경구식사 |** 담도폐쇄증의 영유아에서 처음에는 지방 흡수불량증에도 불구하고 모유나 일반분유와 연령에 적합한 식사가 성장을 유지할 수 있다. 그러나 말기 간부전에서는 정상보다 훨씬 많은 양의 영양소 공급에도 불구하고 영양상태를 개선시킬 수 없게 된다.

만성 간부전 영아에게는 모유가 유익하다. 그 이유는 1) 모유의 영양소는 최대한으로 이용되며, 2) 소디움 함량이 낮아서 복수 형성을 촉진하지 않으며, 3) 모유-수유 영아는 분유-수유 영아보다 이식후 급식문제가 적으며 이는 모유의 성분이 수술후 급식에 이상적이기 때문이다.

담즙울체성 질환의 영아에서는 지방 흡수불량증이 흔하므로 중쇄중성지방이 다량 함유된(지방열량의 60% 미만) 기본조제액(elemental formulas) 들이 상업적으로 제조되어 이용되기도 한다.

영아의 체중이 증가하지 않을 때에는 설탕, 포도당 중합체, 중쇄중성지방 등 영양강화제(modules)을 조제액에 첨가하여 에너지 밀도를 78 kcal, 91 kcal, 98 kcal/100 ml로 증가시킬 수 있다(제6장 표 6.4 참조).

**| 경장영양 |** 경구급식으로 체중증가와 성장이 더 이상 일관되게 지속되지 못할 때 경장영양을 시작한다. 복수와 장기종대 때문에 위루관(gastrostomy tubes)을 사용하지 않고, 주로 비위관을 장착한다. 그러나 위식도역류가 심각한 경우에는 비공장관(nasojejunal tubes)이 효과적이다.

부드러운 폴리우레탄 5~8 F 직경의 관을 사용하며 관을 삽입하기 전에 정맥류의 존재 여부 및 중증도를 평가해야 한다. 낮동안의 경구섭취를 보충하기 위해서 야간 관급식이 이용되기도 한다. 영양소 요구량을 충족시키기 위해서 24-시간 지속적인 관급식이 필요한 경우에는 구강-운동 기능을 보존하기 위해서 연령에 적합한 경구급식을 제공해야 한다. 만약 이식전 기간 동안에 적극적이고 지속적인 경구 자극이 부족하면 이식후 급식문제가 매우 심각할 수 있다.

에너지 밀도가 높은 조제액을 사용하는 경우에는 자유수를 충분히 공급하고 소디움 제한을 고려해야 한다.

**| 정맥영양 |** 관급식이 더 이상 불가능한 경우에는 정맥영양이 이용된다. 예를 들면 식품 불내증, 과도한 구토, 심한 정맥류, 재발되는 합병증 등이 있을때, 흡인의 위험도가 높을때, 기존의 단장증후군 등으로 경장영양을 시행할 수 없을 때 등에서 정맥영양이 이용된다. 이밖에도 매우 쇠약한 이식지망자가 관급식의 용량을 감당할 수가 없어서 영양요구량을 충족시키지 못할 때 에너지 공급을 극대화하기 위한 보조요법으로 정맥영양이 이용되기도 한다.

아미노산 용액은 특수 간질환 용액보다는 필수아미노산과 비필수아미노산이 균형있게 포함된 용액이 바람직하다. 분지형 아미노산(BCAAs)이 강화된 정맥영양액은 소아 간질환자들에게 유익이 없다고 보고되고 있다.

## 3.4 이식후 회복기 영양관리

이식후 회복기의 영양관리 목표는

1) 수술로 인한 이화작용의 영향을 최소화하고
2) 이식전 영양결핍증으로 인한 영양적 문제점들을 예측하며
3) 장기능을 보호·촉진하고
4) 패혈증, 고혈압, 거부반응, 면역억제제 등으로 초래된 변화에 적절하게 대처하며
5) 궁극적으로 경구 섭취를 재개하는데 있다.

### 영양요구량

이식후 회복기의 영양요구량은 표 14.7에 제시되었다.

**| 에너지 |** 간접열량계를 이용한 에너지 소비량 측정에서 수술후 급성기에는 에너지 요구량이 크게 증가되지 않는다고 보고되고 있다. 따라서 과다한 에너지 공급은 대사적 스트레스와 인공호흡기 이탈의 지연을 초래할 수 있다. 이식 후 에너지요구량은 이식전 영양상태, 이식후 합병증, 성장만회의 필요성 여부 등에 따라서 결정된다. 수술후 회복과 성장만회를 위해서 대체로 연령별 영양섭취기준의 120% 정도를 공급한다.

**| 단백질 |** 대부분의 소아에서 질소균형 조사는 비실용적이므로 이식후 급성기에 의무적 질소손실(obligate nitrogen loss)을 최소화하는 방향으로 단백질이 공급된다. 이식 수혜자들은 처음에 저단백질혈증을 보이므로 단백질을 충분히 공급하고, 부가적으로 교질삼투압을 회복시키기 위해서 알부민 주사(0.5~1.0 g/kg)를 투여한다. 그후 단백질 요구량은 연령을 기준으로 결정하며 이 때 신장기능, 성장과 상처치유를 위한 요구도 등을 고려하여야 한다.

**| 지방 |** 이식후 급성기에 스트레스 상태의 패혈증 소아는 지질 제거의 장애로 중성지방 농도의 상승(>160 mg/dl)을 보인다. 혈청 중성지방 농도가 정상화될 때까지 정맥지방 공급을 감소하거나 일시적으로 중단해야 한다. 심한 영양결핍증 환아가 경장영양을 시작할 때 췌장액 부족과 소장의 쇄자연 퇴화로 인해서 지방변을 초래할 수 있다. 심한 경우에는 지방흡수를 개선시키기 위해서 췌장효소요법을 사용할 수 있다.

**| 당질 |** 내당능을 평가하기 위해서 혈청과 소변의 포도당을 모니터해야 한다. 스트레스, 패혈증, 혹은 고용량의 스테로이드 약물로 인한 인슐린 저항성으로 고혈당이 초래된 경우에는 정맥영양액의 덱스트로즈 농도를 감소시켜야 한다. 덱스트로즈 농도를 감소시킴에도 불구하고 혈당 농도가 교정되지 않는 경우를 제외하고는 인슐린을 투여할 필요가 없다. 스트레스와 패혈증에서는 이미 인슐린 분비가 증가되어 있으나 조직에서 인슐린에 대해서 반응하지 않는 것이다. 이러한 상황에서 인슐린을 투여하면 새로 이식된 간에 지방이 축적되어 대사적 부담을 줄 수 있다.

관급식을 공급받는 환아가 당질 흡수불량증을 보이는 경우에 산성의 묽은 설사를 할 수 있다. 이 경우 당질의 급원을 변경하거나 일시적으로 당질의 총 섭취량을 감소시킴으로써 조절할 수 있다. 즉 유당이나 자당 대신에 포도당 중합체를 함유한 용액을 사용할 수 있다.

**| 수분 |** 이식후 급성기에는 소아 환자에서 수분 보유가 흔하므로 고혈압, 부종, 폐삼

출 등이 유발될 수 있다. 이밖에도 이식후 1~2일에는 약 50% 환아에서 어느정도의 핍뇨를 보인다. 이러한 경우에는 수분 제한, 이뇨제 사용, 체중, 부종, 요배설량 등의 모니터링이 필요하며 이들중에서 약 10% 정도는 혈액투석이나 혈액여과를 필요로 한다.

**| 비타민 |** 이식후 비타민 요구량은 소아 정맥영양과 경장영양시 권장되는 연령별 표준 요구량으로 충족시킬 수 있다. 그러나 이식후 첫 3개월간은 일시적인 이식후 흡수불량증을 극복하고 회장에서 담즙염 운반기전의 적응을 위한 시간을 주기 위해서 비타민 요구량이 증가할 수 있다.

**| 전해질과 무기질 |** 간이식 후에는 정상적인 혈청 농도를 유지하기 위해서 전해질과 무기질 상태를 주의깊게 모니터해야 한다. 이 기간 중에 특히 소아들은 결핍증을 유발하기가 쉽다. 신장을 통한 소실, 이뇨제와 관련된 약물과 영양소 상호작용, 항생제, 면역억제제 등은 포타슘, 마그네슘, 칼슘, 아연 등의 손실을 초래할 수 있다. 이식 직후 재급식증후군으로 저인산혈증이 초래되어 근육쇠약, 호흡기 장애 등이 생길 수 있다. 이식 전에 심한 영양결핍증의 소아에서는 이식 후에 골-무기질 충족을 위해서 칼슘과 인의 요구량이 50~100% 증가한다. 그러나 정맥용액내에서 칼슘과 인의 용해도가 제한되기 때문에 별도의 정맥주입이나 경구로 보충해야 한다.

### 영양공급 경로

이식 후 소아는 소아중환자실에 머물게 되며 폐, 심장, 신경, 위장관, 수분 및 전해질 기능에 대한 모니터링이 실시된다. 이 기간 동안에 적극적인 영양지원은 동화작용을 위한 기질을 제공하고 기계적 환기치료의 이탈을 촉진하고 소아중환자실 일수를 단축시킨다. 경장영양은 정맥영양에 비해서 소장점막의 온전성을 유지하고, 정맥영양과 관련된 대사적, 감염적 위험도를 감소시키며, 비용이 훨씬 적게 든다. 루와이 총담관공장문합술(roex-en-Y choledochojejunostomy)을 시행했거나 외과적 합병증이 있는 경우를 제외하곤 간이식 후 관급식을 안전하게 사용할 수 있다. 수술후 2~3일이 지나서 초기 이식편 오작동이나 복부 합병증으로 인한 재수술의 위험도가 감소하면 관급식을 시작할 수 있다. 그러나 아주 어리고 작은 소아의 경우에는 이식 후 장음이 다시 돌아오기 까지는 대개 4~5일이 걸리므로 이 기간 동안 NPO 상태를 유지해야 하므로 이식 후 2~3일에 정맥영양을 시작한다.

대부분의 소아들은 소아일반병동으로 전동된 후에는 관급식과 경구식사를 함께 사용한다. 퇴원한 후에는 대부분 경구섭취가 가능하나 일부 소아들은 경장영양과 경구식사를 병행해야 한다.

**| 정맥영양 |** 만약 소화관이 작용하지 않으면 TPN(total parenteral nutrition)을 시작한다. 경장영양이 총 에너지 요구량의 50~75%를 공급할 때 까지 TPN을 계속해야 하며 포도당, 아미노산, 지방을 균형되게 함유한 용액을 사용한다.

덱스트로즈는 4~6 mg/kg/min으로 시작해서 매일 1~2 mg/kg/min씩 증가시켜서 최대 8~12 mg/kg/min까지 공급하며 에너지 목표량의 50~55%를 덱스트로즈로 공급한다. 이식후 첫 5~10일간은 패혈증이나 고용량의 스테로이드 약물과 관련된 고혈당이 생길 위험도가 높기 때문에 혈당을 주의깊게 모니터해야 한다.

아미노산은 총 열량의 10~15%를 공급하며 1.0 g/kg로 시작해서 매일 0.5~1.0g/kg 씩 증가시켜서 목표량에 도달하도록 한다.

지방은 총 열량의 30~35%를 공급하며 20% 유화액을 24시간동안에 지속적으로 공급하는 것이 바람직하다. 이는 20% 유화액이 10% 유화액보다 더 신속하게 혈중에서 제거되기 때문이다. 생후 12개월 까지는 0.5 g/kg(건체중)으로 시작하고, 1세 이후에는 1.0 g/kg(건체중)으로 시작하여 매일 0.5 g/kg씩 증가시켜서 목표량에 도달하도록 한다.

**| 경장영양 |** 관급식은 전적으로 경장영양만을 공급하거나 혹은 경구섭취나 정맥영양의 보조급식으로 공급될 수 있다. 관급식 주입은 대개 24~시간 지속적 주입으로 시작하여, 점차 야간급식으로 변경하며, 이는 낮동안에 활동을 허용하고 식욕증진을 촉진하기 위함이다.

만약 위배출 지연의 위험이 있거나 역류나 흡인의 증거가 있는 경우에는 유문하부 급식(postpyrolic feeding)이 필요하다. 그러나 이러한 문제들이 없는 경우에는 관급식에서는 대개 비위관을 이용하며, 복수나 간이식 수술의 상처 때문에 위루관을 사용하지 않는다. 부드러운 실라스틱(silastic)이나 폴리우레틴으로 된 5~8 F 구경의 급식관을 사용한다.

간이식 수술 도중에는 소장 접촉이 불가피하며 이로 인해 부종이 초래되어 심한 흡수불량증이 발생한다. 따라서 이식 직후에는 서서히 지속적으로 조제액을 주입해야 하며 기능이 저하된 장점막에는 분자량이 큰 원형단백질이 알러지 반응을 초래할 가능성이 있기 때문에 만 2세 까지의 영유아에게는 가수분해된 영아조제액을, 모유를 먹던 영아에게는 짜낸 모유를 공급한다. 그러나 모유를 급식관을 통해서 공급할 때 모유의 지방이 급식관에 부착하는 경향이 있기 때문에 간헐적 급식을 하면서 매번 급식후 급식관을 물로 세척함으로써 지방 손실을 최소화할 수 있다. 한편 11세 까지는 소아용 가수분해 조제액이나 유리아미노산 조제액을 사용하며, 11세 이후에는 성인용 가수분해조제액이나 기본조제액을 사용할 수 있다.

대변이 배설되고 혈청 빌리루빈과 간효소 수치가 정상화되어 소아의 상태가 안정되면 모유나 일반 조제분유를 사용할 수 있고 11세 이상의 소아는 성인용 조제액을 사용할 수 있다.

조제액의 적응도를 평가하기 위해서 복부팽만, 변의 빈도와 점도, 잠혈, 구토, 소변의 양과 삼투압, 혈청 포도당 농도 등을 모니터해야 한다.

**| 경구식사 |** 이식후 1) 기도에 삽입했던 관을 제거하고, 2) 입으로 음식을 먹을 수 있을 만큼 강해지고, 3) 소화관이 작용하는 소아에게는 경구식사를 시작한다. 식사는 우선 소량의 맑은 유동식으로 시작해서 차츰 연령에 적합한 식사로 서서히 진행한다.

### 이식 직후 영양-관련 합병증과 치료

이식 직후 회복기의 가장 중요한 영양 목표는 최적의 영양상태로 회복하는 것이다. 그러나 이 기간 중에 면역억제제, 위장관 문제, 급식 곤란 등으로 영양상태의 회복이 용이하지 않다.

**| 면역억제 |** 면역억제는 소아들에게 여러 가지 특별한 문제들을 야기한다. 소아들은 성인들보다 사이클로스포린과 타클로리므스를 더 많이 필요로 하며, 그 이유는 소아의 면역반응은 성인의 경우보다 훨씬 더 강력하여 성인보다 더 빈번하고 극심하게 거부반응이 유발되기 쉽기 때문이다. 더욱이 면역억제의 부작용으로 이식 후 3~5% 소아에서 림프세포증식성 질환(lymphoproliferative disease)이 발생한다. 고용량의 스테로이드 약물은 소아들의 성장과 골무기질화에 악영향을 미치기 때문에 용량을 감소하는 것이 매우 중요하다.

**| 위장관 문제점 |** 이식후 회복기간 동안에 대부분의 어린 소아들은 기계적, 기능적 장-관련 문제점들을 나타낸다. 구토나 위식도역류 등의 기계적 문제들은 위배출 지연을 의미하며 이는 이식편이 위와 부딪치거나 이식전 영양결핍증으로 인한 근육쇠약에 기인한다. 약물(metoclopramide) 치료는 위운동 개선에 도움이 되며, 경유문 급식(transpyloric feeding)은 위배출 지연으로 인한 합병증을 감소시킬 수 있다.

소화 및 흡수와 관련된 기능적 문제들은 외과적 절차, 약물/영양소 상호작용, 이식전 영양결핍증 등에 기인한다. 수술하는 동안 소장과의 접촉으로 소장이 팽화되어 이식 후 한동안 기능 저하를 초래한다. 그리고 심한 영양결핍증의 환아는 췌장액 부족과 저형성성 쇄자연 위축(hypoplastic villous atrophy)를 초래할 수 있다. 이 경우, 환아가 심한 구토나 설사를 하지 않고 영양적으로 안정될 때 까지 췌장효소 대체요법과 관급액의 지속적 주입이 이용된다.

이 시기에 생기는 설사의 원인은 약물, 흡수불량증, 원내감염 등 다양하다. 따라서 설사가 생기면 변을 배양하여 그 원인을 규명해야 한다. 담도폐쇄증으로 이식한 소아들은 이식 후 회장의 운반기전이 적응할 때 까지 고농도의 담즙산을 함유한 수성 설사를 하며 담즙산 결합제를 일시적으로 사용하면 효과적으로 치료될 수 있다. 위장관 문제들은 사이클로스포린 보다 타클로리무스를 사용할 때 더 빈번하게 발생하며, 감염의 재발, 흡수불량증, 설사와 관련된 소모증후군 등을 보인다.

**| 급식 곤란 |** 영유아에서는 이식후 회복기에 경구 섭취를 시작하기가 쉽지 않다. 각종 침습적 절차, 장기간의 기계적 환기치료, 패혈증과 거부반응의 에피소드 등은 급식과정을 지연시키고 급식과정에 부정적인 영향을 준다. 이식 후 오랫동안 관급식이나 정맥영양을 필요로 하는 영아와 이식 전에 입으로 먹지 않던 소아들은 경구 방어태세를 가지게 되며, 그 이유는 음식을 먹고 맛과 질감을 구별하는 기술이 발달하는 민감한 시기를 놓쳤기 때문이다. 이 문제를 극복하는 것은 용이하지 않으며 다영역의 전문가들로 구성된 팀치료가 필요하다.

이식 전에 담즙울체를 가졌던 환아는 이식 후 대체로 식욕이 개선되며 그 이유는 담즙산이 더 이상 미뢰를 자극하지 않기 때문이다.

## 3.5 이식후 유지기 영양관리

이식후 유지기 영양관리의 목표는

1) 장기간 면역억제로 인한 합병증을 방지하고

2) 적절한 인지적, 신체적 발달, 정서적 성장, 삶의 질 개선을 성취하는 것이다.

### 영양요구량

이식 후 전 기간을 통해서 소아의 영양상태를 지속적으로 모니터해야 한다. 매번 추후

방문마다 병력과 사회력, 임상평가, 생화학 검사, 신체계측, 식사섭취, 영양관리 계획 평가 등을 실시해야 한다. 이러한 자료들을 근거로 영양지도, 보충제 조정, 관리계획 수정 등을 실시할 수 있다.

이식 후에 이식편 기능이 정상인 소아는 연령에 적합한 일반식을 먹을 수 있다. 이식 후 유지기에 필요한 영양소 요구량은 표 14.8에 제시되었다.

## 4 신장이식

신장이식은 만성 신장병의 말기단계에 있는 소아에게 가장 선호되는 치료법이다. 이

| 표 14.8 | 간이식 소아의 이식후 유지기 영양요구량

| 영양소 | 요구량 |
|---|---|
| 에너지 | · 실제 연령별 DRI<br>· 성장 장애시 : 신장 연령별 DRI<br>· 흡수장애, 심한 성장장애 : DRI의 130～150% |
| 단백질 | · 총 열량의 15～17%<br>· 최소량 : 연령별 DRI<br>· 현저한 신기능 저하시 : 단백질 제한 |
| 당질 | · 총 열량의 50～60%<br>· "빈 열량원" 대신에 복합당질을 강조 |
| 지방 | · < 2세 : 제한 없음<br>· ≥ 2세 : 고지혈증 예방 위해 지방, 포화지방, 콜레스테롤 제한<br>· 고지혈증 : 지방, 포화지방, 콜레스테롤을 더욱 제한<br>· 지방흡수불량증 : 원인에 따라서 치료 |
| 비타민 | · 종합 비타민 보충제(용액, 또는 정제) |
| 무기질 | · 연령별 DRI<br>· 철 결핍성 빈혈 : 3 mg 철/kg/day(4개월간)<br>· 저마그네슘혈증 : 120～240 mg magnesium oxide 1～3회/day<br>· 칼슘 : 식이 칼슘 섭취량 부족시 보충 |

DRI : dietary reference intake
자료 : 참고문헌 10

식편이 제구실을 잘 하면 투석기간 동안에 필요로 했던 식사제한과 투석시간으로부터 자유로워진다. 말기 신부전 소아에서는 투석 과정을 거치지 않고 직접 신장이식을 받는 선제이식(pre-emptive transplant)이 바람직하다. 왜냐하면 선제이식은 소아의 삶의 질을 유지하면서 성장 잠재력을 개선시키기 때문이다. 신장이식 당시 투석치료를 받는 소아에 비해서 선재이식 소아들에서는 성장지연이 훨씬 적다고 보고되고 있다.

우리나라에서는 2005년에 14명의 말기 신부전 소아가 신장을 이식받았으며(표 14.1), 아직도 120명의 소아들이 이식대기자로 등록되어 신장 기증을 기다리고 있다. 우리나라 소아 신장이식수혜자들의 3년 생존율은 생체기증의 경우 94.7%, 뇌사기증은 85%로 보고되고 있다.

신장이식을 기다리는 만성 신장병 소아들은 영양결핍증의 위험도가 높아서 수술후 유병률과 사망률이 증가할 수 있다. 이식전 영양상태가 양호한 소아들은 이식후 회복이 빠르고 합병증도 덜 생긴다. 이식전 영양상태 뿐만 아니라 이식 직후 적절한 영양관리는 소아의 조속한 회복을 위해서 매우 중요하다.

## 4.1 영양판정 자료

이식후 적절한 영양관리를 위해서 소아의 영양상태를 주기적으로 평가해야 한다. 영양판정에 필요한 자료들은 다음과 같다.

- 임상자료 : 신부전의 원인질환, 이식전 치료경력, 이식편의 기능상태, 동반질환, 약물
- 사회력 : 가족상황, 사회경제적 형편
- 신체계측 : 신장, 체중, 두위(36개월 미만), 체중연령, 신장연령, 신장 Z-score, 신장별 체 중 백분율, 상완둘레, 삼두근피부두께
- 식습관 자료 : 식사 섭취량, 식사 제한, 식욕, 비타민과 무기질 보충제, 민간요법, 식품 기호도, 급식 기술, 배변 습관, 수분 섭취량과 배설량, 영양교육 경험
- 생화학 자료 : BUN, 크레아티닌, 알부민, 소디움, 포타슘, 인, 칼슘, 마그네슘, 혈당, 헤모글로빈, 헤마토크릿, 총 콜레스테롤, 중성지방, LDL, HDL.
- 신체 사정 : 복수/부종, 근육소모, 체지방 소모

## 4.2 이식전 영양관리

말기 신부전 소아는 이식하기 전에 현재 시행하고 있는 신대체요법(혈액투석, 복막투석, 혹은 투석전 관리)에 따라서 단백질, 소디움, 포타슘, 혹은 인이 제한된 식사를 시행하여 신부전으로 인한 증상의 악화를 방지해야 한다(제13장 표 13.7과 표 13.8 참조).

## 4.3 이식후 회복기 영양관리

이식후 회복기 영양관리의 목표는

1) 상처치유를 도모하고
2) 동화작용을 촉진하며
3) 감염을 예방하고
4) 적절한 성장을 도모하고
5) 약물의 부작용을 최소화하며
6) 수분 및 전해질 균형을 유지하고
7) 혈압을 연령에 적합한 범위로 유지하는 것이다.

### 영양요구량

이식후 영양요구량은 환자의 연령, 발달단계, 성장 잠재력, 신장 기능, 약물의 부작용 등에 따라서 개별화 되어야 한다. 요구량을 계산할 때 건체중이나 신장별 표준체중을 이용해야 하며, 경우에 따라서는 적절한 영양소 섭취를 위해서 식사를 자유롭게 해야 한다. 이식후 회복기와 유지기의 영양요구량은 표 14.9에 제시되었다.

**| 에너지 |** 초기에는 수술후 동화상태로 인해서 에너지 요구량이 증가하므로 이를 충족시키기 위하여 연령별 영양섭취기준의 120%가 권장된다. 성장을 극대화하기 위하여 에너지 섭취가 적절하도록 각별히 유의해야 하는 반면에, 과다한 체중증가가 초래되지 않도록 조심해야 한다.

**| 단백질 |** 이식 전에 대부분의 환아들은 말기 신부전으로 인해서 체내 단백질이 고갈된 상태이다. 이식후 사용하는 면역억제제들은 단백질 고갈상태를 더욱 악화시킨다. 이식후 처음 3개월 동안은 단백질 섭취를 영양섭취기준의 1.2~1.5배로 증가해야 한다. 왜냐하면 일부 면역억제제들은 단백질의 이화작용을 촉진하고 동화작용을 감소시키는 동

| 표 14.9 | 신장이식 소아의 영양요구량

| 영양소 | 영아 | 유아 | 소아 | 청소년 | |
|---|---|---|---|---|---|
| | (0~1세) | 1~2세 | 3~8세 | 9~13세 | 14~18세 |
| 에너지(kcal/kg/일) | | | | | |
| 남아 : 출생~6개월 : 95<br>7~12개월 : 82 | | 87 | 87 | 63 | 52 |
| 여아 : 출생~6개월 : 87<br>7~12개월 : 75 | | 82 | 82 | 60 | 44 |
| 단백질(g/kg/일) | · 이식후 첫 3개월 : DRI×1.2~1.5배<br>· 3개월 이후 : DRI | | | | |
| 당질 | · 총 열량의 40~50%<br>· 단순당 제한 | | | | |
| 지방 | · 총 열량의 30% 미만<br>· 콜레스테롤, 포화지방 제한 | | | | |
| 소디움<br>(고혈압, 부종시) | · 짠 음식 피함(≥ 200 mg/1회 분량)<br>· 영아와 유아 : 1~3 mEq/kg/day로 제한<br>· 소아와 청소년 : 2~4 g/day로 제한 | | | | |
| 포타슘<br>(고포타슘혈증시) | · 일반적으로 제한 불필요<br>· 혈청 농도가 정상범위 될 때까지 일시적으로 고포타슘 식품 제한 | | | | |
| 칼슘 | · DRI의 100% | | | | |
| 인 | · DRI의 100%<br>· 저인산혈증의 초기에는 보충 필요 | | | | |
| 비타민 | · DRI의 100%<br>· 비타민 D 이외에는 대개 보충 불필요 | | | | |
| 미량원소 | · DRI의 100%<br>· 저마그네슘혈증 초기에는 대개 보충 필요 | | | | |
| 수분 | · 충분한 수분 섭취 권장 | | | | |

DRI : dietary reference intake
자료 : 참고문헌 7

시에 DNA와 RNA의 합성을 억제하기 때문이다. 일부 연구에서는 비록 환자가 저용량의 스테로이드를 복용해도 단백질 이화작용이 증가하여 근육 소모, 상처 치유 지연, 피부 약화 등을 초래한다고 보고되고 있다.

**| 당질 |** 고용량의 스테로이드, 타클로리므스, 사이클로스포린 등은 당질대사에 영향을 미쳐서 이식후 환자에서 고혈당과 당뇨가 종종 나타난다. 따라서 이식후 적어도 6주 동안은 단순당 섭취를 제한하는 것이 바람직하다.

**| 지방 |** 이식후 회복기에는 지방을 제한하지 않는다. 특히 이식 직후 당질(단순당) 섭취를 제한해야 하기 때문에 지방은 소아 환자들에게 주요 에너지원이 된다.

**| 수분 |** 이식편의 기능이 양호하면 소아는 보통 요배설이 많아지므로 요 보충과 혈관내 용적 조절을 위해서 적절한 수분 섭취가 필요하다. 환자는 흔히 하루에 적어도 2 L의 수분을 섭취해야 한다. 수분 보충의 필요성 여부를 점검하기 위해서 매일 체중을 측정해야 한다.

**| 비타민과 무기질 |** 이식 후 식욕 증가와 다양한 식품 섭취로 소아의 비타민과 무기질 요구량을 충족시키는 데는 별 문제가 없다. 만약 소아가 연령별 영양섭취기준을 충족시키지 못하는 경우에는 종합비타민과 무기질 보충이 필요하다. 한편 철, 인, 마그네슘 등의 혈청 농도가 낮은 경우에는 영양소 보충이 필요하다.

### 영양공급 경로

**| 경구식사 |** 수술 후 일단 장음이 감지되면 소화관이 작용하고 있다는 표시이므로 환자는 경구식사를 할 수 있다. 이식후 72시간 이내에 영양공급(식사, 경장영양, 혹은 정맥영양)이 시작되어야 한다. 대개 첫 번째 식사는 맑은 유동식이며 환자의 적응도에 따라서 차츰 고형음식으로 진행한다. 만약 환자가 복통이나 복부팽만을 보이면 급식을 중단하거나 전에 적응했던 식사를 재개한다. 식사처방은 개별화되어야 하지만 경미한 소디움 제한식이 제공될 수도 있으며, 수술후 환자의 칼로리와 단백질 요구량을 충족시킬 수 있어야 한다. 만약 소아의 식욕이 불량하면 간식이나 경구보충액을 공급한다.

**| 경장영양 |** 소아의 소화관 기능은 정상이지만 영양상태가 불량하고 칼로리와 단백질을 충분히 먹을 수 없는 경우에 경관급식이 필요하다. 관급식 통로는 흔히 비위관을 이용하는 경우가 많다. 조제액 선택과 용량은 각 환자의 연령, 신장 기능, 영양소 요구량

등에 따라서 결정된다. 이식편의 기능이 양호한 경우에는 연령에 알맞은 표준등장액이 사용된다.

**| 정맥영양 |** 만약 환자의 소화관이 작용하지 않거나 환자가 자주 구토하는 경우에는 일반적으로 TPN이 사용된다. 혈장 포도당, 포타슘, 마그네슘, 인, 칼슘 등의 농도를 면밀하게 모니터해야 한다.

## 4.4 이식후 유지기 영양관리

이식후 장기적 유지기의 영양관리 목표는
1) 약물의 부작용을 최소화하고
2) 올바른 성장 발육을 위해서 단백질과 칼로리를 적절하게 섭취하고
3) 적당한 체중을 유지하는 것이다.

### 영양요구량

이식후 장기적 유지기에도 비록 이식편의 기능이 우수할지라도 성장 발육을 극대화하기 위해서 열량, 단백질, 기타 영양소에 대한 식사평가를 계속해야 한다. 만약 소아가 이식편 거부반응을 보이면 이식전의 경우처럼 신장 기능과 검사실 결과에 따라서 식사를 조정해야 한다.

**| 에너지 |** 스테로이드 약물 사용으로 인한 식욕 증진으로 과다한 체중 증가가 초래될 수 있다. 소아의 성장과 식사섭취량에 대한 지속적인 평가가 실시되어야 하며 필요시 에너지 섭취량을 조정해야 한다. 환자와 가족의 영양교육에서 다양한 식품의 섭취, 행동수정, 규칙적인 운동의 중요성을 강조해야 한다.

**| 단백질 |** 유지기의 단백질 요구량은 연령에 맞는 영양섭취기준으로 줄인다. 상당수의 소아들은 키기 작기 때문에 신장연령을 이용하며, 성장만회를 위해서 단백질 요구량을 조정한다.

**| 지방 |** 사이클로스포린, 타클로리므스, 스테로이드 등의 면역억제제들은 혈지질의 제거를 방해하여 이식후 고지혈증과 고콜레스테롤혈증이 초래된다. 따라서 지방 섭취량을 총 열량의 30% 미만으로 줄이고 포화지방과 농축당의 섭취를 제한하도록 해야 한다. 그러나 신장이식 소아들은 지방 제한에 적응하기가 쉽지 않으며 그 이유는 이식전 말기

신부전 상태에서는 혈중 포타슘, 인, 크레아티닌, 혈중 요소질소 등의 농도를 악화시키지 않으면서 에너지 섭취를 증가시키기 위해서 지방 섭취가 권장되었기 때문이다. 규칙적인 유산소 운동은 혈청 콜레스테롤, HDL, LDL, 중성지방 농도 및 과다한 체중 증가를 조절하는데 도움이 된다.

**| 당질 |** 당질 제한은 고혈당 치료에 도움이 될뿐만 아니라 체지방 분포의 변화, 몸통과 안면 비만, 신전성 선조(striae), 여드름, 등허리의 군살 등 스테로이드 약물의 부작용을 감소시키는데 도움이 된다. 복합당질은 총 열량의 40~50%를 차지해야 하며 단순당을 제한하는 것이 장기적으로 체중 관리를 위해서 바람직하다.

스테로이드 약물을 점차로 줄이고 소아가 더 이상 고혈당을 경험하지 않게 되면 연령에 적합한 일반식이 처방된다.

## 5 장기이식의 합병증

신장이나 간 등 장기를 이식받은 소아에서는 장기간의 면역억제와 관련된 합병증들이 발생할 수 있다. 거부반응의 에피소드를 치료하기 위해서 사용된 고용량의 면역억제제들은 소아에서 신독성, 고혈압, 고혈당을 초래할 수 있으며 이들이 청소년기로 접어들면 당뇨병, 고지혈증, 비만 등이 유발된다. 특히 성장장애와 골감소증은 이들의 삶의 질에 영향을 주는 가장 심각한 합병증이다.

면역억제와 관련된 장기적 합병증은 약물의 용량을 점차로 감소시킴으로써 최소화할 수 있다. 아자티오프린(azathioprine)은 대개 이식후 6개월 즈음에 중단된다. 그리고 이식 후 1년 경에는 사이클로스포린과 타클로리므스의 혈중 목표를 감소시키며 이식 후 2년 즈음에 다시 감소시킬 수 있다.

장기이식 소아에서 장기적으로 발생할 수 있는 영양-관련 합병증과 치료방안이 표 14.10에 제시되었다.

### 5.1 고혈당

거부반응을 치료하기 위하여 고용량의 스테로이드 약물을 사용하거나 사이클로스포린이나 타클로리므스의 부작용으로 이식후 고혈당이 초래되기 쉽다. 고용량의 스테로이드

| 표 14.10 | 장기이식 소아의 장기적 합병증과 영양치료

| 합병증 | 영양치료 | 기타 방안 |
|---|---|---|
| 과다한 체중 증가 | · 과다한 체중증가 없이 성장에 필요한 칼로리를 적절하게 섭취 | · 행동 수정<br>· 운동처방 시작<br>· 약물과 부작용에 따른 개별 교육 |
| 고혈압 | · 소디움 제한 | · 신장별 표준체중 유지<br>· 수분 보유와 혈압을 모니터<br>· 운동 처방 시작<br>· 스트레스 조절 |
| 성장과 발달 지연 | · 성장을 극대화하기 위해 열량과 단백질을 충분히 섭취 | · 성장, 섭취량, 스테로이드 용량을 모니터<br>· 연령에 적합한 교육 실시<br>· 환자와 가족을 지원 |
| 전해질 불균형 | · 검사실 결과에 따라서 조정 | · 검사실 수치를 모니터하고 필요시 보충 또는 제한 |
| 고혈당 | · 단순당 제한<br>(이식후 약 6주동안) | · 혈당 농도를 모니터하고 필요시 당질 섭취 제한<br>· 스테로이드 중단시 호전 가능 |
| 고지혈증 | · 저지방, 저콜레스테롤식과 단순당 제한 | · 혈지질 상태를 모니터<br>· 신장별 표준체중 유지<br>· 운동처방 시작 |

자료 : 참고문헌 10

는 이식후 환자에서 인슐린 저항성과 말초조직에서 포도당 흡수장애 등으로 고혈당을 초래한다. 타클로리므스와 사이클로스포린도 이식후 인슐린 분비 감소와 인슐린 저항성 증가, 베타세포의 독성효과 등으로 고혈당을 유발한다.

고혈당은 스테로이드 약물이나 면역억제제의 용량을 감소할 때 해소되므로 가능하면 스테로이드 용량을 감소하고, 혈당 농도를 모니터하고 필요시 당질 섭취를 조정해야 한다. 다행히 이식후 소아에서 당뇨병 발생은 흔하지 않다. 당뇨병의 가족력과 자가면역성 간질환은 당뇨병의 유발 위험도를 증가시키는 것으로 보인다.

## 5.2 과다한 체중증가

장기이식후의 비만은 소아보다는 성인에서 더 많이 발생한다. 스테로이드 약물은 식욕을 증진시키고 과다한 지방조직을 초래할 수 있다. 따라서 이식후 대략 6개월 동안 고용량의 스테로이드를 복용하는 동안에 과다한 체중증가를 방지하고 식욕을 조절하는 것이 중요하다.

소아의 연령이 증가할 수록 체중증가의 위험도가 높기 때문에 과다한 체중증가를 방지하기 위해서는 환아의 성장과 식사섭취량에 대한 지속적인 평가가 실시되어야 하며 필요시 에너지 섭취량을 조정해야 한다. 환자와 가족의 영양교육에서는 다양한 식품의 섭취, 행동 수정, 규칙적인 운동의 중요성을 강조해야 한다. 만약 소아가 비만하면 체중감량 자체보다는 체중 유지를 목표로 칼로리 요구량을 설정해야 하며 영양교육에서는 식습관과 운동습관을 개선시키는 생활습관 변화를 강조해야 한다.

## 5.3 고혈압

이식후 사이클로스포린과 고용량의 스테로이드 약물은 수분 및 소디움 보유를 초래하고 흔히 고혈압을 유발한다. 고혈압을 예방하기 위해서는 연령에 적합한 식사와 운동이 권장되며, 전곡류, 신선한 채소와 과일의 섭취를 증가하며, 단순당, 염분, 지방, 포화지방, 콜레스테롤의 섭취를 제한한다.

## 5.4 고지혈증

장기이식 소아에서 이식후 고지혈증은 사이클로스포린, 고용량의 스테로이드, 이식후 비만, 당뇨병 등과 관련이 있다. 타클로리므스는 사이클로스포린보다 혈청 지질 농도에 영향을 훨씬 적게 준다. 사이클로스포린은 1) LDL-수용체와 결합하여 LDL 농도를 상승시키고, 2) 콜레스테롤로부터 담즙산의 합성을 억제하며, 3) 지단백 리파제의 활동을 억제하는 반면에 간성 리파제(hepatic lipase)의 활동을 촉진시켜서 결과적으로 VLDL과 LDL의 분해감소를 초래하는 것으로 추정하고 있다. 한편 스테로이드는 1) 지단백 리파제의 활동을 저하시키고, 2) 간에서 VLDL 합성을 증가시키며, 3) 말초조직에서 인슐린 저항성을 초래하여, 결과적으로 고중성지방혈증을 유발한다고 보고되고 있다.

이식후 고지혈증의 예방과 치료를 위해서는 생활습관 및 식습관의 개선이 가장 중요한 1차적 목표가 된다. 지방 섭취량을 총 열량의 30% 미만으로 줄이고 포화지방과 농축당의 섭취를 제한하도록 해야 한다. 규칙적인 유산소 운동은 혈청 콜레스테롤, HDL, LDL, 중성지방 농도 및 과다한 체중증가를 조절하는데 도움이 된다.

## 5.5 성장부전과 골감소증

만성 장기부전 환아는 이식 전에 이미 골소실을 보일 뿐만 아니라 이식 후 초기에 신속한 골소실을 초래한다. 즉 스테로이드 약물은 칼슘 흡수불량, 신장에서 칼슘 소모, 골형성 감소 등을 초래함으로써 골감소증과 성장부진이 유발된다.

타클로리므스를 사용하면 스테로이의 용량을 조기에 감소시키거나 중단할 수 있기 때문에 성장 억제가 덜 심하다. 그러나 매일 타클로리므스나 사이클로스포린을 사용하면 신장기능의 저하를 초래하여 성장에 악영향을 줄 수 있다.

이식 후에는 최적의 성장만회나 정상적 성장을 위해서는 코르티코스테로이드 0.5 mg/kg 미만을 격일로 사용하거나 아주 중단해야 한다. 그리고 열량과 단백질을 적절하게 공급해야 한다. 성장장애가 아주 심한 환아에게 이식후 성장 촉진을 위해 성장호르몬, 인슐린-유사 성장인자-1, 옥산드롤론(oxandrolone)이 사용되기도 한다. 그러나 재조합인간성장호르몬(recombinant human growth hormone)은 신장이식 소아에서 거부반응과 이식편 소실의 가능성이 제기되고 있기 때문에 거부반응을 면밀하게 모니터해야 한다.

## 5.6 이식편 기능부전

장기이식 후 거부반응은 영양상태가 불량한 환자보다 양호한 환자에서 더 자주 발생한다고 보고되고 있으며 이는 영양결핍증이 면역기능을 억제하기 때문인 것으로 보인다.

소아 장기이식 수혜자에서 이식편 기능부전이나 상실의 중요한 원인중의 하나는 의료진의 지시에 대한 환자의 비준수(noncompliance)에 기인한다. 후향적 임상연구 결과 비준수군에서는 신체적, 성적 남용과 화학물질 남용의 경력, 부모와 사회적 지원 부족 등에서 대조군과 현저한 차이를 보였다. 이식후 거부반응을 예방하기 위해서 복용하는 스테로이드 약물은 식욕을 촉진하고 체중조절을 어렵게 한다. 뿐만 아니라 성장장애로 인한 왜소한 키, 스테로이드의 부작용으로 둥글게 부어오른 얼굴 등 부정적인 신체 이미지는 청소년에게 자존감을 저하시키므로 학교에 가서 친구들을 대하는 것이 창피하고 심리적 부담을 줄 수 있다. 이 때문에 소아는 스테로이드 약물을 중단하고 추후방문을 생략하는 등의 극단적 행동을 감행하여 이식편의 거부반응을 초래할 수 있다. 영양사, 소아심리 전문가, 사회사업가 등 다영역의 전문인들로 구성된 치료팀에서 소아에게 각별한 관심을 가지고 의료진의 지시를 잘 준수하도록 지속적인 상담과 감정적 지원을 제공해야 한다.

따라서 이식 전에 소아 가족의 사회적 배경과 부모의 지원 여부를 판정하는 것이 중요하다. 이식편의 기능 이상이 심한 경우에는 이식전 영양관리를 다시 필요로 하게 된다.

### 5.7 이식후 림프세포증식성 질환-관련 영양결핍증

이식후 림프세포증식성 질환은 면역기능이 억제된 환자에서 발생하며 간이식 소아들 중 3~5%에서 이 질환이 유발되며 사망률은 20%나 된다. 원발성 Epstein-Barr 바이러스 감염, 타클로리므스 면역억제, 뮤로모납(muromonab)-CD3 치료 등은 이 질환의 발생위험도를 현저하게 증가시킨다. 증상은 림프절의 종대, 열, 식욕부진, 소화관 출혈, 잦은 설사나 구토, 등이며 화학요법을 사용할 때 증상이 더욱 악화된다. 대개의 경우 항바이러스성 약물을 투여하거나 면역억제제의 용량을 감소시키면 개선된다. 그러나 이러한 보존적 치료가 이 질병을 조절할 수 없는 경우에는 화학요법이 이용된다.

화학요법을 시행하는 동안이나 설사나 구토가 심한 경우에는 적절한 영양상태를 유지하기 위해서 정맥영양지원을 시작해야 한다. 한편 경구섭취가 가능한 경우에는 이를 격려하면서 영양상태를 면밀하게 모니터하여 영양결핍증을 예방해야 한다.

## 6 조혈모세포이식

조혈모세포이식(hematopoietic stem cell transplantation : HSCT)은 재래식 항암요법만으로는 환자의 생존율을 개선시킬 수 없는 혈액학적 악성 종양이나 골수-관련 질환을 치료하기 위하여 조혈모세포(줄기세포)를 이식하는 것을 말하며, 과거에는 흔히 골수이식(bone marrow transplantation)이라고 불렀다. 그러나 조혈모세포이식은 골수

뿐만 아니라 말초혈액이나 제대혈액에서 얻어진 조혈모세포의 이식을 포함한다. 조혈모세포는 말초혈액에도 존재하므로 말초혈액에서 조혈모세포를 채집하여 고용량의 항암제 치료(때로는 전신방사선 조사를 병행) 후에 환자에게 주입하며, 골수를 채집할 필요가 없고 합병증과 치사율이 골수이식보다 낮다. 한편 신생아의 태반과 제대로부터 채집한 혈액에는 조혈모세포가 풍부하여 이를 이용하여 이식을 시행하기도 한다.

조혈모세포이식은 수많은 소아기 질환이나 장애를 위한 확립된 치료법으로 자라잡고 있다. 조혈모세포이식으로 치료될 수 있는 질환들은 혈액학적 악성종양, 일부 충실성 종양, 면역결핍증후군, 후천적, 혹은 선천적 골수부전, 기타 선천성 질환들이다(표 14.11).

우리나라에서는 2005년도에 101명의 소아들(0~17세)이 골수를 이식받았으며, 골수이식 수혜자의 3년 생존율은 약 70%이며, 914명의 소아들이 이식수술을 받기 위해서 골수 기증을 기다리고 있다고 보고되었다.

## 6.1 이식 과정

조혈모세포이식 과정은 전처치단계, 호중구감소증단계, 생착과 초기 회복단계, 장기적 회복단계의 4단계로 분류된다.

### 전처치단계

전처치단계(cytoreduction phase)는 조혈모세포이식을 받는 환아에게 우선 고용량의 화학요법을 시행하는(전신방사선조사와 병행할 수도 있음) 단계로서 이식 전 4~10일간이다. 전처치의 목적은 1) 환자의 면역체계를 억제함으로써 기증자의 조혈모세포가 환자의 골수에 제대로 생착하도록 하고, 2) 악성(혹은 결함이 있는)모세포를 완전히 박멸하기 위함이다. 이때 구역, 구토, 전신피로감, 점막염, 설사 등의 부작용이 나타난다.

전처치가 끝나면 환자 자신으로부터 채집한 자가(autologous) 조혈모세포나 타인으로부터 채집한 동종(allogenic) 조혈모세포를 전신 혹은 척수마취하에 환자에게 투여한다.

### 호중구감소증단계

호중구감소증단계(neutropenic phase)는 이식 후 0~20일간이며 전처치로 인해서 골수가 억제되어 심한 호중구감소증과 혈소판감소증이 초래된다. 골수이식 후 약 3주 동

**| 표 14.11 | 조혈모세포이식을 필요로 하는 소아기 질환**

| | |
|---|---|
| 혈액학적 악성종양 : | 급성 골수성 백혈병<br>급성 림프구성 백혈병<br>만성 골수성 백혈병<br>연소성 만성 골수성 백혈병<br>반복성 림프종<br>척수이형성 증후군 |
| 악성 충실성 종양 : | 진행악화기의 신경모세포종<br>난치성 유잉 육종<br>반복성 호즈킨스병<br>윌름 종양<br>일부 난치성 중추신경계 종양 |
| 면역학적 질환 : | 심한 면역결핍성 질환<br>Wiskott-Aldrich 증후군<br>기타 세포면역결핍증<br>Chediak-Higaski 증후군 |
| 골수의 비악성 혈액학적 질환 : | 심한 재생불량성 빈혈과 기타 골수부전 증후군<br>중증성 β-지중해성 빈혈<br>Fanconi 빈혈<br>선천성 저형성 빈혈<br>겸상혈구성 빈혈 |
| 유전적 축적증 : | 뮤코다당체침착증(mucopolysaccharidoses)<br>이염성 백질이영양증(Metachromatic leukodystrophy)<br>Niemann-Pick 질환<br>영아골다공증 |

자료 : 참고문헌 4, 13

안 혈액내에 호중구가 거의 없기 때문에 박테리아나 진균에 대한 감염의 위험도가 매우 높고, 혈소판감소증으로 출혈이 생기기 쉽다.

### 생착과 초기 회복단계

생착(engraft)과 초기 회복단계는 이식후 20~70일간이며 생착이란 환자의 골수에 이식된 조혈모세포가 성장과 분화를 계속하여 말초혈액의 호중구 수효가 500/cm$^3$ 이상되는 때를 말한다. 그러나 이 시기에 일부 환자에서는 이식편대숙주질환(graft-versus-host disease : GVHD)이나 다발성 장기부전이 생길 수 있다.

### 장기적 회복단계

장기적 회복단계는 이식후 70일 이후부터 1년 이상의 기간이며, 만성 이식편대숙주질환, 내분비 기능장애, 성장 발달 이상 등이 초래될 수 있다.

## 6.2 영양판정 자료

영양상태 평가는 이식 전부터 시작되어야 하며 이식 과정을 통해서 계속되어야 한다. 영양판정에 필요한 자료들은 영양력, 신체사정, 신체계측, 생화학 자료 등이다.

- 임상자료 : 병력, 약물, 장기 기능, 통증의 정도와 통증 조절방법, 약물, 기력과 활동 정도
- 영양력 : 평소 식사섭취량
  식사시 문제점(저작/연하 곤란, 식욕의 변화, 맛의 변화, 구토, 메스꺼움)
  소화관 증후(점막염, 식도염, 조기 만복감, 구강건조증, 배변습관의 변화)
  현재 영양요법(치료식, 경장영양, 정맥영양)
  식품 알러지나 불내증, 혐오 식품, 비타민과 무기질 보충제
  급식 발달단계(자가-급식 기술, 음식의 점도, 컵 혹은 젖병 사용)
- 신체증후 : 비만, 수척, 탈수, 부종 등
- 신체계측 : 신장(길이), 체중, BMI, 연령별 BMI 백분위수, 연령별 신장, 연령별 체중, 신장별 체중 백분율, 상완둘레, 삼두근피부두께, 두위(36개월 미만)
- 생화학 자료 : 알부민, 트란스훼린, BUN, 크레아티닌, 빌리루빈, glutamic oxaloacetic transaminase, alkaline phosphatase, 콜레스테롤, 중성지방, 소디움, 포타슘, 염소, 마그네슘, 칼슘, 인, 혈당

## 6.3 이식 후 회복기(장 · 단기) 영양관리

이식 후 단기 회복기(첫 2~3개월)의 영양관리 목표는

1) 무지방량을 보존하고

2) 단백질-에너지 결핍증을 발견하여 교정하고
3) 대사이상을 예방·교정하는 것이다.

한편 이식후 장기 회복기(100일 이후부터)의 영양관리 목표는
1) 올바른 성장 발달을 촉진하기 위해서 적절한 영양을 공급하고
2) 삶의 질을 극대화하는 것이다.

### 영양요구량

이식 후 단기 회복기와 장기 회복기의 영양요구량은 표 14.12에 제시되었다.

**| 에너지 |** 이식 후 첫 30~50일간은 에너지 요구량이 증가하며, 그 이유는 전처치로 인한 신체적 스트레스, 열, 패혈증, 급성 GVHD, 대사적 합병증, 성장 요구도 등에 기인한다. 에너지 요구량은 기초대사량의 1.6배 내지 1.8배가 필요하며 특히 2세 미만의 소아는 1.8배 가량 필요하다. 일단 이식된 조혈모세포가 생착되고, 대사적 합병증이 해소되면 에너지 요구량을 기초대사량의 1.4~1.6배로 줄인다. 그러나 체성분이 변화하거나 원인모를 체중감소, 혹은 심한 피부 혹은 소화관의 GVHD가 있는 경우에는 에너지 공급량을 증가해야 한다.

**| 단백질 |** 단백질 요구량은 전처치 후 조직보수를 촉진하고 무지방량의 분해를 막기 위해서 대체로 연령별 단백질 영양섭취기준(DRI)의 2배 정도로 추정한다(연령별 단백질 영양섭취기준은 제2장 표 2.8 참조). GVHD의 활성기나 스테로이드 약물 치료기에는 단백질 요구량이 더 증가한다. 한편 신장, 간, 혹은 신경과적 기능의 변화가 생긴 경우에는 단백질 섭취량을 영양섭취기준의 0.75~1.25배로 수정한다.

**| 수분 |** 수분 요구량을 계산하는 방법이 표 14.12에 제시되었다. 수분 균형을 평가하기 위해서는 소아의 체중과 함께 섭취량과 배설량을 매일 모니터해야 한다. 열, 소화관 손실, 신부전으로 인한 상당량의 요배설, 신독성 약물 사용 등의 경우에는 수분 요구량이 증가한다. 전처치단계에서 cyclophosphamide로 면역억제치료를 받는 환자는 수분 요구량이 1.5~2.0배 증가한다. 한편 핍뇨, 간신증후군, 용적 과부하 등이 생긴 경우에는 일반적으로 수분을 제한한다.

**| 비타민 |** 골수이식 환아들을 위한 특정 비타민 권장량은 알려져 있지 않다. 정맥 비타민 권장량은 미국의학회에서 제시한 것이다. 이식기간 동안에 전처치 후에 콜라겐 생

| 표 14.12 | 조혈모세포이식 소아의 영양요구량

| 영양소 | 이식후 회복기(첫 2~3개월) | 이식후 유지기(100일 이후) |
|---|---|---|
| 에너지 | BMR×1.6~1.8 | BMR×1.4~1.6 |
| 단백질 | 연령별 DRI×2 | · 연령별 DRI<br>· 스테로이드 치료시 연령별 DRI×2 |
| 당질 | · 총 열량의 50~60%<br>· 고혈당시 PN 덱스트로즈 농도 감소하고 단순당 제한 | · 고혈당시 단순당 섭취 제한 |
| 지방 | 총 열량의 20~30% | 총 열량의 20~30% |
| 비타민 | · 연령별 정맥 비타민 지침 이용<br>· 정맥 영양 중단후 이식 첫해에는 종합 비타민/무기질(철 제외) 보충제 사용 | · 이식 첫해에는 종합 비타민/무기질(철 제외) 보충제 사용 |
| 무기질 | · 철 과부화 방지 위해 철 보충 말 것<br>· 간 기능부전시 정맥 영양에서 구리와 망간 제외 | · 스테로이드 치료시 칼슘 섭취(12,00~1,500 mg/day) 강조 |
| 전해질 | · 혈청 전해질(특히 포타슘과 마그네슘) 농도를 면밀하게 모니터 | · 스테로이드 치료시 경구 포타슘 보충 필요<br>· 사이클로스포린과 타크로리무스 치료시 경구 마그네슘 보충 필요 |
| 수분 | · 1~10 kg : 100 ml/kg/day<br>· 11~20 kg : 1,000 ml+50 ml/kg(10 kg 초과분)<br>· 21~40 kg : 1,500 ml+20 ml/kg(20 kg 초과분)<br>· > 40 kg : 1,500 ml/$m^2$ 체표면적 | |

DRI : dietary reference intake, BMR : basal metabolic rate
자료 : 참고문헌 10

합성을 통한 조직의 회복을 촉진하기 위해서 하루에 250~500 mg 비타민 C 를 부가적으로 더 섭취하여야 한다. 그러나 만약 기초자료의 혈청 훼리틴 농도가 상승되어 있다면 부가적 비타민 C는 불필요하며, 그 이유는 철로 인한 장기 손상을 최소화하기 위함이다.

만약 환아가 투석을 필요로 한다면 이차적 수산증(oxalosis)를 방지하기 위하여 부가적 비타민 C를 중단하고, 지용성 비타민도 정맥영양액에서 제거해야 한다. 소아용 정맥 종합비타민제제가 비타민 K를 함유하지만, 청소년들에게 종종 사용되는 성인용 종합비타민 제제에는 항상 비타민 K가 포함된 것은 아니다. 조혈모세포이식 도중에 비타민 K 결핍증이 보고되고 있으며, 간이나 장의 GVHD로 인한 흡수불량증이나 장기간의 항생제 사용은 이차적 비타민 K 결핍증을 초래할 수 있다. 따라서 비타민 K는 정맥영양액 내에서 다른 비타민들과의 부적합한 상호작용을 피하기 위하여 별도로 5 mg(＜11 kg) 내지 10 mg(≥11 kg)을 매주 공급해야 한다.

급성 백혈병 환아에서 조혈모세포이식 후 티아민(thiamine) 결핍증이 관찰되므로 미국의사협회에서는 정맥용액에 티아민을 통상적으로 첨가할 것을 권장하고 있다. 정맥영양을 중단한 후 연령별 영양섭취기준의 100%를 함유한 경구 종합비타민제(철 제외)를 복용해야 하며 모든 조혈모세포이식 수혜자들에게 이식 후 1년간 권장된다.

거대용량의 비타민이나 약초 보충제는 이식 전이나 도중에 사용하지 않는 것이 바람직하며, 그 이유는 이들이 약물과 상호작용하여 약물의 효력을 감소시킬 수 있기 때문이다. 항산화 보충제는 세포를 보호하여 전처치의 효과를 감소시킬 수 있다. 더욱이 약초나 식물성 보충제들은 곰팡이, 박테리아, 기생충, 혹은 기타 화학물질에 오염될 수 있기 때문에 면역체계가 저하된 소아에게 치명적인 주요 장기 독성을 초래할 수 있다.

**| 미량영양소 |** 소아 조혈모세포 수혜자의 미량영양소 요구량은 그다지 광범위하게 연구되어 있지 않다. 정맥영양의 미량영양소 요구량이 표 14.13에 제시되었다. 이식기간 동안에 여러번 수혈을 시행하게 되므로 철 과부하가 생길 수 있다. 이 때문에 조혈모세포이식 후에 철 보충은 권장되지 않는다. 장기간 설사시에는 아연 보충이 필요하다. 그러나 혈청 아연 농도는 아연 상태를 반영하는 믿을만한 지표가 되지 못하므로 설사의 용적에 따라서 설사배설량 1 L 당 17 mg 아연을 보충한다.

담도폐쇄나 간부전이 있는 경우에는 정맥용액에서 망간과 구리를 제외시켜야 한다. 만약 환아가 간질환과 함께 오랫동안 설사를 한다면 저구리혈증이 생길수도 있기 때문에 혈청 구리 농도를 모니터해야 한다.

**| 전해질 |** 정맥영양의 전해질 요구량은 위장관 손실, 신부전, 적극적인 영양소 충족, 약물 치료 등에 따라서 다양하다. 정맥영양의 초기 전해질 요구량이 표 14.13에 제시되었다. 사이클로스포린과 타클로리므스는 뇨마그네슘 배설을 증가시켜서 저마그네슘혈증을 초래할 수 있기 때문에 마그네슘 보충이 필요하다. 그리고 정맥 마그네슘 보충을 하던 환아가 정맥영양을 중단하면 경구 마그네슘 보충이 필요하다. 만약 환아가 다량의 마그네슘 보충시 심한 설사가 초래되면 정맥으로 마그네슘(magnesium sulfate)을 공급해

**| 표 14.13 |** 조혈모세포이식 소아의 정맥 미량영양소와 전해질 요구량

| 미량영양소 요구량 | | 전해질 요구량 | |
|---|---|---|---|
| 아연 | 100 mcg/kg | calcium gluconate | 8 mEq |
| 구리 | 15~20 mcg/kg | magnesium sulfate | 16 mEq |
| 크로미움 | 0.14~0.5 mcg/kg | potassium chloride | 25 mEq |
| 망간 | 2~10 mcg/kg | potassium phosphate | 15 mEq |
| 셀레니움 | 3 mcg/kg | sodium chloride or acetate | 30 mEq |

자료 : 참고문헌 10

야 한다. 저포타슘혈증은 암포테리신(amphotericin), 코르티코스테로이드, 포타슘-소모성 이뇨제, 과다한 위장관 손실 등에 기인하며 포타슘 보충제가 필요하다. 고포타슘혈증은 신부전, 포타슘-보존성 이뇨제 등으로 발생한다. 암포테리신 약물을 중단하고 포타슘 보충제를 신속하게 줄이지 않으면 고포타슘혈증이 생길 수 있다. 환아가 포타슘-소모성 약물을 사용하거나 신부전이 유발하면 혈청 포타슘 농도를 매일 체크하여 정맥영양의 전해질 첨가량을 자주 조정해야 한다.

### 영양공급 경로

**| 경구식사 |** 전처치 및 호중구감소증 기간에는 여러 가지 소화관 장애(예. 저작 및 연하 곤란, 점막염과 식도염, 맛의 변화, 구강건조증, 메스꺼움과 구토, 조기만복감, 식욕부진, 설사 등)와 기타 약물치료로 인한 독성(예, 간기능부전, 신부전)으로 인해서 구강섭취가 극히 저조하다. 골수 생착이 이루어지고 소화관 증상이 해소되면서 경구섭취가 점차로 호전된다.

이식후 소아가 다시 경구섭취를 시작하는 데는 상당한 시간이 소요되며 이는 소아의 식욕과 식품에 대한 적응도가 자주 변동하기 때문이다. 환아가 좋아하는 음식을 소량씩 자주 공급하고 보호자가 환아의 식사섭취에 관여하도록 함으로써 환아의 섭취량을 증가시킬 수 있다. 기존의 섭식발달 장애가 있는 환아는 언어치료사의 중재가 필요하다.

음식은 감염원이 될 수 있기 때문에 대부분의 이식센터는 저균식(low-bacteria diet)을 이용한다. 면역기능이 억제된 조혈모세포이식 환자를 위한 식사지침은 표 14.14에 요약되었다.

**| 표 14.14 |** 조혈모세포이식 후 피해야 할 식품

| |
|---|
| · 날 고기나 덜 익힌 육류, 생선, 가금류, 달걀, 핫도그, 두부, 소세지, 베이콘 |
| · 찬 훈제 생선(연어), 식초에 절인 생선 |
| · 살균되지 않은 생우유 및 유제품 |
| · 숙성된 치즈(brie, blue, Roquefort, sharp cheddar 등) |
| · 치즈로 만든 사라다 드레싱(예, 블루치즈 드레싱) |
| · 씻지 않은 생야채와 생과일, 곰팡이가 보이는 야채나 과일 |
| · 살균되지 않은 상업용 과일주스나 야채주스 |
| · 생꿀이나 살균되지 않은 꿀 |
| · 미소된장이나 미소국, 미소템프라 |
| · 곰팡이가 있거나 유효기간이 지난 식품 |
| · 우물물(매해 안전도 검사에 합격하지 않은) |

자료 : 참고문헌 10

**| 경장영양 |** 경장영양은 장의 온전성을 유지하고 점막 보수를 촉진하므로 소화관이 온전하게 작용할 때 바람직한 지원방법은 경장영양이다. 그러나 이러한 이점에도 불구하고 전처치로 인한 장염, 소화관 GVHD, 호중구감소증, 혈소판감소증 등으로 경관급식이 불가능하므로 정맥영양이 표준 영양지원 경로가 되고 있다. 한편 정맥영양과 경장영양의 복합적 사용은 비용효과적인 대안이 될 수 있다.

조혈모세포이식 소아에서 다음의 기준을 충족시킬때 경장영양을 시행할 수 있다.

- 경미하거나 조절된 GVHD
- 저위험도 이식(자가이식, 혹은 HLA-적합성 형제) 소아가 장기적으로 식욕부진이나 식품혐오증 등의 급식문제를 가질 때
- 장기간의 영양지원이 필요할 때
- 가족의 적절한 지원이 있을 때
- 정맥영양의 사용을 배제하는 사회적 문제가 있을 때

**| 정맥영양 |** 조혈모세포이식 소아에서 정맥영양은 전반적인 치료계획의 주요 부분이 되고 있으며 통상적으로 이용되고 있다. 전처치단계에서 환아가 구토와 메스꺼움으로 거의 먹을 수 없게 될 때 일반적으로 정맥영양이 시작된다. 조혈모세포이식 중에 소아에게 제공되는 정맥영양은 혈장 단백질 농도를 개선시키고 체중을 유지해 주며 전처치 후 조기 생착과 관련이 있으며, 동종이식 환아에서는 또한 장기적 무병 생존율(long-term disease-free survival)이 개선되었다.

정맥영양 용액의 삼대 영양소 비율은 각 환아에 따라서 개별화되어야 한다. 당질은 덱스트로즈(dextrose monohydrate) 형태로 공급되며 대개 총 열량의 50~60%를 차지한다. 포도당 주입속도는 대개 5~7 mg/kg/min로 시작해서 최대 15~16 mg/kg/min이 되도록 한다. 고농도의 덱스트로즈 용액이나 스테로이드 약물 치료로 인해서 고혈당이 유발되는 경우에는 포도당 주입속도를 낮추어야 하며, 혈당 조절을 위해서 인슐린을 첨가해야 할 경우도 있다.

단백질은 총 열량의 15~20%를 차지하며 결정 아미노산의 형태로 공급된다. 글루타민이 강화된 아미노산 용액은 조혈모세포이식 환자에서 질소균형을 개선시키고 감염성 합병증을 감소시키며 재원기간을 단축시킨다고 보고되고 있다. 그러나 글루타민이 강화된 용액을 권장하기 위해서는 보다 큰 규모의 임상연구가 필요하다.

지방유화액의 형태로 공급되는 지방은 농축에너지원으로서 필수지방산을 공급한다. 지방이 함유되지 않은 정맥영양액을 공급받는 조혈모세포이식 환자는 3주 이내에 생화학적 검사에서 필수지방산의 결핍증을 나타낸다. 지방은 총 열량의 20~30%를 차지하며 필수지방산 결핍증을 방지하기 위한 최소량은 하루에 0.5~1.0 g/kg이며 4 g/kg을 초과하지 말아야 한다. 지방유화액은 24시간에 걸쳐서 주입해야 하며 대부분의 환아들은 초기 용량으로 하루에 1.0 g/kg에 잘 적응한다. 지방유화액을 주입하기 전에 중성지방 농도를 측정하고, 만약 중성지방 농도가 150 mg/dl 이상으로 상승하는 경우에는 주입양을 줄여야 한다.

## 6.4 영양–관련 합병증과 치료

### 위장관 합병증

조혈모세포이식 소아에서는 전처치로 인해서 위장관 합병증이 흔하다(표 14.15). 미각장애와 미각상실 등 미각의 변화는 대개 일시적이며 미각 예민성은 이식 후 45일 내지 60일 경에 회복된다.

화학방사선요법과 진토제들은 종종 구강건조증을 유발한다. 침샘은 방산선 노출에 매우 민감하여 타액 생성이 감소하면서 진하고 끈적이는 타액이 생성된다.

구강과 식도의 점막염은 점막이나 상피조직의 손상으로 초래된다. 점막염은 화학요법을 시작한 후 4일과 첫 번째 전신방사선조사후 7일에 나타나며, 골수 생착과 더불어 치

**| 표 14.15 |** 조혈모세포이식과 관련된 위장관 합병증

| | |
|---|---|
| · 미각 변화 | · 가슴쓰림 |
| · 미각 장애 | · 구토와 메스꺼움 |
| · 미각 감퇴 | · 식욕 부진 |
| · 구강 건조증 | · 조기 만복감 |
| · 구강 및 식도 점막염 | · 설사와 지방변 |

자료 : 참고문헌 10

유가 시작된다. 점막염은 매우 고통스러우며 거의 모든 소아들이 통증 조절을 위해서 정맥 마약제를 필요로 한다. 심한 구강궤양은 구강섭취를 제한하여 국소적 혹은 전신성 감염과 출혈이 초래되기 쉽다. 동물실험에서는 경구 글루타민 보충이 점막염의 발생률과 중증도를 감소시키는 것으로 보고되었으나 자가 혹은 동종 조혈모세포이식 환자에서는 이러한 효과가 관찰되지 않았다.

조혈모세포이식을 시행하는 대부분의 소아들은 전처치 동안에 구토와 메스꺼움을 경험하기 때문에 정맥 제토제가 통상적으로 처방되고 있다. 구토와 메스꺼움은 또한 바이러스성 장 감염, 위장관 GVHD, 수분 및 전해질 불균형 등에 기인할 수 있다. 항생제, 사이클로스포린, 인터루킨-2 등도 구토와 메스꺼움을 유발할 수 있다.

대부분의 소아들에서 생기는 또 하나의 심각한 문제는 식욕부진이다. 구강과 위장관 증상, 수분 및 전해질 불균형, 심리적 요인, 불량한 통증 조절, 약물 등은 식욕부진을 초래할 수 있다. 뿐만 아니라 조혈모세포이식 중에 사용하는 정맥영양은 식욕부진이나 경구섭취 재개의 지연과 관련이 있다.

설사는 치료과정에서 흔히 발생하는 부작용이다. 경구 항생제, 위운동 약제, 경구 마그네슘염, 소장 감염, 소화관 GVHD 등은 설사를 유발할 수 있으며, 간과 소장의 GVHD는 지방변을 보일 수 있다.

### 감염

전처치 후에 환아는 호중구감소 상태에 처하게 되어 기회감염과 기타 심각한 합병증이 유발되기 쉽다. 중심정맥 카테터-관련 감염율은 조혈모세포이식 환아들중에서 높게는 31%까지 달한다. 감염의 예방을 위해서 광역항생제와 항바이러스제제가 통상적으로 사용되며, 이러한 약물들은 구토, 메스꺼움, 식욕부진, 설사 등을 유발하여 영양상태를 더욱 악화시킬 수 있다. 더욱이 구인두, 식도, 소장의 감염은 소아가 구강 급식에 적응할

수 있는 능력에 악영향을 줄 수 있다.

정맥 지방은 면역억제에 관여하는 영양소로 간주되고 있으나 이식 도중에 사용된 표준용량(총 열량의 25~30%)은 조혈모세포이식 소아에서 박테리아나 진균 감염율을 증가시키지 않았다고 한 연구에서 보고하였다.

### 정맥폐쇄성 질환

정맥폐쇄성 질환(veno-occlusive disease: VOD)은 이식후 첫달에 흔히 발생되며 발생률은 조혈모세포이식 환자의 50%까지도 달한다. VOD는 전처치로 시행되는 화학요법과 전신방사선조사로 인해서 작은 간세정맥이 폐쇄되는 질환이다. 임상적 특징으로는 고빌리루빈혈증(>2 mg/dl), 간종대, 복수, 점진적인 체중 증가 등을 보이며, 심한 경우 뇌증과 사망을 초래한다.

VOD의 치료는 과잉의 소디움과 수분을 관리하는 것이다. 신장기능이 적절한 경우에 체내에 저류된 수분을 동원하기 위하여 이뇨제가 사용된다. 더 이상의 수분 보유를 최소화하기 위해서 정맥영양액을 농축시키고 용액내에 소디움 첨가를 중단한다. VOD나 기타 간기능부전이 생긴 소아에서는 지방의 이용도를 면밀하게 모니터해야 한다. 만약 지방 제거율이 불량한 증거가 관찰되면(예, 혼탁한 혈청, 혈청 중성지방 상승 등) 지방 주입속도를 감소시켜야 한다. 만약 뇌증이 발생하면 혈장 아미노산 프로파일을 평가해야 한다. 혈장 방향족 아미노산이 상승하면(정상치의 2배) 분지형 아미노산(BCAAs) 함량이 높고 방향족 아미노산(AAAs) 함량이 낮은 용액이 필요하다.

### 신장합병증

조혈모세포이식 후에는 신장 기능의 저하가 흔하며 전처치, VOD, 패혈증, 신독성 약물 등에 기인한다.

영양관리의 주요 과제는 전해질 불균형의 교정과 적절한 수분 공급이다. 투석치료를 하게 되면 정맥영양에 비타민 C를 부가적으로 보충하지 말아야 하며 지용성 비타민도 정맥영양액에서 제외되어야 한다.

### 이식편대숙주질환

**| 급성 GVHD |** GVHD는 동종 조혈모세포이식의 주요 합병증이다. GVHD는 기증자의 면역적격 T세포가 수혜자의 체조직을 외부항원으로 인식하고 공격할 때 발생하며,

급성 GVHD는 이식 후 100일 이내에 발생한다. GVHD가 발생할 가능성은 환자가 HLA-적합성 형제로 부터 골수를 이식받은 경우에 30~50% 인 반면에, HLA-부적합성 형제나 타인으로부터 골수를 이식받은 경우에는 80~90%에 달한다. 급성 GVHD의 표적 장기는 피부, 간, 위장관이다.

피부 GVHD는 소양성 반점구진성 발진(pruritic maculopapular rash)을 보이며 심한 경우 점차 전신성 수포와 낙설로 진행된다. 간 GVHD의 특징은 고빌리루빈혈증과 혈청 트란자미나제 상승이다. 담즙염의 생성 감소로 지방변이 초래될 수 있다. 위장관 GVHD는 식욕부진, 메스꺼움, 구토, 복통, 다량의 분비성 설사 등을 보인다.

GVHD의 치료에는 면역억제 치료에 대한 보조적 수단으로서 적절한 영양지원이 필수적이다. 만약 피부 GVHD가 총 체표면적의 50% 이상을 차지하면 열량, 단백질, 수분 요구량이 증가한다. 위장관 GVHD에서 5단계의 식사진행이 표 14.16에 제시되었다.

**| 만성 GVHD |** 동종 조혈모세포이식 후 80일 후에 나타나며 급성 GVHD의 연속으로 발생하기도 한다. 만성 GVHD 발생율은 HLA-적합성 형제의 이식편을 제공받은 경우에 10세 이하의 소아에서는 13%이며, 10~19세에서는 28%인 반면에, 타인의 이식편을 제공받은 환아에서는 40%이다.

동종 조혈모세포이식을 받은 소아에서 만성 GVHD가 발생하면 영양-관련 문제점들이 많이 생긴다. 체중 증가, 체중 감소, 구강 예민도, 구강건조증, 구내염, 식욕부진 등은 이식 후 1년에 흔히 나타나는 증상들이다. 따라서 이식센터에서 퇴원한 후에도 지속적인 영양관리가 필요하다.

만성 GVHD를 치료하기 위해서 흔히 사용되는 코르티코스테로이드 약물은 소아의 영양상태에 영향을 줄 수 있는 여러가지 부작용을 나타낸다. 즉 체중 증가. 골다공증, 성장지연, 골격근 이화작용 등을 초래할 수 있다. 식사계획은 고단백식(연령별 영양섭취기준의 2배), 칼슘 1,200~1,500 mg/day, 비타민 D 400~800 IU/day 등이다.

### 내분비 기능부전

조혈모세포이식 소아들의 약 3%에서 췌장질환의 발생이 보고되었으며 병인은 전처치와 이식중 사용하는 췌장독성 약물에 기인하는 것으로 보인다. 외분비 췌장부전증은 체중 감소, 지방변 등을 보이며 GVHD에 기인한다. 이 경우 췌장효소 대체요법이 필요하다.

**| 표 14.16 |** 위장관 GVHD를 위한 5단계의 식사진행

| 단계 | 임상 증상 | 경구 식사 | 정맥 영양 |
|---|---|---|---|
| 1단계 : 장휴식 | · 복통, 수성설사 >1 L/day<br>· 소장통과시간 현저하게 감소<br>· 메스꺼움 구토 | NPO | · 열량 : BMR×1.8<br>· 단백질 : 2.5~3.0 g/kg (표준체중) |
| 2단계 : 경구식사 시작 | · 최소한의 복통<br>· 설사 < 1 L/day<br>· 장통과시간 개선 (최소 1/2시간)<br>· 가끔 구토, 메스꺼움 | · 액체(등장성, 유당-제외, 저잔사): 게이토레이드, 희석한 주스 60 ml/2~3시간 | · 1단계와 동일 |
| 3단계 : 고형음식 시작 | · 복통 : 최소한 혹은 없음<br>· 변의 모양 형성 | · 고형음식시작 : 저유당, 저섬유, 저지방 (20~40 g/day)<br>· 산도 및 위자극이 낮은 음식 : 사과소스, 흰식빵/토스트 등<br>· 한번에 1가지 새로운 음식 시도 : 매 3~4시간마다 소량씩 섭취 | · 1단계와 동일 |
| 4단계 : 식사의 확대 | · 복통 : 최소 혹은 없음<br>· 변의 모양 형성 | · 3단계와 같은 고형음식. 그러나 지방섭취를 서서히 증가 | · 경구 섭취 증가에 따라서 정맥영양 감량 |
| 5단계 : 일반식의 재개 | · 복통 없음<br>· 정상 변<br>· 정상적인 장통과 시간 | · 제한식품을 하루에 1가지씩 시도하면서 일반식으로 진행 | · 경구 섭취가 요구량 충족시 정맥영양 중단 |

BMR : basal metabolic rate
자료 : 참고문헌 5

## 성장과 발달 이상

골수박멸 조건치료의 결과로 생긴 내분비 기능장애는 이식후 소아에서 성장과 발달 이상을 초래한다. 사이클로포스파마이드(cycloposphamide)만으로 전처치를 받은 소아는 정상적인 내분비 기능과 정상적인 성장 발달을 가진다. 그러나 전신방사선조사나

busulfan-함유 화학요법을 받은 소아에서는 성장호르몬의 결핍증과 함께 성장속도의 감속과 사춘기 시작의 지연이 초래될 수 있다. 조혈모세포이식 전에 뇌에 방사선조사를 받은 소아에서는 성장호르몬 결핍증과 함께 정상적 성장율의 감속이 특히 심하다.

이식센터에서 퇴원한 소아들에 대해서 성장과 발달 패턴에 관한 정기적인 평가가 실시되어야 한다. 특히 만성 GVHD 소아에서는 신장, 체중, 두위를 면밀하게 모니터해야 한다. 구강이나 위장관 증상이 계속해서 나타나거나 경구섭취가 변화된 소아에게는 영양상담이 필요하다.

## 참고문헌


1. 국립장기이식관리센터. 2005 KONOS 연보, 2006.
2. 대한소아과학회. 1998년 한국 소아 및 청소년 신체발육 표준치 세부자료. 2000.
3. 한국영양학회. 한국인 영양섭취기준. 2005.
4. Abramovitz LZ, Senner AM, Pediatric bone marrow transplantation update. Oncol Nurs Forum. 22:107-117, 1995.
5. American Dietetic Association. Manual of Clincal Dietetics, 6th ed, 2000.
6. Baker SB, Baker RD, Davis A. Pediatric Enteral Nutrition. Chapman & Hall, 1994.
7. Byham-Gray L, Wiesen K(eds). A Clinical Guide to Nutrition Care in Kidney Disease. Am Diet Assoc 2004.
8. Elliott L, Molseed LL, McCallum PD(eds). The Clinical Guide to Oncology Nutrition. 2nd ed, Am Diet Assoc 2006.
9. Harada H, Seki T, Nonomura K, et al. Pre-emptive renal transplantation in children. Int J Urology 8:205-211, 2001.
10. Hasse JM, Blue LS(eds). Comprehensive Guide to Transplant Nutrition. Am Diet Assoc 2002.
11. Lucas BL(ed). Children with Special Health Care Needs. Am Diet Assoc 2004.
12. Novy MA, Schwarz KB. Nutritional considerations and management of the child with liver disease. Nutrition. 13:177-184, 1997.
13. Pinkel D. Bone marrow transplantation in children. J Pediatr 122:331-341, 1993.

14. Rodeck B, melter M, Kardorff R, et al. Liver transplatation with chronic end stage liver disease : Factors influencing survival after transplantation. Transplantation 62:1071-1076, 1996.
15. Samour PQ, King K. Handbook of Pediatric Nutrition. 3rd ed, Jones and Bartlett, 2005.
16. Williams CP(ed). Pediatric Manual of Clinical Dietetics, ADA, 1998.

CHAPTER_15 | Malnutrition

15

# 영양결핍증

1. 단백질-칼로리 영양결핍증 | 2. 성장부전

## 1 단백질-칼로리 영양결핍증

단백질-칼로리 영양결핍증(protein-calorie malnutrition : PCM)이란 신체가 성장, 유지, 특정 기능의 수행 등을 위해서 필요한 단백질과 에너지가 부족된 상태를 말한다. PCM은 마라스므스(marasmus), 콰시오르커(kwashiorkor), 마라스므스와 콰시오르커의 혼합형의 3가지 유형으로 분류할 수 있다.

마라스므스란 말은 희랍어의 "marasmos"에서 유래되었으며 소모증(wasting)을 의미하며, 근육소모와 야윈 모습이 특징적이다. 마라스므스는 장기간동안 서서히 칼로리와 단백질 섭취 부족이 누적됨으로써 초래된다. 소아의 대사기능은 이에 잘 적응하며, 생존기간을 연장시키고 생명유지에 필수적인 내장 및 두뇌의 기능을 보호할 수 있도록 변화를 초래한다. 마라스므스형의 PCM은 전형적으로 장기간의 기근, 식품 제한, 식욕부진에서 나타난다.

한편 콰시오르커란 말은 가나(Ghana)어에서 유래되었으며 "이유기 질병"을 뜻한다. 콰시오르커도 또한 심한 영양결핍증이지만 병인은 잘 알려지지 않고 있다. 전통적으로 콰시오르커는 적절한 에너지 섭취에도 불구하고 단백질 섭취 부족으로 초래된다고 생각했었다. 그러나 최근 콰시오르커는 영양소 부족과 함께 상해, 감염, 산화적 스트레스 등의 상호작용으로 초래되는 것으로 추정하고 있다. 콰시오르커에서는 흔히 하지에 대칭성 부종을 보이며, 머리 숱이 적고 팔과 다리에 벗겨지기 쉬운 발진을 보인다. 내장 단백질 합성이 감소되어 저알부민혈증과 부종이 생기며 베타지단백 합성 장애로 지방간이 생긴다.

마라스므스와 콰시오르커의 혼합형은 가장 심각한 형태의 영양결핍증이다. PCM은 개발도상국가 어린이들의 주요 사망원인이 되고 있으며, 감염성 질환이 동반될 때 사망률이 현저하게 증가한다.

## 1.1 병인

소아에서 PCM의 1차적 원인은 가난으로 인한 단백질과 칼로리의 섭취 부족에 기인한다. 이차적 원인은 각종 질병이나 합병증으로 인해서 신체가 영양소를 적절하게 섭취, 흡수, 이용할 수 없거나 손실된 영양소를 충분히 보충하지 못하거나 증가된 영양소 요구량을 충족시키지 못하는데 기인한다(표 15.1). 즉 식욕부진, 편식, 만성질환, 연하장애 및 식도폐쇄, 식품 알러지 등으로 영양소 섭취가 부족될 수 있다. 더욱이 상당수의 소아들은 입원후 영양상태가 더욱 악화되는 것으로 보고되고 있으며, 의원성 영양결핍증의 요인은 대부분 의료진의 부주의(혹은 무관심)와 잦은 검사로 인한 금식, 침습적 절차(흡입, 비위관, 기도삽관 등)로 인한 구강자극에 대한 불내증과 급식 혐오증에 기인한다.

약물에 의한 부작용, 장염, 장절제술, 선천성 대사질환, 장기부전 등은 영양소의 이용에 장애를 초래하게 된다. 뿐만 아니라 구토, 설사, 출혈, 루공, 상처, 신증후군 등은 영양소의 손실을 증가시킨다.

한편 화상이나 염증성 질환에서는 대사적 스트레스로 에너지 소비량이 증가하고 체단백 손실이 가속화되어 영양결핍증이 초래된다. 이밖에도 세포증식성 질환, 선천성 대사장애, 중독 상태 등에서도 영양소 요구량이 증가한다.

## 1.2 중증도 분류

신장별 체중, 연령별 체중, 부종 여부에 따라서 PCM의 중증도를 결정한다(표 15.2).

**| 표 15.1 |** 소아에서 단백질-칼로리 영양결핍증의 이차적 원인

영양소 섭취 부족
- 섭식장애, 편식, 식품 알러지, 장기생충
- 애정결핍과 우울증, 불량한 치아 및 기능변화, 치료식
- 만성질환으로 인한 식욕부진 : 감염, 내분비, 심폐, 신장, 간, 신경계, 암
- 메스꺼움과 구토 : 만성질환, 탈수증과 전해질 불균형
- 연하장애 및 식도폐쇄, 유문협착, 크론병, 위궤양, 담도질환
- 의원성 요인 : 잦은 금식, 침습적 절차(구강자극 불내증, 급식 혐오증)

영양소 이용 장애(소화 및 흡수 불량)
- 위장 질환 : 위축성 위염, 위절제술
- 소장 질환 : 단장증후군, 만성설사, 맹계제증후군, 열대성 및 비열대성 스프르우, 글루텐장병증, 림프종
- 췌장 질환, 간과 담도 질환, 기생충병
- 약물의 부작용

영양소 손실 증가
- 단백질-손실성 장병증, 만성 위장관 출혈
- 심한 화상, 위장루공

영양소 요구량 증가 및 대사변화
- 염증성 질환, 열
- 세포증식성 질환, 선천성 대사질환
- 중독 상태와 화학물질 오남용

자료 : 참고문헌 1

다음의 3가지 조건중 1가지에 해당될때 심한 영양결핍증(severe PCM)으로 분류한다. 즉 1) 신장별 체중의 Z-점수가 -3 이하이거나 표준체중의 70% 미만일때(심한 소모증 혹은 마라스므스), 혹은 2) 적어도 다리에 대칭성 부종을 보일 때(부종성 영양결핍증, 혹은 콰시오르커), 혹은 3) 연령별 신장의 Z-점수가 -3 이하이거나 표준신장의 85% 미만일때(성장장애) 이다. 심한 소모증이나 부종성 영양결핍증의 소아는 입원 치료가 필요하다. 한편 심한 성장장애는 경미한 만성적 영양결핍증으로 간주되어 입원 치료가 불필요하지만 설사, 호흡기 질환, 홍역 등의 합병증이 발생하면 상태가 신속하게 악화될 수 있어 입원 치료가 필요하다.

| 표 15.2 | PCM의 중증도 분류

| 기준 | 중증도 | | 유형 |
|---|---|---|---|
| | 보통의 PCM | 심한 PCM | |
| 대칭성 부종? | 아니오 | 예 | 부종성 PCM<br>혹은 콰시오르커 |
| 신장별 체중 : | | | |
| Z 점수 | ≥-3, <-2 | <-3 | 심한 소모증 |
| % 표준체중 | 70~79% | < 70% | 혹은 마라스므스 |
| 연령별 신장 : | | | |
| Z 점수 | ≥-3, <-2 | <-3 | 심한 성장장애 |
| % 표준신장 | 85~89% | < 85% | |

PCM : protein calorie malnutrition
자료 : 참고문헌 9

## 1.3 심한 PCM의 대사적, 생리적 변화

PCM은 만성적으로 에너지 및 영양소 요구량을 충족시키지 못한 결과로 나타난다. 이러한 과정의 증상은 연령, 동반 감염, 이전의 영양상태, 식사제한의 특징 등에 따라서 다르다. 심한 PCM에서는 에너지 대사, 신체 크기와 성분, 전해질 균형, 각종 장기의 기능 등에 변화가 생긴다.

### 에너지 대사

감염이 없는 절식상태에서는 식이 에너지가 회복될 때 까지 생명유지에 필수적인 기능들을 보존하기 위하여 대사적 변화가 생긴다. 성장이 서행되므로 성장유지에 필요한 에너지 요구량이 감소한다. 절대적 기초대사량은 감소하나 단위체중(kg)당 대사량은 증가한다. 영양상태가 불량한 소아들은 앉아 있거나 서있는 시간이 많고 걷거나 뛰는 시간이 훨씬 적어 신체 활동량이 감소한다. 그리고 총 에너지 소비량이 감소하며, 이는 신체 크기와 근육량의 감소에 기인한다.

### 신체 크기 및 체성분

심한 영양결핍증 소아는 신체 크기와 체성분에 변화가 생긴다. 즉 연령별 체중, 연령별 신장, 신장별 체중이 평균치보다 현저하게 낮아 성장부전을 보인다.

에너지 대사에 필요한 기질을 공급하기 위하여 체지방의 현저한 감소를 보인다. 그리고 간에서 단백질 합성과 포도당신생에 필요한 아미노산들을 공급하기 위하여 근육조직의 이화작용이 현저하게 증가하므로 근육량이 심하게 고갈된다. 근육량의 감소는 근육세포의 크기와 질량의 감소에 기인하며 근육 세포의 수효가 감소하기 때문이 아니다.

심한 영양결핍증 소아에서는 심장, 신장, 위장관, 췌장 등의 크기가 감소하며, 간의 크기는 지방 침윤 여부에 따라서 다르다. 그러나 뇌와 중추신경계는 비교적 잘 보존된다. 이 밖에도 총 체액이 증가하며 증가된 체액의 대부분은 세포외액이다. 체중과 세포외액간에는 역의 상관관계가 있어 체중이 낮을수록 세포외액이 증가한다.

### 전해질 균형

신체의 포타슘은 거의 대부분이 세포내에 존재하는 반면에 소디움은 소디움펌프에 의해서 세포로부터 활발하게 제거된다. 심한 영양결핍증에서는 소디움펌프 활동의 저하로 세포막의 투과성이 증가하여 세포내 소디움은 증가하는 반면에 세포내 포타슘과 마그네슘은 감소한다. 따라서 심한 영양결핍증 소아들에게는 포타슘과 마그네슘을 충분히 공급하는 반면에 식이 소디움을 제한하고, 소디움이 낮은 경구재수화용액(oral rehydration solution : ORS)을 사용하여야 한다.

### 내분비계

심한 영양결핍증 소아에서 각종 호르몬의 변화는 절식에 대한 대사적 적응반응을 초래하는 일부 요인이 되고 있다. 즉 코르티솔(cortisol) 농도가 상승하고 인슐린 분비 감소와 말초조직에서 인슐린 저항성이 생긴다. 성장호르몬 농도가 일반적으로 상승하나, 성장호르몬의 영향을 촉진하는 IGF-1(insulin-like growth factor 1)의 활동이 저하된다. 이러한 호르몬 변화로 인해서 지방 동원이 촉진되고 체단백 분해, 기초대사량 저하 등이 초래된다. 알도스테론 분비 증가로 포타슘 손실이 증가하여 ATP 생성이 감소된다.

혈청 인슐린 농도 저하와 당내인성 장애(impaired glucose tolerance)가 초래되므로 소량씩 자주 공급해야 한다. 그리고 대개 코르티솔 농도가 증가하므로 스테로이드 약물을 사용하지 말아야 한다.

갑상선 기능이 변화하여 영양결핍증이 악화될 수록 T4(thyroxine)의 생성 감소와 티록신결합단백질 감소로 인해서 총 T4가 감소하며 T4에서 T3(triiodothyroxine)으로의 전환율도 감소하여 T3가 저하된다. 이는 에너지 섭취 부족에 대한 적응반응으로 대사율을 감소시키기 위함이며 기초대사율은 약 30% 정도 감소된다. 뿐만 아니라 열 소실 및 열 생산에 장애가 생겨서 추운 환경에서는 저체온증이 생기고 더운 환경에서는 고체온증이 생긴다.

### 면역체계

심한 영양결핍증의 소아는 특히 그램음성(gram-negative) 세균에 감염되기 쉽고, 흔히 패혈증으로 사망하게 된다. 세포-매개성 면역이 심하게 저하되며, 이는 T세포의 정상적인 분화에 필요한 흉선의 크기가 감소하고, 흉선호르몬의 생성이 저하되며, T세포의 기능적 장애가 초래되기 때문이다.

한편 B세포에 의한 면역글로블린 생성은 정상이거나 상승하며, 분비형 면역글로블린 A(secretory IgA)가 저하된다. 보체계(complement system)도 지속적으로 이상을 보여서 C(complement)3의 농도가 저하된다. 대식세포의 활동 장애로 박테리아를 효과적으로 죽이지 못하며, 조직이 손상되어도 손상된 부위에 염증이나 백혈구의 이동이 발생하지 않는다. 급성기 면역반응이 저하되며, 감염 발생시 백혈구 수효 증가나 열 등의 전형적 징후가 나타나지 않는 경우가 많다.

상기한 일련의 면역체계의 변화는 영양결핍증 소아가 감염에 저항하여 싸울 수 있는 능력을 약화시켜서 패혈증의 위험도가 증가한다. 심한 영양결핍증 소아에서 심한 감염시 나타나는 저혈당과 저체온증은 패혈성 쇼크와 관련이 있으며 패혈증은 영양결핍증 소아의 주요 사망원인이 되고 있다.

### 간

심한 영양결핍증에서는 알부민, 트란스훼린, 프리알부민, 아포지단백 B 등의 생성이 감소하고, CRP(C-reactive protein), $\alpha$1-acid glycoprotein 등 급성기 단백질의 합성이 상대적으로 증가한다. 콰시오르커의 경우 감염이 없는 소아에서는 CRP가 약간 상승하나 감염이 있는 소아에서는 CRP가 많이 상승한다고 보고되고 있으며, 이는 CRP의 생성 증가 보다는 분해 감소에 기인하는 것으로 추정된다.

콰시오르커 환자는 간종대 및 중성지방의 축적으로 인한 지방침윤을 보인다. 이러한 변화들은 영양결핍증이 회복됨에 따라서 개선되며, 콰시오르커 자체가 장기적 간 손상이나 간경변증을 초래한다는 증거는 없다.

심한 영양결핍증 소아에서는 간에서 독극물을 대사·배설하는 능력이 심하게 감소되며, 갈락토즈와 과당으로 부터의 에너지 생성이 정상보다 훨씬 느리다. 뿐만 아니라 포도당신생이 감소하여 감염시 저혈당의 위험도가 높아지며 담즙 분비도 감소한다.

이와같이 심한 영양결핍증 소아에서는 간기능이 현저하게 저하되므로 다음의 사항에 유의해야 한다.

- 소아에게 식사량을 한번에 많이 주지 말고 소량씩 자주 주어야 한다.
- 단백질 공급량은 간의 대사능력을 초과하지 않으면서 단백질 합성을 지원하기에 충분한 양이어야 하며 대개 하루에 1~2 g/kg 가 적당하다.
- 간에서 제거되거나 간에 독성을 주는 약물의 용량을 감소한다.
- 당질을 충분히 공급함으로써 포도당신생의 필요성을 줄인다.
- 트란스훼린 농도가 저하된 소아에게 철 보충제를 주면 유리철이 자유기를 생성하여 위험할 수 있기 때문에 삼가야 한다.

### 심혈관계

심한 영양결핍증 소아에서는 심박출량과 1회박출량이 감소하며, 탈수증 치료를 위해서 생리식염수를 주입하면 정맥압 상승을 초래할 수 있어 위험하다. 뿐만 아니라 혈류량이 조금만 증가해도 급성 심부전이 초래될 수 있고, 반면에 혈류량이 조금만 감소해도 조직관류가 저하된다. 이밖에도 혈압이 낮아지며 신관류 및 순환 시간이 감소한다. 한편 혈장 용적은 대개 정상이나 적혈구 용적이 감소한다.

상기한 심혈관계의 변화 때문에 치료시 다음의 사항을 유의해야 한다.

- 만약 소아가 탈수증을 보이면 표준 ORS보다 소디움이 적고 포타슘이 많이 함유된 특수 ORS나 조제유(75 kcal/100 ml)를 제공한다. 소아가 쇼크 상태에 있지 않으면 정맥수액을 공급하지 않는다.
- 수혈시 10 ml/kg로 제한하고 이뇨제를 사용한다.

### 호흡기계

심한 영양결핍증에서는 근육양의 감소로 횡격막을 포함한 호흡근육이 약해져서 쉽게 피로해진다. 그 결과 호흡근육의 기능 감소로 폐활량과 최대흡기량에 영향을 준다. 이러한 호흡근육의 약화는 전해질 불균형(예, 저인산혈증, 저포타슘혈증)으로 더 악화되며 소아는 활력이 없어진다.

### 신장

심한 영양결핍증에서는 사구체 여과율이 감소하고 신장이 과잉의 산이나 수분을 배설하는 능력이 현저하게 감소한다. 소변으로 배설되는 인의 양이 적어지고 소디움 배설도 감소하며 요도감염이 흔하다.

심한 영양결핍증 소아를 치료시 주의할 점은 다음과 같다.

- 감염치료와 적절한 에너지 공급(80～100 kcal/kg)으로 더 이상의 조직분해를 예방한다.
- 조직보수에 필요한 양 이상의 단백질 공급을 삼가며, 양질의 단백질을 공급한다.
- 산을 많이 생성하는 영양소(예, 마그네슘 클로라이드)를 피한다.
- 식이 소디움을 제한한다.
- 수분을 충분히 섭취하되 과잉섭취를 피한다.

### 위장관

설사와 영양결핍증은 흔히 함께 발생한다. 영양결핍증의 소아에서는 설사가 더 오랫동안 지속될 위험도가 높으며 지속적 설사(14일 이상)와 영양결핍증이 동반되면 특히 높은 사망률을 보인다. 심한 영양결핍증에서는 위산 생성이 감소하고, 소장 점막과 췌장이 위축되어 소화효소의 생성이 감소하며 소장 운동이 저하된다. 감염성 설사나 PCM에서는 소장점막의 퇴화로 융모 구조가 소실될 때 유당 흡수불량증이 흔히 발생하며, 그 이유는 유당분해효소인 락타제(lactase)가 융모 끝에 존재하기 때문이다.

식사량이 많을 때 영양소 흡수율이 저하되므로 소아에게 소량씩 자주 먹여야 한다. 만약 지방 흡수불량증이 생기면 췌장효소를 사용하며, 유당불내증이 생기면 유당-함유 식품을 제한한다.

### 피부와 모발

마라스므스에서는 피하지방이 거의 모두 소실되어 피부가 건조하고 주름살이 지고 늘어진다. 따라서 표면적이 상대적으로 증가하므로 주위 온도로부터 신체를 보호하는 능력이 저하되어 저체온증(hypothermia)이 유발되기 쉽다. 모발은 가늘고 서서히 자라며, 쉽게 빠진다. 현미경 상에서 모근구(hair root bulbs)가 부족하고 모발 성장의 휴식기에 접어든다.

콰시오르커에서는 피부가 붉그레하게 되며 팔과 다리에 벗겨지지 쉬운 발진을 보이기도 한다. 일부 소아에서는 장성말단피부염(acrodermatitis enteropathica)과 유사한 변화를 보이기도 하며 아연 연고로 증상이 개선되는 것으로 미루어 볼때 아연결핍증이 동반된 것으로 보인다. 이밖에도 비타민 B, 아미노산, 필수지방산 등의 결핍증도 피부 변화를 초래하고 모발에 영향을 줄 수 있다. 모발의 탈색은 영양결핍증의 매우 전형적인 특징이며 모낭의 수효가 감소하고 모구(hair bulbs) 위축, 모간(hair shaft) 수축 및 색소 부족을 보인다.

## 1.4 심한 PEM의 치료지침

심한 영양결핍증 소아는 특히 연령이 어리거나 폐렴, 심한 설사(하루 6회 이상), 패혈증 징후, 저체온증, 열, 전해질 불균형 등이 동반 될 때 사망률이 증가하므로 입원 치료를 요한다. 세계보건기구에서는 다음과 같이 심한 영양결핍증 소아를 위한 3단계의 치료지침을 제시하였다.

- 초기 치료(1~7일) : 생명을 위협하는 여러 가지 문제들(저혈당, 탈수증, 저체온증, 감염)을 발견하여 입원 치료하며, 영양소 결핍증을 교정하여 대사적 이상을 가역시키고 급식을 시작한다.
- 재활(2~6주) : 감소된 체중을 회복하기 위하여 집중적 급식이 실시되며 정서적, 신체적 자극을 증가시킨다. 보호자가 집에서 소아를 계속해서 올바르게 돌볼 수 있도록 영양교육을 실시한다.
- 추후관리(7~26주) : 퇴원 후 영양결핍증의 재발을 방지하고 소아의 지속적인 신체적, 정신적, 정서적 발달을 보장하기 위해서 소아와 가족에 대한 추후관리가 시행되어야 한다.

## 1.5 초기 임상치료

심한 영양결핍증 소아는 처음에 내원했을 때 중환인 경우가 많으며 소모증, 식욕부진, 감염 등을 보이는 경우가 많다. 초기 치료의 주요 목표는 다음과 같다.

- 저혈당과 저체온증을 예방·치료 한다.

- 탈수증을 예방·치료하고 전해질 불균형을 교정한다.
- 패혈성 쇼크 존재시 이를 치료한다.
- 소아에게 급식을 시작한다.
- 감염을 치료한다.
- 비타민 결핍증, 심한 빈혈, 심부전 등 기타 문제점들을 파악하여 치료한다.

### 저혈당

심한 영양결핍증 소아는 저혈당(혈당 <54 mg/dl)이 유발될 위험이 있으며 저혈당은 초기 치료에서 첫 2일 동안의 주요 사망원인이 되고 있다. 저혈당은 심한 전신성 감염으로 생기거나, 혹은 영양상태가 불량한 소아를 4~6시간 동안 먹이지 않았거나, 간혹 병원에 오는 도중에 발생할 수도 있다. 저혈당을 방지하기 위해서는 소아를 밤낮으로 적어도 매 2~3시간마다 먹여야 한다.

저혈당의 증상은 저체온(<36.5 °C), 기면, 맥빠짐, 의식 상실 등이며, 발한과 창백함은 대개 나타나지 않는다.

저혈당 발생시 만약 소아가 의식이 있거나, 일어나서 마실 수 있다면 10% 포도당이나 설탕물 50 ml을 먹이거나, 혹은 조제유(75 kcal/100 ml)를 먹인다. 그러나 만약 소아가 의식을 잃거나, 일으킬 수 없거나, 경련을 보이면 10% 포도당 용액(5 ml/kg)을 정맥으로 공급한 후에, 비위관(nasogastric tube)으로 50 ml의 10% 포도당이나 설탕물을 공급한다. 그 후 소아가 의식을 회복하면 즉시 조제유(75 kcal/100 ml)나 포도당 용액(60 g/L)을 주기 시작한다.

### 저체온증

12개월 미만의 영아, 마라스므스, 상당부분의 피부 손상, 혹은 중증의 감염이 있는 소아는 저체온증(직장온도<35.5 °C)이 생기기 쉽다. 저체온증을 예방하기 위해서는 소아를 오랫동안 벗긴 채로 두지 말아야 하며(예, 방사선 촬영, 진찰 시) 주변 온도를 따뜻하게 25~30 °C로 유지해야 한다. 매 30분마다 직장온도를 체크하여 고온증이 생기지 않도록 해야 하며, 저혈당과 전신성 감염에 대한 치료를 해야 한다.

### 탈수증

영양결핍증의 소아가 설사로 인해 탈수증이 초래될 때 영양상태가 양호한 소아의 경우와 마찬가지로 급식을 계속하면서 경구로 ORS를 공급해야 한다. 정맥으로 수액을 주입하면 과수화 및 심부전이 초래되기 쉽기 때문에 패혈성 쇼크의 징후가 분명한 경우에만 정맥으로 주입해야 한다.

영양상태가 매우 불량한 소아들은 포타슘이 부족한 반면에 소디움 농도가 비정상적으로 높기 때문에 ORS는 WHO가 권장하는 표준 ORS보다 소디움이 적고 포타슘이 더 많이 함유된 용액이어야 한다. 심한 영양불량증 소아를 위한 ORS 성분은 표 15.3에 제시되었다.

**| ORS 분량 |** 정상적인 수화상태로 회복시키기 위해서는 대체로 70~100 ml/kg ORS가 필요하다. 이 분량을 12시간에 걸쳐서 공급하며, 처음 2시간동안은 매 30분마다 5 ml/kg를 경구나 비위관으로 공급하며, 그 후에는 매 시간당 5~10 ml/kg씩 공급한다. 만약 구토가 생기면 30~60분간 기다렸다가 다시 시작한다. 그리고 적어도 매 시간마다 소아의 수화상태를 재평가하여야 하며 소아가 더 이상 갈증을 느끼지 않으면 재수화를 종결한다. 한편 심부전의 증상이 포착되면 즉시 ORS 공급을 중단해야 한다.

**| 정맥 재수화 |** 심한 영양결핍증 소아에서는 패혈성 쇼크나 심한 탈수증으로 인한 순환허탈(circulatory collapse)이 초래된 경우에만 정맥수액을 투여해야 한다. 정맥 재수화 용액은 1/2 strength Darrow's 용액, Ringer's lactate 용액, 0.45% saline의 3가지 중에서 선택할 수 있으며 선택한 용액에 반드시 5% 덱스트로즈를 첨가하여야 한다. 이 밖에도 이 용액에 포타슘 클로라이드를 20 mmol/L 첨가해야 한다.

상기한 정맥 재수화용액 15 ml/kg를 1시간에 걸쳐서 정맥으로 주입하고 한편으로는 비위관으로 ORS(10 ml/kg/hr)를 투여한다. 1시간 후에 소아의 수화상태, 맥박, 호흡을 재평가하여야 한다. 만약 소아의 상태가 개선되지 않는다면 패혈성 쇼크일 가능성이 많

**| 표 15.3 |** 심한 영양결핍증 소아를 위한 경구재수화 용액의 성분

| 성분 | 농도(mmol/L) | 성분 | 농도(mmol/L) |
|---|---|---|---|
| 포도당 | 125 | 마그네슘 | 3 |
| 소디움 | 45 | 아연 | 0.3 |
| 포타슘 | 40 | 구리 | 0.045 |
| 클로라이드 | 70 | 삼투압 | 300 |
| 사이트레이트 | 7 | | |

자료 : 참고문헌 9

으므로 정맥 항생제 주입과 수혈(10 ml/kg/3시간에 걸쳐서)을 시행해야 한다.

**| 급식 |** 재수화를 시작한 후 2~3시간 이내에 경구나 비위관으로 조제유(75 kcal/100 ml)를 투여하기 시작해야 하며, 설사가 계속된다고 해서 급식을 중단해서는 안된다.

### 감염

심한 영양결핍증 소아들은 입원 당시에 세균에 감염되어 있는 경우가 흔하지만, 이들에서 감염의 징후를 찾기가 쉽지 않다. 왜냐하면 영양상태가 양호한 소아들은 감염시 열과 염증반응을 보이지만 영양결핍증 소아들은 심각한 감염에도 불구하고 단지 무관심하고 졸리운 표정을 보일 뿐이다. 이 때문에 심한 영양결핍증 소아가 처음 입원하면 통상적으로 광역항생제 치료를 해야 한다. 효과적인 항생제로 세균 감염을 조기에 치료해야 영양치료에 대한 반응이 개선될 수 있다.

### 극심한 빈혈

만약 헤모글로빈 농도가 4.0 g/dl이거나 헤마토크릿이 12% 미만이면 극심한 빈혈을 의미하며 심부전을 초래할 수 있다. 극심한 빈혈이 있거나 심부전의 징후를 보이는 소아는 수혈을 필요로 한다. 충전적혈구(packed blood cell)나 전혈 10 ml/kg를 3시간에 걸쳐서 서서히 수혈한다.

### 울혈성 심부전

울혈성 심부전은 정맥수액이나 표준 ORS의 사용으로 인한 과수화, 극심한 빈혈, 수혈 등의 합병증으로 발생한다. 심부전의 첫째 징후는 빈호흡(≥40/분) 이며, 나중에 호흡곤란, 빠른 맥박, 냉한 수족 등을 보인다. 수분 과부하로 인해서 심부전이 발생했을 때 취해야 할 조치는 다음과 같다.

- 모든 경구 섭취 및 정맥 수액을 중단하고, 심부전이 호전될때 까지는(비록 24~48시간이 걸리더라도)어떠한 수분도 주지 말아야 한다.
- 정맥 이뇨제를 공급한다(furosemide 1 mg/kg).

## 1.6 초기 영양치료

저체온증, 탈수증, 혹은 패혈성 쇼크 등 응급 치료를 요하지 않는 소아는 즉시 조제유를 공급하거나 모유수유를 계속해야 한다.

### 영양판정

심한 영양결핍증 소아의 영양상태 평가에 필요한 자료들은 다음과 같다.

- **병력** : 감염, 울혈성 심부전, 결핵, 부종 여부
  보호자가 호소하는 소아의 증상 및 시작시기
  구토, 식욕, 설사 및 횟수, 빈호흡, 기침, 열, 피부 변화, 모발 변화
- **검사실 자료** : 혈당, 헤모글로빈, 헤마토크릿, 전해질
- **약물** : 종류 및 부작용
- **신체계측** : 신장, 체중, 연령별 신장(혹은 길이) 백분율 혹은 Z-점수, 신장별 체중 백분율 혹은 Z-점수, 피부주름두께, 상완둘레, 두위,
- **식사력** : 모유수유 기간, 모유수유 중단 시기와 기간, 평소 식사섭취량,
  식품 알러지 혹은 불내증, 영양소 보충제
  현재 질환 시작후 식사내용, 지난 24시간의 식사
- **가족 상황** : 부모의 연령과 직업, 교육정도, 형제, 가족수, 생활 환경

### 영양요구량

심한 영양결핍증 소아들은 거의 대부분 병원에 입원 당시 감염, 간과 위장관의 기능장애, 전해질 불균형 등의 문제들을 보인다. 이 때문에 이들은 과다한 에너지 및 소디움 섭취를 감당할 수가 없다. 따라서 처음 급식을 시작할 때 조제유의 에너지 밀도는 75 kcal/100 ml, 단백질은 총 열량의 6~12% 정도로 하고, 소디움의 함량이 적고 당질 함량이 높고, 삼투압은 350~400 mOsm/L 미만이어야 한다. 뿐만 아니라 포타슘, 마그네슘, 아연을 보충해야 한다. WHO에서 제시한 심한 영양결핍증 소아의 초기 영양요구량은 표 15.4와 같다.

### 조제유 성분

심한 영양결핍증 소아를 위한 조제유의 에너지 밀도는 일반 조제유보다 높아야 하며, 초기 치료에서는 F-75(75 kcal/100 ml)로 시작해서 소아의 적응도에 따라서 F-100 (100 kcal/100 ml)로 진행한다. 이러한 조제유들은 표 6.3(제6장)에 제시된 바와 같이

**| 표 15.4 |** 심한 영양결핍증 소아의 초기 영양소 요구량

| 영양소 | 요구량/kg | 영양소 | 요구량/kg |
|---|---|---|---|
| 수분 | 120～140 ml | 소디움 | 23 mg |
| 에너지 | 100 kcal | 포타슘 | 160 mg |
| 단백질 | 1～2 g | 마그네슘 | 10 mg |
| 아연 | 2 mg | 인 | 60 mg |
| 구리 | 0.3 mg | 칼슘 | 80 mg |
| 셀레니움 | 4.7 ㎍ | | |
| 옥소 | 12 ㎍ | | |

자료 : 참고문헌 9

조제분유에 영양강화제를 첨가하여 만들거나, 혹은 WHO에서 제시한 바와 같이 탈지분유에 칼로리-S, 식용유 등을 섞어서 만들 수 있다(표 15.5). 이때 영양요구량을 충족시키기 위하여 종합비타민 용액과 종합무기질 용액을 조제유에 첨가하거나 별도로 공급한다. 종합무기질 용액의 성분은 표 15.6에 제시되었으며 병원 약국에서 조제할 수 있다. 한편 종합비타민제제는 하루에 필요한 영양섭취기준의 1～2배를 공급하며 시중에서 유통되는 제품을 이용할 수 있다.

### 입원 직후 급식

심한 영양결핍증 소아에게 급식할 때 소장, 간, 신장의 과부하를 피하기 위하여 소량씩 자주 공급해야 한다. 입으로 먹으려고 하지 않는 소아에게는 비위관으로 조제유를 투

**| 표 15.5 |** 농축 조제유 만드는 법

| 성 분 | 75 kcal/100 ml | 100 kcal/100 ml |
|---|---|---|
| 탈지분유 | 25 g | 80 g |
| 칼로리-S | 100 g | 50 g |
| 식용유 | 27 g | 60 g |
| 종합 무기질 용액* | 20 ml | 20 ml |
| 종합 비타민 용액 | (영양섭취 기준의 1～2배) | |
| 수분 첨가한 총량 | 1,000 ml | 1,000 ml |

* 조제법 : 표 15.6 참조
자료 : 참고문헌 9

| 표 15.6 | 종합 무기질 용액의 성분

| 성 분 | 분 량 |
|---|---|
| Potassium chloride | 89.5 g |
| Tripotassium citrate | 32.4 g |
| Magnesium chloride ($MgCl_2 \cdot 6H_2O$) | 30.5 g |
| Zinc acetate | 3.3 g |
| Copper sulfate | 0.56 g |
| Sodium selenate | 10 mg |
| Potassium iodide | 5 mg |
| 수분 첨가한 총량 | 1,000 ml |

자료 : 참고문헌 9

여한다. 입으로 먹을 수 있는 소아에게는 밤낮으로 매 2~4시간 마다 급식을 실시한다. 만약 구토가 발생하면 매번 먹이는 조제유의 분량과 횟수를 줄여야 한다.

초기 치료에서는 F-75(75 kcal/100 ml) 조제유로 시작해야 하며 적어도 80 kcal/kg를 제공해야 하지만 100 kcal/kg를 초과하지 말아야 한다. 만약 하루에 80 kcal/kg 이하로 공급하면 체조직의 이화가 계속될 것이며, 반면에 하루에 100 kcal/kg 이상을 공급하면 심각한 대사적 합병증이 생길 수 있다. 초기 치료에서는 F-75 조제유를 하루에 130 ml/kg로 유지하며 점차로 급식의 빈도를 줄이면서 매 4시간마다 급식할 때 까지(하루 6회) 매회 조제유의 용량을 차츰 증가시킨다.

대부분의 영양결핍증 소아들은 처음 입원했을 때 식욕이 불량하므로 아이가 매번 다 먹을때 까지 얼리고 달래주는 인내심이 필요하다. 젖병은 감염원이 될 수 있기 때문에 비록 어린 영아의 경우에도 컵이나 스픈으로 떠 먹이는 것이 좋다. 매우 쇠약한 소아에게는 시린지를 사용할 수도 있다.

### 비위관 급식

상당수의 소아들은 아무리 인내심을 가지고 달래도 처음 며칠간은 입으로 충분히 먹지를 못한다. 가장 보편적인 이유는 심한 식욕부진, 쇠약함, 구내염으로 인한 통증 때문이다. 매번 급식때 마다 우선 소아가 원하는 만큼을 입으로 먹인 후 나머지를 비위관으로 공급해야 한다. 만약 소아가 2일간 연속적으로 하루 목표량의 3/4 이상을 입으로 먹으면 비위관을 제거한다. 그러나 그다음 24시간 동안에 80 kcal/kg를 먹지 못하면 다시 비위관을 삽입해야 한다.

### 초기 영양치료의 종료

초기 급식을 시작한 후 2~7일 경에 소아가 공복감을 느끼기 시작하면 초기 치료가 성공적으로 종료됨을 의미하며, 이제 소아는 재활기를 시작할 준비가 되어 있다. 치료 단계의 진행시기는 입원 후 경과된 시일에 따라서 결정되는 것이 아니며, 소아의 식욕과 전반적 상태에 따라서 결정된다.

### 우유 불내증

심한 영양결핍증 소아에서 임상적으로 유의적인 우유 불내증은 흔치 않다. 우유-위주의 조제유을 먹기 시작한 직후에 상당량의 수성 설사가 생기고, 우유 섭취를 줄이거나 중단하면 설사가 호전되고, 다시 우유를 다시 주면 설사가 재발되는 경우에만 불내증을 진단할 수 있다. 이밖에도 물변은 산성(pH<5.0)을 나타낸다. 이 경우 무유당 조제유를 사용해야 한다. 그리고 소아가 퇴원하기 전에 유당-함유 조제액을 다시 소아에게 제공해서 불내증이 해소되었는지를 점검해야 한다.

### 식품섭취 기록

매번 급식때 마다 제공된 식품의 종류와 양, 그리고 섭취된 양 등을 기록해야 한다. 만약 소아가 구토를 하게 되면 손실된 양을 추정해서 총 섭취량으로부터 제해야 한다. 매일 지난 24시간동안의 에너지 섭취량을 계산해서 소아의 체중과 비교해야 한다. 만약 섭취량이 80 kcal/kg 미만이면 조제유의 양을 증가시켜야 하며, 반면에 100 kcal/kg 이상이면 조제유의 양을 감소시켜야 한다.

### 무기질과 비타민 보충

심한 영양결핍증 소아에서는 미량영양소의 결핍증이 매우 흔하다. 비타민 A 결핍증의 징후가 없더라도 입원 첫날에 소아에게 경구 비타민 A 보충제를 공급해야 한다. 대개 6개월 미만의 영아는 50,000 IU, 6~12개월 영아는 100,000 IU, 12개월 이상 소아는 200,000 IU를 경구로 복용해야 한다. 그 다음날 다시 동일 용량을 공급하고 2주 후(또는 퇴원 당일)에 다시 동일 용량을 공급한다.

심한 영양결핍증 소아는 입원 첫날에 5 mg 엽산을 경구로 복용하고 그 후 매일 1 mg

씩 복용해야 한다. 다른 비타민들과 무기질은 식사에 첨가하거나 영양보충제로 회복기에 매일 공급한다.

심한 영양결핍증 소아에서 아연 보충은 체중 증가와 면역기능을 개선시키는 것으로 보고되고 있어 하루에 1.5% zinc acetate 1 ml/kg 가 권장되고 있다. 이밖에도 구리 결핍증이 보고 되었으므로 만약 종합무기질 용액에 구리가 함유되지 않으면 구리 보충제(copper sulfate)를 공급한다.

심한 영양결핍증의 급성기에는 철 보충제를 사용하지 말아야 한다. 왜냐하면 심한 영양결핍증에서는 철을 운반하는 트란스훼린이 부족하므로 유리철이 증가하여 철 자유기를 생성할 위험이 있기 때문이다. 그러나 일단 성장과 재활이 시작되어 근육과 혈액이 생성되기 시작하면 철 보충이 필수적이다(elemental iron 4 mg/kg/day).

### 재급식증후군

재급식증후군(refeeding syndrome)은 심한 영양결핍증 소아에게 너무 신속하게 재급식을 실시할 때 수분 및 전해질 이동으로 초래되는 심한 대사적 이상, 구토, 설사 등을 말한다. 재급식증후군의 특징은 심한 저인산혈증, 수분균형의 이상, 당불내증, 비타민(특히 thiamine) 결핍증, 저포타슘혈증, 저마그네슘혈증 등이다(제6장 그림 6.2 참조).

장기간동안의 영양결핍증은 점진적으로 골격근과 장기조직(심장, 폐, 위장관, 간 등)의 손실을 초래하며, 더욱이 체내에 저장되었던 각종 전해질과 영양소가 고갈된다. 재급식시 포도당 부하가 인슐린 분비를 촉진하여 포도당, 인산, 포타슘, 마그네슘의 세포내 유입과 단백질 합성이 증가된다. 결과적으로 혈장내의 포타슘, 마그네슘, 인산의 농도가 정상범위 이하로 저하되고 비타민 $B_1$의 이용이 증가하여 결핍증을 초래하며 재급식증후군의 임상적 특징이 발현된다.

재급식증후군을 방지하기 위해서는 정맥영양이던 경장영양이던 간에 신속한 재급식(특히 고당질식)을 피하고 포타슘, 마그네슘, 인을 보충하고 소디움 섭취를 제한해야 한다.

## 1.7 재활기 영양치료

초기 영양치료는 대사적 이상과 전해질 불균형이 교정되고 감염이 치료될때 까지 계속되며 대개 2~7일간 계속된다. 소아의 식욕이 회복되고 무관심이 감소하고 다시 미소를 짓는 등 소아의 상태가 전반적으로 호전을 보이면 재활기를 시작할 수 있다. 그러나 만약 소아가 아직도 비위관 급식을 필요로 한다면 재활기 준비가 되지 않은 것으로 간주한다.

재활기에는 감소된 체중을 조속히 만회하기 위해서 에너지 섭취량을 증가시켜야 한다. 그러나 재급식증후군을 예방하기 위하여 에너지 섭취를 서서히 증가시켜야 하며 포타슘, 마그네슘, 인 등 기타 영양소들이 부족되지 않도록 주의깊게 모니터 해야 한다. 재활기 영양치료의 목표는 다음과 같다.

- 성장만회를 위해서 집중적 급식을 실시한다.
- 에너지 섭취 증가로 인한 대사적 부작용을 예방한다.
- 최적의 회복을 위해서 정서적, 신체적 발달을 촉진한다.
- 장기적으로 성공적인 회복과 재발 방지를 위해서 퇴원후 보호자가 소아를 잘 돌볼 수 있도록 준비시킨다.

### 영양요구량

재활기에는 성장만회(catch-up growth)에 필요한 에너지와 단백질 요구량을 충족시켜야 한다. 성장만회란 영양섭취기준보다 과다하게 영양소를 공급함으로써 성장이 가속화되는 것을 말한다. 성장만회를 위한 칼로리 및 단백질 요구량 산출법이 표 2.11(제2장)에 제시되었다. 칼로리와 단백질 요구량은 체중을 기준으로 계산하므로 체중이 변화함에 따라서 변화된 체중을 기준으로 요구량을 다시 산정해야 한다. 대부분의 소아들은 하루에 150~250 kcal/kg를 섭취한다. 그러나 재급식증후군을 예방하기 위하여 소아의 식욕과 전반적 상태를 모니터하면서 초기 영양치료에서보다 25 kcal/kg 씩 격일로 증가시켜서 점진적으로 목표량에 도달하도록 해야 한다

### 급식

**| 24개월 미만의 소아 |** 이 시기의 소아들에게는 전적으로 유동식이나 반유동식을 먹여야 하며, 매 4시간마다 F-100 조제유를 공급한다. 만약 섭취량이 130 kcal/kg 미만이면 감소된 체중을 만회하기에 불충분하다. 소아에게 급식하는 사람의 태도가 매우 중요하다. 소아를 보호자의 무릎에 편안하게 앉아서 먹도록 하며 적극적으로 급식을 격려해야 하며, 먹고 싶은대로 먹도록 내버려 두지 말아야 한다.

콰시오르커 소아는 적절한 섭취량에도 불구하고 재활기의 처음 며칠 동안 체중증가를

보이지 않으며, 이는 부종이 사라지면서 체중이 감소하기 때문이다. F-100 급식은 소아가 신장별 표준체중의 Z-점수가 -1(90%)이 될 때 까지 계속되어야 한다. 이 목표가 달성되면 소아의 식욕이 감소하고 먹지 않고 남기는 양이 많아지며 아이는 이제 퇴원기로 들어서게 된다.

**| 24개월 이상의 소아 |** 이 시기의 소아들은 혼합식을 먹을 수 있다. 그러나 대부분의 혼합식은 에너지 밀도가 1 kcal/g 보다 낮기 때문에 F-100 조제유를 함께 사용하는 것이 좋다. 즉 3회의 혼합식과 식사사이에 3회의 F-100 조제유를 제공한다. 그리고 혼합식의 영양소 밀도를 증가시키기 위해서 조리시 칼로리-S, 식용유, 탈지분유 등을 첨가하고 종합비타민과 무기질 보충제를 공급한다.

재활기의 초기에는 밤낮으로 매 4시간마다 급식하는 것이 좋다. 그러나 더 이상 저체온증과 저혈당이 유발될 위험도가 없으면 야간 급식의 1회분을 생략하고 하루 5회분으로 조정한다.

### 엽산과 철 보충

심한 영양결핍증 소아들은 대부분 빈혈이 있으므로 엽산과 철을 보충해야 한다. 철은 하루에 3 mg/kg를 2회로 나누어 3개월간 공급하며, 엽산은 첫날 5 mg을 주고 그 후부터는 매일 1 mg 씩 준다. 이밖에도 종합비타민과 무기질 보충제를 계속해서 복용해야 한다.

### 모니터링

소아의 체중을 매일 측정하고 성장곡선에 표시해야 한다. 체중목표는 신장별 표준체중의 Z-점수가 -1(90%)에 도달하는 것이다. 일반적으로 F-100 급식을 공급하면 하루에 10~15 g/kg 체중 증가가 발생하며 2~4주 후에는 목표체중에 도달하여 퇴원할 수 있게 된다.

### 정서적, 신체적 자극

심한 영양결핍증 소아는 정신적, 행위적 발달 지연을 보이며, 만약 이를 치료하지 않으면 장기적으로 심각한 결과를 초래할 수 있다. 따라서 조기에 정서적 신체적 자극이 매우 중요하다. 초기 치료기간에도 엄마는 아이를 꼭 껴안고 이야기 하도록 권유해야 하며 아이를 맛사지 해 줌으로써 성장회복을 증진시킬 수 있다. 뿐만 아니라 시각적으로 아이가 흥미를 가질 수 있는 환경을 제공해야 한다. 쉽게 손으로 만들 수 있는 장난감을 가지고 가능하면 속히 놀이치료(play therapy)를 시작해야 한다.

### 1.8 추후 영양관리

소아가 퇴원하기 전에 외래클리닉이나 지역사회에서 추후관리를 받을 수 있도록 조치를 취해야 한다. 최근에 퇴원한 영양결핍증 소아들은 재발하는 경우가 흔하고 퇴원후 사망률도 높다. 따라서 퇴원후 적어도 6개월간은 주기적인 추후관리가 필요하다.

## 2 성장부전

성장부전(growth failure)은 일명 성장장애(failure to thrive)라고도 하며 대개 2~3세의 소아에서 신체적 성장이 비정상적으로 부진한 것을 말하며 흔히 운동 및 사회성 발달의 지연을 동반한다. 성장부전의 주요 병인은 칼로리 부족이며, 소아가 성장에 필요한 열량을 충분히 섭취하지 못하거나, 제공받지 못하거나, 혹은 체내에서 보유하지 못하면 성장부전이 초래된다. 따라서 성장부전은 진단명이라기 보다는 일종의 증상으로 간주되고 있다.

전통적으로 성장부전의 병인은 기질성(organic) 요인과 비기질성(nonorganic) 요인으로 분류되었다. 기질성 요인이란 의학적 원인에 의해서 칼로리의 섭취 부족과 흡수 및 이용의 장애가 초래되는 것을 의미한다. 반면에 비기질성 요인이란 사회적, 혹은 행위적 기능부전으로 인해서 칼로리의 경구 섭취가 부족하게 되는 것을 의미한다. 그러나 상당수의 성장부전 소아들은 기질성 요인과 비기질성 요인들을 동시에 보이기 때문에 이러한 이분법적 분류는 타당하지 않다. 성장부전의 발생과 진행은 임상상태와 체질은 물론, 가족적, 경제적, 심리적 상태 등 여러 가지 다양한 요인들에 의해서 영향을 받는다. 성장부전은 소아과전문의, 아동심리학자, 영양사, 간호사, 사회사업가 등 다영역의 전문인들로 구성된 팀에서 치료하는 것이 가장 효과적이다.

## 2.1 진단기준

임상진료에서 성장부전이라는 용어가 흔히 사용되고 있음에도 불구하고 이를 일률적으로 정확하게 진단하는 방법은 아직 정립되지 않았다. 성장부전을 진단하는데 흔히 사용되는 기준은 표 15.7과 같다.

성장부전을 평가할 때 소아의 성장 상황을 장기적으로 평가하여야 한다. 성장챠트의 한 지점만 가지고는 소아의 성장패턴이나 이전에 확립된 성장곡선으로 부터의 일탈에 관한 정보를 얻을 수 없다. 대개 생후 첫 2년간은 성장곡선의 백분위수에 있어서 어느정도의 변동이 생길 수 있으나 이미 확립된 체중 백분위수에서 2 단계 이상의 감소는 성장부전을 의미한다(예, 50번째 백분위수에서 3번째 백분위수로 감소). 대체로 생후 4~8주 사이의 소아가 성취한 최대 체중 백분위수가 출생체중 백분위수 보다 생후 12개월의 체중 백분위수를 더 잘 예측할 수 있다.

연령별 체중 만으로는 성장부전을 판정하지 말아야 한다. 왜냐하면 일부 소아들은 저체중인 동시에 키도 작아서 연령별 체중과 연령별 신장이 3~5번째 백분위수 미만이지만 신장별 체중은 정상범위 내에 있기 때문이다. 이러한 소아들은 선천적으로 작거나, 체질적인 성장지연을 보이거나 혹은 어릴때 영양상태가 불량한 적이 있을 것이나, 급성적 영양결핍증이나 신장별 체중의 부족을 보이지는 않는다.

성장지연을 평가할 때 부모의 신장에 근거한 선천적 성장 잠재력과 체질적 성장지연의 가능성을 고려해야 한다. 한편 미숙아의 성장을 평가할 때 재태연령에 따라서 체중은 24개월, 신장은 40개월, 두위는 18개월까지 실제연령을 교정해야 한다.

**| 표 15.7 |** 성장부전의 진단기준

다음 3가지 항목 중 1가지, 혹은 그 이상에 해당될 때

1. 소아의 연령별 체중이나 신장별 체중이 성장곡선에서 3~5번째 백분위수 이하이거나,
2. 소아의 연령별 체중이나 신장별 체중이 동일한 성별의 평균치보다 표준편차 2배수 이하 (Z-score <-2)이거나
3. 이전에 안정된 성장패턴을 성취한 후에 체중 백분위수가 2단계 이상 저하될 때

자료 : 참고문헌 7

## 2.2 성장부전의 위험요인

소아의 각종 의학적 요인들과 사회심리적 요인들이 성장부전의 발생위험도를 증가시킨다(표 15.8).

### 의학적 위험요인

만성 질환, 조산, 발달지연, 선천성 이상, 자궁내 독극물 노출 등은 성장부전을 초래할 위험이 있다.

**| 만성 질환 |** 만성 질환은 칼로리 섭취 감소, 섭취한 칼로리의 이용 불량, 혹은 칼로리 요구량의 증가를 초래함으로써 체중증가가 불량해진다. 즉 식욕부진, 연하장애, 정신상태의 변화 등은 칼로리 섭취를 감소시키며, 열이나 감염은 칼로리 요구량을 증가시키고, 소화불량증, 흡수불량증, 대사장애 등은 섭취한 칼로리의 이용을 감소시킨다. 특히 입원한 소아의 영양상태는 불량하며 이는 입원 자체가 소아의 영양상태에 악영향을 주기 때문이다.

**| 조산 |** 조산(premature birth)은 소아의 영양결핍증의 중요한 위험요인이다. 출생

**| 표 15.8 |** 성장부전의 위험요인

의학적 위험요인
- 에너지 섭취부족 : 연하 기능부전, 신경계 질환, 식욕부진을 초래하는 전신성 질환
- 에너지 요구량 증가 : 기관지폐성 형성장애, 선천성 심질환, 열, 갑상선 항진증
- 에너지 이용장애 : 지속적 구토, 위식도 역류, 신세뇨관 산증, 선천성 대사질환, 소화·흡수불량증(염증성 장질환, 단장증후군, 낭성섬유증, 에이즈)
- 성장 잠재력 변화 : 조산, 재태성장지연, 재태독물노출, 선천성 기형, 염색체 이상, 성장 호르몬 부족, 발달지연

사회심리적 위험 요인
- 가난과 가족의 스트레스
- 건강과 영양에 관한 그릇된 지식
- 사회적 고립
- 급식 환경의 장애
- 부모-소아간의 비정상적인 상호작용
- 열악한 급식 환경

자료 : 참고문헌 4, 7

체중이 낮았던 조산아(혹은 미숙아)는 만 3세에도 평균 신장, 체중, 두위가 일반 소아들(만삭아)에 비해서 낮으며 출생체중이 낮을수록 평균 측정치가 더 낮다. 만성 폐질환, 괴사성 소장결장염과 소장절제, 발달지연, 조산망막병증, 기타 감각신경성 이상 등 조산 합병증들은 영양결핍증을 초래할 수 있다. 이밖에도 과민성, 구강 혐오증 등 일부 조산아의 비정상적 행위들은 생후 성장부전의 원인이 된다.

**| 재태연령에 비해서 작은**(small for gestational age) **영아 |** 자궁내 성장부전의 원인은 유전적 문제(예, 염색체 이상), 환경적 영향(모체 흡연, 영양결핍증, 혹은 약물이나 기타 독극물에 노출), 감염 등이다. 체중, 신장, 두위가 동일하게 저하된 대칭성 성장지연(symmetric growth retardation)을 보이는 영아에게는 성장만회를 위한 영양보충이 별로 효과적이지 못하다. 왜냐하면 자궁내에서 염색체 결함, 감염, 혹은 초기의 심한 태반부전 등 여러 가지 이유로 임신초기부터 태아의 성장이 지연되기 때문이다. 반면에 체중이 신장에 비해서 불균형적으로 낮은 비대칭성 성장지연(asymmetric growth retardation)을 보이는 영아는 대체로 임신 후반에 태반부전으로 인해서 단기간동안 성장지연이 초래되었으므로 출생후 충분한 영양보충으로 성장만회를 달성할 수 있다.

**| 신경계 질환 |** 신경계 질환을 가진 소아도 성장부전의 위험이 있다. 뇌성마비의 소아는 특히 성장 및 영양상태 이상을 초래할 위험이 있다. 발달지연을 보이는 대부분의 소아들은 연령에 비해서 키가 작으며, 주원인은 만성 영양결핍증으로 인한 발육부전이며 이는 연하장애, 위식도 역류, 변비, 기타 위장질환으로 영양소 섭취량이 저하되기 때문이다.

**| 선천성 이상 |** 선천성 이상(congenital anomaly)을 가진 소아들도 성장부전의 위험이 있다. 예를 들면 구순열이나 구개열을 가진 소아는 심한 구강-운동 기능장애를 보여서 특수한 젖꼭지나 급식지도가 필요하다. 일부 영아들은 비위관이나 위루관을 이용한 급식을 필요로 한다.

**| 자궁내 독극물 노출 |** 임신기의 납이나 알코올 중독은 소아의 성장부전과 관련이 있는 것으로 알려져 있다.

### 사회심리적 위험요인

성장부전은 전적으로 소아의 의학적 문제들에 기인하는 것만은 아니며 가족의 사회경제적, 심리적 기원을 가진다. 즉 가난, 부모-소아간의 상호작용, 건강과 영양에 대한 그릇된 정보, 열악한 급식환경, 폭력과 학대 등은 성장부전의 위험요인들이다.

**| 가난과 가족의 스트레스 |** 성장부전은 어느 사회경제적 계층에서도 생길 수 있으나 특히 가난한 가정에서 많이 발생한다. 가난은 식품, 주거, 의료시설 등의 이용을 제한할 뿐만 아니라 기존의 가족 스트레스를 더욱 악화시키므로 성장부전의 심각한 요인이 되고 있다.

부모의 스트레스와 이혼은 아이의 성장부전과 현저한 관련이 있다. 부모의 우울증, 지능저하, 약물 남용, 사회적 고립, 특히 모성의 사회적 지원 부족 등도 아이의 성장부전과 관련이 있다. 가족의 스트레스가 있을때 부모가 소아의 정서적, 생리적 요구를 인지하고 공급할 수 있는 능력이 저하되므로 성장부전이 발생할 위험이 있다. 한편 불량한 건강상태, 우울증, 경제적 곤란, 약물 남용 등의 문제가 있는 부모들은 아이의 공복신호에 적절하게 반응하지 못하며, 안정된 가정환경을 제공할 수 없게 된다.

**| 부모-아이 간의 상호작용 |** 일반적으로 생후 6개월부터 만 3세 까지에서 소아는 차츰 독립적이 되려고 하며 생후 2~6개월에 보호자에게 집착하던 관계에서부터 점차 분리되려고 한다. 이 시기의 소아들은 음식에 대한 무관심, 부정적 행위, 지나친 공격성, 무질서한 행위, 과민성 등 문제가 되는 행위들을 나타낸다. 소아와 암투를 하는 보호자가 아이의 신호를 무시하거나 오해하여 강제 급식을 시도하거나, 소아의 행위에 대한 적절한 한계선을 설정하지 않으면 아이의 독립성과 개성 형성에 문제가 생긴다. 식사시간에 소아의 급식 상황을 관찰하는 것은 부모-소아 간의 상호관계를 파악하는데 상당한 도움이 된다(표 15.9).

성장부전을 보이는 소아들은 신경질적이며 무기력하고 피동적이며 신체적 발달적으로 미숙한 경우가 많다. 이들은 또한 무관심하거나 지나치게 경계하기도 하며, 인지 및 운동 기능 발달의 지연, 수면 및 배설 장애, 자극에 대한 지나친 민감성을 보이며 반항하거나 매어달리는 등의 행동을 보인다. 성장부전 소아에서는 급식 장애가 흔히 발생하여 식사시간이 비정상적으로 길거나 식욕 저하, 여러 가지 상이한 식품 질감에 대한 적응 지연, 비정상적인 식행동 등이 나타난다.

**| 건강이나 영양에 관한 잘못된 정보 |** 영양과 건강에 대한 부모의 잘못된 지식으로 인해서 성장부전이 초래될 수 있다. 조제유를 만들때 가장 흔히 발생하는 문제들은 적절한 분유 조제방법에 대한 이해 부족이나 경제적 곤란으로 인한 보호자의 실수이다. 다식, 다뇨, 게걸스러운 식욕 등은 조제유가 지나치게 희석되었음을 의미한다. 반면에 지나치

**| 표 15.9 |** 급식시간 관찰

일반적 관찰

- 소아는 혼자서 먹는가? 누가 먹여주는가? 혹은 식사시 소아와 함께 있는가? 몇 사람이나 소아의 급식에 관여하는가?
- 음식은 예정된 시간에 제공되는가?

소아 행동

- 소아는 먹는데 관심이 있는가? 혹은 쉽게 주위를 빼앗기는가(음식을 가지고 논다던지, 먹지 않고 이야기함)? 음식에 전혀 관심이 없다(사방을 둘러보고, 음식이 입술에 닿아야만 입을 연다).
- 소아는
  ① 잘 빨지 못하거나 쉽게 피로하거나, 급식 시작 후 곧 잠들어 버리는가?
  ② 음식을 던지거나, 울거나, 토하거나, 내어 뱉는가?
  ③ 보호자와 눈을 마주치는가?
  ④ 먹는데 30분 이상 걸리는가?
  ⑤ 앉아 있기를 거부하는가?
  ⑥ 공복감이나 만복감을 표시하는가?

보호자 행동

- 소아와 눈맞춤을 할 수 있도록 아이를 앉히는가?
- 기계적으로 먹이나? 혹은 젖병을 받쳐 주는가?
- 일률적인 급식패턴을 확립하지 못하는가?
- 소아의 급식 신호를 무시하던가 혹은 알지 못하나?
- 소아가 어질러 놓는 것을 귀찮아하는 것 같은가?
- 아이가 먹지 않을 때 보호자의 반응은 어떠한가?

자료 : 참고문헌 4

게 농축된 조제유는 조기 만복감, 구토, 설사 등으로 영양소 손실을 초래할 수 있다. 이 밖에도 시리얼이나 이유 식품을 젖병에 너무 많이 첨가함으로써 단백질이나 지방 등의 주요 영양소의 섭취를 감소시킬 수 있다.

모유-수유 영아에서 모유 공급 부족, 불량한 모성 식사, 불충분한 급식, 모유-억제 약물, 아프거나 젖을 계속해서 빨지 못하는 경우 등에서는 체중증가가 불량해 진다. 더욱이 생후 6개월 이후에도 다른 고형음식을 주지 않고 전적으로 모유만 먹이게 되면 영양소 섭취가 제한되고 섭식 기술의 발달을 억제하는 결과를 초래한다.

과일주스나 기타 설탕이 함유된 음료를 다량 섭취하면 결과적으로 영양소-밀도가 더 높은 식품의 섭취를 제한하게 되므로 성장에 유해한 영향을 준다.

이밖에도 소아를 위한 건강한 식사 구성에 대한 부모의 그릇된 지식은 성장부전을 초래할 수 있다. 가족 중에 심장질환이나 비만의 병력이 있거나, 단순히 "건강식"을 추구하기 위해서 소아의 식사에서 설탕, 당질, 지방, 음식의 분량 등을 제한하면 칼로리와 영양소 부족으로 영양결핍증을 초래할 수 있다. 채식은 소아의 성장에 필수적인 영양소인 단백질, 칼슘, 철, 비타민 $B_{12}$, 비타민 $B_2$, 아연 등을 충분히 공급할 수 없다.

## 2.3 의학영양치료

소아의 영양결핍증 치료는 원인이 되는 생물학적, 정신과적, 경제적 요인들에 의해서 결정된다. 단순히 조제유 제조법을 교육하는 것 만으로 적절한 영양소 섭취가 이루어지는 경우는 매우 드물다. 대개는 장기간에 걸친 치료와 추후계획, 영양교육, 행동수정, 사회사업 중재 등을 필요로 하며 다영역의 전문인으로 구성된 팀에서 치료하는 것이 가장 효과적이다. 성장부전 소아에서 입원치료가 필요한 경우는 표 15.10에 제시되었다.

영양판정에서 칼로리 섭취 부족이 성장불량의 병인으로 판명될 때 영양치료는 가장 기본적인 치료법이 된다.

성장부전 소아를 위한 의학영양치료의 목표는

- 체중을 정상화하고
- 영양소 결핍증을 교정하며
- 성장 및 발달 만회를 촉진하고
- 적절한 영양소 섭취를 확립하고
- 식품-관련 문제에 관해서 소아와 보호자를 위한 적절한 행동패턴을 육성하는 것이다.

**| 표 15.10 | 성장부전 소아에서 입원치료가 필요한 경우**

1. 신체계측 자료에서 심한 영양결핍증의 증거가 있을 때
   예) 신장별 체중이나 연령별 신장의 Z-점수가 -3 이하
2. 소아 학대의 증거가 보일 때
3. 심한 탈수증
4. 소아의 보호자가 심각한 정신질환이 있거나 약물남용을 할 때
5. 외래치료에서 체중증가에 실패했을 때
6. 수술이나 입원치료를 요하는 질환이 있을 때

자료 : 참고문헌 7

### 영양판정 자료

성장부전 소아의 영양판정에 필요한 자료들은 다음과 같다.

- **병력** : 산전과 주산기 및 출생 경력, 위장관 장애(알러지, 위배출 지연, 변비, 설사, 흡수불량증 등)
- **검사실 자료** : 헤모글로빈, 헤마토크릿, 알부민
- **약물** : 종류 및 부작용(위배출 지연, 변비, 설사, 식욕 감퇴, 약물과 영양소 상호작용)
- **신체계측 자료** : 연령별 신장(혹은 길이) 백분율, 연령별 체중 백분율, 신장(혹은 길이)별 체중 백분율, 두위, 평소 체중력
- **영양력** : 평소 식사섭취량과 섭취 패턴, 열량 및 영양소 섭취량, 비타민과 무기질 보충제, 식품 알러지나 불내증, 식품 혐오증, 구토나 역류 경력, 배변 패턴, 식사시 환경, 소아의 체중에 대한 보호자의 태도
- **식사시간 관찰** : 음식에 대한 소아의 관심도, 식사 능력(젖빠는 능력, 쉽사리 피로해지거나 먹다가 졸림), 식사시 태도(울거나 거부하거나 음식을 던지거나 구토, 머리를 돌리거나 입에 음식을 물고 있음), 공복감과 만복감의 표현 능력, 식사 시간(> 30분?), 보호자와의 눈맞춤, 보호자의 자세 및 태도
- **사회심리적, 경제적 자료** : 생활 환경, 가족 상황, 가족의 지원, 식품과 관련된 문화적, 종교적 신념, 소아의 식습관에 대한 부모의 인지도

### 식사섭취량 분석시 유의할 점

자세한 식사력이나 식사일기를 통해서 식사량의 과・부족을 알아내야 한다. 영양중재의 기본자료로서 소아의 식사 섭취량을 예상되는 칼로리, 수분, 영양소 섭취량과 비교해야 한다.

식사력이나 식사기록은 소아가 섭취한 모든 음식과 수분(물, 주스, 소다 포함), 음식의 질감이나 점도, 섭취한 분량 및 시간 등을 포함해야 한다. 만약 식후에 구토가 있었다면 토해낸 분량을 추정하여 섭취량에서 제해야 한다.

**| 모유-수유 |** 영아의 엄마와의 면담을 통해서 수유의 통상적 빈도, 주간과 야간의 수유 횟수, 1회분의 평균 수유시간 등을 파악한다. 이밖에도 엄마의 식사섭취량, 심리적, 환경적 스트레스 여부, 의학적 상태, 약물 남용 여부 등도 파악해야 한다. 식습관 평가에서는 수유 상황을 직접 관찰하고 수유 전후에 영아의 체중을 측정하며 영아의 자세와 유

방에 밀착해서 빨고 삼키고 트림하는 것 등을 평가해야 한다.

**| 조제유-수유 |** 조제분유의 양과 종류, 혼합 방법, 희석액 등을 확인해야 한다.

**| 알러지, 식품 불내증, 식품 제한 |** 장기간의 식품 제한은 성장부전을 초래할 수 있다. 일부 부모들은 우유, 달걀, 밀 등의 식품이 소아에게 과민반응이나 알러지를 유발할 것이라고 굳게 믿기 때문에 소아에게 이러한 식품들을 엄격하게 제한하므로 성장부전이 초래될 수 있다. 만성 설사를 치료하기 위하여 제한식(elimination diet)을 장기간 사용하면 칼로리와 영양소의 섭취 제한으로 영양결핍증이 생길 수 있다.

**| 부모의 식습관과 태도 |** 소아의 저체중을 염려하면서도 일부 부모들이나 보호자들은 자신들이 생각하기에 "살찌는" 식품들을 제한한다. 섭식장애가 있는 부모는 성장부전 소아에게 불필요하게 식품을 제한하는 경향이 있다.

### 영양요구량

성장부전 소아의 식사는 연령 및 식사능력에 적합한 칼로리와 영양소를 충분히 공급할 수 있도록 개별화되어야 한다.

**| 에너지와 단백질 |** 에너지와 단백질 요구량을 결정할 때 식사력이나 식사일기를 통해서 이전의 영양소 섭취량을 고려해야 한다. 성장을 촉진하기 위해서 필요한 에너지와 단백질 요구량은 각 소아에 따라서 다양하다. 성장만회란 영양섭취기준보다 과다하게 에너지를 공급함으로써 성장이 가속화 되는 것을 말한다. 성장만회를 위한 칼로리와 단백질의 최대 및 최소 요구량을 산출하는 방법이 표 2.11(제2장)에 제시되었다. 그러나 성장만회를 위한 요구량 계산은 단순히 추정에 불과하다. 따라서 체중증가율을 연령별 예상증가율과 비교함으로써 소아가 칼로리와 단백질을 충분히 공급받고 있는지를 파악할 수 있다.

**| 수분 |** 수분 요구량은 연령에 적합한 영양소-고밀도 용액(모유, 영아조제유, 전유, 소아조제액)으로 충족시켜야 한다. 수분, 펀치, 주스, 소다 등을 제외하거나 일정 분량으로 제한해야 한다.

**| 지방 |** 영아에서 총 열량의 30~55%는 지방에서 섭취되어야 하며, 만 2세 미만의 소아에게는 지방을 총 열량의 30% 미만으로 제한하지 말아야 한다. 장기적으로 심혈관

계 건강을 염려하는 부모들에게는 포화지방을 증가시키기 보다는 불포화지방과 단일불포화지방이 많이 함유된 식품을 권장하는 것이 보다 납득할 만한 대안이 될 수 있다.

**| 비타민과 무기질 |** 영양보충제는 평소 식사섭취량의 영양소 분석과 결핍증의 징후에 따라서 개별화되어야 한다. 비타민과 무기질 섭취를 위한 영양섭취기준(dietary reference intakes: DRI)에 따라서 필요시 영양보충제를 사용해야 한다. 모유-수유 영아는 생후 6~12개월 사이에 하루 7~10 mg의 철 보충제, 혹은 철-강화 식품을 공급받아야 한다. 모유-수유를 하지 않는 영아는 만 1세까지 철-강화 조제유를 먹여야 한다.

아연 결핍증의 소아들에게는 매일 아연을 보충(1 mg/kg)함으로써 저하된 알카리포스파타제 농도가 정상화되고 식욕이 개선되며 성장이 가속화될 수 있다.

### 재급식시 주의할 점

영양상태가 불량한 소아에게 너무 신속하게 재급식을 실시할 때 재급식증후군이 초래될 수 있으므로 주의해야 한다(단백질-칼로리 영양결핍증 참조). 이 경우 처음 7~10일간은 연령별 영양섭취기준 정도의 칼로리로 제한하고 그 후 차츰 성장만회를 위한 요구량으로 증가시킨다. 그리고 미량영양소 요구량을 충족시키기 위해서 종합비타민과 무기질, 아연, 철 등을 보충해야 한다. 성장만회를 촉진하려는 노력은 소아가 예전의 체중 백분위수를 회복할 때 까지 계속해야 한다.

### 칼로리 보충

성장부전 소아를 위한 영양치료에서 고열량 식품이나 첨가물을 이용하여 식사의 칼로리 밀도를 증가시키지 않으면 성장만회를 위한 에너지 요구량을 충족시키기 어렵다. 영유아를 위한 칼로리 보충법은 다음과 같다.

#### 1) 영아

**| 조제유 |** 처음에는 원래의 칼로리 밀도(67 kcal/100 ml)로 2~3일간 준 다음, 조제분유의 양을 약간 증가시켜서 78 kcal/100 ml로 조제한 후, 매 2~3일 마다 칼로리-S, MCT 기름을 첨가하여 칼로리 밀도를 91 kcal/100 ml→100 kcal/100 ml로 증가한다(제6장, 표 6.4 참조). 조제분유 만을 사용해서 칼로리 밀도를 80 kcal/100 ml 이상으로 증가하면 조제액의 삼투압 상승 및 신용질 과부하로 인해서 구토와 탈수가 초래될 수 있기 때문에 삼가야 하며, 반드시 영양강화제(칼로리-S, MCT 혹은 식물성 기름)를 첨가해야

한다.

칼로리 밀도를 증가할 때 마다 체중증가와 부적응의 징후(설사, 구토)를 면밀하게 모니터하여야 한다. 만약 칼로리 증량에 적응하지 못하면 이전 단계로 돌아가서 2~3일간 더 공급한 후에 다시 시도한다.

**| 모유 |** 처음에 2~3일간은 모유만을 공급하다가 모유 3 온스(=90 ml)에 1 tea spoon 조제분유를 첨가하여 80 kcal/100 ml로 칼로리 밀도를 증가하여 2~3일간 공급한다. 만약 잘 적응하면 칼로리-S 와 기름(MCT 혹은 식용유)을 첨가하여 90 kcal/100 ml→100 kcal/100 ml로 차츰 칼로리 밀도를 증가한다. 조제유의 경우와 마찬가지로 부적응증을 보이면 이전 단계로 돌아가서 2~3일간 더 공급한 후에 다시 시도한다.

**| 식품 |** 칼로리 함량이 높은 이유식(육류, 바나나, 복숭아, 고구마, 커스타드/푸딩, 농축유로 만든 베이비 시리얼 등)에 적당량의 분유, 칼로리-S, 식용유, 마가린 등을 첨가하여 칼로리 밀도를 높일 수 있다.

**| 주스 |** 피하는 것이 좋다.

#### 2) 유아

- 저지방, 저열량 식품을 고열량 식품으로 대체한다.
  전지유(whole milk)에 크림이나 분말유를 첨가하여 칼로리 밀도를 높인다.
- 식사 준비할 때 버터, 마가린, 식용유, 분말유, 치즈, 삶은 달걀, 땅콩버터 등을 첨가한다.
- 소아의 연령에 적합하게 음식의 질감을 조정하며, 되도록 덜 씹고 쉽게 먹을 수 있는 음식을 선택한다.
- 주스는 하루에 반컵으로 제한한다.
- 물, 주스, 소다 대신에 전지유나 상업용 영양액(피디슈어)을 준다.

### 보호자를 위한 급식 지침

- 규칙적인 급식 계획을 수립한다(예, 3회 식사와 3회 간식).
- 물을 제외한 모든 음식이나 음료는 식사와 간식에만 허용한다.
- 고형음식을 먼저 주고, 액체음식을 그 후에 준다.
- 우선 소량의 음식을 소아에게 제공하고 다 먹으면 더 요구하도록 한다.

- 소아의 긍정적인 행위를 장려하고 부정적 행위를 무시한다.
- 식사 및 간식 시간은 매회 20~30분으로 제한한다.
- 식사시간에 주의를 산만하게 하는 요인들을 줄인다.
- 절대로 강제로 먹이지 않는다.

## 참고문헌

1. Baker SB, Baker RD, Davis A. Pediatric Enteral Nutrition. Chapman & Hall, 1994.
2. Bithony WG, Dubowitz H, Egan H. Failure to thrive/growth deficiency. Pediatr Rev 13:453-459, 1992.
3. Crook MA, Hally V, Panteli JV. The importance of the refeeding syndrome. Nutrition 17:632-637, 2001.
4. Samour PQ, King K. Handbook of Pediatric Nutrition. 3rd ed, Jones and Bartlett, 2005.
5. Shetty PS. Adaptation to low energy intakes: the responses and limits to low intakes in infants, children and adults. Eur J Clin Nutr 53 suppl 1:S14-S33, 1999.
6. Solomon SM, Kirby DE. The refeeding syndrome: a review. J Parent Ent Nutr 14:90-97, 1990.
7. Walker WA, Watkins JB. Nutrition in Pediatrics. 3rd ed, 2003.
8. Williams CP(ed). Pediatric Manual of Clinical Dietetics, ADA, 1998.
9. World Health Organization. Management of severe malnutrition: A manual for physician and other health workers. Geneva, WHO, 1999.

16

CHAPTER_16 | Inborn Errors of Metabolism

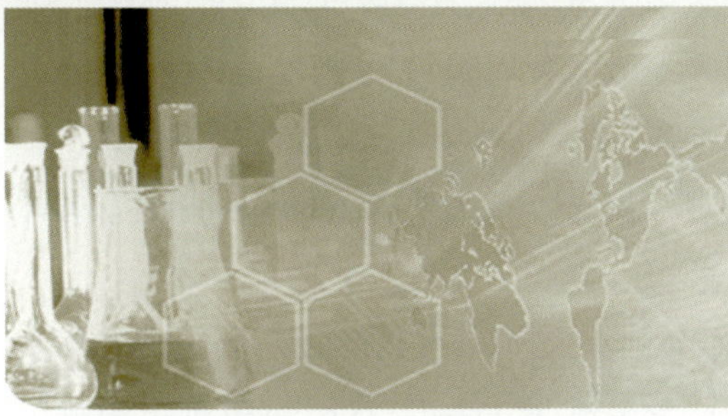

# 선천성 대사질환

1. 페닐케톤뇨증 | 2. 요소회로이상증
3. 당원병 1형 | 4. 윌슨병

선천성 대사질환(inborn errors of metabolism)은 영양소 대사에 관여하는 효소나 조효소를 생성하는 단일 유전자의 결함으로 인해서 신체가 섭취한 영양소(당질, 단백질, 혹은 지방)를 대사할 수 없게 되는 선천성 질환이다. 대사란 섭취된 영양소가 에너지와 다른 필수적 분자로 변화하는 생화학적 과정이다. 선천성 대사질환에서는 대개의 경우 효소나 운반단백질의 결함으로 인해서 대사경로에 봉쇄(block)가 생긴다. 그 결과 전구물질이 더 이상 대사되지 못하고 체내에 축적되어 독성 효과를 나타내는 반면에, 대사산물의 부족으로 여러 가지 문제를 초래한다.

전통적으로 선천성 대사질환은 당질 대사 장애, 아미노산 대사 장애, 유기산 대사 장애, 라이소좀 저장 질환 등의 범주로 분류되었다. 그러나 지난 수십년 동안에 검사 기술의 발달로 수백여종의 새로운 선천성 대사질환들이 발견되었다. 현재 선천성 대사질환의 수효는 대사장애를 나타내는 증상의 수효 못지않게 많다고 한다. 선천성 대사질환의 발생율은 각 대사질환에 따라서 다르지만 미국에서는 대체적으로 신생아 1,400 내지 5,000명당 1명으로 추산하고 있다.

선천성 대사질환의 증상은 각 질환에 따라서 다양하며, 급성 대사성 뇌증, 저혈당, 고암모니아혈증, 설사, 복통, 심부전, 간부전, 호흡부전, 성장부전, 정신지체, 신경과적 장애, 사망 등을 초래할 수 있다. 그러나 증상이 나타난 후에는 이미 돌이킬 수 없는 손상이 초래된 경우가 많기 때문에 신생아 검색을 통해서 조기에 발견하여 적절한 치료를 하는 것이 최선책이다. 최근에는 tanden mass spectrometry를 이용하여 동일한 샘플로 30여종 이상의 선천성 대사질환을 검색할 수 있다.

우리나라에서는 1997년부터 페닐케톤뇨증과 갑상선기능저하증(hypothyroidism)에 대한 신생아 검색이 정부의 지원으로 시행되고 있다.

선천성 대사질환을 치료하기 위해서는 문제가 되는 영양소의 섭취를 제한하고, 부족되는 대사산물을 보충하며, 조효소를 보충하고, 축적된 독성 대사물을 제거해야 한다.

## 1 페닐케톤뇨증

### 1.1 원인과 증상

페닐케톤뇨증(phenylkotonuria : PKU)과 고페닐알라닌혈증(hyperphenylalanine-mia)은 대개의 경우 페닐알라닌(phenylalanine)을 타이로신(tyrosine)으로 전환하는데 필요한 효소인 페닐알라닌 하이드록실레이즈(phenylalanine hydroxylase : PAH)의 부족으로 초래된다(그림 16.1). 그리고 간혹 페닐알라닌의 활성화에 필요한 조효소인 $BH_4$(tetrahydrobiopterin)의 생합성이나 재순환의 결함으로 초래되는 경우도 있다. 그러나 $BH_4$가 부족된 경우는 PKU 환자의 3% 정도에 해당되며, 대부분은 PAH 부족에 기인한다. PAH 부족의 원인은 PAH를 암호화(encoding)하는 유전자의 돌연변이에 기인하며, 지금까지 알려진 PAH 돌연변이의 종류는 대략 400여종이다.

PKU 영아는 출생 당시에는 정상이지만, 속히 치료를 시작하지 않으면 초기 발달이 지연되고 소두증이 생기며 점진적으로 뇌기능 장애가 생긴다. 나중에는 활동항진(hyperactivity), 경련, 심한 정신지체 등이 초래된다. 뇌파검사의 이상, 피부, 모발, 소변에서 "쥐" 냄새, 색소 부족과 습진 등을 보인다. 반면에 출생 즉시 진단되어 치료받는 소아들은 신경과적 문제, 경련, 정신지체 등이 발생할 가능성이 낮다.

PAH가 완전히 결여되거나 심하게 부족하면 페닐알라닌이 타이로신으로 전환되지 못하여 혈청 페닐알라닌 농도가 상승(>20 mg/dl)하고, 과잉의 페닐알라닌은 페닐케톤으로 전환되어 소변으로 배출되므로 페닐케톤뇨증이라는 명칭이 주어졌다. 요중의 페닐케

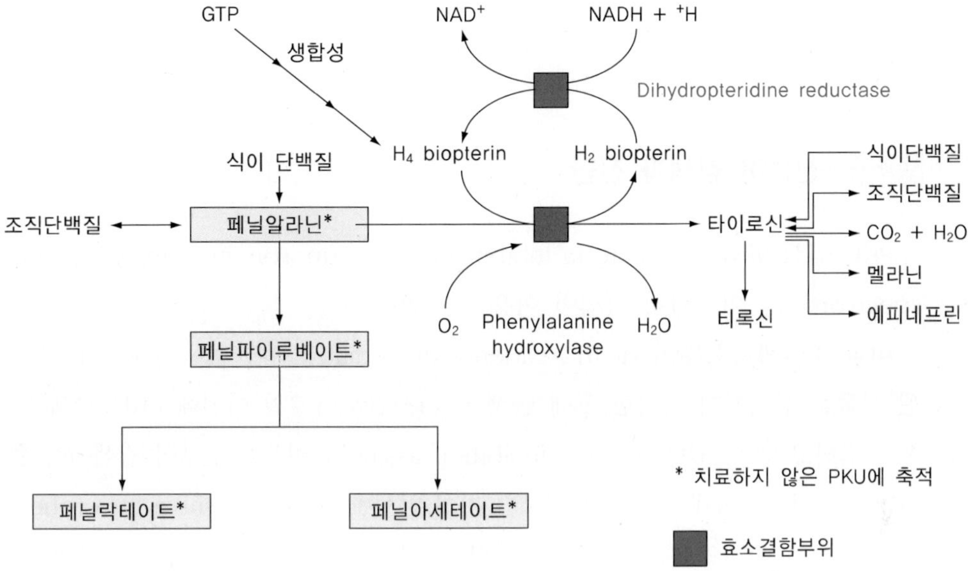


GTP : guanosine triphosphate, $NAD^+$ : nicotinamide adenine dinucleotide

NADH : reduced NAD

자료 : 참고문헌 3

**| 그림 16.1 |** 페닐케톤뇨증에서 페닐알라닌의 대사

톤체들은 페닐파이루베이트(phenylpyruvate), 페닐아세테이트(phenylacetate), 페닐락테이트(phenylactate) 등이다. 페닐아세테이트의 축적은 땀과 소변에서 불쾌한 냄새를 발산시키며 페닐파이루빈산의 축적은 뇌손상과 정신지체를 초래할 수 있다. 그러나 PAH가 부분적으로 부족하면 혈청 페닐알라닌 농도는 상승하지만 페닐케톤의 축적은 초래되지 않으므로 이를 non-PKU 고페닐알라닌혈증이라 한다.

한편 혈중 페닐알라닌은 L-형 아미노산 운반체를 통해서 혈뇌장벽(blood brain barrier)을 통과하기 위해서 다른 중성아미노산들(valine, leucine, isoleucine, methionine, tyrosine, histidine, tryptophan)과 경쟁한다. 따라서 PKU 환자에서 고페닐알라닌혈증은 다른 중성아미노산이 뇌로 흡수되는 것을 방해한다. 그 결과 뇌에서 단백질과 신경전달물질의 합성이 저하되어 소아의 두뇌 발달에 장애가 생기고 정신지체가 초래된다. 이 밖에도 타이로신 부족으로 멜라닌 색소의 생성이 감소하므로 모발의 색갈이 연하다.

PKU의 발생빈도는 미국에서는 신생아 13,500명 내지 19,000명당 1명이며, non-PKU 고페닐알라닌혈증의 발생빈도는 신생아 48,000명당 1명으로 보고되고 있다. 우리나라와 일본에서 PKU 발생빈도는 신생아 70,000명 내지 80,000당 1명으로 보고되고 있다.

## 1.2 신생아 검색과 진단

PKU 검색 방법에는 bacteria inhibition assay, fluorometric analysis, tandem mass spectrometry 의 3가지 방법이 이용되고 있다.

미국 소아과학회(American Academy of Pediatrics)에서는 신생아가 단백질이 함유된 식품을 섭취하기 시작한 후에 출생후 24시간부터 7일 이전에 PKU 검색을 시행할 것을 권장하고 있다. 일단 bacteria inhibition assay 를 이용한 신생아 검색에서 혈청 페닐아라닌 농도가 4 mg/dl 이상으로 나오면 가성 양성반응(false positive hyperphenylalanine)을 배제하기 위하여 재검색을 실시한다. 이때 혈청 페닐알라닌과 타이로신 농도 측정과 함께, 조효소($BH_4$) 결핍증을 점검하기 위하여 요중 $BH_4$ 와 혈중 dihydrobiopterine 농도를 측정한다. 만약 혈중 페닐알라닌 $\geq$7 mg/dl이며 타이로신 $<$3 mg/dl이면 페닐케톤뇨증으로 진단한다.

지금까지 PAH 결핍정도를 분류하기 위하여 식이 페닐알라닌 부하 검사를 통한 간접적인 방법이 이용되었으며 그 이유는 PAH는 간에만 존재하며 간생검을 통해서 직접 PAH 활성도를 측정할 수가 없기 때문이었다. 그러나 이러한 분류법은 테스트를 실시하는 연령, 목표 페닐알라닌의 농도 등 분류지표에 대한 국제적 지침이 없기 때문에 여러 센터의 연구 자료들을 비교할 수가 없었다.

최근에는 신생아 검색에서 고페닐알라닌혈증이 확인되면 PAH 유전자의 돌연변이 분석에 의한 유전자형(PAH mutation genotype analysis)에 따라서 PAH 결핍증 여부와 중증도를 확인할 수 있다. 그리고 분석된 유전자형을 근거로 고페닐아라닌혈증을 전형적(classic) PKU, 중등도 PKU, 경미한 PKU, 경미한 고페닐알라닌혈증(mild hyper-phenylalaninemia : MHP)으로 분류한다.

## 1.3 의학영양치료

페닐케톤뇨증 환자를 위한 의학영양치료 목표는

- 페닐알라닌 섭취를 제한하고 타이로신 섭취를 보충하며

- 열량, 단백질, 기타 영양소를 적절하게 섭취함으로써
- 혈청 페닐알라닌과 타이로신 농도를 목표 범위로 유지하여
- 최적의 성장 및 두뇌발달을 도모하는 것이다.

### 의학영양치료의 시작시기와 기간

신생아 초기부터 철저한 영양치료를 실시한 소아는 지능지수를 비교적 정상범위로 유지할 수 있으나 영양치료를 실시하지 않는 소아는 심한 정신지체(평균 지능지수 약 40)를 초래한다. 특히 영양치료를 시작한 시기와 지능지수는 역의 상관관계가 있어서 영양치료를 시작한 신생아의 연령이 많을수록 지능지수가 낮다. 뿐만 아니라 생후 2주동안의 고페닐알라닌혈증은 시각체계의 구조적 발달에 영향을 줄 수 있어 시력의 약화를 초래할 수 있다.

만약 PKU 신생아에서 $BH_4$가 정상이면서 혈청 페닐알라닌 농도가 수일동안 지속적으로 7~10 mg/dl를 보이면 영양치료를 시작해야 하며, 바람직한 시작 시기는 생후 7일되는 시기이다.

영양치료의 시작단계에서는 페닐알라닌이 제거된 특수의료용도식품(67 kcal/ml)만을 사용해야 하며, 적어도 하루에 120 kcal/kg 가 필요하다. 그러나 이때 페닐알라닌 결핍증 예방을 위해서 매일 혈청 페닐알라닌 농도를 점검해야 한다. 대체로 페닐알라닌-제거 조제유를 먹인지 4일 이내에 혈청 페닐알라닌 농도가 치료범위로 저하되며, 이 때부터 페닐알라닌이 함유된 식사를 시작한다.

혈청 페닐알라닌 농도는 신생아부터 12세 까지는 2~6 mg/dl, 12세 이후에는 2~15 mg/dl을 유지하는 것이 바람직하다. 타이로신 농도는 0.9~1.8 mg/dl(혹은 각 검사실에서 제시한 연령별 정상범위)를 유지해야 한다(표 16.1).

PKU 치료의 목표는 페닐알라닌 대사를 최적의 상태로 조절하는 것이다. 이 목표를 달성하기 위해서는 전형적 PKU 환자의 경우 거의 평생동안 식이 페닐알라닌 섭취를 제한하여야 한다. 과거에는 PKU 환자가 청소년이나 성인이 되면 식사요법을 중단하는 것이 허용되었다. 그러나 PKU 환자들에서 식사요법 중단으로 혈청 페닐알라닌 농도가 상승하면 작업수행 능력과 인지기능이 저하될 수 있기 때문에 이제는 PKU 환자는 누구나 평생동안 식사요법을 시행하도록 권장하고 있다.

**| 표 16.1 |** PKU 환자의 페닐알라닌 목표 범위

| 지표 | 목표 범위 | 모니터링 빈도 |
|---|---|---|
| 혈장 페닐알라닌 : | | |
| 0~12세 | 2~6 mg/dl | 0~1세 : 주 1회<br>1~12세 : 월 2회 |
| > 12세 | 2~15 mg/dl | 월 2회 |
| 임신부 | 2~6 mg/dl | 주 1~2회 |
| 혈청 타이로신 | 0.9~1.8 mg/dl | |

자료 : 참고문헌 12

## 영양요구량

PKU 소아의 페닐알라닌, 타이로신, 단백질, 에너지 수분 요구량은 표 16.2에 제시되었다.

**| 페닐알라닌 |** 페닐알라닌의 요구량은 PAH(phenylalanine hydroxylase)의 활성 정도, 연령, 성장 속도, 열량과 단백질 섭취의 적절성, 건강상태 등에 따라서 다르다. 전형적 PKU 영아는 성장을 위해서 하루에 20~50 mg/kg 페닐알라닌이 필요하며 영아가 어릴수록 요구량이 많아진다. 그러나 영아가 생후 3~6개월쯤 되면 성장속도가 감소하면서 페닐알라닌 요구량도 15 mg/kg까지도 감소될 수 있으나 개인별 차이가 많다.

**| 표 16.2 |** PKU 소아의 영양소 요구량

| 연령 | 페닐알라닌 (mg/kg) | 타이로신 (mg/kg) | 단백질 (g/kg) | 에너지 (kcal/kg) | 수분 (ml/kg) |
|---|---|---|---|---|---|
| 0 < 3개월 | 70~25 | 300~350 | 3.5~3.0 | 120(145~95) | 160~135 |
| 3 < 6개월 | 50~20 | 300~350 | 3.5~3.0 | 120(145~95) | 160~130 |
| 6 < 9개월 | 50~15 | 250~300 | 3.0~2.5 | 110(135~80) | 145~125 |
| 9 < 12개월 | 45~15 | 250~300 | 3.0~2.5 | 105(135~80) | 135~120 |
| 1 < 4세 | 40~15 | 230 | 30/일 | 1,300/일 | 95 |
| 4 < 7세 | 35~15 | 175 | 35/일 | 1,700/일 | 90 |
| 7 < 11세 | 30~15 | 140 | 40/일 | 2,400/일 | 75 |
| 11 < 15세 | 30~15 | 110~120 | 50~55/일 | 2,200~2,700/일 | 50~55 |
| 15 < 19세 | 30~10 | 110~120 | 50~65/일 | 2,100~1,800/일 | 50~65 |

자료 : 참고문헌 3, 17

페닐알라닌이 함유된 식사를 시작한 후 정량측정법을 이용하여 혈청 페닐알라닌의 농도를 주기적으로 점검해야 한다. 이 때 모유나 조제유를 영아의 페닐알라닌 급원으로 사용할 수 있다. 그러나 혈청 페닐알라닌 농도를 자주 모니터하여 환자의 페닐알라닌 요구량이 어떻게 변하는지 평가해야 한다. 특히 혈청 페닐알라닌 농도가 정상범위에 가까울수록 결핍증 예방을 위해서 더 자주 모니터해야 한다.

페닐알라닌 결핍시 나타나는 증상은 다음과 같다.

- 페닐알라닌 결핍단계에 따라서 혈청 페닐알라닌의 상승 혹은 저하
- 성장속도 저하, 뼈의 변화
- 적혈구 전구체 변화와 빈혈
- 전신성 아미노산뇨증 및 저단백혈증
- 정신지체
- 모발 소실
- 혈청 알부민과 프리알부민 저하

**| 타이로신 |** PKU 환자에서 타이로신은 필수아미노산이며, 요구량은 혈청 타이로신 농도를 목표 범위로 유지하는데 필요한 양이다. 처음에는 최소량으로 시작해서 혈청 타이로신 농도를 자주 점검하여 요구량을 조정해야 한다.

**| 단백질 |** 고단백 식품(고기, 우유, 생선, 닭, 콩류, 견과류)은 페닐알라닌 함량이 높기 때문에 식사에서 제외시켜야 한다. 그리고 페닐알라닌이 제외된 특수의료용도식품으로 단백질과 타이로신 요구량을 충족시켜야 한다.

단백질 급원의 대부분이 L-아미노산인 경우에는 단백질 요구량이 영양섭취기준보다 증가하며, 그 이유는 L-아미노산은 신속하게 이화되며 총 아미노산 흡수율이 감소할 수 있기 때문이다. 단백질 섭취가 부족한 경우에 성장부전, 체중감소, 혈청 알부민과 프리알부민 저하, 모발 소실, 페닐알라닌 적응도 감소 등이 초래된다.

**| 에너지 |** 소아의 정상적인 체중증가를 위해서 충분한 에너지가 공급되어야 한다. 만약 에너지 섭취가 부족하면 에너지 요구량을 충족시키기 위해서 체조직이 분해되면서 페닐알라닌이 분비되어 혈청 페닐알라닌농도가 상승하게 된다. 따라서 비단백질 식품이나 저단백질 식품을 이용하여 성장에 필요한 에너지를 충분히 공급해야 한다.

PKU 영아에서는 총 에너지 섭취량의 대부분이 특수의료용도식품에서 공급된다. 소아

**| 표 16.3 |** PKU 환자를 위한 특수의료용도 식품의 영양소 조성

(100 g당)

| 상품명 | 제조회사 | 페닐알라닌 | 타이로신(mg) | 단백질(g) | 지방(g) | 당질(g) | 열량(kcal) |
|---|---|---|---|---|---|---|---|
| Phenex I | 에보트 | 0 | 1500 | 15 | 23.9 | 46.3 | 480 |
| Phenex II | 에보트 | 0 | 3000 | 30 | 15.5 | 30 | 410 |
| PKU I | 매일유업 | 0 | 1500 | 15 | 18 | 59 | 458 |
| PKU II | 매일유업 | 0 | 300 | 30 | 16 | 40.5 | 426 |

가 점차 성장하여 일반 식품을 먹게 될 때 과일, 채소, 저단백 곡류나 빵류 등에서 페닐알라닌 요구량을 충족시킨다. 단백질 급원으로 L-아미노산을 공급하거나 소아가 활동항진(hyperactivity) 상태를 보일때 에너지 요구량이 증가한다.

에너지 섭취가 부족하면 다음이 여러 가지 증상이 나타난다.

- 혈청 프리알부민 농도 저하
- 영아는 성장 불량, 소아는 체중 감소
- 체중 감소시 단백질 이화작용으로 혈청 페닐알라닌 농도 상승
- 성장부진은 페닐알라닌의 적응도 감소

**| 수분 |** 정상적인 상황에서 신생아는 최소한 1.5 ml/kg를 필요로 한다.

### 특수의료용도식품

Phenix(애보트), PKU-formula(매일유업) 등 특수의료용도식품(medical foods)이 상업적으로 제조되어 PKU 환자들에게 이용되고 있다. 이러한 제품들은 페닐알라닌이 제거되고 소아의 성장발육에 필요한 모든 필수아미노산과 당질, 지방, 무기질, 비타민이 함유된 특수식품이다. PKU 환자를 위한 특수의료용도식품의 열량과 단백질, 타이로신 함량은 표 16.3에 제시되었다. Phenex I 과 PKU I은 영유아용이며, Phenex II와 PKU II는 소아, 청소년, 혹은 성인용이다.

### 식품교환표

일반 식품의 식품교환표가 표 16.4에 제시되었다. 페닐알라닌 제한식에서 사용하는 식품교환표는 페닐알라닌의 함량을 기준으로 만들었기 때문에 당뇨식 식품교환표와는 달리 1회 분량이 매우 적고 동일한 식품군에서도 삼대 영양소와 에너지 함량에 상당한

**| 표 16.4 |** 단백질 및 페닐알라닌 제한식의 식품교환표

| 식품군 | 1 교환단위 분량 | 페닐알라닌 (mg) | 타이로신 (mg) | 단백질 (g) | 열량 (kcal) |
|---|---|---|---|---|---|
| 곡류/빵 | 흔밥 2T, 스파게티 2T, 삶은감자 1/4C<br>팝콘 2/3C, 리츠크래커 3개, 썰틴크래커 2개,<br>콘홀레이크 1/3C, 오트밀 1T, 국수 1T+1t | 30 | 20 | 0.6 | 30 |
| 지방 | 버터 1T, 마가린 1T<br>후렌치드레싱 1T, 마요네즈 2t | 5 | 4 | 0.1 | 60 |
| 과일 | 키위 2/3C, 포도 3/4, 파인애플조각 3/4C<br>딸기 1/2C, 오렌지주스 170 ml, 복숭아조각<br>1/2C, 베이비후드 : 바나나 2T, 복숭아 2+<br>2/3T, 배 1/4C+2t | 15 | 10 | 0.5 | 60 |
| 채소 | 숙주나물 2T, 오이(저며서) 1C, 익힌버섯 2T,<br>익힌 양파 1/3C, 익힌 시금치 2T<br>베이비후드 : 당근 5T+1t, 호박 2T | 15 | 10 | 0.5 | 10 |
| 자유식품 A | 사과소스 1/4C+2T, 사과주스 210 ml<br>앰앤앰캔디 2개, 딸기셔베츠 1/4C<br>레모네이드 120 ml, 사과(소) 1개 | 5 | 4 | 0.1 | 65 |
| 자유식품 B | 하드캔디 2개, 콘시럽 1T, 꿀 1T<br>설탕 1T, 쨈 1t, 초코렛칩과자 1개<br>식용유 1T, 쇼트닝 1T, 콘스타치 1T | 0 | 0 | 0 | 55 |
| 모유 100 ml | | 40 | 50 | 1.05 | 72 |
| 우유(whol milk) 100 ml | | 160 | 160 | 3.4 | 62 |
| Similac with iron infant formula 100 ml | | 59 | 56 | 1.4 | 68 |

자료 : 참고문헌 3

차이가 있다.

### 저단백식품

소아가 점차 성숙하여 이유식과 일반식품으로 진행하게 될 때 에너지 섭취량이 증가하면서 페닐알라닌 섭취를 제한하기가 점점 어려워진다. 외국에서는 저단백식품(빵, 과자, 파스타 등)이 상업적으로 제조되어 에너지 섭취에 도움이 되고 있으며 우리나라에도

저단백쌀(수입품)이 판매되고 있다.

### 인공감미료

인공감미료인 아스팔탐(aspartame)은 Equal, 혹은 NutraSweet 이라는 상품명으로 시판되고 있으며, 페닐알라닌을 상당량 함유하고 있기 때문에 PKU 환자가 사용해서는 안된다. PKU 소아의 보호자들은 항상 식품의 라벨을 주의깊게 살펴보고 아스팔탐, Equal, 혹은 NutraSweet 이라는 성분이 없는지 확인해야 한다. 그리고 일부 약물들도 감미료로서 아스팔탐을 함유하므로 약물을 복용하기 전에 항상 의사에게 문의해야 한다.

### 식사계획 지침

PKU 소아를 위한 식사계획은 소아의 성장에 따라서 변화하는 영양요구량을 충족시키고 식습관 변화를 융통성 있게 수용하기 위해서 자주 조정되어야 한다. PKU 영아의 식사계획을 계산하는 방법은 다음과 같다.

**| 1단계 |** 우선 표 16.2를 이용하여 소아의 영양요구량(에너지, 단백질, 페닐알라닌, 타이로신, 수분)을 계산한다. 이 경우, 페닐알라닌 요구량을 혈청 농도에 따라서 수시로 조정해야 한다.

**| 2단계 |** 페닐알라닌 요구량을 충당하는데 필요한 철-강화 조제유, 모유, 이유식, 혹은 일반 식품의 양을 결정한다. 철이 강화되지 않은 조제유, 전유(whole milk), 무당연유(evaporated milk) 등은 철 함량이 낮으므로 영아에게는 사용하지 말아야 한다. 영아가 생후 3~4개월이 지나서 이유식을 먹기 시작하면 모유나 조제유에서 공급하던 페닐알라닌을 점차로 일반 식품으로 대체한다(표 16.4와 부록-20 참조).

**| 3단계 |** 일반조제분유, 모유, 혹은 식품에서 공급되는 단백질을 계산한 후 부족되는 단백질을 보충하는데 필요한 특수의료용도식품의 양을 결정한다.

**| 4단계 |** 일반식품과 특수의료용도식품에서 공급되는 타이로신의 양을 계산하고 요구량과 비교한다. 만약 섭취량이 요구량보다 적고, 혈청 타이로신 농도가 정상범위보다 낮은 경우에는 타이로신 보충제를 공급한다. 그러나 혈청 타이로신 농도가 정상범위에 있다면 비록 식이 섭취량이 요구량보다 적어도 보충하지 않는다.

**| 5단계 |** 일반 조제유나 식품, 특수의료용도식품에서 공급되는 총 열량을 계산한다. 만약 총 열량이 에너지 요구량보다 적다면 칼로리-S, polycose 등 포도당중합체, 혹은 Protein-free, Pro-Phree 등 단백질이 제거된 에너지강화제품(energy modules) 등으로 부족되는 열량을 보충한다. 그러나 설탕이나 콘시럽(corn syrup)은 조제액의 삼투압을 증가시키며, 꿀은 보툴리즘 독소를 함유할 수 있기 때문에 영아에게는 사용하지 말아야 한다. 에너지강화제의 영양소 함량이 표 16.5에 제시되었다.

**| 6단계 |** 끓여서 충분히 식힌 물을 일반 조제분유와 특수의료용도식품에 첨가하여 10~15초 간 잘 흔든 다음 실온에서 영아에게 공급한다. 만약 특수의료용도식품을 다시 끓이면 갈색반응(Mailard reaction)이 생기고, 전자레인지에서 데우면 지방이 분리되므로 삼가야 한다.

**| 7단계 |** 어린 영아는 하루에 6~8회, 그 외 영아와 소아는 하루에 4~6회 정도 먹인다.

PKU 소아를 위한 식사계획 계산법의 예가 표 16.6에 제시되었다.

### 모니터링과 중재

소아의 성장 상태, 검사실 자료, 영양소 섭취량 등을 주기적으로 모니터해야 하고 필요시 식사계획을 적절하게 조정해야 한다.

**| 혈청 페닐알라닌과 타이로신 농도 |** 초기에는 혈청 농도가 안정되고 식이 페닐알라닌과 타이로신의 요구량이 알려질 때 까지 정량분석에 의해서 매주 2번씩 혈청 농도를 평가한다(표 16.1). 일단 초기 단계가 지나면 영양요법의 준수도를 향상시키기 위해서

**| 표 16.5 |** 에너지강화제의 영양소 함량

| 종류 | 분량 | 열량(kcal) | 당질(g) | 지방(g) | 단백질(g) |
|---|---|---|---|---|---|
| 칼로리-S(분말) | 100 g | 380 | 94 | - | - |
| Polycose(액체) | 100 ml | 200 | 50 | - | - |
| Protein-free(분말) | 100 g | 511 | 67 | 27 | - |
| Pro-phree(분말) | 100 g | 510 | 65 | 28 | - |

자료 : 참고문헌 3

**| 표 16.6 |** PKU 식사계획 계산법

**예)** 남아 만 2세, 체중 13.5 kg

1. 영양소 요구량
   페닐알라닌 = 15 × 13.5 = 203 mg
   타이로신 = 230 × 13.5 = 3100 mg
   단백질 = 30 g
   에너지 = 1300 kcal
   수분 = 95 × 13.5 ≒ 1300 ml
2. 페닐알라닌(203 mg)을 충당하는데 필요한 일반식품의 분량을 식품교환표를 이용하여 계산한다.
3. 일반식품의 단백질 공급량 = 5.5 g
   특수의료용도 식품에서 충당해야 할 단백질 = 30 − 5.5 g = 24.5 g
   단백질 24.5 g을 공급하는데 필요한 Phenex I의 분량 = 164 g
4. 일반식품과 특수의료용도 식품의 에너지 = 490 + 787 = 1277 kcal
   에너지 부족량 = 1300 − 1277 = 23 kcal → 6 g 칼로리 S
5. Phenex I과 칼로리 S에 물 첨가하여 1300 ml로 만든다.

식사계획표

| 식품군 | 교환단위 | 페닐알라닌(mg) | 타이로신(mg) | 단백질(g) | 에너지(kcal) |
|---|---|---|---|---|---|
| 곡류/빵 | 3 | 90 | 60 | 1.8 | 90 |
| 지방 | 2 | 10 | 8 | 0.2 | 120 |
| 과일 | 2 | 30 | 20 | 1.0 | 120 |
| 채소 | 5 | 75 | 50 | 2.5 | 50 |
| 자유식품 B | 2 | 0 | 0 | 0 | 110 |
| Phenex-I | 164 g | 0 | 2460 | 24.6 | 787 |
| 칼로리-S | 6 g | | | | 23 |
| 물 첨가하여 1,300 ml로 만듬 | | | | | |
| 합계 | | 205 | 2598 | 30.1 | 1300 |

자료 : 참고문헌 3

가능한 한 자주 혈청 농도를 모니터해야 하며, 생후 1년까지는 매주 1회, 1~12세는 매달 2회, 12세 이후에는 매달 1회가 바람직하다.

① **페닐알라닌 농도 저하** : 식욕부진으로 페닐알라닌 섭취가 부족할 때 혈청 페닐알라닌 농도가 저하된다. 그러나 만약 영아가 처방된 식사를 다 먹었는데도 불구하고 혈중 페닐알라닌이 검출되지 않는다면 처방된 식사에 50 mg 페닐알라닌을 더 첨가한 식사를 3일간 실시한 다. 그 후 혈중 페닐알라닌 농도를 다시 측정하여 혈중 농도가 치료 범위내에 있을 때 까지 이 과정을 반복한다.

한편 영아가 처방된 식사를 다 먹었는데도 혈중 페닐알라닌 농도가 2 mg/dl 미만이면, 처방된 식사에 15 mg 페닐알라닌을 더 첨가한 식사를 3일간 실시한다. 그 후 혈중 페닐알라닌 농도를 다시 평가하여 혈중 농도가 치료 범위내에 있을 때 까지 이 과정을 반복한다.

② **페닐알라닌 농도 상승** : 페닐알라닌 섭취 과다나 부족, 급성 감염, 발열, 단백질이나 에너지의 섭취 부족 등은 페닐알라닌 농도를 상승시킨다. 특히 발열이나 급성적 감염으로 체조직이 분해되면 혈청 페닐알라닌 농도가 상승하므로 수분과 당질을 충분히 섭취해야 한다. 이 경우 칼로리-S를 첨가한 소아용 경구재수화용액, 과일주스, 단백질이 제거된 고당질 음료, 카페인이 없는 탄산음료수 등을 사용할 수 있다. 그러나 영아가 아프지도 않고, 처방량보다 페닐알라닌을 더 많이 섭취하지 않았고, 단백질이나 열량을 더 적게 섭취하지 않았음에도 불구하고 혈청 페닐알라닌 농도가 5 mg/dl보다 높고 10 mg/dl보다 낮은 경우가 있다. 이 경우에는 처방된 페닐알라닌에서 15 mg을 감한 식사를 3일간 실시한 후 혈중 페닐알라닌 농도를 다시 평가하여 수치가 치료 범위에 있을 때 까지 이 과정을 반복한다. 한편 상기한 조건에서 혈중 페닐알라닌 농도가 10 mg/dl보다 높다면, 처방된 페닐아라닌에서 30 mg를 감한 식사를 3일간 실시한 후에 다시 혈중 페닐알라닌 농도를 평가하고, 수치가 치료범위에 있을 때 까지 이 과정을 반복한다.

**| 단백질 상태 |** 영아가 만 1세가 되기 까지는 매 3개월 마다, 그 후에는 매 6개월 마다 혈청 알부민과 프리알부민 농도를 평가한다. 만약 혈청 알부민이나 프리알부민 농도가 정상 범위보다 낮다면 처방된 단백질을 5～10% 증량한다.

단백질 섭취가 부족하면 성장에 필요한 필수아미노산과 질소의 공급이 불충분하게 되고 단백질 합성이 감소된다. 그 결과 페닐알라닌이 더 이상 성장을 위해서 사용되지 못하므로 혈액에 축적된다. 만약 장기간 동안 아미노산이나 질소의 섭취가 부족하게 되면 이화작용이 초래되며, 신체조직의 단백질은 약 5.5% 페닐알라닌을 함유하므로 혈청 페닐알라닌 농도가 상승하게 된다. 이 경우 특수의료용도식품(Phenix, 혹은 PKU-조제분유)을 사용함으로써 페닐알라닌 섭취량을 증가시키지 않으면서 단백질 섭취량을 증가할 수 있다. 그리고 1달 후에 혈청 알부민과 프리알부민 농도를 다시 평가하고 정상범위가 될 때 까지 이 과정을 반복한다.

**| 철 상태 |** 혈청 훼리틴과 전혈구계산치를 평가한다.

① **혈청 훼리틴 농도** : 생후 6, 9, 12개월에 각각 혈청 농도를 평가하고 그 이후부터는 매 6개월 마다 평가한다. 만약 혈청 훼리틴 농도가 정상보다 낮다면 철 보충제(ferrous sulfate)를 이용하여 철 섭취량을 하루에 4 mg/kg로 증가시킨다. 그 후 매달 훼리틴 농도를 평가하고 정상범위가 될 때 까지 철 보충제를 공급한다.

② **전혈구계산치**(CBC) : 헤모글로빈과 헤마토크릿 농도를 매 6개월 마다 평가한다.

**| 성장 상태 |** 생후 1년 까지는 매월, 그후 만 4세 까지는 매 3개월 마다, 그 후에는 매 6개월 마다 신장(혹은 길이)과 체중을 측정하여 성장곡선에 표시한다. 체중과 신장은 10~90 백분위수 사이로 유지해야 한다. 그러나 일부 정상적인 영유아나 소아들도 10~90 백분위수 이하이거나 이상이 될 수도 있다.

만약 신장이나 체중이 평소 성장 구간(growth channel) 이하로 저하되면 열량과 단백질을 5~10% 증가한다. 그리고 1개월 후에 다시 측정하여 평소 성장 구간을 회복할 때 까지 이 과정을 반복한다.

**| 영양소 섭취 |** 매번 혈액 검사하기 직전에 기록한 3일간의 식사일기를 통해서 페닐알라닌, 타이로신, 단백질, 열량 섭취의 적절성과 식품선택의 다양성을 평가한다. 식사일기는 혈청 페닐알라닌 농도가 목표범위보다 높거나 낮을 때 페닐알라닌 섭취량을 조정하고, 집에서 시행하는 식사요법의 정확도와 일관성을 평가할 때 중요한 자료로 이용된다.

### 영양교육

대체적으로 PKU 소아의 에너지 및 단백질 요구량은 일반 소아들과 크게 다르지 않으며 적절한 식사관리로 정상적인 성장을 기대할 수 있다. 그러나 부모들은 아이가 음식을 제대로 먹지 못한다고 생각해서 단음식을 너무 많이 주는 경향이 있다.

PKU 소아의 부모(혹은 보호자)는 PKU 식사에 관한 심도있는 영양교육과 잦은 추후관리가 필요하다. 부모는 페닐알라닌 섭취량을 직접 계산하거나 페닐알라닌 교환표를 이용해서 처방된 페닐알라닌 섭취량 한도내에서 식품을 대체할 수 있어야 한다. 그리고 특수의료용도식품을 이용해서 조제액을 올바르게 만들고, 메뉴를 정확하게 계획할 수 있어야 한다.

부모는 매번 혈청 페닐알라닌 검사 전에 3일간 식사일기를 기록하여 클리닉 방문시 영양사가 이를 검토함으로써 집에서 실시하는 식사요법의 정확도와 일관성이 확인되어야 한다.

고페닐알라닌을 초래하는 가장 보편적인 원인은 페닐알라닌의 과잉 섭취이며, 이는 대체로 보호자가 음식의 분량에 대해서 잘못 이해하고 있어서 너무 많이 주었거나 소아가 금지된 음식을 몰래 먹기 때문이다. 식사에 대한 보호자의 잘못된 생각은 추후교육을 통해서 교정해야 한다. 한편 청소년의 경우에도 허용되는 음식의 총 교환단위수나 분량을 잘못 이해하는 경우가 흔하다.

PKU 자녀를 가진 부모는 어린 자식에게 왜 아이가 "정상적인" 음식을 먹을 수 없는지를 설명하기가 어렵고, 부모와 소아간에 식품선택에 관한 갈등을 초래하는 경우가 많다. 식사시간에 소아와 보호자 간의 갈등을 피하기 위한 전략은 다음과 같다.

1. 음식에 초점을 두지 말아야 한다.
   소아가 단지 무엇을 먹을 수 있고 무엇을 먹을 수 없는지에만 관심을 가지지 말고 운동, 음악, 좋아하는 취미생활에 관심을 가지도록 격려한다.

2. 소아로 하여금 어려서부터 스스로 적절한 식품을 선택하도록 훈련시킨다.
   소아가 만 2～3세쯤 되면 선택할 수 있는 식품과 선택해서는 안되는 식품으로 분류하여 올바른 선택을 할 수 있도록 가르친다. 소아가 3～4세가 되면 몇 개, 혹은 얼마나 등 식품의 분량에 대한 개념을 가르치고 초등학생이 되면 점차 식사일기를 쓰도록 지도한다. 중학생이 되면 독립적으로 식품을 선택을 할 수 있게 되고 고등학생이 되면 PKU 관리를 스스로 하도록 하는 것 등이다. 영양교육의 궁극적 목표는 소아 스스로 식품 1회분에 함유된 페닐알라닌의 양을 계산하여 하루 총량을 합산함으로써 하루의 메뉴를 계획할 수 있는 능력을 가지는 것이다.

3. 장보러 갈 때 미리 사야할 식품의 목록을 만들고 가족 전체를 위한 식사를 계획한다.
   금지된 식품들을 집안에 보관하면 아이는 먹고 싶은 유혹을 받게 되므로 되도록 이러한 식품들을 집안에 보관하지 말도록 한다. 아이만 다른 음식을 먹도록 하지 말아야 하며, 온가족이 함께 즐길 수 있는 식단을 계획한다. 예를 들면 소고기야채 볶음을 만들어서 아이는 소고기를 덜어내고 먹도록 한다.

4. 아이의 학교에서도 담임교사와 학교영양사에게 아이가 PKU 식사를 필요로 한다는 것과 이 식사에 관한 주의사항을 설명한다.
   아이의 담임교사와 학교영양사는 아이가 PKU 식사를 준수하는데 있어서 큰 도움이 될 수 있다. 부모는 또한 학교행사가 있을 때(예, 운동회, 소풍 등) 사전에 미리 준비함으로써 아이가 제대로 먹을 수 있게 해 줄 수 있다.

5. 음식에 대해서 긍정적인 태도를 유지한다.
   소아는 자신에게 주어진 음식이외에는 아무것도 먹을 수 없다는 것을 알 때, 특히 부모가 긍정적으로 문제를 해결하려고 할 때 의외로 PKU 식사를 잘 수용한다.

### 1.4 모체 PKU

혈중 페닐알라닌 농도가 상승된 임신부에서는 상당량의 페닐알라닌이 태반을 통해서 태아에게 운반되므로 태아를 위태롭게 할 수 있다. 모체의 고페닐알라닌혈증에 노출된 태아는 심장기형, 성장지연, 정신지체, 소두증 등의 발생빈도가 증가한다. 소두증 유병률은 모체의 페닐알라닌 농도 3~10 mg/dl에 노출된 태아에서 24%이며, 20 mg/dl 이상에 노출된 태아에서 73%라고 보고되고 있다. 그리고 혈중 페닐알라닌 농도가 10 mg/dl 이하인 모체에서 태어난 영아에서는 선천성 심질환이 없으나 20 mg/dl 이상에서는 12%가 선천성 심질환을 보였다. 최근 보고에서는 임신중 모체의 혈청 페닐알라닌 농도가 6 mg/dl 이상인 경우에 소아가 7세 될 때 까지 지능지수가 현저하게 저하되었다.

미국 국립보건원에서는 식사요법을 중단한 PKU 여성은 적어도 임신전 3개월부터 혈청 페닐알라닌 농도를 6 mg/dl 이하로 유지하기 위하여 페닐알라닌 제한식을 재개하도록 권장하고 있다. 그러나 식사요법을 중단한 PKU 여성중에서 임신전에 혈청 페닐알라닌 농도를 조절하고 임신기간중에 이를 유지하는 여성은 별로 많지 않다. 만약 대사조절이 안된 상태에서 임신이 초래되었다면 영양상담을 통해서 가능한 한 속히 혈중 페닐알라닌 농도를 목표범위로 낮추어야 한다. 임신중 혈청 페닐알라닌의 목표범위는 2~6 mg/dl이며 매주 1~2회씩 모니터해야 한다(표 16.1).

그러나 일단 PKU 식사요법을 중단했던 여성이 다시 이를 시작하는 것은 매우 어려운 일이다. 뿐만 아니라 모체의 영양소 섭취 부족(열량, 단백질, 지방, 엽산과 비타민 $B_{12}$를 포함한 비타민과 무기질)은 태아의 발육부진을 초래할 수 있다. 따라서 임신부가 영양치료계획을 잘 준수할 수 있도록 가족과 의료진의 적극적인 지원이 필요하다.

### 의학영양치료 목표

PKU 임신부를 위한 의학영양치료의 목표는

- 혈청 페닐알라닌 농도를 2~4 mg/dl로 유지하고
- 혈청 타이로신 농도를 0.8~1.8 mg/dl로 유지하며
- 정상적인 체중증가를 도모하고
- 적절한 영양상태를 유지함으로써
- 건강한 아이를 출산하는 것이다

### 영양요구량

PKU 임신부의 영양요구량은 표 16.7에 제시되었다.

**| 페닐알라닌 |** 페닐알라닌의 요구량은 PAH의 유전자형, 연령, 임신기, 건강상태 등에 따라서 다르다. 영양치료의 초기단계에서는 최소요구량으로 시작하여 주기적으로 혈청 페닐알라닌 농도를 점검함으로써 요구량을 조정해야 한다. 임신 중반기부터 식이 페닐알

**| 표 16.7 |** PKU 임신부의 양양소 요구량

| 임신기와 연령 | 페닐알라닌 (mg) | 타이로신 (g) | 단백질 (g) | 에너지 (kcal) | 수분 (L) |
|---|---|---|---|---|---|
| 임신 1기 | | | | | |
| 15~18세 | 200~600 | 5.75~7.5 | ≥ 75 | 2,500(2,000~3,500) | 2~3.5 |
| ≥ 19세 | 200~600 | 4.5~7.0 | ≥ 70 | 2,500(2,000~3,000) | 2~3.5 |
| 임신 2기 | | | | | |
| 15~18세 | 200~900 | 5.75~7.5 | ≥ 75 | 2,500(2,000~3,500) | 2~3.5 |
| ≥ 19세 | 200~900 | 4.5~7.0 | ≥ 70 | 2,500(2,000~3,500) | 2~3.5 |
| 임신 3기 | | | | | |
| 15~18세 | 300~1,200 | 5.75~7.5 | ≥ 75 | 2,500(2,000~3,500) | 2~3.5 |
| ≥ 19세 | 300~1,200 | 4.5~7.0 | ≥ 70 | 2,500(2,000~3,000) | 2~3.5 |

자료 : 참고문헌 3

라닌에 대한 적응도(tolerance)가 현저하게 증가한다.

**| 타이로신 |** 혈청 타이로신 농도를 정상범위로 유지할 수 있는 정도의 타이로신이 필요하다. 대체로 초기에는 최소요구량으로 시작하여 혈청 농도에 따라서 섭취량을 조정해야 한다.

**| 단백질 |** 소아의 경우와 마찬가지로 L-아미노산 제품을 단백질의 주요 급원으로 사용할 때 단백질 요구량이 영양섭취기준보다 증가한다. PKU 임신부에서 단백질 섭취량은 혈청 페닐알라닌 농도와 음의 상관관계를 나타낸다. 따라서 혈장 페닐알라닌을 목표범위로 잘 조절하기 위해서는 적어도 최소한의 단백질 요구량을 섭취해야 한다.

**| 지방 |** 지방은 총 열량의 35~45%를 공급해야 하며 열량의 7~10%는 리노레산(linoleic acid)에서, 0.7~2.5%는 리노렌산(linolenic acid)에서 공급해야 한다. PKU 환자를 위한 특수의료용도식품들은 대부분 리노레산과 리노렌산의 함량이 낮으므로 식품을 통해서 섭취해야 한다. PKU 임신부의 지방 섭취량은 신생아의 출생시 신체계측치와 양의 상관관계를 나타낸다.

**| 에너지 |** 임신중에는 적절한 체중증가를 위해서 충분한 에너지를 섭취해야 한다. PKU 임신부의 체중증가 목표량은 일반 임신부와 동일하며 임신전 체중에 따라서 다르다(제3장 표 3.4 참조). 신생아의 출생시 신체계측치는 임신중 에너지 섭취량과 양의 상관관계를 보인다.

**| 수분 |** 정상적인 수화상태에서 PKU 임신부는 하루에 2~3 L의 수분을 필요로 한다.

### 식사계획 계산법

**| 1단계 |** 페닐알라닌 요구량을 충족시키기 위해서 필요한 고형음식의 교환단위수를 계산한 다. 만약 환자의 식욕이 저하되고 페닐알라닌 요구량이 높다면 빵, 치즈, 달걀, 우유(whole milk) 등으로 페닐알라닌 요구량을 충족시킨다. 이러한 고페닐알라닌 식품은 임신 3기가 되어야 필요하게 된다.

**| 2단계 |** 1단계에서 사용된 고형식품의 단백질양을 계산한 후 이를 총 단백질 요구량에서 제한다. 나머지 단백질 처방량을 충족시키는데 필요한 특수의료용도식품의 양을 결정한다.

**| 3단계 |** 1단계와 2단계에서 사용된 고형식품과 특수의료용식품에서 공급되는 타이로신의 양을 계산한 후, 이를 총 타이로신 요구량에서 제한다. 혈청 타이로신 농도가 낮은 경우에 나머지 타이로신 요구량을 L-타이로신 보충제로 공급한다.

**| 4단계 |** $\alpha$-리노렌산을 공급하기 위해서 카놀라 기름이나 대두유가 첫 번 성분으로 함유되어 있는 지방을 사용한다.

**| 5단계 |** 1, 2, 3, 4단계에서 공급되는 에너지량을 합산한 후에 이를 총 에너지요구량에서 제한다. 나머지 에너지 요구량을 에너지강화제(표 16.5)나 설탕으로 충당한다.

**| 6단계 |** 특수의료용도식품에 수돗물을 첨가하여 필요한 용량을 만든 다음 믹서기로 약 3초 간 섞거나 용기에 넣고 마개로 꼭 막은 다음에 약 10~15초간 힘있게 흔든다. 사용할 때 까지 냉장고에 보관한다.

**| 7단계 |** 하루 3끼 식사보다는 6회의 소식이 더 잘 적응될 수 있을 것이다. 새벽 일찍 혈청 페닐알라닌 농도가 상승하는 것을 예방하기 위해서 약 12 g의 단백질과 400 kcal가 함유된 밤참을 먹는 것이 좋다.

### 모니터링과 중재

**| 혈청 페닐알라닌 농도 |** 정량분석에 의해서 혈청 페닐알라닌 농도를 매주 2회씩 점검한다.

① 혈청 페닐알라닌 농도 저하 : 만약 환자가 처방된 식사를 다 먹었는데도 혈액검사에서 페닐알라닌이 검출되지 않았다면 처방량보다 25%를 증가한 페닐알라닌을 3일간 섭취한 후에 다시 혈청 농도를 점검하여 수치가 치료범위 내에 도달할 때까지 이 과정을 반복한다.

한편 환자가 처방된 식사를 다 먹었는데도 혈청 페닐알라닌이 2 mg/dl 미만이면 처방량보다 5~10%를 증가한 페닐알라닌을 3일간 섭취한 후에 다시 혈청 농도를 점검하며 수치가 치료범위내에 도달할 때 까지 이 과정을 반복한다.

② 혈청 페닐알라닌 농도 상승 : 환자가 아프지도 않았고 처방된 양보다 페닐알라닌을 더 섭취하지 않았고 열량과 단백질을 더 적게 섭취하지도 않았는데도 불구하고 혈청 페닐알라닌 농도가 5 mg/dl 이상인 경우가 있다. 이 때 3일 동안 처방된 페닐

알라닌보다 5~10% 적게 섭취하고 혈청 페닐알라닌 농도를 측정하며 수치가 치료범위 내로 도달할 때 까지 이 과정을 반복한다.

**| 단백질 상태 |** 혈청 알부민과 프리알부민 농도를 매달 한번씩 점검한다. 만약 이들의 농도가 표준치보다 낮으면 단백질 섭취량을 5~10% 증가하고 1달 후에 다시 점검하여 수치가 치료범위에 도달할 때 까지 이 과정을 반복한다.

**| 철 상태 |** 혈청 훼리틴과 전혈구계산치를 평가한다.

① **혈청 훼리틴** : 매달 혈청 농도를 점검하고 표준치보다 낮으면 철 60 mg을 ferrous sulfate 로 공급하고 혈청 농도가 치료 범위내로 될 때 까지 철 보충을 계속한다.

② **전혈구계산치** : 3개월 마다 헤모글로빈과 헤마토크릿을 평가한다.

**| 적혈구엽산 농도 |** 3개월 마다 적혈구엽산 농도를 평가하여 표준치보다 낮으면 매일 400~800 μg 엽산을 보충하고 1달후에 다시 평가하여 정상범위에 올때 까지 엽산을 보충한다.

**| 체중증가 |** 적어도 매달 한번씩 체중을 점검한다. 만약 체증가가 권장수치보다 낮고, 처방된 식사를 규칙적으로 모두 섭취했다면 에너지 처방양을 5~10% 증가하고 2주 이내에 체중증가를 다시 점검한다. 만약 아직도 체중증가가 불충분하다면 적절한 체중증가가 초래될 때 까지 상기 과정을 반복한다.

**| 영양소 섭취량 |** 혈액검사 하기 직전에 3일간 식사일기를 기록하여 페닐알라닌, 타이로신, 단백질, 열량, 무기질, 비타민 섭취량을 평가한다. 비타민 A는 하루에 15,000 IU 이상 섭취하지 말아야 한다.

## 2 요소회로이상증

### 2.1 원인

요소회로이상증(Urea cycle disorders)은 요소회로에 관여하는 한가지 효소의 결핍증으로 인해서 발생하는 선천성 질환이다. 요소회로는 단백질 대사에서 생기는 질소노폐물을 일련의 생화학적 단계를 통해서 요소로 전환시켜서 소변을 통해서 신체로부터 제거한다. 그러나 요소회로이상증에서는 질소노폐물이 암모니아의 형태로 체내에 상당량 축적되어 독성효과를 나타내고, 암모니아가 혈류를 통해서 뇌에 도달하면 비가역적 뇌손상이나 사망을 초래한다.

요소 생성에 필수적인 6가지 효소는 NAGS(N-acetyl glutamate synthetase), OTC(ornithine transcarbamylase), CPS(carbamyl phosphate synthetase), ASS(argininosuccinic acid synthetase), ASL(argininosuccinic acid lyase), 아르지네이즈(arginase)이며, 이중에서 어느 한 효소가 결핍되어도 요소회로이상증이 초래된다(그림 16.2).

OTC 결핍증은 X-염색체 유전자에 의해서 유전되는 우성소질로서 남자에서는 대개 치명적이다. 나머지 5가지 효소 결핍증들은 상염색체성 열성형 유전자를 가진다. 최근 NAGS를 제외한 각 효소결핍증과 관련된 유전자가 파악되었으며 DNA 분석을 통해서 돌연변이를 발견할 수 있게 되었다. 따라서 tandem mass spectrometry를 이용해서 상기한 5가지 효소 결핍증에 대한 신생아 집단검색이 가능하게 되었다.

아직도 상당수의 요소회로이상증 환자가 정확하게 진단되지 못한 채 사망하는 경우가

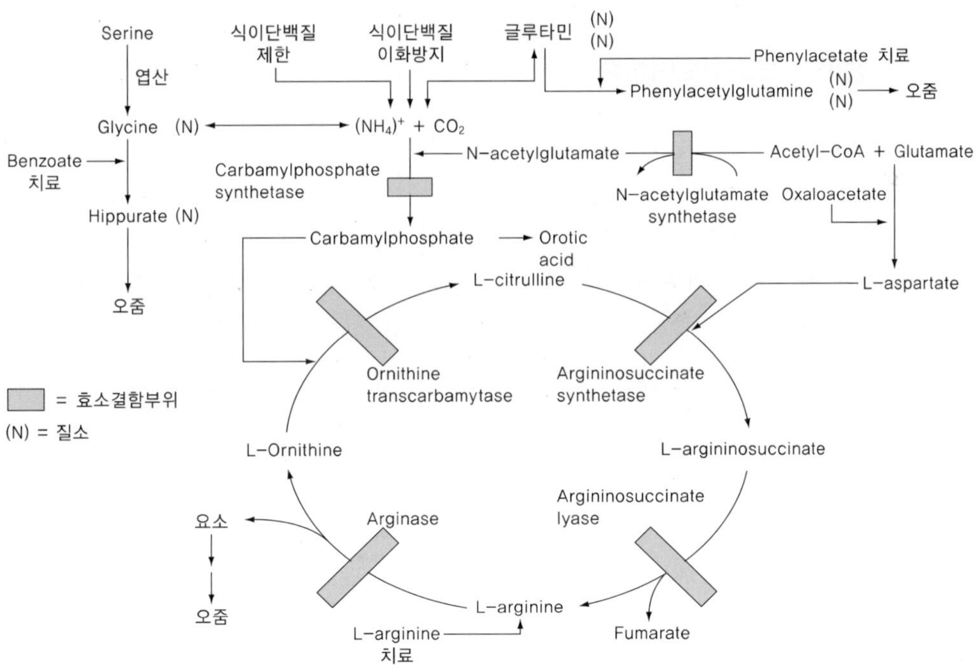


자료 : 참고문헌 3

**| 그림 16.2 |** 요소회로이상증의 질소대사

많으며 영아급사증후군(sudden infant death syndrome) 사례의 상당수는 요소회로이상증과 같이 진단되지 못한 선천성 대사질환에 기인하는 것으로 추정하고 있다. 미국에서 요소회로이상증의 정확한 발생율은 알려지지 않고 있으나 신생아 8,000 명당 1명으로 추산하고 있다. 그 중에서 OTC 결핍증이 60%를 차지하여 가장 흔하며 발생빈도는 신생아 14,000 명당 1명으로 보고되고 있다.

## 2.2 증상

요소회로이상증의 대표적 특징은 고암모니아혈증(>100 μmol/L)이며 심한 경우 호흡성 알카리증을 보이며 혈중요소질소(blood urea nitrogen) 농도는 낮다. 이밖에도 CPS 결핍증은 혈청 시트룰린(citrullin) 농도를 저하시키며, OTC 결핍증은 오로트산뇨증(orotic aciduria)을 보이나 시트룰린, 아르지닌호박산(argininosuccinic acid), 아르지닌은 정상범위를 보인다. ASS 결핍증에서는 혈청 시트룰린 농도 상승과 함께 오로트산뇨증이 동반되며, ASL 결핍증은 혈장과 소변의 아르지닌호박산염 농도를 증가시킨다. 아르지네이스(arginase) 결핍증은 혈장과 소변의 아르지닌 농도를 증가시킨다.

### 신생아기 요소회로이상증

완전효소결핍증을 가진 신생아는 대개 산전 합병증 없이 달이 차서 출생하며 이는 모체의 순환계가 축적하는 암모니아를 해독하기 때문이다. 그러나 영아는 생후 1~5일 부터 젖을 잘 먹지않기 시작하고, 자주 토하며, 기면, 근력저하, 과호흡 등을 보인다. 이 경우 흔히 패혈증을 의심하지만 검사상 감염의 증거를 확인할 수 없게 된다. 영아는 점진적으로 떨림, 혼미, 발작, 무호흡, 혼수, 뇌내압 상승 등을 보이며, 만약 고암모니아혈증을 적절하게 치료하지 않으면 사망하게 된다. 급성기에 신생아의 혈장 암모니아 농도는 1,000 μmol/L(정상<35) 이상으로 상승할 수 있다. 이밖에도 간종대와 응고병증을 보이며 간효소는 약간 상승하지만 간기능은 고암모니아혈증을 제외하고는 비교적 정상이다. 초기 혈액가스측정은 과호흡으로 인해서 전형적인 호흡성 알칼리증을 보이며, 중추신경계의 혈관기능 저하는 가장 흔한 사망원인이 되고 있다.

### 후발성(late-onset) 요소회로이상증

경미하거나 중등도의 효소결핍증을 가진 소아에서는 수개월 혹은 수년이 지나서 비로

소 증상이 처음으로 나타나며, 고암모니아혈증이 심하지 않고, 증상도 매우 경미하다. 초기의 증상으로는 지나치게 활동적인 행위와 함께 때로는 비명을 지르거나 자해행위를 동반하며 고기나 다른 고단백 식품을 먹기를 거부한다. 후기 증상으로는 잦은 구토(특히 고단백식사 후에), 기면, 헛소리 등을 보이며, 만약 이 질병을 진단하지 못하여 치료가 안되면 종국에는 혼수상태와 사망이 초래된다.

## 2.3 진단

만약 아이가 잘 먹지 않고, 구토, 기면, 긴장저하, 강직성, 경련, 연축, 무호흡증, 혹은 혼수 등의 증상을 보이면서 혈중 암모니아 농도가 신생아기에 150 μmol/L 이상, 혹은 그 후에 80 μmol/L 이상인 경우에 요소회로이상증에 대한 진단검사를 시행해야 한다.

우선 요소회로이상증 이외에 고암모니아혈증을 초래할 수 있는 다른 요인들을 배제해야 한다. 선천성 고암모니아혈증의 요인으로는 지방산 대사이상, 요소회로 중간대사물의 수송 결함, 유기산뇨증을 들 수 있다. 후천성 고암모니아혈증의 원인으로는 아르지닌 공급 부족, Reye's 증후군, 신생아의 일과성 고암모니아혈증, Valproate 치료 등을 들 수 있다.

NAGS, CPS, OTC 결핍증을 확인하기 위해서는 간생검을 통해서 효소활동을 분석하는 것이 일반적이다. ASS 결핍증으로 인한 시트룰린혈증(citrullinemia)과 ASL 결핍증으로 인한 아르지닌호박산뇨증을 확인하기 위해서는 혈장 및 뇨중 아미노산 분석법이 이용된다. 아르지네이즈 결핍증은 적혈구효소분석법으로 확인할 수 있다. 최근에는 NAGS를 제외한 나머지 효소들의 돌연변이 유전자가 파악되었으므로 대부분의 요소회로이상증 환자에서는 DNA 분석을 통해서 돌연변이 유전자를 찾아낼 수 있다.

## 2.4 의학영양치료

요소회로이상증 환자를 위한 의학영양치료의 목표는

- 혈중 암모니아 농도를 가능한 한 정상범위(≤35 μmol/L)에 가깝게 유지하고
- 단백질과 필수아미노산, 기타 영양소들을 적절하게 공급함으로써
- 지능 발달을 극대화시키고 최적의 성장을 도모하는 것이다.

### 영양치료의 원칙

요소회로이상증 환자를 위한 영양치료의 3가지 원칙은

1. 암모니아의 전구체를 감소시키고
2. 필수영양소와 조건부 필수영양소를 보충하며
3. 우회대사경로를 통해서 질소노폐물의 배설을 가속화시키는 것이다.

요소회로이상증 소아에서 혈중 암모니아 농도를 조절하기 위해서는 암모니아 전구체를 감소시켜야 하며, 이를 위해서는 식이 단백질 섭취를 줄이고 체단백의 분해를 감소시켜야 한다. 특히 발열성 질환기에는 이화작용이나 식욕부진으로 치명적인 고암모니아혈증이 초래될 수 있다. 이 경우 단백질 섭취를 줄이고(0～10 g) 에너지 섭취를 증가시키며, 혈중 암모니아농도를 신속하게 저하시키기 위해서 복막투석이 필요할 수도 있다. 만약 환자의 구강 섭취가 매우 불량하면 적절한 에너지 섭취를 위해 위루관 급식이 필요하다.

ASS 및 ASL 결핍증에서는 아르지닌을 충분히 보충하면 질소노폐물이 각각 시트룰린과 아르지닌호박산염으로 전환되어 소변으로 배설된다. 특히 아르지닌호박산뇨에서는 요질소의 40%가 아르지닌호박산염 및 관련된 합성물의 형태로 되어 있어 혈중 암모니아 농도가 효과적으로 저하된다. 그러나 OTC, CPS, 아지네이즈 결핍증에서는 질소노폐물이 ASS나 ASL 결핍증의 치료에서와 같이 질소가 풍부한 중간대사물로서 제거될 수 없다. 따라서 질소노폐물의 생성을 감소시키기 위하여 단백질 필요량의 절반(0.7 g/kg)만을 식이 단백질에서 충당하고 나머지 절반은 필수아미노산으로 공급한다.

아르지네이즈 결핍증을 제외한 모든 요소회로 효소 결핍증에서 혈장 아르지닌 농도를 정상범위나 그 이상으로 유지하기 위해서는 하루에 100～500 mg/kg의 L-아르지닌 보충이 필요하다.

한편 소디움 안식향산염(sodium benzoate), 페닐락테이트(phenylactate), 혹은 페닐부티레이트(phenylbutyrate)를 사용하여 질소노폐물의 요배설을 증진시킬 수 있다. 즉 글라이신(glycine)이 안식향산염와 접합하여 히프루산(hippuric acid)을 형성하여 소변으로 질소 배설이 증가한다. 이 경우 아미노기 전이반응(transamination)을 위해서 비타민 $B_6$가 필요하며, 체내 글라이신 고갈을 방지하기 위하여 세린(serine)으로부터 글라이신 합성을 위해서 엽산이 필요하다. 페닐부티레이트와 페닐락테이트는 간과 신장에서 글루타민과 접합하여 페닐아세틸글루타민을 형성함으로써 소변으로 질소 배설을 증진시킨다. 그러나 질소-결합 약물의 과잉사용은 단백질 결핍증과 성장부진을 초래할 수 있다.

### 영양요구량

요소회로이상증 소아를 위한 영양요구량이 표 16.8에 제시되었다.

**| L-아르지닌 |** 정상적인 소아와 성인에서는 아르지닌이 요소회로에서 합성되므로 아르지닌은 필수아미노산이 아니다. 그러나 아르지네이즈 결핍증을 제외한 대부분의 요소회로이상증에서 아르지닌은 필수아미노산이 된다. ASS 결핍증으로 시트룰린혈증이 있거나 ASL 결핍증으로 아르지닌호박산뇨증을 보이는 환자에서는 고용량의 아르지닌으로 혈

**| 표 16.8 |** 요소회로이상증 소아의 영양요구량

| | 영양소 | | |
|---|---|---|---|
| | 단백질(g/kg) | 에너지(kcal/kg) | 수분(ml/kg) |
| 영아 | | | |
| 0~2개월 | 2.20~1.25 | 150~125 | 160~130 |
| 3~5개월 | 2.00~1.80 | 140~120 | 160~130 |
| 6~8개월 | 1.80~1.60 | 130~115 | 150~125 |
| 9~11개월 | 1.60~1.40 | 120~110 | 130~120 |
| | (g/day) | (kcal/day) | (ml/day) |
| 소아 | | | |
| 1~3세 | 8~12 | 945~1,890 | 945~1,890 |
| 4~6세 | 12~15 | 1,365~2,415 | 1,365~2,415 |
| 7~10세 | 14~17 | 1,730~3,465 | 1,730~3,465 |
| 여자 | | | |
| 11~14세 | 20~23 | 1,575~3,150 | 1,575~3,150 |
| 15~18세 | 20~23 | 1,260~3,150 | 1,260~3,150 |
| ≥ 19세 | 22~25 | 1,785~2,625 | 1,785~2,625 |
| 남자 | | | |
| 11~14세 | 20~23 | 2,100~3,885 | 2,100~3,885 |
| 15~18세 | 21~24 | 2,200~4,095 | 2,200~4,095 |
| ≥ 19세 | 23~32 | 2,625~3,465 | 2,625~3,465 |

자료 : 참고문헌 3

중 암모니아 농도를 매우 효과적으로 저하시킨다. 아르지닌은 암모니아가 시트룰린이나 아르지닌호박산염과의 결합을 촉진함으로써 질소노폐물 배설을 위한 우회경로를 제공한다. L-아르지닌의 요구량은 환자의 연령, 효소 결함의 정도, 혈장 아르지닌 농도 등에 따라서 다르며, 대체로 100~500 mg/kg가 처방된다.

**| 단백질 |** 단백질 요구량은 우유와 달걀 등 양질의 단백질 급원을 섭취하는 영아와 소아의 성장 요구도와 필수적 질소손실을 충족하는데 필요한 양을 근거로 설정되었다. 만약 권장된 단백질양으로 소아의 성장이 불량하던지, 혹은 소디움 안식향산염, 페닐락테이트, 혹은 페닐부티레이트를 사용하는 경우에는 요구량을 증가시켜야 한다. 요소회로 이상증 환자에게 공급할 수 있는 식이 단백질의 양은 효소결핍증의 유형과 연령에 따라서 다르다(표 16.9). OTC, CPS, 아르지네이즈 결핍증에서는 식이 단백질을 단백질 요구량의 1/2 미만으로 제한하고 나머지를 필수아미노산으로 공급해야 한다.

단백질의 섭취 부족은 성장부전, 체중감소, 혈장 알부민 농도 저하, 골감소증, 모발 소실, 체단백 분해로 인한 고암모니아혈증 등을 초래할 수 있다. 뿐만 아니라 과잉의 산을 암모니움($NH_4^+$)으로 배설하는 신장의 역량은 단백질 섭취량에 따라서 조절되기 때문에 단백질 섭취 부족은 암모니움을 배설하는 신장 기능에 장애를 초래할 수 있다.

**| 에너지 |** 체조직 분해를 방지하기 위해서 영양섭취기준보다 많은 양의 에너지를 공급해야 한다. 감염이나 고암모니아혈증이 있는 경우에는 환자에 따라서 에너지 요구량에 상당한 차이가 있으나 대체로 권장량보다 5~10%를 더 추가한다.

**| 표 16.9 |** 요로회로이상증 영아의 효소결핍증에 따른 치료계획

| 효소결핍증 | 영양소 | | 약물 | | |
|---|---|---|---|---|---|
| | 단백질 (g/kg) | 필수아미노산 (g/kg) | 소디움페닐부틸레이트 (g/kg) | 아르기닌 (g/kg) | 시투룰린 (g/kg) |
| OTC 결핍증<br>CPS 결핍증 | 0.7 | 0.7 | 0.45~0.60 | 0 | 0.17 |
| ASS 결핍증 | 1.5~2.0 | - | 0.45~0.60 | 0.4~0.7 | - |
| ASL 결핍증 | 1.5~2.0 | - | 0.45~0.60 | 0.4~0.7 | - |
| 아지네이즈 결핍증 | 0.7 | 0.7 | 0.30~0.60 | - | - |

OTC : ornithine transcarbamylase, CPS : carbamyl phosphate synthetase,
ASS : argininosuccinic acid synthetase, ASL : argininosuccinic acid lyase
자료 : 참고문헌 5

| 표 16.10 | 특수의료용도식품의 영양소 함량

(100 g당)

| 제품명 | 제조회사 | 열량(kcal) | 단백질(g) | 당질(g) | 지방(g) |
|---|---|---|---|---|---|
| Cyclinex I | 에보트 | 515 | 7.5 | 52 | 27 |
| Cyclinex II | 에보트 | 480 | 15 | 40 | 20.7 |
| UCD | 매일유업 | 458 | 7.5 | 66.5 | 18 |

에너지 섭취 부족은 성장 불량, 체중 감소, 식이 단백질에 대한 적응도 감소, 체단백질 분해 증가로 인한 고암모니아혈증 등을 초래할 수 있다.

**| 수분 |** 대체로 신생아는 정상적인 수화상태에서 섭취한 칼로리당 적어도 1.5 ml 수분이 필요하다.

**| L-시트룰린 |** CPS, 혹은 OTC 결핍증에서는 L-아르지닌 대신에 L-시트룰린이 사용되며 초기에는 170 mg/kg가 처방된다. 처방용량은 환자의 연령, 효소 결함의 정도, 혈장 시트룰린 농도 등에 따라서 다르다.

### 특수의료용도식품

요소회로이상증 중에서 OTC, CPS, 아르지네이즈 결핍증 환자를 위한 영양치료는 질소노폐물의 생성을 제한해야 하기 때문에 단백질 처방량의 1/2 내지 2/3를 필수아미노산 만으로 공급하는 것이 바람직하다. 요소회로이상증 환자를 위한 특수의료용도식품의 급원과 삼대영양소 조성은 표 16.10에 제시되었다. Cyclinex-1은 영유아용이며 Cyclinex-2는 소아, 청소년 및 성인용이다. 이 제품들은 당질, 단백질, 지방, 무기질, 비타민 등을 함유한 특수식품들이며, 단백질은 소아기의 성장 발육에 필요한 필수아미노산들로만 조성되었다.

### 식품교환표

단백질 제한식을 단순화하기 위하여 자연식품의 각 식품군별 일회분량이 제시되었다(표 16.4와 부록-20 참조).

### 식사계획 계산법

1단계 : 단백질 요구량의 1/2을 공급하는데 필요한 일반분유나 식품의 분량을 계산한다.

2단계 : 단백질 요구량의 나머지 1/2을 공급하는데 필요한 특수의료용도식품의 분량을 계산한다.

3단계 : 일반분유(혹은 식품)와 특수의료용도식품에서 공급되는 열량을 계산한 후, 총 에너지 요구량에서 이를 제한다. 나머지 열량을 충당하는 데 필요한 에너지강화제의 양을 계산한다.

4단계 : 용기에 일반분유와 특수의료용도식품을 섞은 후, 끓여서 식힌 물을 부어서 수분요구량을 채운 다음 믹서기로 가장 낮은 속도로 2~3초간 섞는다(혹은 용기의 마개를 꼭 닫은 후 10~15초간 세게 흔들어 준다). 용액을 사용할 때 까지 냉장고에 보관한다.

5단계 : 영아는 하루에 6~8회, 소아는 하루에 4~6회 공급한다. 식단계획 계산법의 예가 표 16.11에 제시되었다.

**| 표 16.11 |** 요소회로이상증 식사계획 계산법의 예

**예)** 여아 신생아 체중 3.0 kg

OTC 결핍증

1. 영양소 요구량
   시툴룰린 = 170 × 3 = 510 mg
   단백질 = 2.2 g × 3 = 6.6 g
   에너지 = 150 kcal × 3 = 450 kcal
   수분 = 160 ml × 3 = 480 ml
2. 단백질 요구량의 1/2(3.3 g)을 공급하는데 필요한 일반분유(철이 강화된 시밀락)의 양
   = 31 g(163 kcal)
3. 단백질 요구량의 나머지 1/2을 공급하는데 필요한 특수의료용도식품(UCD)의 양
   = 44 g(202 kcal)
4. 부족한 에너지 = 총 에너지 요구량 − (시밀락과 UCD 에너지)
   = 450 − (163 + 202) = 85 kcal
   칼로리-S 필요량 = 85 kcal ÷ 3.8 kcal = 22 g
5. 시밀락 31 g, UCD 44 g, 칼로리-S 22 g을 섞고 끓여서 식힌 물을 첨가하여 480 ml로 만든다.

| 자료 | 분량 | 단백질(g) | 에너지(kcal) |
|---|---|---|---|
| 시밀락 | 31 g | 3.3 | 163 |
| UCD | 44 g | 3.3 | 202 |
| 칼로리-S | 22 g | | 84 |
| | | 6.6 | 449 |

### 조제액을 만들때 유의사항

- 열량을 보충할 때 콘시럽, 설탕, 꿀을 영아에게 사용하지 말아야 한다. 콘시럽은 용액의 삼투압을 상승시키며, 꿀은 보툴리즘의 위험이 있기 때문이다.
- 소아, 청소년, 혹은 성인을 위한 조제액을 만들 때는 수돗물을 끓이지 않고 그대로 사용해도 된다.
- 용액을 믹서기로 갈 때, 너무 오래 갈면 유화액이 불안정해지므로 삼가야 한다.
- 일단 조제된 용액을 다시 끓이면 갈색반응이 생기며, 전자렌지에 데우면 지방이 분리되므로 삼가야 한다.

### 모니터링과 중재

소아의 성장 상태, 혈장 아미노산 농도, 혈중 암모니아 농도, 단백질 상태, 영양소 섭취량 등을 주기적으로 모니터하고 필요시 식사계획을 적절하게 조정해야 한다.

**| 혈장 아미노산 농도 |** 초기에는 결핍증을 예방하기 위해서 혈장 아미노산이 안정될 때 까지 정량분석법에 의해서 혈장 아미노산 농도를 주 2회 평가한다. 혈장 아미노산의 정상범위는 표 16.12에 제시되었다. 그 후 환자의 상태가 안정되면 2~3개월마다 혈장 아미노산 농도를 점검한다.

만약 혈장 아미노산 농도가 정상범위보다 낮고, 환자가 처방된 식사를 다 섭취했다면 특수의료용도식품을 10% 증가하고 3~7일 이내에 재평가하여 정상범위로 될 때 까지 이 과정을 반복한다.

| 표 16.12 | 요소회로이상증 조절을 위한 생화학 지표의 목표

| 지표 | μ mol/L | mg/dl |
|---|---|---|
| 혈중 암모니아 | < 35 | < 63 μg/dl |
| 혈장 아르지닌 | 100~150 | 1.75~2.60 |
| 혈장 아스파라진산 | 14~50 | 0.18~0.67 |
| 혈장 시투룰린 | 30~128 | 0.52~2.24 |
| 혈장 글루타민 | < 1,000 | < 14.6 |
| 혈장 글라이신 | 100~170 | 0.75~1.28 |
| 혈장 세린 | 100~170 | 1.05~1.79 |
| 오로트산염 배설 | < 3 μmol/mmol creatinine | |

자료 : 참고문헌 3, 5

만약 혈장 글루타민 농도가 정상범위보다 높고 환자가 처방된 식사를 다 섭취했다면, 자연식품의 단백질을 10% 줄이고 3~7일 이내에 재평가하여 글루타민 농도가 정상화될 때 까지 이 과정을 반복한다.

혈장 글루타민 농도 상승은 불원간 초래될 고암모니아혈증을 암시할 수도 있기 때문에 3일간의 식사일기를 기록하고 감염 여부를 확인하며 혈중 암모니아 농도를 점검해야 한다. 만약 감염이 없고, 단백질 섭취량이 처방량보다 더 많지 않으며, 에너지 섭취량도 적절하다면 처방된 단백질양에서 약 10%를 감소하고 3일 후에 글루타민 농도를 재평가하며, 암모니아와 글루타민 농도가 목표범위로 올때 까지 이 과정을 반복한다.

**| 혈중 암모니아 농도 |** 초기에는 암모니아 농도가 정상범위(<35 μmol/L, 혹은 검사실에서 확립한 연령별 정상범위) 내로 될때 까지 매일 평가한다. 그 후에는 생후 6개월까지는 매 주, 만 1세까지는 월 2회, 그 후에는 환자가 건강하다면 매달 점검한다.

만약 혈중 암모니아 농도가 상승하면 3일간의 식사일기를 검토하고 감염 여부를 확인한다. 단백질 섭취량을 지나치게 제한하면 체단백의 분해로 혈중 암모니아 농도가 상승한다. 만약 감염이 없고 열량과 단백질 섭취량도 적절하다면 단백질 섭취량을 자연식품에서 10% 감소하고, 소디움 안식향산염, 페닐락테이트, 혹은 페닐부티레이트를 10% 증가하고(만약 아직 적응할 수 있는 최대용량이 아니라면) 1~2일 후에 암모니아 농도를 재평가하고, 정상범위로 저하될 때까지 이 과정을 반복한다.

**| 단백질 상태 |** 혈장 알부민과 프리알부민 농도를 만 1세 까지는 매 달, 그후에는 매 3개월마다 평가한다.

만약 혈장 알부민과 프리알부민 농도가 정상범위보다 낮다면 단백질 처방량을 10% 증가하고 1달후에 혈장 농도를 재평가한다. 만약 혈장 알부민과 프리알부민 농도가 여전히 낮다면 수치가 정상범위로 올 때까지 상기 과정을 반복한다. 한편 단백질 처방량을 증가시킬때 마다 매번 혈중 암모니아와 글루타민 농도를 평가한다.

만약 글라이신 결핍증이 의심되면 뇨중 파이로글루타민산(pyroglutamic acid) 배설량을 측정하여 325 μmol/mmol creatinine 이상이면 글라이신 결핍증을 의미한다. 한편 체단백 분해가 의심되면 뇨중 3-methylhistidine을 측정하여 25 μmol/mol creatinine 이상이면 이화상태를 의미한다.

**| 철 상태 |** 혈청 훼리틴과 전혈구계산치를 점검한다.

① **혈청 훼리틴 농도** : 생후 6, 9, 12 개월에, 그 후에는 매 6개월 마다 혈청 농도를 평가한다. 만약 혈청 훼리틴이 정상범위보다 낮다면 철보충제(ferrous sulfate)를 이용하여 철 섭취량을 하루에 4 mg/kg로 증가시킨다. 매달 혈청 농도를 점검하여 정상범위가 될 때 까지 철 보충을 계속한다.

② **전혈구계산치** : 정상적인 헴(heme) 합성을 위해서는 글라이신이 충분해야 한다. 만약 환자가 소디움 안식향산염을 사용한다면 매 3개월 마다, 그렇지 않으면 매 6개월 마다 헤모글로빈과 헤마토크릿을 점검해야 한다.

**| 성장 상태 |** 생후 1년 까지는 매월, 그후 사춘기전 급성장이 완료되기 까지는 매 3개월 마다, 그 후에는 매 6개월 마다 신장(혹은 길이)과 체중을 측정하여 성장곡선에 표시해야 한다. 신장과 체중은 10번째와 90번째 백분위수 사이를 유지하여야 한다. 그러나 일부 정상소아는 10~90번째 백분위수 이상이거나 이하인 경우도 있다.

만약 소아의 신장이나 체중이 평소의 성장 구간 이하로 저하되면 처방된 열량과 단백질을 약 10% 정도 증가시키고 1개월 후에 재측정한다. 만약 신장이나 체중이 여전히 낮다면 평소의 성장 구간을 회복할 때 까지 상기 과정을 반복한다. 한편 매번 단백질 섭취량을 증가시킬때 마다 혈중 암모니아와 글루타민 농도를 점검한다.

**| 영양소 섭취량 |** 매번 혈액검사 직전에 3일간 식사일기를 기록하고, 단백질과 에너지 섭취량을 평가한다. 그리고 매번 식사처방이 변할 때 마다 무기질과 비타민 섭취량을 점검한다.

### 급성기 치료

**| 신생아 |** 요소회로이상증을 가진 신생아에서 질병의 급성기에 고암모니아혈증을 치료하기 위하여 L-아르지닌, 소디움안식향산염, 페닐락테이트 등을 사용할 수 있다. 그러나 영아가 혼수상태에 있다면 더 이상의 암모니아 상승을 방지하고 뇌손상의 위험도를 감소시키기 위해서 혈액투석을 시행해야 한다.

영양치료는 구위관(orogastric tube)를 통해서 단백질이 제거된 고열량 조제액(Pro-Phree, 혹은 Protein-Free Diet powder)을 공급해야 하며 이때 L-아르지닌을 조제액에 첨가한다(500 mg/kg/day).

신생아 영양치료에서는 충분한 에너지 공급으로 동화상태가 초래되도록 하는 것이 가장 중요하다. 만약 영아가 구위관에 잘 적응하지 못하는 경우에는 말초정맥영양(덱스트로즈와 지방유화액)을 병행해야 한다. 그 후, 영아가 구위관에 점차 적응함에 따라서 차츰 말초정맥영양을 감소시킨다. 단백질이 제거된 고열량 급식을 최대 24~48시간 시행한 후 혈중 암모니아 농도가 거의 정상범위로 저하되면 조심스럽게 단백질을 1.0~1.5 g/kg/day 첨가한다. 단백질-제거식을 48시간 이상 시행하면 단백질 이화작용과 반동 고암모니아혈증이 초래될 수 있으므로 삼가야 한다.

**| 소아 |** 요소회로이상증 소아들은 비록 평소에 성공적인 대사조절을 유지해도 예기치 않은 대사적 스트레스로 인해서 혈중 암모니아 농도가 상승할 수 있다. 즉 금식, 병발질환, 특히 위장염, 마취, 위장관 출혈 등은 혈중 암모니아 농도를 신속하게 상승시킨다. 급성 고암모니아혈증의 증상은 식욕부진, 구토, 행동변화, 두통, 시력장애, 운동실조(ataxia), 경련 등이다. 이러한 증상은 바이러스성 질환이 있는 동안, 혹은 다량의 고단백식사 후에 발생한다.

이 경우 가정에서는 단백질 섭취량을 극단적으로 감소시키거나 완전히 제거하고 과일주스나 Pro-Phree, 혹은 Pretein-Free 로 비단백질열량을 공급해야 한다(표 16.5). 이와 동시에 암모니아-제거 약물(소디움 안식향산염, 페닐락테이트 혹은 페닐아세테이트)을 평소 용량의 약 50% 정도 증가시킨다(임상적으로 허용되는 경우). 한편 단백질-제거식은 영양불균형으로 매우 위험할 수 있기 때문에 최대 24~48시간 동안만 시행해야 한다.

### 장기적 합병증과 간이식

요소회로이상증 치료를 받는 환자에서는 성장부진, 발달지연 등 각종 장기적 합병증이 나타날 수 있다(표 16.13). 이러한 합병증들은 대부분 신생아기나 그 후에 급성기 질

**| 표 16.13 |** 요소회로이상증 환자의 만성 합병증

| | |
|---|---|
| · 성장부진 | · 정신 지체 |
| · 발달지연 | · 집중력 결핍 과잉행동장애 |
| · 학습장애 | · 경직 |
| · 언어장애 | · 발작증 |
| · 간종대 | |

자료 : 참고문헌 5

환 후 초래된 고암모니아혈증으로 인한 혼수에 기인한다. 일부 환자들은 늦게서야 요소회로이상증이 진단되었기 때문에 만성적 중독상태에 처하게 된다. 이러한 환자들은 영아후기나 소아기에 점진적인 정신운동성 지연이나 신경변성 질환을 보인다. 고암모니아혈증이 교정되고 질병의 진행이 안정화된 후에는 학습장애, 언어장애, 뇌성마비, 발작증 등을 치료해야 한다. 특히 ASL 결핍증의 소아는 대사조절이 잘되고 고암모니아혈증 에피소드가 없어도 발달지연을 보인다. 그리고 간혹 질병조절이 불량하면 간에 지방과 글리코겐 축적, 섬유화, 간기능검사 이상 등으로 만성 간종대를 초래할 수 있다.

CPS나 OTC 결핍증이 심한 환자, 아르지닌호박산뇨증(argininosuccinic aciduria)과 간경변증이 있는 환자, 혹은 적절한 대사조절에도 불구하고 재발되는 증후성 고암모니아혈증이 있는 환자는 간이식을 고려해야 한다. 요소회로이상증 환자에서 간이식 후 5년 생존율은 현재 약 80% 이다. 간이식 후 고암모니아혈증은 교정되지만 아르지닌 결핍증은 교정되지 않기 때문에 계속해서 보충해야 한다.

## 3 당원병 1형

### 3.1 원인과 증상

당원병 1형(glycogen storage disease type 1)은 글리코겐분해(glycogenolysis)와 포도당신생(gluconeogenesis)으로부터의 포도당 합성에 장애가 초래되는 선천성 질환으로서 1a형과 1b형이 있다. 당원병 1a형(von Gierke's disease)은 glucose-6-phosphatase 결핍증으로 초래되며 당원병 1b형은 G-6-P(glucose-6-phosphate)를 소포체(endoplasmic reticulum)로 이동하는 효소인 G-6-P translocase의 결함으로 초래된다(그림 16.3). 당원병 1a형과 1b형은 유전자 돌연변이에 의해서 초래되는 상염색체 열성 유전 질환이며, 발생빈도는 1a형은 신생아 100,000 명 내지 200,000명당 1명이며, 1b형은 1a형의 약 1/5 정도 된다.

이러한 질병들은 대개 생후 1년 동안에 심한 저혈당과 간종대 등의 증상으로 나타난다. 이차적 생화학적 특징으로는 고중성지방혈증, 고콜레스테롤혈증, 고요산뇨증, 혈소판 기능부전증, 염증성 장질환, 심한 호중구감소증 등을 보인다.

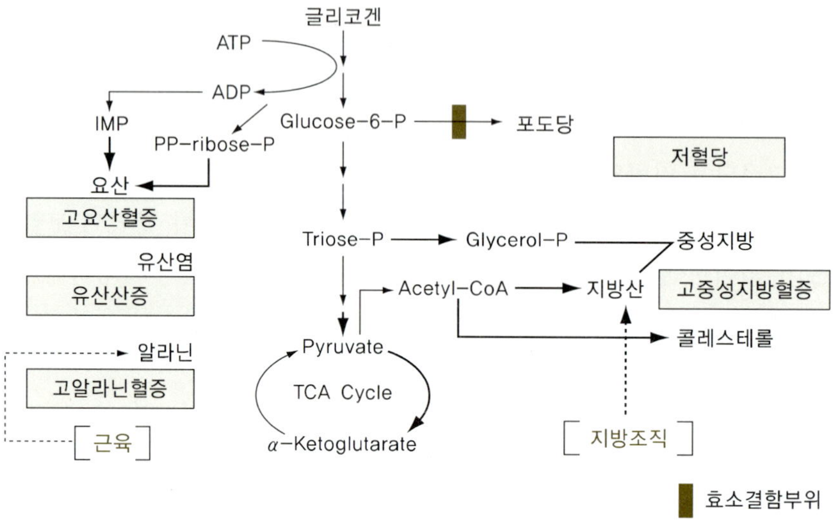


TCA = tricarboxylic acid, IMP = inosin - 5 - monophosphate
자료 : 참고문헌 16

| 그림 16-3 | 당원병 1형의 포도당 대사

과거에는 당원병 1형 소아들의 대부분은 심한 저혈당과 산증으로 일찍 사망하였으며 생존한 환자들도 예후가 불량하였다. 질병이 잘 조절되지 않은 환자에서는 근육소모와 성장부진이 흔하였다. 그러나 최근 식사요법으로 질병을 잘 조절함으로써 정상적인 성장이 가능하고 간선종, 신부전, 통풍, 골다공증, 동맥경화증 등의 위험도를 현저하게 감소시킬 수 있다. 그러나 양호한 대사조절에도 불구하고 신부전이나 고지혈증이 여전히 발생한다.

## 3.2 임상적 특징

### 저혈당

정상적인 상태에서는 간에 저장된 글리코겐과 포도당신생 과정의 알라닌과 유산염으로부터 포도당이 생성되어 공복시 혈장 포도당 농도가 정상범위(70~120 mg/dl)를 유지하며, 이때 G-6-phosphatase는 포도당을 생성하는 마지막 핵심 단계를 매개한다. 그러나 당원병 1형에서는 글리코겐분해와 포도당신생 과정에서 유도된 G-6-P로부터 인산이 제거될 수 없기 때문에 유리포도당이 생성되지 못하여 식후 4시간이 지난 공복기에 심한 저혈당(25~50 mg/dl)이 초래된다. 공복 저혈당은 당원병 1형의 가장 뚜렷한 특징이며, 흔히 이로 인해서 당원병을 진단하게 된다. 만성 저혈당은 만성 저인슐린혈증과 글루카곤 및 코티솔의 농도 증가 등 이차적인 대사적 적응현상을 초래한다.

당원병 1형의 태아는 모체로부터 포도당이 태반을 통해서 공급되므로 저혈당이 방지되지만 글리코겐 축적으로 출생시 간종대를 관찰할 수 있다. 그러나 출생 후 포도당을 생성할 수 없기 때문에 수시간 이내에 혈당이 신속하게 저하된다. 만약 당원병이 속히 진단되지 못하면 신생아기에 때로는 심한 유산산증으로 발작, 청색증, 무호흡증 등이 초래될 수 있고 점차로 성장 발달이 지연된다.

당원병 1형의 영아는 경미한 만성 저혈당을 잘 견디며 별다른 증상을 보이지 않으므로 발견되지 못하는 경우가 많다. 만약 당원병 치료가 속히 시행되지 않으면 특히 조식 전에 심한 저혈당으로 혼수나 발작이 초래될 수 있다. 이들은 만 1세가 지나서도 밤에 잠을 푹 자지 못하고 식후 수시간이 지나면 창백하고 짜증을 낸다.

### 유산산증

유산(lactic acid)은 간과 근육에서 생성되며 $NAD^+$(nicotinamide adenine dinucleotide)에 의해서 파이루빈산(pyruvic acid)으로 산화되며 포도당신생 경로를 통해서 G-6-P로 전환된다. 그러나 G-6-phosphatase의 결핍으로 G-6-P가 축적되면 유산으로부터 파이루빈산으로의 전환이 억제된다. 공복기에 포도당 농도가 저하되면서 유산 농도가 상승하며, 심한 경우에는 정상보다 4~8배까지 상승하여 심한 대사성 산증을 초래할 수 있다. 이때 구토, 호흡항진(hyperpnea) 등의 증상을 보이며 이로 인해 구강섭취가 감소되면서 저혈당이 악화된다. 신생아기와 소아기에는 저혈당과 구토가 동반된 탈수증이 반복적으로 발생할 수 있다.

한편 일부 당원병 1형 환자에서는 심한 저혈당에서도 발작이나 기타 중추신경계 증상이 나타나지 않는 것으로 미루어 볼때 고농도의 유산염이 뇌를 위한 대체연료로 이용되는 것으로 추정하고 있다.

### 고중성지방혈증

만성 저혈당증으로 카테콜라민, 글루카곤, 코르티졸 등 각종 인슐린 길항호르몬들의 분비가 증가되고, 반면에 인슐린 분비가 억제된다. 그 결과 글리코겐분해, 지방분해, 근육이화가 증가한다. 저인슐린증으로 지단백 리파제(lipoprotein lipase)가 활성화되어 말초조직에서 지방산 이용이 감소하고 지방조직의 분해가 증가하여 혈장 유리지방산 농도가 상승한다. 뿐만 아니라 포도당신생의 장애로 인한 G-6-P 축적으로 acetyl CoA가 증가하여 지방산 합성이 증가하므로 유리지방산이 더욱 더 증가한다. 유리지방산은 간으로 운반되어 중성지방 합성에 이용되며 극저밀도지단백(VLDL)의 형태로 혈류로 방출된다. 그러나 극저밀도지단백의 형성이 중성지방의 합성 증가를 따라오지 못할 때 간에 지방구가 형성되고 지방침윤으로 심한 간종대를 초래한다.

한편 아세틸 CoA로부터 지방산이 합성되는 첫 단계에서 말로닐(malonyl) CoA가 생성된다. 말로닐 CoA는 카니틴 아실 트란스훠레이즈(carnitine acyltransferase)-1을 억제함으로써 지방산이 미토콘드리아로 내로 이동하는 것을 방지하므로 지방산의 산화($\beta$-oxidation)와 케톤체 합성이 현저하게 감소된다. 이 때문에 환자의 혈당은 계속해서 저하되어도 케톤증은 그다지 심하지 않아서 케톤뇨증은 흔치 않다. 당원병 1형에서 혈중 중성지방 농도는 정상범위보다 몇배 높으며 대사조절의 임상지표로 이용된다. 혈중 콜레스테롤 농도도 약간 상승한다.

### 고요산혈증

당원병 1형에서는 요산의 생성 증가와 배설 감소의 복합적 원인으로 고요산혈증(hyperuricemia)이 생긴다. 즉 pentose phosphate 경로를 통해서 대사되는 G-6-P의 양이 많아지면서 요산 생성이 증가한다. 뿐만 아니라 G-6-P에서 인산이 유리되지 못하므로 세포내에 인산화된 중간대사물이 증가하면 아데닌 뉴클레오타이드(adenine nucleotides)의 재인산화(rephosphorylation)가 억제되고, 핵산분해 경로가 활성화되어 최종산물인 요산이 증가한다.

한편 요산은 신세뇨관에서 배설을 위해서 유산 및 기타 유기산들과 경쟁하게 되므로 소변으로의 요산 배설이 감소된다. 결과적으로 요소의 생성 증가와 배설 감소로 정상보다 몇배 높은 고요산혈증이 초래된다. 고요산혈증은 수년간 무증상이지만 세월이 지나면서 점진적으로 신장과 관절을 손상시킨다. 따라서 고요산혈증(>7 mg/dl)이 지속되는 경우에는 통풍과 신결석을 예방하기 위하여 allopurinol 약물을 사용하기 시작해야 한다.

### 간종대

글리코겐분해의 장애와 중성지방 합성의 증가로 간에 글리코겐과 지방이 축적되어 간이 커진다. 간생검에서 글리코겐과 지방의 현저한 증가가 관찰되며 조직 100 g당 6~10 g의 글리코겐을 보인다. 글리코겐은 신장과 소장에도 축적된다. 간종대는 태아기부터 발달하기 시작하여 생후 수개월되면 현저하게 눈이 띄지만 간효소와 빌리루빈은 대개 정상이다. 그러나 환자가 청소년이나 성인이 되면, 특히 적절하게 치료받지 않는 환자에서 간선종이 발생하며 치료하기 어렵고 간세포암으로 발전할 수 있다. 따라서 소아기 후반부터는 주기적으로 간 초음파 검사를 해야 한다. 한편 집중적인 영양치료를 통해서 선종의 크기를 줄일 수 있다.

### 신장

신장에 글리코겐이 저장되어 신장의 크기가 10~20% 정도 커지며 이러한 변화는 소아기에는 대체로 임상적 문제를 초래하지 않는다. 그러나 장기간의 고요산혈증은 신석증을 초래하고 성인에서는 만성 사구체 손상으로 신부전이 초래될 수 있다.

### 혈액응고 문제

만성적 저혈당으로 혈소판 응집에 장애가 생기며 이는 임상적으로 심각한 출혈, 특히 코피를 초래할 수 있다.

### 감염

당원병 1b형 환자는 그램-양성 감염에 걸리기 우며, 이는 호중구감소증(neutropenia)으로 감염에 대한 저항력이 감소하기 때문이다. 당원병 1b형 환자들은 모든 연령에서 크론병과 유사한 회결장염(ileocolitis)에 걸릴 수 있다.

### 성장부전

치료받지 않는 당원병 1형 소아들에서는 성장부전이 매우 흔하다. 이는 만성 저인슐린혈증, 지속적인 산증, 이화호르몬들의 만성적 상승, 열량 부족, 흡수불량 등에 기인한다.

## 3.3 진단

영아나 소아들중에서 표 16.14에 나타난 임상적 증후나 생화학적 이상을 보이는 경우에는 당원병 1형에 대한 검사를 해야 한다. 당원병 1형에서는 글루카곤이나 에피네프린을 투여해도 혈당이 상승하지 않으나 유산염은 현저하게 상승한다. G-6-phosphatase와 G-6-P translocase는 간에만 존재하므로 이들의 결핍증을 확인하기 위해서는 간생

**| 표 16.14 |** 당원병 1형의 임상적, 생화학적 특징

| | |
|---|---|
| · 간종대 | · 고유산혈증 |
| · 성장부전 | · 고요산혈증 |
| · 출혈 경향 | · 고중성지방혈증 |
| · 심한 호중구감소증 | · 고콜레스테롤혈증 |
| · 저혈당 | |

자료 : 참고문헌 3

검을 시행해야 한다. 한편 유전자 돌연변이 분석을 통해서 비침습적으로 당원병 1a형과 1b형의 대부분을 진단할 수 있다.

## 3.4 의학영양치료

당원병 1형을 위한 의학영양치료의 목표는

- 혈장 포도당 농도를 70~120 mg/dl로 유지하고
- 소아의 성장 속도를 정상으로 유지하고
- 간에 과다한 지방 축적을 방지하고 정상적인 영양상태를 유지하며
- 혈중 콜레스테롤, 유산염, 중성지방, 요산의 농도를 정상범위로 유지한다.

### 저혈당 방지 전략

당원병 1형에서는 만성 저혈당으로 인해서 성장부진, 고지혈증, 간종대, 고요산혈증 등의 대사이상이 초래되므로 영양치료의 핵심은 공복시 혈장 포도당 농도가 70 mg/dl 이하로 저하되는 것을 방지하는 것이다. 이 목표를 달성하기 위해서는 주간에는 오랜 공복기를 피하고 2~4시간 간격으로 자주 식사를 공급하며, 야간에는 포도당 위관급식이나 생옥수수전분을 공급한다.

**| 야간 비위관급식**(overnight nasogastric tube feeding) **|** 영유아에서는 야간에 12시간동안 지속적으로 비위관급식을 시행하고 낮동안에는 2~3시간마다 급식을 시행함으로써 저혈당을 방지할 수 있다. 야간 급식에서는 포도당 용액이나 포도당중합체(polycose, 칼로리-S)가 함유된 용액이 이용되며 총 에너지 요구양의 25~35%를 공급한다. 포도당중합체의 영양소 함량은 표 16.5에 제시되었다. 야간 급식의 포도당 주입량

은 환자의 포도당 생성율을 초과하여야 한다. 대체로 영아에서는 7~9 mg/kg/min, 소아(<6세)에서는 5~7 mg/kg/min, 6~14세는 5~6 mg/kg/min, 청소년에서는 4~5 mg/kg/min이 주입되며, 혈장 포도당 농도에 따라서 용량을 가감해야 한다.

급식관이 막히거나 손상되어 용액 주입이 중단되면 심한 저혈당으로 급사할 수 있기 때문에 야간 급식에서는 비상벨이 달린 급식펌프를 사용하는 것이 바람직하다. 한편 비위관을 사용할 수 없는 경우에는 위루관(gastrostomy tube)을 장착해야 한다.

혈장 포도당 농도를 70~95 mg/dl로 유지하기 위해서 첫날은 매 4시간마다 혈당을 점검해야 하며, 혈당이 정상화되면 덜 자주 모니터해도 된다. 그리고 심한 저혈당을 방지하기 위해서 야간 관급식은 그날의 마지막 식사 후 3시간 이내에 시작해야 하며, 8~10시간 지속하며, 그이튿날 아침 첫 번째 급식 후 30분에 급식관을 제거한다. 만약 포도당 주입을 마친 후 즉시 경구급식을 시작하지 않으면 심한 저혈당이 초래될 수 있다.

**| 생옥수수전분 치료**(raw cornstarch therapy) **|** 소아와 청소년에게는 비위관 급식 대신에 생옥수수전분이 효과적인 혈당조절의 대안이 될 수 있다. 옥수수전분은 분지가 많은 포도당 사슬들로 되어 있기 때문에 서서히 가수분해 되므로 지속적으로 포도당을 공급해 준다. 여러 임상연구에서 생옥수수전분 치료가 당원병 1형 환자들에게 혈당을 정상화시키는 방안으로 이용될 수 있다고 보고되고 있다. 혈당이 정상범위를 유지하는 한, 생옥수수전분을 주간에 경구식사의 보충으로 사용하거나, 24시간 내내 4~6시간마다 공급하거나, 야간급식을 생략하고 주간에 6회 급식의 형태로 공급할 수도 있다.

생옥수수전분의 사용량은 각 환자에 따라서 다르지만 대개 1.5~2.5 g/kg을 하루에 4~6시간 간격으로 공급하며 당질에너지의 일부로 계산해야 한다(표 16.15). 생옥수수전분을 익히면 전분과립이 파괴되어 아밀라제에 의해서 가수분해되기 쉽기 때문에 날것을 사용해야 한다. 그리고 생옥수수전분을 설탕이 함유된 음료수에 섞으면 인슐린 반응을 촉진시켜서 본래의 목적을 이룰 수 없다. 따라서 생옥수수전분은 실온의 수돗물에 섞으며 전분과 물의 비율이 1 : 2가 되도록 한다. 생옥수수전분을 급식관으로 투여하면 관이 막히게 되므로 피해야 한다.

원래 생옥수수전분은 생후 2세 미만의 소아들에게는 권장되지 않았었다. 왜냐하면 영아에서는 아직 췌장 아밀라제가 충분히 활성화되지 않기 때문이다. 그러나 생후 8개월이 지난 영아들에게 3끼 식사와 더불어 생옥수수전분을 저지방우유(120 ml)에 섞어서 매 4

**| 표 16.15 |** 생옥수수 전분의 영양소 함량

| | 분량 | 열량(kcal) | 당질(g) | 단백질(g) | 지방 |
|---|---|---|---|---|---|
| 생옥수수 전분 | 100 g | 358 | 87.8 | 0.1 | 0.5 |
| | 1T(8 g) | 29 | 7.0 | - | - |

자료 : 참고문헌 2

시간마다 공급했을때 저혈당이 방지되고 유산염이 정상범위로 개선되었다고 보고되었다. 췌장 아밀라제의 활동이 전분-우유 혼합물에 의해서 촉진되는 것으로 추정하고 있다. 생옥수수전분의 치료 효과가 나타나지 않는 영아에게는 옥수수전분을 먹이기 전에 췌장 효소를 투여함으로써 효과가 개선될 수 있다.

생옥수수전분의 부작용으로는 복부팽만, 설사, 복통 증상 등이 나타날 수 있다. 만약 소아가 생옥수수전분에 적응하지 못하는 경우에는 저혈당을 방지하기 위해서 야간 비위관급식을 시행해야 한다.

**| 경구급식 |** 대부분의 영아들은 매 2~3시간마다 수유를 해야 하며 모유가 바람직하다. 그러나 모유수유가 불가능한 경우에는 유당 함량이 낮고 포도당중합체가 함유된 조제유가 바람직하다. 생후 4~6개월부터는 쌀죽이나 곱게 갈은 야채 등 이유식을 시작하며 고당질식을 강조해야 한다. 복합당질중에서는 감자나 빵은 혈당을 신속하게 상승시킨 후 즉시 강하시키기 때문에 빵보다 쌀, 국수, 두류 등이 혈당을 정상범위로 유지하는데 더 효과적이다.

일부 전문가들은 유당과 설탕(sucrose)를 제한해야 한다고 주장하며 이는 갈락토즈와 과당이 G-6-P로 대사되어 혈중 유산 및 중성지방 농도를 상승시키기 때문이다. 그러나 모든 전문가들이 이러한 주장에 동의하는 것은 아니며, 얼마를 제한해야 하고, 언제 이러한 규제를 완화시켜야 하는지에 대해서도 의견이 다양하다. 앞서 설명한 바와 같이 생옥수수전분을 우유에 타서 하루에 4~6회 먹일때 저혈당을 예방하고 혈중 유산염 농도를 정상범위로 유지할 수 있다. 대체로 아이가 점차 성장할수록 과일, 우유, 유제품을 대사조절 상태에 따라서 제한된 양만을 허용해야 한다. 그러나 설탕이 다량 함유된 단순당은 여전히 제한해야 한다.

## 영양요구량

당원병 1형 소아들의 영양요구량은 표 16.16에 제시되었다.

**| 에너지 |** 당원병 1형 소아의 영양섭취기준은 일반 소아들과 같다. 에너지 섭취량은 정상적인 체중증가를 지원하기에 충분해야 한다. 에너지 섭취량은 주간 급식(총 열량의 65~75%)과 야간 당질주입(총 열량의 25~35%)으로 분류해야 한다. 당원병 환자에서 과잉의 에너지 섭취는 비만과 고중성지방혈증을 초래할 수 있으므로 주의해야 한다.

**| 단백질과 지방 |** 총 에너지 섭취량에서 단백질 10~15%, 지방 25~35%를 공급한다.

**| 표 16.16 |** 당원병 1형 환자의 영양요구량

| 연령 | 영양소 | | | | |
|---|---|---|---|---|---|
| | 에너지 (kcal/kg) | 지방 (% 에너지) | 단백질 (% 에너지) | 당질 (% 에너지) | 수분 (ml/kg) |
| 영아 | | | | | |
| 0~2개월 | 120(145~95) | 25~35 | 10~15 | 60~70 | 150~125 |
| 3~5개월 | 115(145~95) | 25~35 | 10~15 | 60~70 | 160~130 |
| 6~8개월 | 110(135~80) | 25~35 | 10~15 | 60~70 | 145~125 |
| 9~11개월 | 105(135~80) | 25~35 | 10~15 | 60~70 | 135~120 |
| | (kcal/day) | (% 에너지) | (% 에너지) | (% 에너지) | (ml/day) |
| 소아 | | | | | |
| 1~3세 | 1,300(900~1800) | 25~35 | 10~15 | 60~70 | 900~1800 |
| 4~6세 | 1,700(1300~2300) | 25~35 | 10~15 | 60~70 | 1,300~2,300 |
| 7~10세 | 2,400(1650~3300) | 25~35 | 10~15 | 60~70 | 1,650~3,300 |
| 여자 | | | | | |
| 11~14세 | 2,200(1500~3000) | 25~35 | 10~15 | 60~70 | 1,500~3,000 |
| 15~18세 | 2,100(1200~3000) | 25~35 | 10~15 | 60~70 | 1,200~3,000 |
| ≥ 19세 | 2,100(1400~2500) | 25~35 | 10~15 | 60~70 | 1,400~2,500 |
| 남자 | | | | | |
| 11~14세 | 2,700(2000~3700) | 25~35 | 10~15 | 60~70 | 2,000~3,700 |
| 15~18세 | 2,800(2100~3900) | 25~35 | 10-15 | 60~70 | 2,100~3,900 |
| ≥ 19세 | 2,900(2000~3300) | 25~35 | 10~15 | 60~70 | 2,000-3,300 |

자료 : 참고문헌 3

**| 당질 |** 총 에너지 섭취량에서 단백질과 지방을 제한 나머지를 복합당질로 섭취한다. 생후 8개월 이후부터는 생옥수수전분을 매번 급식때마다 1.25~2.5 g/kg씩 공급한다.

생옥수수전분은 당질의 일부로 계산해야 한다(표 16.15). 설탕, 과당, 유당, 갈락토즈가 함유된 식품이나 약물을 제한해야 한다. 그러나 과당, 유당, 갈락토즈가 함유된 식품들을 언제까지, 얼마나 심하게 제한해야 하는지에 대해서는 전문가들간에 의견이 다양하다. 대체로 식이 유당은 하루에 23 g 미만(2% 저지방 우유 500 ml에 해당)으로 제한해야 한다. 제1형 당원병의 자유식품과 제한식품이 표 16.17에 제시되었다.

**| 수분 |** 소아의 수분 요구량을 충족시킬 수 있는 양을 공급한다. 정상적인 수화상태에서는 신생아는 최소한 1.5 ml/kcal, 소아는 1.0 ml/kcal를 공급한다.

### 모니터링과 중재

**| 혈당 농도 |** 필요시 검사실에서 혈장 포도당 농도를 측정하여 70~120 mg/dl을 유지하도록 한다. 가정에서는 야간 관급식후 아침에 즉시 혈당계로 혈당을 측정한다. 그리고 적어도 만 5세 까지는 모든 소아들에 대해서 혈당을 모니터 해야 한다. 가장 저혈당이 초래되기 쉬운 때는 오전 중간쯤(약 10시 경)과 이른 오후(약 3~4시 경)이다.

만약 혈당이 목표범위보다 낮으면 당질 섭취량을 처방량보다 약 10~15% 증가하고

**| 표 16.17 |** 제1형 당원병의 자유식품과 제한식품

자유식품

음료 : 인공감미료가 첨가된 레모네이드나 탄산음료
소스 : 케찹, 진간장, 스테이크 소스, 찰리 소스, 칵테일 소스
양념 : 인공 감미료, 마늘, 레몬, 민트, 양파, 파슬리, 후추, 소금, 바닐라, 식초
국 : 맑은 소고기국물이나 닭국물
기타 : 크랜베리(무가당의 생것이나 냉동), 젤로(무가당, 혹은 인공 감미료 함유), 겨자, 무가당 껌

제한식품

- 포도당을 사용하지 않은 케익이나 과자, 파이, 도너츠
- 우유(하루 500 ml 이상), 밀크쉐익, 농축 우유, 커스타드, 푸딩, 아이스크림
- 커피, 차, 코코아, 설탕이나 카페인이 함유된 음료
- 과일, 과일주스, 과일음료믹스
- 설탕, 꿀, 잼, 젤리, 당밀, 시럽
- 설탕을 입힌 씨리얼, 일반 껌

자료 : 참고문헌 13

그 대신 동일한 양의 에너지를 지방 섭취량에서 줄인다. 그 다음날 같은 시간에 혈당을 측정하여 여전히 낮으면 혈당이 목표범위로 될 때 까지 이 과정을 반복한다.

**| 단백질 상태 |** 혈청 알부민이나 프리알부민 농도를 영아기에는 3개월 마다, 그 후에는 매해 2번씩 점검한다. 혈청 프리알부민 농도가 분명하게 결핍증을 나타내도 혈청 알부민은 정상범위를 보일 수 있다. 이는 프리알부민이 알부민보다 단백질 영양상태를 더 신속하고 확실하게 나타내기 때문이다.

만약 혈청 알부민이나 프리알부민 농도가 정상범위보다 낮으면 단백질 처방량을 5~10% 증가하고 1달 후에 혈청 농도를 재평가하여 정상범위로 될 때 까지 이 과정을 반복한다.

**| 혈장 중성지방, 콜레스테롤, 유산, 요산 농도 |** 만 3세까지는 매 3개월마다, 그 후에는 매 6개월마다 혈장 농도를 측정하며 정상범위에 있는지 점검한다(표 16.18).

만약 이들의 농도가 정상범위보다 높다면 혈당 농도를 측정한다. 만약 혈당이 낮다면 생옥수수나 다른 당질의 섭취량을 증가하거나 급식 스케쥴을 변경하여 당질을 충분히 공급함으로써 저혈당을 방지해야 한다. 상기한 지표들의 농도 상승은 혈당 농도 저하와 관련이 있으며 불량한 대사조절을 의미한다.

**| 철 상태 |** 혈청 훼리틴과 전혈구 및 백혈구 종류별 계산치를 평가한다.

① **혈장 훼리틴 농도** : 생후 6, 9, 12 개월에 각각 혈장 농도를 평가하고, 그 후에는 매해 1회씩 평가한다. 만약 혈장 훼리틴 농도가 정상범위보다 낮으면 철 보충제를 사용하여 섭취량을 하루에 2 mg/kg로 증가한다. 그리고 1개월 후에 다시 평가하

| 표 16.18 | 당원병 환자에서 생화학적 지표의 목표 범위

| 지표 | 목표 범위 |
|---|---|
| 혈당 | 70~120 mg/dl |
| 혈청 알부민 | 3.3~5.0 g/dl |
| 콜레스테롤 | < 201 mg/dl |
| 중성지방 | 300~700 mg/dl(치료 범위) |
| 요산 | 2.0~5.4 mg/dl |
| 유산염 | 동맥혈 3.3~6.8 mg/dl<br>정맥혈 4.5~11.8 mg/dl |

자료 : 참고문헌 3

여 혈장 훼리틴 농도가 정상범위로 될 때 까지 철 보충제를 사용한다.

② **전혈구 및 백혈구 종류별 계산치** : 헤모글로빈과 헤마토크릿, 백혈구 종류별 수효를 생후 6, 9, 12 개월에 평가하고, 그 후에는 매 6개월 마다 평가한다.

**| 성장 상태 |** 만 1세 까지는 매달, 그 후 만 4세 까지는 매 3개월 마다, 그 후에는 매 6개월 마다 길이(혹은 신장)와 체중을 측정하여 성장곡선에 표시한다. 신장과 체중은 10~90 백분위수 사이로 유지해야 한다. 그러나 일부 정상적인 영유아나 소아들도 10~90 백분위수 이하이거나 이상인 경우가 있다.

만약 신장이나 체중이 평소의 성장 구간(growth channel) 이하로 저하되면 혈당과 대사적 지표들을 재평가하여 혈당과 기타 지표들이 목표범위로 될 수 있도록 영양처방을 조정한다. 1개월 후에 다시 재평가하여 목표범위로 될 때 까지 이 과정을 반복한다.

성장부전은 흔히 불량한 대사조절을 의미한다. 당원병 1b형에서는 호중구감소증으로 감염이 자주 재발되어 성장부진이 초래된다. 일부 환자들은 대사조절이 양호해도 성장잠재력을 성취하지 못한다.

당원병 1형 소아에서는 생옥수수전분과 에너지를 과다하게 섭취하여 만성적으로 비만이 초래될 수 있다. 만약 체중증가가 평소의 성장 백분위수 구간을 지나치게 상회하면, 식사일기를 검토하여 생옥수수전분을 포함한 총 에너지 섭취량이 과다하지 않은지 평가한다. 바람직한 체중증가와 정상적인 혈당 및 대사지표들의 농도 유지를 위해서 에너지 요구량을 조정한다. 1개월후 다시 평가하여 목표범위에 도달할 때 까지 이 과정을 반복한다.

**| 영양소 섭취량 |** 매번 혈액검사하기 직전에 기록한 3일간의 식사일기를 검토하여 당질, 단백질, 지방, 에너지, 비타민, 무기질 섭취량을 계산하고 요구량과 비교한다.

## 4 윌슨병

### 4.1 원인과 증상

윌슨병(Wilson's disease)은 상염색체열성 결함(autosomal recessive defect)으로 간세포에서 구리의 흡수와 배설에 장애가 초래되어 간, 뇌, 신장, 각막, 적혈구 등에 구리가 비정상적으로 축적되는 선천성 질환이다. 조직내 구리의 침윤으로 초래되는 대표적인 삼대징후(Triad)인 간경변증, 뇌의 기저핵(basal ganglia)의 연화와 변성, 각막의 색소화(Kayser-Fleischer rings)를 보이며, 이밖에도 신세뇨관의 손상, 용혈성 빈혈 등을 초래한다.

윌슨병에서는 구리가 담즙으로 배설되는 양이 감소하고, 혈액내에서 구리를 운반하는 당단백질인 세루로플라스민(ceruloplasmin)내로 구리가 삽입되지 못하여 양의 구리균형을 초래한다. 정상인에서 식사를 통한 1일 구리섭취량은 대략 4 mg이며 이중에서 2 mg이 흡수되었다가 담즙으로 배설되므로 구리 평형상태를 유지한다. 그러나 윌슨병 환자에서는 흡수된 2 mg의 구리중에서 0.2~0.4 mg이 담즙으로 배설되고 1 mg은 소변으로 배설되어 양의 구리평형(+0.6~0.8 mg/day)를 초래한다. 그 결과 질병이 진행되면서 간세포의 라이소솜(lysosome)에 과잉의 구리가 축적되어 점진적으로 간세포를 손상시키고 간경변증이 유발된다. 구리 과부하가 간세포를 손상시키는 기전은 확실치 않으나 아마도 구리가 자유기의 형성을 촉진시켜서 지방과산화와 세포내막 구조(예, 미토콘드리아, 라이소솜, 마이크로솜)의 파괴를 초래하는 것으로 추정된다. 질병의 만기에는 구리가 눈, 뇌, 신장 등 간외조직에 축적된다.

윌슨병 환자들은 대부분 5~30세에 증상을 보이기 시작하며 증상이 없던 환자가 갑자기 문맥항진증과 비장비대, 복수, 식도정맥류 등을 보이는 경우가 흔하다. 환자의 5%에서는 윌슨병의 초기 증상으로 전격성 간부전을 보여서 간이식을 하지 않고는 치명적인 결과를 초래하게 된다. 신경과적 장애로 나타나는 가장 흔한 증상은 떨림, 구어장애(dysarthria), 근긴장이상(dystonia), 연하곤란증 등이며 정신장애(psychosis)를 보이기도 한다. 구리가 눈에 축적되면 각막의 가장자리에 녹갈색의 테두리가 생기며 이를 Kayser-Fleischer ring 이라 한다. 이밖에도 혈류로 방출된 구리가 적혈구에 독성효과를 초래하여 급성 용혈성 빈혈이 생기며, 신장에 구리가 축적되어 신세뇨관의 결함을 초래하여 포도당, 아미노산, 인, 요산이 소변으로 손실되며 신세뇨관산증이 초래된다.

## 4.2 진단기준

윌슨병 환자의 90% 이상에서 혈청 세루로플라스민 농도가 20 mg/dl 이하로 저하되며 혈청 구리 농도는 70 ug/dl로 감소하고, 구리의 요배설은 100 ug/dl 이상으로 증가한다. 혈청 세루로플라스민 농도가 20 mg/dl 미만이면서 1) Kayser-Fleischer rings을 보이거나, 혹은 2) 간생검에서 구리 농도가 250 ug/g(dry weight)인 경우에 윌슨병으로 진단한다.

## 4.3 치료

윌슨병은 치료시기가 빠를수록 예후가 양호하여 조기에 치료를 시작하면 치료가능한 간질환이다. 이 때문에 윌슨병을 가진 소아의 형제자매들은 반드시 윌슨병에 대한 검색(screening)을 실시해야 한다.

윌슨병의 1차적 치료법으로 D-페니실라민(penicillamine)이 주로 사용되며 이 약제는 구리를 킬레이트화하여 소변으로 배설하며 구리 배설량은 하루에 1,000~3,000 ug까지도 달한다. 그러나 질병의 개선 효과는 매우 느리기 때문에 적어도 6개월 이상 이 약제를 복용해야 한다. 한편 이 약물의 부작용으로 발진, 백혈구감소증, 재생불능성 빈혈, 단백뇨, 유사 전신성 홍반성 낭창증후군등이 나타날 수 있다. 그리고 D-페니실라민은 소장에서 비타민 $B_6$와 흡수경쟁을 하게 되므로, 다량 복용하는 경우에는 비타민 $B_6$ 결핍증이 초래될 수 있기 때문에 비타민 $B_6$ 보충제가 필요하다.

이밖에도 아연(45 mg/day)이 윌슨병 치료제로 사용되며, 이는 아연이 소장에서 구리와 높은 친화력을 가진 metallothionein 합성을 유도함으로써 구리 흡수를 억제하기 때문이다.

한편 구리가 많이 함유된 식품을 제한하는 식사요법(≤1.5 mg/day)은 구리를 제거하는 약물요법의 보조적 치료법으로 이용된다. 구리가 많이 함유된 식품은 표 16.19에 제시되었다.

만약 환자가 약물치료와 식사요법에도 불구하고 간 질환이 점진적으로 악화되거나 전격성 간부전이 초래되는 경우에는 간이식 이외에는 다른 치료법이 없다.

| 표 16.19 | 구리가 많이 함유된 식품

| 식품군 | 권장식품<br>(구리함량이 적음) | 보통정도 | 주의식품<br>(구리함량이 많음) |
|---|---|---|---|
| 곡 류 | 쌀, 국수, 머핀, 옥수수, 마카로니, 오트밀 | 감자, 고구마, 호밀빵, 팝콘, 콘칩, 크래커, 도너츠 | 정제되지 않은 곡류, 포테이토칩 |
| 어육류 | 쇠고기, 닭고기, 계란, 칠면조고기 | 콩류, 두부, 생선, 돼지고기, 양고기, 베이컨, 소세지 | 내장류(간, 신장), 굴, 게, 가재, 새우 |
| 유제품 | 우유, 요구르트, 요플레, 치즈 | | 초코렛 우유 |
| 채소류 | 시금치, 양배추, 무, 오이, 당근 양파, 브로컬리, 컬리플라워, 샐러리, 피망 | 버섯, 아스파라거스 | |
| 과일류 | 사과, 포도, 배, 토마토, 딸기, 수박, 파인애플, 오렌지, 레몬, 메론, 체리 | 바나나, 아보카도 | 말린 과일(건포도 등) |
| 지방류 | 버터, 마아가린, 마요네즈, 식용유, 이탈리안 드레싱 | | 견과류(땅콩, 피칸, 호도, 해바라기씨 등), 땅콩버터 |
| 기 타 | 커피, 홍차, 탄산음료, 피클, 설탕, 꿀, 젤리, 사탕 | 케찹, 토마토소스, 피자 | 초코렛, 코코아, 당밀, 술 |

자료 : 참고문헌 1

## 참고문헌 •••


1. 김영혜(편집). 보건의료인을 위한 임상영양 가이드. 서울중앙병원 영양팀, 2000.
2. 한국영양학회. 한국인영양권장량. 제7차 개정, 2000.
3. Acosta PB, Yannicelli S. Nutrition Support Protocols : The Ross Metabolic Formula System, 4th ed, Ross Product Division, Division of Abbott Laboratories, 2001.
4. American Academy of Pediatrics. Phenylketonuria. Pediatrics 98:489-491, 1998.
5. Berry GT, Steiner RD. Long-term management of patients with urea cycle

disorders. J Pediatr 138:S56-S61, 2001.

6. Chen YT, Bazzarre CH, Lee MM, et al. Type 1 glycogen storage disease: nine years of management with cornstarch. Eur J Pediatr 152(suppl 1):S56-S59, 1993.
7. Cohn RM, Roth KS. Biochemistry and Disease. Williams & Wilkins. 1996.
8. Guttler F, Guldberg P. Mutation analysis anticipates dietary requirements in phenylketonuria. Eur J Pediatr 159(Suppl 2): S150-S153, 2000.
9. Hayde M, Widhalm K. Effects of cornstarch treatment in very young children with type 1 glycogen storage disease. Eur J Pediatr 149:630-633, 1990.
10. Leonard JV. The nutritional management of urea cycle disorders. J Pediatr 138:S40-S45, 2001.
11. Mahan LK, Escott-Stump S. Krause's Food, Nutrition, & Diet Therapy. 11th ed, Saunders, 2004.
12. National Institutes of Health Consensus Development Panel. National Institutes of Health Consensus Development Conference Statement: Phenylketonuria : Screening and Management. Pediatrcs 108:972-982, 2001.
13. Nelson JK, Moxness KE, Jensen MD, Gastineau CF. Mayo Clinic Diet Manual. 7th ed, Mobby, 1994.
14. Pietz J, Kreis R, Rupp A, et al. Large neutral amino acids block phenylalanine transport into brain tissue in patients with phenylalanine. J Clin Invest 103:1169-1178, 1999.
15. Samour PQ, King K. Handbook of Pediatric Nutrition. 3rd ed, Jones and Bartlett, 2005.
16. Scriver CR, Beaudet AL, Sly WS, Valle V(eds). The Metabolic & Molecular Bases of Inherited Disease. 8th ed, McGraw-Hill Medical Publishing Division, 2001.
17. Shils ME, Olson JA, Shike M, Ross AC. Modern Nutrition in Health and Disease. 9th ed, Lippincott Williams & Wilkins, 1999.
18. Summar M, Tuchman M. Proceedings of a consensus conference for the management of patients with urea cycle disorders. J Pediatr 138:S6-S10, 2001.
19. The Urea Cycle Disorders Conference Group. Consensus statement from a conference for the management of patients with urea cycle disorders. J Pediatr 138:S1-S5, 2001.
20. Walker WA, Watkins JB, Duggan C. Nutrition in Pediatrics, 3rd ed, BC Decker Inc, 2003.

21. Wolfsdorf JI and Crigler Jr JF. Cornstarch regimens for nocturnal ttreatment of young adults with type 1 glycogen storage disease. Am J Clin Nutr 65:1507-1511, 1997
22. Wolfsdorf JI, Laffel LMB, Crigler Jr JF. Metabolic control and renal dysfunction in type 1 glycogen storage disease. J Inher Metab Dis 20:559-568, 1997.

CHAPTER_17 | Other Disorders

# 17 기타 질환

1. 간질 | 2. 발달장애

## 1 간질

### 1.1 원인과 증상

간질(epilepsy)은 뇌신경세포에서 돌연한 비정상적인 방전(electrical discharge)으로 인해서 신경기능이 반복적으로 발작적 변화를 초래하는 만성적 뇌질환이다. 발작의 정도는 비정상적인 방전이 뇌의 특정부위에 제한되거나 중추신경계로 퍼지는 정도에 따라서 약간의 의식변화에서부터 대발작 경련(grand mal seizure)에 이르기 까지 다양하다. 대발작 경련의 경우 갑자기 의식을 완전히 잃고 쓰러지며 근육의 긴장성 수축과 자세조절 능력의 상실, 호흡근의 심한 수축, 호흡장애 및 청색증 등이 동반될 수 있으며 침을 많이 흘리고 심호흡으로 입에서 거품을 낸다. 발작은 대개 3~5분간 계속되며 발작 후 환자는 이를 기억하지 못하며, 두통이나 졸음이 흔히 나타나며 수일간 정상상태로 회복되지 않을 수도 있다.

간질의 유병률은 전인구의 0.5~2%로 추정되고 있으며, 20세 이전에 발병하는 경우가 대부분(75%)이다. 간질 발작(epileptic seizures)은 뇌에서 발작의 근원이 국부적인

지 혹은 전체적인지에 따라서 부분 발작(partial seizures)과 전신성 발작(generalized seizures)으로 분류된다.

소아 간질의 75%는 원인을 알 수 없는 특발성 간질이며, 나머지 25%는 주산기 저산소증, 출생시 두개내 뇌손상, 급성 감염, 대사이상(저혈당, 저칼슘혈증, 저마그네슘혈증, 피리독신 결핍), 선천성 뇌기형 등에 기인한다.

## 1.2 약물치료

간질 조절의 가장 근본적 수단은 약물치료이다. 약물치료의 목표는 환자의 인지기능을 유지하고 소아에서는 정상적인 지능발달을 유지하면서 유해한 전신 부작용이 없이 발작을 억제하는 것이다.

간질 치료에 사용되는 항경련제에는 Phenobarbital, Primidone, Phenytoin, Valproic acid 등이 있다. 항경련제를 사용함으로써 약 60%의 환자에서 경련의 완전 조절이 가능한 것으로 알려져 있다. 그러나 항경련제들은 모두 부작용이 있어서 경미한 피로감, 어지럼증, 체중증가 등을 보이며 심한 경우에는 우울증, 피부발진, 언어 장애, 심한 피로 등이 나타난다. 뿐만 아니라 항경련제는 영양상태에 영향을 미친다.

항경련제가 소아의 영양상태에 미치는 영향은 다음과 같다.

- Phenobarbital, Phenytoin, Primidine을 복용하는 환아중에서 40%는 혈청 칼슘 농도가 저하된다. 그 이유는 항경련제들이 간에서 cholecalciferol이 25(OH)$D_3$로 전환되는 것을 방해하는 반면에 25(OH)$D_3$의 분해를 촉진함으써 장내 칼슘 흡수를 감소시키기 때문이다.
- 상기한 항경련제들은 또한 장내의 산도를 변화시켜서 소장점막에서 엽산의 흡수를 억제함으로써 엽산 결핍증을 초래한다. 특히 Phenytoin은 엽산과 비슷한 구조를 가져서 흡수부위에서 동일한 수용체를 놓고 경쟁하므로 만성적으로 치료시 엽산 결핍증을 초래하여 거대적아구성 빈혈(megaloblastic anemia)이 생길 수 있다.
- Valproic acid는 카니틴 결핍증을 초래할 수 있다.
- 이밖에도 항경련제들은 식욕부진, 잇몸 비대, 졸림 등의 부작용을 초래하여 식사섭취량이 감소할 수 있다.

## 1.3 의학영양치료

간질 소아에서 약물치료가 실패하였거나 항경련제로 인한 심한 부작용을 경험할 때 케톤식(ketogenic diet)이 사용된다. 케톤식은 상당량의 지방(총 열량의 85~90%)과 극소량의 당질 및 단백질로 구성된다.

### 케톤식의 치료 효과

케톤식의 치료 성공률은 연구자마다 상당한 차이가 있으나 일반적으로 케톤식을 시행하는 소아들중 1/3은 발작이 완전히 중단되며, 또 다른 1/3은 발작 빈도가 현저하게 감소하거나 약물의 용량을 줄일 수 있었다. 그러나 나머지 1/3에서는 케톤식이 전혀 유익한 효과를 보이지 않는 것으로 알려져 있다. 케톤식은 소아들에게 일정한 기간동안 실시된다. 그러나 청소년과 성인에서는 소아의 경우만큼 효과적이지 못하며, 이는 아마도 식사준수도와 관련이 있는 것으로 보인다. 한편 1세미만의 영아는 케톤증이 초래되기 어렵고 저혈당이 발생되기 쉽기 때문에 케톤식이 권장되지 않는다.

### 케톤식의 이론적 근거

**| 케톤체 |** 당질 섭취를 극도로 제한하고 신체에 필요한 에너지의 대부분을 지방으로 공급하게 되면, 지방이 주에너지원으로 이용되면서 케톤체 생성이 증가된다. 그 이유는 당질 섭취가 극도로 제한된 상태에서는 미토콘드리아내에 oxaloacetate가 부족하게 되어 유리지방산의 산화($\beta$-oxidation)로 생성된 아세틸 CoA가 구연산 회로로 들어갈 수 없게 된다. 따라서 미토콘드리아내에서 아세틸 CoA의 축적이 생기고 두 개의 아세틸 CoA가 결합하여 acetoacetate와 $\beta$-hydroxybutyrate 등 케톤체를 생성하게 되고, 이들이 혈액내로 이동하여 혈중 농도가 증가되어 케톤증(ketosis)이 유발된다. 케톤식을 시작한지 2~3일 후에 즉시 케톤증이 발생한다. 그리고 케톤증이 유발된 후 1~2주 지나면 뇌에서 케톤체를 에너지원으로 사용하기 시작하면서 발작 증세가 억제된다. 그러나 케톤체가 발작을 억제하는 정확한 기전은 아직 알려지지 않고 있다. 만약에 케톤뇨가 나오지 않으면 케톤식은 치료효과를 내지 못한다. 그러나 케톤체만으로는 치료 효과를 보기가 어렵다.

**| 산증 |** 케톤체는 산성이므로 산증을 초래한다. 산증은 혈액내에 산이 증가함을 의미하며 발작 역치에 영향을 준다. 산, 혹은 산을 형성하는 염을 섭취하거나 이산화탄소가

많은 혼합물을 흡인하면 일시적으로 발작을 감소시킬 수 있으며, 같은 이치로 과호흡은 산증을 감소시켜서 발작을 초래한다. 케톤식에서 산증은 발작 조절을 촉진하는데 관여하는 요인들 중의 하나이다. 그러나 신체는 산증에 대한 신속한 보상기전으로 pH 균형을 재조정하므로 산증은 케톤식의 성공적인 치료효과를 위한 주요 결정요인이 될 수는 없다.

**| 탈수증 |** 전통적으로 케톤식에서는 수분 섭취를 제한하지만 탈수증이 발작 조절에서 어떠한 역할을 하는지는 분명치 않다. 수분은 케톤체를 희석시키므로 이를 방지하기 위해서 수분을 제한한다. 수분제한은 농축효과를 내서 케톤증 유지에 도움이 된다.

### 전통적인 케톤식

전통적 케톤식(classical ketogenic diet)은 옥수수 기름을 사용하며 지방과 당질+단백질의 비율을 3 : 1 내지 4 : 1로 구성하는 식사계획이다.

**| 에너지 |** 에너지 섭취량은 대체로 소아의 연령 및 표준체중에 대한 영양섭취기준의 75%가 되어야 하며, 각 소아의 신체활동 정도, 유전적 잠재력, 현재 성장패턴, 가정환경 등에 따라서 수정될 수 있다. 특히 심한 저체중의 소아에서는 표준체중보다 현재체중을 사용하는 것이 바람직하며, 그 이유는 소아가 케톤증을 유지하면서 동시에 체중증가를 달성할 수 없기 때문이다.

과도한 체중증가는 케톤식의 치료효과를 무효화시킬 수 있다. 일반적으로 케톤식을 시행하는 소아에서는 성장속도가 다소 저하된다. 연령별 에너지 섭취량에 대한 지침이 표 17.1에 제시되었다.

**| 케톤형성 비율(지방 : 단백질+당질) |** 케톤형성 비율(ketogenic ratio)은 지방의 그람수(grams)와 단백질과 당질을 합한 그램수의 비율을 의미한다. 케톤형성 영양소(ketogenic nutrients)란 신체의 체톤체 형성을 증가시키기 쉬운 영양소들을 말하며 섭취한 지방의 대부분(90%)과 단백질의 46%는 케톤체를 형성한다. 반면에 항케톤형성 영양소(anti-ketogenic nutrients)란 포도당으로 분해되어 항케톤형성 효과를 나타내는 영양소를 말하며 당질의 100%, 지방의 10%, 단백질의 58%는 체내에서 포도당으로 분해되어 항케톤형성 효과를 나타낸다. 단백질은 케톤형성 및 항케톤형성 효과를 거의 비슷하게 나타내고 지방의 일부도 항케톤형성 효과를 나타내므로 엄밀한 의미에서 케톤형성 영양소와 항케톤형성 영양소로 분류하는 것은 부적절하다고 본다. 따라서 케톤형성 비율이라는 용어보다는 지방과 단백질과 당질을 합한 비율(지방 : 단백질+당질) 이라는

**| 표 17.1 |** 케톤식에서 연령별 에너지 및 단백질 요구량

| 연령 | 에너지(kcal/kg) | 단백질(g/kg) |
|---|---|---|
| 1세 미만 | 75~80 | 1.5 |
| 1~3세 | 70~75 | 1.1 |
| 4~6세 | 65~68 | 1.0 |
| 7~10세 | 55~60 | 1.0 |
| ≥ 11세 | 30~40 | 1.0 |

자료 : 참고문헌 2, 7

표현이 더 정확하겠으나, 편의상 케톤형성 비율이라는 용어를 사용한다.

케톤형성 비율이 높을수록 식사의 단백질과 당질의 함량이 낮아진다. 케톤식의 전형적인 케톤형성 비율(지방 : 단백질+당질)은 3 : 1 내지 4 : 1이다.

대부분의 소아(2~11세)들에서는 케톤형성 비율을 3 : 1 내지 4 : 1로 시행한다. 그러나 24개월 미만의 소아들에게는 높은 단백질 요구량을 충족시키기 위하여 3 : 1 내지 3.5 : 1로 공급한다. 그리고 나이 든 소아(>11세)나 청소년, 혹은 심한 과체중의 소아들에게는 3 : 1로 공급함으로써 당질 허용량을 증가시켜서 식사준수도를 향상시킬 수 있다. 만약 케톤증 상태가 유지되지 못하면 에너지 섭취량을 재평가하거나 케톤형성 비율을 증가시켜야 한다.

**| 식이단위 |** 식이단위(dietary units)는 케톤식의 골조가 된다. 케톤형성 비율에 따라서 식이단위당 칼로리 함량이 다르다(표 17.2). 총 열량을 식이단위의 칼로리로 나누면 하루에 허용되는 식이단위의 수가 나온다.

**| 지방 허용량 |** 하루에 허용되는 지방 그램수를 결정하기 위하여 일일 식이단위수에 케톤형성 비율의 지방단위수를 곱한다.

**| 단백질 |** 단백질 섭취량은 연령별 영양섭취기준에 근거해야 하며 신장별 표준체중을 이용한다(표 17.1). 이론적으로 케톤식에서는 에너지 섭취를 제한하므로 공급되는 단백질의 일부가 에너지원으로 사용될 수 있다. 따라서 단백질 영양상태가 부적절한 소아는 케톤식을 시작하기 전에 영양상태를 개선시키는 것이 바람직하다. 케톤형성 비율이 4 : 1인 식사에서는 조직보수, 방어기전, 성장을 위해서 적어도 1 g/kg 단백질이 필요하다. 한편 3 : 1과 2 : 1의 식사에서는 단백질을 더 공급할 수 있다.

| 표 17.2 | 케톤 형성 비율에 따른 식이 단위

| 비율 | 지방 칼로리 | 당질과 단백질 칼로리 | 식이 단위당 칼로리 |
|---|---|---|---|
| 1.4 : 1 | 1.4 × 9 = 12.6 | 1 × 4 = 4 | 12.6 + 4 = 16.6 |
| 2 : 1 | 2 × 9 = 19 | 1 × 4 = 4 | 18 + 4 = 22 |
| 2.7 : 1 | 2.7 × 9 = 24.3 | 1 × 4 = 4 | 24.3 + 4 = 28.3 |
| 3 : 1 | 3 × 9 = 27 | 1 × 4 = 4 | 27 + 4 = 31 |
| 3.5 : 1 | 3.5 × 9 = 31.5 | 1 × 4 = 4 | 31.5 + 4 = 35.5 |
| 4 : 1 | 4 × 9 = 36 | 1 × 4 = 4 | 36 + 4 = 40 |
| 5 : 1 | 5 × 9 = 45 | 1 × 4 = 4 | 45 + 4 = 49 |

**| 당질 허용량 |** 당질 허용량은 단백질과 당질을 합한 총 허용량에서 단백질의 그램수를 뺀 나머지이다. 당질을 항상 맨 나중에 계산해야 한다. 케톤식 계산법의 예가 표 17.3에 제시되었다.

**| 식사계획 |** 하루에 필요한 열량 및 삼대 영양소의 허용량이 확정된 후에는 당뇨 식품교환표를 이용하여 식단을 계획할 수 있다(부록-18 참조). 케톤식은 하루에 3~4회로 나누어 공급할 수 있다. 케톤체 조절이 어려운 소아에게는 소량씩 자주 먹이는 것이 하루종일 케톤증을 유지하는데 더 효과적일 수 있다. 특히 케톤식을 먹기 힘들어 하는 소아에게는 소량의 식사가 더 먹기 쉬울 수 있다. 그러나 각각의 식사나 간식을 계획할 때 올바른 케톤형성 비율을 유지해야 한다.

케톤식의 자유식품과 금지식품이 표 17.4에 제시되었다. 주의식품들은 당질 함량이 많기 때문에 피해야 한다. 한편 자유식품들은 단백질, 지방, 당질의 함량이 매우 적어서 식사계획에 포함시키지 않고 원하는 대로 사용할 수 있다.

**| 수분 |** 수분제한은 논란의 여지가 많다. 현재 수분은 케톤체의 희석을 방지하기 위하여 유지요구량 보다 적게 공급한다. 수분제한은 농축효과를 나타내서 케톤증 유지에 도움이 된다. 소아의 부모들은 아이로부터 탈수증의 증상과 징후를 잘 모니터하고 아픈 날이나 더운 날에는 여분의 수분을 공급해야 한다. 수분 섭취량을 하루동안에 균등하게 분배하는 것이 케톤증 유지에 도움이 된다. 수분 제한은 하루에 1 ml/kcal로 시작해서 깨어있는 동안에 시간당 120~150 ml을 공급하기 시작하는 것이 바람직하다.

**| 표 17.3 |** 케톤식 계산법의 예

만 3세 여아

체중 13.5 kg, 신장 92 cm, 표준체중 = 14 kg

케톤형성 비율(지방 : 당질 + 단백질)을 1.4 : 1에서 시작하여 점차로 2.7 : 1, 4 : 1로 진행하려고 할 때 각 단계에서 삼대 영양소의 필요량을 계산하는 방법은 다음과 같다. 케톤형성 비율은 영양소의 무게당 비율이며 열량당 비율이 아니다.

1. 영양요구량
   - 에너지 = 70 × 14 = 980 kcal
   - 단백질 = 1.1 × 14 = 15.4 g ≒ 15 g
   - 수분 = 1 × 980 = 980 ml
2. 지방과 당질 요구량
   - a. 지방 : (당질 + 단백질) = 1.4 : 1인 경우
     - 식이단위당 열량 = 1.4 × 9 + 1 × 4 = 16.6 kcal
     - 하루 총 식이단위수 = 980 ÷ 16.6 ≒ 59 단위
     - 지방요구량 = 총 식이단위수 × 1.4 = 59 × 1.4 ≒ 95 g
     - 당질요구량 = 총 이식단위수 − 단백질 요구량 = 59 − 15 = 44 g
   - b. 지방 : (당질 + 단백질) = 2.7 : 1인 경우
     - 식이단위당 열량 = 2.7 × 9 + 1 × 4 = 28.3 kcal
     - 하루 총 식이단위수 = 980 ÷ 28.3 ≒ 35단위
     - 지방요구량 = 총 식이단위수 × 2.7 = 35 × 2.7 ≒ 95 g
     - 당질요구량 = 총 식이단위수 − 단백질 요구량 = 35 − 15 = 20 g
   - c. 지방 : (당질 + 단백질) = 4 : 1인 경우
     - 식이단위당 열량 = 4 × 9 + 1 × 4 = 40 kcal
     - 하루 총 식이단위수 = 980 ÷ 40 ≒ 25 단위
     - 지방요구량 = 총 식이단위수 × 4 = 25 × 4 ≒ 100 g
     - 당질요구량 = 총 식이단위수 − 단백질 요구량 = 25 − 15 = 10 g

**| 영양보충제 |** 케톤식을 시행하는 소아들은 누구나 무가당 형태의 경구 칼슘 600 mg, 종합비타민제와 철을 매일 복용해야 한다.

**| 인공감미료-함유 식품 |** 비영양감미료(non-nutritive sweetener)로 만든 제품에는 당질의 함량이 매우 적거나(1회분량 <0.5 g 당질), 전혀 없다. 한편 영양 인공감미료로 만든 제품들의 당질 함량은 0.5~12 g(1회 분량)이다. 케톤식을 실시하는 소아는

**| 표 17.4 |** 케톤식의 주의식품과 자유식품

| 주의식품 | 자유식품 |
|---|---|
| · 식사계획에 포함되지 않은 모든 빵, 빵제품, 씨리얼, 떡<br>· 케익, 캔디, 과자, 탄산음료<br>· 아이스크림, 셔베츠, 파이, 푸딩<br>· 엿, 조청, 설탕, 시럽, 꿀, 잼, 젤리<br>· 케첩, 껌 | · 기름끼 제거한 육수(소고기, 닭)<br>· 무가당 코코아 가루(하루 1찻술로 제한)<br>· 커피, 카페인-제거 커피, 차<br>· 후추, 식초, 소금, 겨자가루 |

자료 : 참고문헌 11

인공감미료가 함유된 제품에서 하루에 1 g 이상의 당질이나 단백질을 섭취해서는 안 된다. 케톤식에서는 표 17.5에서 제시된 제품들중에서 하루에 한가지만을 선택할 수 있으며 제시된 양을 초과하지 말아야 한다.

### 관급식

만약에 소아의 발작 증세가 너무 심해서 당분간 음식을 씹거나 삼킬 수 없는 경우에는 임시로 관급식이 이용될 수 있다. 케톤 관급식으로 발작 증세가 감소하거나 중단되면, 흔히 아이는 다시 씹고 삼킬 수 있게 되어 고형식으로 진행할 수 있게 된다.

관급식의 계산법은 고형식의 경우와 동일하다(표 17.3 참조). 케톤 관급식은 대개 대두단백으로 된 Ross carbohydrate-free(RCF) formula, 이꽃유 유화액인 Microlipid, 포도당중합체인 Polycose의 3가지 성분으로 구성되며 이들의 영양소 함량은 표 17.6와 같다.

**| 표 17.5 |** 인공감미료-함유 제품의 칼로리 함량

| 인공감미료-함유 제품 | 분량 | kcal/serving |
|---|---|---|
| 무가당 탄산 음료 | 180 ml | 1 |
| 가루로 만든 무가당 레모네이드 | 180 ml | 3 |
| 가루로 만든 무가당 젤로 | 1/4 cup | 4 |
| 식탁용 과립 인공감미료 | 2 t | 4 |

자료 : 참고문헌 11

**| 표 17.6 |** 관급식 성분의 영양소 함량

| 성분 | 분량 | 단백질 | 지방 | 당질 | 열량 |
|---|---|---|---|---|---|
| RCF 용액 | 100 ml | 4.0 g | 7.2 g | – | 81 kcal |
| Microlipid | 100 ml | – | 50 g | – | 450 kcal |
| Polycose powder | 100 g | – | - | 94 g | 380 kcal |

자료 : 참고문헌 3, 7

표 17.3에서 케톤형성 비율이 4 : 1인 경우 총 식이단위수는 25 단위이며, 영양요구량은 에너지 980 kcal, 지방 100 g, 단백질 15 g, 당질 10 g이다. 관급액 조성을 위한 계산법은 다음과 같으며 그 결과는 표 17.7에 제시되었다.

1. 단백질 요구량을 충족하는데 필요한 RCF 분량을 계산한다.
2. RCF에서 공급되는 지방을 제한 나머지 지방을 충족시키는데 필요한 Microlipid 양을 계산한다.

**| 표 17.7 |** 케톤 관급액의 조성

케톤 형성 비율 = 4 : 1　총 식이단위수 = 25
에너지 980 kcal　지방 100 g　단백질 15 g　당질 10 g

| 성분 | 분량 | 단백질(g) | 지방(g) | 당질(g) | 열량(kcal) |
|---|---|---|---|---|---|
| RCF 용액 | 375 ml | 15 | 27.0 | – | 304 |
| Microlipid | 146 ml | | 73 | | 657 |
| Polycose | 11 g | | | 10 | 42 |
| 합계 | 521 ml | 15 | 100 | | 1003 |

수분 허용량 = 1 ml/kcal = 980 kcal/day
하루 관급액 521 ml
자유수로 공급할 수 있는 나머지 수분량 = 980 − 521 ≒ 460 ml
급식관 세척 = 160 ml (20 ml × 8회)
관급액에 첨가할 수분량 = 460 − 160 = 300 ml
총 관급액 용적 = 521 + 300 = 821ml
매회 투여량 = 103 ml (= 821 ml ÷ 8회)
혹은 하루 16시간 동안 지속적으로 103 ml/hr 공급

자료 : 참고문헌 7

3. 당질 요구량을 충족시키는데 필요한 polycose의 양을 계산한다.

### 중쇄중성지방-보충 케톤식

전통적인 케톤식의 대안으로 케톤증을 유도하기 위하여 중쇄중성지방(medium-chain triglyceride : MCT) 기름을 사용하는 방법이 이용되고 있다. 일부 의료진들은 MCT-보충식이 더 맛이 좋고 시행하기 쉽다고 주장한다. 그러나 이 식사는 전통적인 케톤식보다 비용이 더 든다.

이 식사는 총 열량중에서 MCT 기름 60%, 당질 18%, 단백질 10%, 식이 지방 12%로 구성되어 MCT 기름과 다른 영양소의 열량 비율을 60 : 40으로 제공한다. MCT-보충 케톤식 계산법의 예가 표 17.8에 제시되었다.

이 식사에서는 복통, 설사, 구토 등의 부작용을 방지하기 위하여 MCT 기름을 서서히 증가시켜야 한다. 이러한 부작용들이 생기는 원인은 MCT 기름이 신속하게 가수분해되어 위와 소장에서 유리지방산 농도가 상승하기 때문이다. 유리지방산의 농도 상승은 소화관내 삼투압을 증가시켜서 다량의 수분이 장내로 유입되어 장을 자극한다.

### 케톤식의 식사원칙

- 식사를 거르지 말고 규칙적으로 한다.
- 정해진 분량을 다 먹도록 한다.
- 모든 식품은 저울에 계량하여 조리한다.
- 단순당(설탕, 물엿, 꿀 등) 사용을 피한다.
- 기름, 드레싱, 마요네즈, 호도, 땅콩 등 조리시 유지류는 다양하게 사용한다.

| 표 17.8 | MCT-보충 케톤식 계산법

만 5세 남아, 체중 19 kg, 신장 110 cm
에너지 요구량 = 68 × 19 ≒ 1300 kcal
당질 = 1300 × 18% = 234 kcal ÷ 4 = 58.5 g
단백질 = 1300 × 10% = 130 kcal ÷ 4 = 32.5 g
식이지방 = 1300 × 12% = 156 kcal ≒ 9 = 17.3 g
MCT 기름 = 1300 × 60% = 780 kcal ÷ 8.1 = 96.3 ml

하루 3식을 공급할 때 매끼 영양소 함량은 당질 19.5 g, 단백질 10.8 g, 식이지방 5.8 g, MCT 기름 32.1 ml이다.

- 과다한 수분 섭취를 삼가한다.
- 필요에 따라 처방된 칼슘, 철분, 비타민제를 복용한다.
- 저혈당시 알맞은 당질 식품을 섭취해야 하나, 과다섭취를 삼가한다.

### 케톤식 시작을 위한 프로토콜

케톤식의 시작을 위한 프로토콜은 표 17.9에 제시되었다. 케톤식을 시작하는 소아의 가족들은 케톤식에 관한 정보를 제공받고 담당 영양사로부터 케톤식에 관한 영양교육을 받아야 한다. 이때 영양교육에 포함되어야 할 내용은 다음과 같다.

- 케톤식의 원칙
- 식사준비 방법
- 디지털 식품 저울의 정확한 사용법
- 라벨 읽기와 숨은 단순당 찾는 법
- 단 한번이라도 식사계획을 속이지 말아야 함을 강조
- 타인이 허용되지 않는 음식을 제공했을 때 말하는 법
- 케톤증의 부작용 관리
- 요케톤 모니터링
- 발작 활동 증가시 대처방법
- 저당질 치약과 구강세제 사용
- 초저당질 약물의 사용
- 비타민과 무기질 보충제 복용

소아가 퇴원한 후 1개월에 외래에서 영양치료에 관한 추후 상담이 필요하며, 그 후에는 케톤식을 중단할 때 까지 매 3~4개월 마다 추후 상담이 필요하다.

### 금식기간중 발생될 수 있는 문제점

소아가 입원후 제한된 분량의 수분(물, 홍차, 케페인이 제거된 무가당 음료) 이외에는 금식해야 한다. 이때 수분허용량은 약 60~70 ml/kg이다. 만약 소아가 허용된 수분을 마신 후에 아직도 갈증을 느낀다면 작은 얼음조각을 주어서 깨물어 먹도록 한다. 허용된 수분량을 1~2시간 간격으로 120 cc를 초과하지 않는 소량으로 나누어 주는 것이 가장 좋다. 금식기간은 대개 2일간 계속된다. 금식기간 동안에 생길 수 있는 문제점들로는 케

**| 표 17.9 | 케톤식 시작을 위한 프로토콜**

| | |
|---|---|
| · 입원 전일(집에서) | : 저당질식<br>석식 후 물을 제외한 일체의 음식을 금함 |
| · 입원 당일 | : 금식 계속<br>탈수 방지 위해 유지수분량의 75% 액체 공급 : 물, 다이어트 혹은 무카페인 소다<br>부모에게 영양교육과 상담<br>기본 검사 : 혈청 항경련제 농도, 지단백 프로화일, 혈액화학검사, EEG<br>항경련제 사용시 용량 감소(금식기간 동안에 농도 상승하므로)<br>보호자는 소아의 발작 일기 기록<br>수분 섭취량과 배설량을 철저하게 기록<br>매번 배뇨시 요케톤 검사<br>매 4~6시간 마다 혈당 농도 체크<br>주의 사항 : 소아는 절대로 설탕이 함유된 약물, 치약, 구강세제를 사용해서는 안된다. |
| · 입원 2일 | : 요케톤 상승 시작(보통 4+ 필요)<br>영양사는 식사계획을 계산<br>보호자는 케톤식 계획 및 준비방법을 배우기 시작<br>혈청 전해질과 항경련제 농도 측정<br>체중과 활력징후<br>만약 소아가 정맥수액을 필요로 하면 생리식염수 주입하고 덱스트로즈 용액 사용 금지<br>요케톤과 혈당 모니터링 계속 |
| · 입원 3일 | : 케톤증이 유발되면 소아에게 1/3 강도(strength)의 케톤식을 시작<br>보호자에게 영양교육 계속<br>혈중 항경련제 및 전해질 농도 점검<br>혈당과 요케톤 모니터링을 계속하고 보호자에게 소변과 혈당 검사 방법을 교육 |
| · 입원 4일 | : 케톤식을 2/3 강도로 진전<br>영양교육 계속<br>항경련제 및 전해질 점검<br>체중과 활력징후<br>모니터링과 교육 계속 |
| · 입원 5일 | : 전강도의 케톤식 시작<br>만약 소아가 안정상태이고 보호자가 식이요법을 잘 이해한다면 퇴원 가능<br>항경련제와 전해질 점검<br>체중과 활력징후 |
| · 퇴원 후 | : 1개월 후에 외래에서 다시 영양상담을 받아야 하며 그후 케톤식을 중단할 때까지 매 3~4개월 마다 추후관리를 요함 |

자료 : 참고문헌 14

톤증의 유발 실패, 저혈당, 심한 케톤증 등을 들 수 있다.

**| 케톤증 유발 실패 |** 만약 기대와는 달리, 케톤증이 유발되지 않는다면 다음의 사항들을 다시 점검해야 한다.

- 정맥수액에 포도당이 함유되었나?
- 소아가 아직도 설탕이나 당질이 함유된 약물을 복용하는가?
- 아이가 무가당 치약을 사용하는가?
- 간호사가 아이로 하여금 음식이 있는 장소로 돌아다니도록 방치했는가?
- 아이가 검사를 위해서 안정제를 투여받고 졸고 있는데 저혈당으로 오인하고 오렌지 주스를 아이에게 제공했는가?

상기한 문제들로 인해서 케톤증 유발에 실패할 수 있다. 24개월 미만의 소아는 완전 케톤증을 유발시키기가 더 어렵고 저혈당이 초래되기 쉽다. 비록 소아가 금식 48시간 후에 4+ 케톤증이 생기지 않아도 케톤식을 시작할 수 있다. 식사요법을 진행함에 따라서 궁극적으로 4+ 케톤증이 초래될 것이다. 한편 나이든 소아는 완전 케톤증이 생길때 까지 금식해야 한다. 너무 일찍 급식을 시작하면 나중에 세밀한 식사조정이 어려워진다.

**| 저혈당 |** 금식기간 동안에 소아의 의학적 상태를 면밀하게 관찰하여야 하며 매 4~6시간 마다 혈당을 체크해야 한다. 약물의 혈장 농도를 매일 혹은 소아가 너무 꾸벅꾸벅 졸때 체크한다. 요케톤은 하루에 2~3번 체크해야 한다.

가끔 소아의 혈당이 40 mg/dl정도로 저하되지만 아이는 대체로 저혈당의 증상을 보이지 않는다. 만약 저혈당 증상이 나타나지 않으면 계속해서 아이를 관찰하는 것 이외에 다른 조처는 불필요하다. 케톤식 소아의 저혈당 관리지침은 표 17.10에 제시되었다.

**| 심한 케톤증 |** 금식기간중 초래될 수 있는 또 하나의 문제점은 심한 케톤증이며, 이로 인해서 메스꺼움, 심한 졸음, 쿠스마울 호흡(Kussmaul's breathing), 그리고 때로는 구토 등이 초래될 수 있다. 만약 소아가 금식기간 중에 매우 메스꺼워 하거나 금식 후 식사를 거부하는 이유가 과잉의 케톤증에 기인한다면 30~60 ml의 오렌지주스에 1 찻술의 설탕을 섞어서 아이에게 준다. 이렇게 하면 케톤증이 약화되어 아이는 케톤식 먹기를 시작할 수 있다.

**| 표 17.10 |** 케톤식을 시행하는 소아의 저혈당 관리

1. 혈당이 30~40 mg/dl로 저하되었으나 아무런 증상을 보이지 않는 경우 :
   - 2시간 후에 다시 혈당을 검사한다.
   - 만약 아이가 안정된 상태이면 특별 조치 불필요하다.
2. 혈당이 25 mg/dl 이하로 저하된 경우 :
   - 환아를 면밀하게 관찰한다.
   - 만약 소아의 나이가 다소 많고, 증상을 보이지 않는다면 아무 조처도 취하지 않고 면밀하게 관찰만 한다.
   - 만약 소아의 나이가 어리다면 저혈당 증상이 없어도 30 ml의 오렌지주스를 제공한다. 그리고 1시간 이내에 다시 혈당을 체크하고 필요시 또다시 30 ml 오렌지주스를 공급한다.
3. 소아가 메스꺼움을 느끼던지, 혹은 쇠약감, 심한 발한, 어지럼증, 창백 매우 졸림 등 저혈당 증세를 보이는 경우 :
   - 15~30 ml의 오렌지주스를 제공한다.
   - 만약 메스꺼움이 중단되지 않는다면 1시간 이내에 15 ml의 오렌지주스를 더 제공한다.

   그러나 주스를 너무 많이 주면 케톤증이 지연되거나 방지된다.
4. 어린 소아의 혈당이 25 mg/dl로 낮아지는 경우 :
   심각한 저혈당 증상이 없는지 매우 주의깊게 관찰한다.
5. 혈당이 25 mg/dl 이하로 저하되고 발작 증세 혹은 의식의 변화가 있는 경우 :
   즉시 5% 포도장 주사를 주입한다.

자료 : 참고문헌 7

### 케톤식 실시중 흔히 발생하는 문제점

케톤식을 실시하면서 식사거부, 메스꺼움, 항경련제 용량 조절, 공복감, 갈증, 졸음, 발작 활동의 재발 등이 생길 수 있다.

**| 식사 거부 |** 케톤식의 기본원칙은 매끼마다 모든 음식을 다 먹어야 한다는 것이다. 그러나 아이는 그동안 금식으로 배가 고플것이지만 기름과 크림으로 가득한 식사를 첫 끼부터 먹기를 거부하는 경우가 있다. 이때 부모는 아이를 야단치거나 명령쪼로 이야기하지 말고 살살 달래서 음식을 먹도록 해야 한다. 케톤식을 소아와 부모가 모두 수용해야만 치료효과를 볼 수 있으며, 부모는 첫끼부터 아이가 케톤식을 수용하도록 설득하고 격려해야 향후 식사를 관리하는데 도움이 된다.

**| 메스꺼움 |** 케톤증은 식욕을 저하시키며 특히 첫주에는 메스꺼움을 초래할 수 있다.

만약 소아가 음식과 음료를 거부하고 메스꺼움 증세가 심하다면, 30~60 ml의 오렌지주스를 제공함으로써 케톤증을 약화시킬 수 있다. 케톤증이 약화되면 아이는 다시 먹을 수 있게 되어 케톤식을 재개할 수 있다. 식사를 시작하면서 한두번 메스꺼움이 생기는 것은 드믄 일이 아니다.

**| 공복감 |** 케톤식은 처음에 소아의 연령과 표준체중을 기준한 에너지 요구량의 75%를 공급하도록 계획된다. 대부분의 소아들은 이 정도의 열량으로 체중감소 없이 지탱할 수 있다. 음식의 분량이 평소보다 적기 때문에 상당수의 소아들은 처음 1~2주동안 공복감을 느끼게 된다. 더욱이 과체중의 소아에서는 약간의 체중감량을 고려하여 에너지 요구량을 산정하므로 처음에는 공복감을 느끼게 된다.

대부분의 소아들은 대체로 케톤식 시작후 1~2주간 공복감을 느끼지만 이를 잘 견딜 수 있으며 소아의 위와 식욕이 섭취하는 식품에 맞추어 적응하면서 공복감이 없어진다. 공복감이 매우 심하고 아이가 협조하기를 절대로 거부하지 않는 이상, 적어도 처음 수주동안은 열량을 늘이지 말고 그대로 시행하도록 보호자에게 권하는 것이 좋다.

칼로리를 증가하지 않고 공복감을 완화시킬 수 있는 방법은 다음과 같다.

- 얼음조작을 씹는다.
- 수분 허용량의 일부를 물 대신에 카페인이 제거된 다이어트 소다수를 마시게 한다.
- 하루 2회 식사시 상추 잎을 먹는다.
- 보다 많은 분량을 먹을 수 있는 채소나 10%의 과일을 먹는다.
- 채소의 물기를 잘 닦아낸 후에 무게를 단다.
- 에너지량과 케톤형성 비율을 일정하게 유지하면서 하루에 4끼 식사나, 혹은 3끼 식사와 1회 간식으로 식사계획을 재조정한다.

만약 소아가 체중을 너무 많이 감량했거나 공복감으로 인해서 비협조적이 되면 칼로리를 약 100~150 kcal 정도 증량한다. 일단 에너지를 증량한 후 충분한 시간을 가지고 소아의 체중이 안정되고 있는지, 혹은 발작 활동이 발생하거나 증가하는지, 혹은 공복감이 조절되고 있는지 등을 평가해야 한다. 소아가 케톤증을 일정하게 유지할 수 없거나 발작이 조절되지 않는 이유는 비록 체중증가가 분명치 않아도 에너지 과잉에 기인하는 경우가 대부분이다. 케톤식의 문제-해결시 케톤생성 비율을 바꾸기 전에 우선 열량을 조정해야 하며, 이 경우 아이의 활동량을 고려해야 한다. 소아가 비활동적이거나 심한 장애로 활동이 제한된다면 당연히 칼로리 요구량이 다른 소아들보다 적어야 한다.

**| 갈증 |** 케톤식에서 수분 공급량은 대개 60 ml/kg, 혹은 1 ml/kcal 이다. 케톤식의 목표중 하나는 신체를 정상보다 약간 더 탈수상태로 유지하는 것이므로 수분 섭취를 제한해야 한다. 수분량은 신체기능을 적절하게 유지하기에 충분하면서도 케톤식에 악영향을 주지 않을 정도로 섭취되어야 한다. 수분 섭취량이 너무 적으면 신석증이 초래될 수 있다.

케톤식을 시행하는 소아중 일부는 매우 심한 갈증을 느낀다. 수분은 하루종일 일정한 간격으로 균등하게 섭취되어야 한다. 갈증이 심하다고 해서 한번에 많은 양을 마셔버리면 발작 활동이 돌출하며 갈증은 더 심해진다.

만약 수분 섭취량이 너무 적으면 갈증이 계속되면서 건조한 입술과 피부 등 탈수증상을 보이며 신석증, 고칼슘뇨증, 산증 등이 발생할 수 있다. 수분 섭취량을 증가시켜야 할 경우에는 하루에 대략 100～200 ml 씩 증가시키고 요케톤을 모니터하여 케톤증을 유지해야 한다.

**| 졸음 |** 케톤식 시행시 졸음의 주원인은 약물 농도의 상승이다. 케톤식을 시행하는 소아에서는 약물의 용량을 변경하지 않아도 혈중 약물 농도가 상승하는 경우가 많다. 이는 아마도 위내에 있는 음식의 양이 그전보다 적거나, 혹은 케톤식으로 인한 뇌대사의 변화에 기인하는 것으로 보인다. 따라서 금식기간과 케톤식의 개시기에는 혈중 약물 농도를 주의깊게 모니터해야 한다. 만약 졸음이 생기면 졸음을 유발하는 약물(예, phenobarbital)을 줄여야 한다. 케톤식 자체는 시작 첫날을 제외하곤 졸음이나 지속적인 활력감소를 초래하지 않는다.

피로감은 케톤식의 부작용이 아니다. 케톤식을 시행하는 상당수의 소아들은 식사요법을 시행하기 전보다 더 기민하고 원기가 왕성해 지며, 그 이유는 약물의 용량과 발작 횟수가 줄어들기 때문이다.

초기 금식기에 생기는 저혈당도 졸음을 초래할 수 있다. 소아(＞14개월)의 혈당은 식사요법 시작후 수일 이내에 정상범위로 회복되어야 한다.

**| 약물의 용량 조정 |** 케톤식의 주요 목표중의 하나는 항경련제의 감량이다. 케톤식을 시행하는 소아들중 상당수는 모든 항경련제 사용을 중단하고 다시는 이를 복용하지 않아도 된다. 케톤식을 시작할 때 비록 약물의 용량을 증가하지 않아도 혈중 약물 농도가 상승할 수 있으며 그 이유는 산증이 있을때 약물의 단백질 결합에 변화가 생길 수 있기 때문이다. 따라서 식사요법의 초기에는 혈중 약물 농도를 면밀하게 모니터해야 한다.

대개 금식을 시작하면서 항경련제를 중단하거나 용량을 줄이기 시작한다. 약물의 용량을 줄일때는 식사 요인을 약물의 용량 감소 효과로부터 구별해야 한다. 따라서 약물의 용량 감소와 식품 조절을 동시에 시행하지 말아야 한다. 만약 약물을 줄이는 도중에 다시 발작이 돌출했다면 약물의 감량 때문일 것이라고 속단해서는 안된다. 가능한 모든 요인들을 검토해야 한다.

**| 발작 활동의 돌출 |** 케톤식으로 양호한 치료효과를 보이던 소아에서 발작 활동이 재발되는 가장 보편적인 원인은 소아가 섭취한 식품과 수분의 분량이나 균형이 옳지 않았기 때문이다. 가능한 요인들은 다음과 같다.

- 소아에게 케톤식에서 허용하지 않는 식품을 준다.
- 소아가 몰래 음식을 더 먹는다.
- 소아는 칼로리 섭취과잉으로 체중증가를 보였다.
- 수분을 하루종일 일정한 간격으로 배분하지 않는다.
- 음식이 올바르게 준비되지 않는다.
- 식사계획의 계산이 잘못되었다.
- 아이가 아프다.
- 아이가 다른 이유로 케톤증에서 벗어났다.

요케톤의 농도는 하루중에서도 때에 따라서 다르다. 대체로 아침에는 농도가 낮고 오후에는 농도가 높아진다. 만약 발작이 돌출하면 식사 요인을 고려해 보아야 하며 이러한 돌출의 원인을 찾아내야 한다. 우선 소아가 케톤식에서 허용되지 않는 음식을 우연히 먹었거나, 누군가가 아이에게 선의로 음식을 제공했거나, 혹은 아이가 스스로 음식을 먹었을런지도 모른다.

발작 활동의 또다른 원인은 칼로리 섭취량이 너무 높은 경우이다. 만약 신체가 현상태를 유지하는데 필요한 에너지 보다 더 많이 섭취하면 여분의 칼로리로부터 체지방을 합성하여 저장하므로 산화에 이용되는 지방의 양이 감소되어 케톤체 생성이 감소한다. 하루에 필요한 칼로리보다 100 kcal만 더 먹어도 케톤증을 와해시킬 수 있다. 그러나 매일 100 kcal씩을 더 먹어서 체중증가가 나타나기 까지는 1달이 걸린다. 따라서 칼로리 섭취량은 체중의 변화 보다는 요케톤 농도의 저하를 근거로 조정되어야 한다.

케톤식으로 체중이 증가했다면 칼로리 섭취량이 너무 많다는 것을 의미한다. 케톤식을 시행하면서 첫 1년동안에 소아는 겨우 0.5 내지 1 kg의 체중증가를 보게 된다. 만약 금식기간중 발작 조절이 양호했는데 식사요법을 하는 동안에 발작이 재발되었다면 식사계획이 잘못되었음을 의미한다. 즉 칼로리가 너무 높게 산정되었거나 당질이 너무 많거나 계산상의 오류일 수 있다. 때로는 당분간 케톤형성 비율을 4.5 : 1 내지 5 : 1로 변경하는 것이 도움이 될 수 있다. 그러나 케톤형성 비율이 높을수록 식품선택이 더 제한된다.

### 케톤식의 중단

케톤식은 영구히 계속해야 하는 것이 아니며, 때가 되면 약 1년간에 걸쳐서 서서히 이를 중단해야 한다. 전통적으로 소아는 4 : 1 비율의 식사를 약 2년간 계속하거나, 혹은 약물을 사용하지 않고 무발작(seizure-free) 상태가 1년간 계속될 때 까지 식사를 계속한다. 그 후에는 약 6개월간 3 : 1 비율의 식사로 전환하고 만약 여전이 무발작 상태를 유지하면 약 6개월간 2 : 1 비율의 식사를 한다. 그 후에는 케톤식을 중단하고 원하는 음식을 먹을 수 있다.

그러나 만약 소아가 식사요법을 철저하게 지키지 않으면 4 : 1 비율의 식사를 계속해야 하는 기간이 1~2년 더 연장될 수 있다. 그리고 발작이 완전히 조절되지 않는 소아에서는 발작 조절의 수준을 현 상태로 유지하기 위해서 2년 이상 케톤식을 계속할 수도 있다. 이 경우 케톤식의 계속은 약물 증량에 대한 하나의 대안이며, 식사를 중단하면 아마도 약물의 용량을 증가해야 할 것이다. 만약 케톤식으로 잘 조절되던 소아가 케톤식을 중단하면서 발작이 재발되면 식사요법을 다시 시작해야 할 것이다.

### 케톤식의 만성 합병증

케톤식을 2~4년간 시행하는 소아들에서는 표 17.11에 제시된 바와 같이 여러 가지 만성질환이 초래될 수 있기 때문에 의학적, 영양적 평가가 지속적으로 수행되어야 한다.

## 2 발달장애

발달장애(developmental disabilities)는 22세 이전에 발생한 신체적 혹은 정신적 결함, 혹은 2가지가 복합된 결함으로 인해서 평생동안 계속되는 장애를 나타내는 말이며, 다운증후군, 뇌성마비, Prader-Willi 증후군, 구순열과 구개열, 이분척추증 등이 이에 속한다. 발달장애는 독립적인 생활능력, 경제적 자급자족, 학습, 자기간호, 언어 표현과 이

| 표 17.11 | 케톤식의 만성합병증

| 합병증 | 원인 | 평가지표 | 치료 |
|---|---|---|---|
| 성장부진 | · 열량 및 단백질 섭취 제한<br>· 비타민/무기질 결핍 | · 성장 그래프 상에 일련의 연속적 표시 | · 열량 및 단백질을 적응도에 따라 서서히 증가<br>· 비타민/무기질을 영양섭취 기준 수준으로 보충 |
| 골다공증 | · 칼슘 및 인 섭취 제한 | · 혈청, 칼슘, 인 및 alkaline phosphatase | · 칼슘과 인을 RDA 수분으로 보충 |
| 변비 | · 섬유소 및 수분 섭취 제한 | · 굳고 건조한 변 가스 및 통증 | · Milk of magnesia 혹은 mineral oil/매일 |
| 신결석 | · 수분섭취 제한 | · 통증, 소변검사 | · 수분섭취 증가 |
| 췌장염 | · 고지방식, 항경련성 약물 | · 통증, 메스꺼움, 구토, amylase 및 lipase 상승 | · 식사요법 중단 |
| 고지혈증 | · 고지방식 | · 혈중 지질검사 | · 지방의 종류변경<br>· 식사요법의 가치와 위험도를 저울질 |
| 준수도 불량 | · 가족의 무질서, 소아의 공복감 | · 소변케톤 감소, 발작 횟수 증가 | · 가족교육 및 상담<br>· 케톤증 유지 가능하면 비율 감소 |

자료 : 참고문헌 15

해, 운동성 등 일상생활에 필요한 6가지 중요한 기능들 중에서 3가지 이상에서 상당한 제한을 초래한다.

발달장애의 병인은 염색체 이상, 임신중 신경과적 손상, 조산, 감염성 질환, 외상, 선천성 결함, 신경관결손, 선천성 대사질환 등을 포함한다. 여러 가지 발달장애 중에서 본문에서는 다운증후군과 뇌성마비에 대해서 논하고자 한다.

## 2.1 다운증후군

### 원인과 증상

다운증후군(Down's syndrome)은 염색체 이상으로 초래되는 선천성 질환이다. 정상인의 세포에는 23쌍의 염색체가 포함되어 있으며 각 염색체는 아버지와 어머니로부터 각각 하나씩 받은 2개의 염색체를 가진다. 다운증후군 환자들중 대부분(95%)은 21번째 염색체가 정상보다 1개 더 많은 3개의 염색체를 가지는 21 삼체성(trisomy)이다. 그리고 나머지(5%)는 21번 염색체의 일부가 전좌(translocation)된 전이형 다운증후군과, 모자익(mosaic) 다운증후군이다. 모자익 다운증후군은 염색체수가 46개인 세포와 47개인 21 삼체성의 세포들이 혼합된 형태이다.

모체의 연령이 많을수록 다운증후군을 가진 아이를 가질 위험도가 증가한다. 이는 여성의 난자는 나이를 먹을수록 염색체가 부적절하게 분화될 경향이 많아지기 때문이다.

다운증후군의 발생빈도는 미국에서는 신생아 800~1000명당 1명이며 우리나라에서는 800명당 1명으로 보고된바 있다.

다운증후군 소아는 특징적인 신체적 모습(몽고인 같은)을 보이며, 머리는 작고 둥글며 귀는 아래쪽으로 위치하고 목이 짧고, 코가 납작하고, 입은 벌린 채로 있으며, 키가 작고, 양손은 넓고 한 개의 횡단 손금을 가진다.

다운증후군 소아는 특징적인 신체용모 뿐만이 아니라 정신지체 및 선천적 장기 결함을 가지고 있다. 다운증후군 환자의 정신지체 정도는 경증에서부터 아주 심각한 중증에 이르기 까지 매우 다양하다. 이들중 약 50%는 심내막 융기결손, 심실중격결손, 심방중격결손 등 선천적 심장 기형을 가지며, 15%는 십이지장폐쇄, 윤상췌장(annular pancreas), 회전이상 등 위장관 기형을 가지고 태어난다. 이들은 면역체계의 이상으로 감염성 질환에 이환되기 쉬우며, 특히 상기도 감염과 중이염이 흔히 발생한다. 이들은 또한 사시, 안검염, 근시 등 시각 문제가 흔하다. 이밖에도 내분비 문제(당뇨병, 갑상선 기능저하증), 정형외과적 문제(고관절 탈구, 슬개골 불안정성), 백혈병, 치아 이상, 피부 문제(건선, 탈모증) 등이 생길 수 있다.

### 영양관련 문제점

**| 성장지연과 비만 |** 다운증후군 소아는 출생당시에는 비록 평균크기일 수 있으나 차츰 자라면서 같은 연령의 다른 소아들보다 서서히 자라며 키가 작다. 그리고 다운증후군 소아의 사춘기 성장급등(growth spurt)은 일반 소아의 경우보다 덜 왕성하며, 최종 신장은 남자가 151~156 cm, 여자가 141 cm 정도이다.

다운증후군의 소아와 청소년들은 영아기부터 비만의 경향이 있으며, 체중증가가 신장증가보다 신속하다. 이 때문에 생후 36개월이 되면 50% 소아가 연령별 체중의 85번째 백분위수 이상이다.

**| 치아 이상 |** 다운증후군 소아에서는 치아의 모양과 크기가 비정상적인 경우가 흔하다. 왜소치(microdontia) 유병률은 35~55%이며, 유치와 영구치의 발육부전도 정상아의 경우보다 4~5배 높다. 그리고 치주 질환과 치아의 교합부전이 매우 흔하여 이러한 치아 이상은 소아가 음식을 씹는데 악영향을 주므로 영양상태가 불량해 질 수 있다.

**| 급식 문제 |** 다운증후군 영아는 출생 직후부터 근력저하, 빨기(sucking)와 파고들기(rooting) 반사의 약화로 수유의 어려움을 겪는다. 그러나 대부분의 다운증후군 영아들은 종국에는 모유수유나 인공수유 기술을 습득하게 되므로 수유방법을 바꾸기 전에 더 오랫동안 수유를 시도해야 한다. 발달장애아에게 특정 기술을 가르치기 위해서는 상당한 반복과 인내를 필요로 하기 때문이다.

전형적으로 다운증후군 영아는 파고들기와 빨기에 필요한 혀내밀기 행동을 예상보다 오랫동안 계속하며, 흔히 엄마는 영아의 이러한 행동을 식품 거부의 표시로 오해하는 경우가 많다. 영아는 혀내밀기를 만 1~2세까지 오래하므로 고형식의 시작 시기가 지연되며, 컵에 있는 액체를 마실 때 사래들기가 쉽고 자가급식(self-feeding) 기술의 발달이 늦어진다. 다운증후군 소아의 부모들은 소아를 항상 영아로 취급하기가 쉬우며 이는 아이가 독립적 급식을 위해서 다음 단계로 진행할 준비가 되어 있다는 것을 부모들이 인식하지 못하기 때문이다.

## 2.2 뇌성마비

### 원인과 증상

뇌성마비(cerebral palsy)는 태아나 영아의 두뇌 발달에 생기는 비점진적 장애를 말하며 운동과 자세의 발달에 장애가 생겨서 활동의 제약을 받게 되며 흔히 감각, 인지, 의사소통, 행동 등의 장애를 동반한다.

뇌성마비는 뇌의 가장 큰 부분을 차지하고 있는 대뇌(cerebrum)의 이상이나 손상으로 초래되며 대뇌는 감각과 자발적 운동기능을 조절한다. 비록 뇌성마비는 운동기능에 영향을 주지만, 근본 문제는 근육이 아니라 뇌에서 유래한다. 뇌성마비를 초래하는 원인은 다음과 같다.

1) 루벨라, 바이러스 감염 등 임신중 모체의 감염
2) 신생아기의 심한 황달

3) 유전적/대사적 장애로 인해서 출생전 비정상적인 두뇌 발달
4) 성인의 뇌졸중과 유사한 동맥 경련 혹은 혈괴에 의해서 생기는 출생전 뇌혈관 장애

한편 뇌성마비의 위험도를 증가시키는 요인들은 다음과 같다.

- 조산아, 혹은 저출생체중아
- 분만 초기에 다리가 맨앞쪽 위치에 있는 태아
- 합병증을 동반한 분만과 해산
- 임신중 모체의 건강문제로 태아와 태반으로의 혈액순환 장애

뇌성마비는 흔히 강직성, 실조성, 아테토이드, 혼합형의 4가지 종류로 분류된다. 강직성(spastic) 뇌성마비는 근육이 뻣뻣해져서 움직이기 어려워 지며, 아테토이드성(athetotic) 뇌성마비는 불수의적이고 통제되지 않는 서서히 꿈틀거리는 듯한 움직임을 보인다. 실조성(ataxic) 뇌성마비는 균형 감각과 깊이 인식의 장애로 보행의 부조화를 초래하며, 혼합형은 상기한 3가지 유형 중에서 두가지가 혼합된 경우이다. 뇌성마비 소아들 중에서 60%는 강직성, 20%는 아테토이드성, 1%는 실조성, 25~30%는 혼합형의 양상을 보인다.

일반적으로 뇌성마비를 가진 소아는 경미한 증상에서부터 매우 중증의 증상에 이르기까지 광범위한 여러 가지 증상과 징후를 나타낸다. 그러나 뇌성마비 증상들은 연령이 많아지면서 더 악화되지는 않는다. 뇌성마비의 대표적 증상들은 다음과 같다.

- 자발적 운동을 수행할 때 근육 조화의 부재(실조성)
- 뻣뻣한 근육과 지나친 반사(강직성)
- 한쪽 다리나 발이 끌려가는 비대칭성 보행자세
- 근육의 강도가 너무 경직되거나 너무 흐느적거림
- 과다하게 침을 흘리거나, 삼키기, 젖빨기, 말하기 등이 어려움
- 글씨를 쓰거나 단추를 채우는 등 정확한 동작을 하기가 어려움

뇌성마비를 가진 일부 소아들은 심한 정신지체를 보이나 일부 소아들은 매우 총명하다. 상당수의 소아들은 휠채어와 평생동안 간호를 필요로 하지만, 일부는 특별한 도움을 별로 필요로 하지 않는다.

### 합병증

뇌성마비는 운동과 자세의 곤란 뿐만 아니라 각종 건강문제를 야기할 수 있다.

- 만약에 강직이 상당히 심해지면 관절의 기형이나 이탈 발생
- 연하곤란이나 급식의 어려움으로 영양상태 불량
- 시력, 청력, 언어의 장애
- 치아문제
- 정신지체
- 발작증
- 감각과 인식의 이상
- 요실금

### 치료

뇌성마비의 원인이 되는 뇌의 이상이나 손상은 시간이 지나면서 더 악화되지는 않으나 뇌성마비는 근치될 수 없다. 뇌성마비 소아는 장기간의 치료를 필요로 하며 치료의 종류와 양은 소아가 가진 문제들이 얼마나 많고 심각한가에 따라서 다르다.

뇌성마비 치료의 목표는 소아가 자신의 최대잠재력에 도달하도록 도와주는 것이다. 이 목표를 달성하기 위해서 의사, 영양사, 간호사, 물리치료사, 작업치료사, 언어치료사, 사회사업가, 특수교육 교사 등 다영역의 전문인으로 구성된 특수팀이 필요하다.

### 영양결핍증의 위험요인

뇌성마비 소아들에서는 운동능력의 한계, 뇌성마비-관련 의학적 문제, 약물, 입주위 민감도, 공복감의 신호 장애 등으로 영양결핍증이 초래되기 쉽다.

**| 구강-운동 기능부전 |** 뇌성마비 소아에서는 구강-운동 기능부전이 매우 흔하며 성장지연과 영양결핍증을 초래할 수 있다. 뇌성마비 소아들은 뇌손상으로 인해서 빨기, 핥기, 씹기, 삼키기 등을 위해서 근육을 조절하고 조화시키는 능력이 부족하다. 따라서 이들은 또래의 정상 아동들보다 식사시간이 훨씬 길어서 보통 식사하는데 45분 이상 걸린다. 이들은 또한 흡인의 위험이 있기 때문에 연하검사를 통해서 소아의 연하능력에 알맞은 안전하고 효과적인 급식테크닉을 모색해야 한다.

**| 뇌성마비-관련 의학적 문제 |** 뇌성마비와 관련된 의학적 문제로는 위식도 역류, 만

성 호흡기 감염, 변비, 피부궤양, 정형외과적 문제 등을 들 수 있다. 식사시 불량한 자세와 강제 급식은 위식도 역류와 흡인을 악화시킨다. 재발되는 흡인폐렴은 만성 호흡기 감염의 위험도를 증가시킨다. 게다가 복부근육의 약화, 활동 감소 등으로 변비가 생길 수 있다. 구강-운동 기술이 불량한 소아는 저섬유소식을 필요로 하게 되며 수분 요구량을 충족시키기 어렵기 때문에 변비의 위험도가 높다. 정형외과적 문제가 있는 소아는 보행할 수 있는 능력이 제한되므로 골무기질화가 불량하고 피부궤양이 생길 위험이 있다. 피부궤양은 상처치유를 위해서 칼로리, 단백질, 아연, 비타민 A와 C의 요구량을 증가시킨다.

**| 약물 |** 뇌성마비 소아들이 복용하는 약물들은 영양상태를 악화시킬 수 있다. 이들 중 35~60%는 발작증으로 장기간 동안 항경련제를 복용해야 한다. 페노바비탈(phenobarbital)과 같은 항경련제는 비타민 D와 K의 대사를 증가시키고 혈청 칼슘, 마그네슘, 비타민 $B_6$, $B_{12}$, C, 엽산 등의 혈청 농도를 저하시킨다. 항경련제는 또한 골연화증의 위험도를 증가시키며, 그 기전은 명확치 않으나 아마도 칼슘의 흡수 제한에 의한 것으로 보인다.

한편 변비 치료를 위해서 처방되는 하제는 지용성 비타민의 흡수를 감소시키고 저장된 영양소를 고갈시킨다. 감염 치료를 위해서 처방되는 항생제는 설사를 초래하고 영양소 흡수와 장내 세균총을 감소시킨다. 신경안정제로 인한 졸음은 식품 섭취를 방해하고 소아와 보호자 간의 정상적인 상호작용을 저해할 수 있다. 소아와 보호자 간의 상호작용은 공복감이나 만복감에 대한 의사소통을 위해서 매우 중요하다.

**| 입주위의 민감도 |** 뇌성마비 소아들은 입주위가 과민해질 수 있다. 이들은 신체적 제한 때문에 구강 위생이 불량해져서 치아 부식이 생기기 쉽다. 일부 소아들은 매일 이를 닦을 때 도움이 필요하며 정기적인 치아 검사가 권장된다. 입주위의 민감도는 급식 혐오감을 초래하게 되어 식사섭취 능력이 더욱 불량해 질 수 있다.

**| 공복감 신호의 장애 |** 뇌 손상으로 인한 언어 기술의 지연이나 청력 결함은 보호자와 소아 간의 의사소통 능력을 저하시키고 자극 감소와 발달 지연을 초래한다. 뇌성마비 소아들 중에서 약 70~80%는 중등도 이상의 음성 의사소통 장애를 보이며 약 13%는 청각 장애를 보인다. 아이가 식사도중에 공복감, 만복감, 갈증의 정도를 표현할 수 없으면 건전한 식습관을 도모하기가 어렵다.

**| 행위적 문제 |** 구강-운동 기술과 말하기의 지연으로 인해서 급식 혐오증이 생기기 쉬우며, 이는 적절한 성장과 영양상태를 도모하는데 있어서 또 하나의 장애물이 된다. 이 때 부모들은 아이의 건강을 염려하여 강제 급식을 시도하게 된다. 그러나 강제 급식은 특정 식품군이나 식품의 특정 질감을 거부하는 등 소아의 그릇된 식행동을 초래한다.

### 비만의 위험요인

뇌성마비 소아들에서는 또한 신경근 기능부전, 만복감 신호의 장애 등으로 비만이 초래되기 쉽다.

**| 신경근 기능부전 |** 신경근 기능부전의 중증도는 뇌성마비 소아의 활동 정도에 영향을 준다. 신경근 기능부전에는 사지의 한 부분만 이환된 단마비(monoplegia), 같은 쪽의 팔과 다리가 이환된 편마비(hemiplegia), 양 다리가 이환된 양측마비(diplegia), 사지가 모두 이환된 사지마비(quadriplegia)가 있다. 신경근 기능부전으로 활동량이 부족하게 되면 에너지 소비량이 감소하므로 비만의 위험도가 증가한다. 뇌성마비 소아에서 비만은 활동량을 제한하며, 보호자가 소아를 운반하기가 어렵게 된다.

**| 만복감 신호의 장애 |** 뇌성마비 소아는 자신이 배가 부르다는 것을 표현하는 능력이 부족하기 때문에 비만의 위험도가 증가한다. 이때 보호자는 아이가 충분히 음식을 섭취하지 않는다고 잘못 생각하여 공격적인 급식이나 과식이 발생할 수 있다.

## 2.3 의학영양치료

발달장애아를 위한 의학영양치료의 목표는

- 소아의 성장잠재력을 극대화하며
- 영양결핍증이나 비만을 예방하고
- 영양결핍증 소아의 재활을 도모하고
- 삶의 질을 향상시키는 것이다.

### 영양판정

발달장애아의 성장에 대한 표준치가 부족하기 때문에 영양판정이 어렵다. 영양판정은 신체계측, 생화학적 지표, 임상적 관찰, 식습관 등에 관한 자료뿐만 아니라 급식에 관한 평가도 포함되어야 한다. 영양판정의 목적은 소아가 가진 영양-관련 문제점을 파악하여 적절한 영양중재 방안을 수립하기 위함이다.

**| 신체계측 |** 발달장애아들은 연축과 근육강도의 증가, 소아의 비협조 등으로 신체계측이 용이하지 않다. 제대로 설수 없거나 전신운동 장애를 가진 소아에서는 선 키를 측정하는 대신에 누운 키, 무릎높이, 앉은 키, 팔길이, 등을 측정하여 전신의 길이를 추산하거나, 뇌성마비의 경우 관절에서 관절로 길이를 측정한다.

한편 서서 체중을 측정할 수 없는 경우에는 휠채어에 앉혀서 측정하거나 영유아의 경우에는 보호자가 아이를 안은채로 함께 측정한 후에 보호자의 체중을 감해서 소아의 체중을 추산할 수 있다.

소아의 신장(길이), 체중, 두위(만 3세 미만)는 한국소아 및 청소년 신체발육 표준치(부록)와 비교할 수 있다. 그러나 이 표준치는 한국의 건강한 소아들을 대상으로 개발되었으므로 발달장애아의 신장이나 체중이 성장곡선상에서 매우 낮게 표시될 수 있다. 특히 다운증후군 소아의 신장이나 뇌성마비 소아의 체중은 성장곡선상에서 낮게 표시될 수 있다.

다운증후군 소아와 뇌성마비 소아를 위한 성장곡선이 부록-9 및 부록-10에 각각 제시되었다. 그러나 이러한 성장챠트들을 사용할때 다음의 사항들을 고려해야 한다. 이 자료들은 오래전에 미국에서 소수의 소아들을 대상으로 개발되었으므로 한국아동들의 성장상태를 평가하는데 제한점이 있으며, 특히 최근 소아들의 영양상태과 성장을 정확하게 반영하지 못한다. 따라서 이러한 자료들은 한국 소아의 표준치와 함께 병행해서 사용되어야 한다.

대부분의 발달장애아들은 연령에 비해서 신장이 정상보다 낮기 때문에 체중을 평가할 때 연령별 체중보다는 신장별 체중이나 연령별 체질량지수(BMI)를 평가하는 것이 바람직하다. 한국 소아들의 신장별 표준체중과 연령별 체질량지수는 부록- 4과 부록-6에 각각 제시되었다. 한편 체질량지수는 근육량이 감소되고 체지방이 과다하게 축적된 과체중 소아를 판별할 수 없기 때문에 피부주름두께를 측정하는 것이 바람직하다.

소아의 신장과 체중이 변화하는 경향을 주기적으로 모니터함으로써 체중의 과다한 증가나 감소를 예방할 수 있다. 가장 정확하게 성장상태를 평가하기 위해서는 신장과 체중의 증가를 오랫동안 모니터함으로써 만이 가능하다.

**| 생화학적 지표 |** 발달장애아에서는 적어도 헤모글로빈, 헤마토크릿, 전혈구계산치,

요검사 등을 점검해야 한다. 그리고 항경련제를 사용하는 소아는 엽산, 카니틴, 비타민 C, D, $B_6$, 칼슘, 인 등이 부족될 수 있으므로 이들의 혈청 농도를 점검해야 한다.

혈청 알부민과 프리알부민은 내장단백질 상태를 평가하는데 이용된다. 그러나 대사적 스트레스의 급성기에는 영양상태와 무관하게 이들의 농도가 저하된다. 혈청 알카리 포스파타제는 골무기질화를 평가하는데 도움이 된다.

**| 신체증후 |** 만약 잇몸, 치아, 피부 등의 상태가 불량하거나, 피부궤양이 관찰될 경우에는 영양소 결핍증에 대한 보다 자세한 조사를 필요로 한다.

**| 식사력 |** 식습관 조사는 소아의 영양상태를 평가하는데 도움이 된다. 그러나 식습관 조사는 흔히 40~50% 정도 과대평가 되는 경우가 많아서 정확한 자료를 얻기가 어렵다. 따라서 식습관 조사에서는 하루의 영양소 섭취량 뿐만 아니라 급식 환경, 식품 질감에 대한 소아의 적응도, 식사시 자세, 급식 습관, 식사에 소요되는 시간, 급식 도중 기침이나 구역질 여부, 식사하는 동안 숟가락에서 입으로 가기까지 흘리는 음식의 양, 식사시 도움 필요 여부 등에 관한 정보를 수집해야 한다. 식사시 문제점을 파악함으로써 소아의 성장부진을 예측할 수 있다.

**| 약물과 영양소 상호작용 |** 발달장애아들에게는 흔히 항생제, 항경련제, 항고혈압제, 하제, 스테로이드, 안정제 등이 처방된다. 이러한 약물들은 구토, 메스꺼움, 복부 불편, 변비 등 소화관 장애를 초래하고 비타민과 무기질 이용을 방해하여 영양상태에 악영향을 줄 수 있다.

### 영양요구량

발달장애아들의 영양요구량은 표 17.12에 제시되었다.

**| 에너지 |** 경직성 사지마비 소아들에서 총 에너지 소비량, 휴식에너지 소비량 및 무지방량은 일반 소아들에 비해서 낮다고 보고되었다. 경직성 사지마비 소아들에서 휴식에너지 소비량의 저하는 아마도 영양결핍증과 보행부재에 대한 대사적 적응반응에 기인하는 것으로 보인다. 뇌성마비 소아들(5~11세)에 에너지 요구량은 신장을 기준으로 산출한다. 그러나 영양상태가 불량한 소아는 성장만회를 위해서 여분의 열량과 단백질이 필요하다(제2장 표 2.11 참조).

한편 다운증후군 소아는 발달장애가 없는 소아에 비해서 성장속도가 느리고 기초대사

| 표 17.12 | 발달장애아의 영양요구량

| |
|---|
| 1. 에너지<br>뇌성마비(5~11세) : 경미한 상태 = 14 kcal/cm(신장)<br>심한 상태 = 11 kcal/cm(신장)<br>다운증후군(5~11세) : 남아 = 16.1 kcal/cm(신장)<br>여아 = 14.3 kcal/cm(신장) |
| 2. 단백질 : 총 열량의 15-20% |
| 3. 당질 : 총 열량의 50% 이상<br>단순당 < 총 열량의 10% |
| 4. 지방 : 총 열량의 30~35% |
| 5. 비타민과 무기질 : 연령별 영양섭취기준 |

자료 : 참고문헌 12

율과 근육강도가 낮기 때문에 에너지 요구량이 감소한다. 따라서 다운증후군 소아들은 같은 또래의 일반 소아들과 동일한 분량의 음식을 먹게 되면 과체중이나 비만이 초래된다. 다운증후군 소아의 에너지 요구량은 신장을 기준으로 산출한다.

**| 삼대 영양소 |** 발달장애아에서는 단백질 섭취량을 잘 모니터해야 한다. 총 열량중에서 단백질은 15~20%를 공급하는 것이 바람직하다. 그러나 뇌성마비 소아들은 구강-운동 기능부전으로 단백질 식품을 충분히 섭취하기가 어려울 수도 있다. 구강-운동 장애로 식사섭취가 불량한 경우에 관급식을 고려할 수 있다.

당질은 적어도 총 열량의 50% 이상을 공급하며 단순당의 섭취는 총 열량의 10%를 초과하지 말아야 한다. 발달장애아들은 당질열량의 상당부분을 캔디, 탄산음료, 과자 등 단순당에서 섭취하는 경향이 있다.

지방은 총 열량의 30~35%를 공급하여야 한다. 지방은 맛과 만복감을 주며 필수지방산을 공급한다. 과체중이거나 비만한 소아에서는 지방 섭취량을 주의깊게 모니터 하고 평가해야 한다. 한편 저체중의 소아는 지방을 에너지 보충제로 활용할 수 있다.

**| 수분 |** 수분 요구량은 체중을 기준으로 결정한다(제2장 표 2.13 참조)

**| 비타민과 무기질 |** 발달장애아들의 비타민과 무기질 요구량이 정상아들보다 더 많다는 확증이 없기 때문에 영양섭취기준을 지침으로 이용할 수 있다. 그러나 구강-운동 장

애로 식사섭취량이 불량한 경우에는 비타민과 무기질 보충제를 사용한다. 특정 약물 사용으로 비타민과 무기질 결핍증이 초래될 수 있으므로 이들의 보충이 필요할 수 있다.

### 영양공급 경로

**| 경구섭취 |** 영양치료계획을 수립할 때 각 소아의 발달 정도와 구강-운동 및 급식 기술을 파악해야 한다. 필요시 언어치료사나 작업치료사는 소아에게 적합한 식품과 액체의 점도와 질감, 식사시 자세 및 도구를 제시해 줄 수 있다. 적절한 점도와 질감을 가진 농축에너지 식품은 체중증가에 도움이 된다. 반면에 농축에너지 식품을 제한하면 체중감소에 도움이 된다. 가능하면 소아가 고섬유식품과 충분한 수분을 섭취하도록 격려함으로써 변비를 예방할 수 있다. 그러나 뇌성마비 소아는 음식과 수분을 안전하게 삼키기 위해서 소아에게 가장 적합한 질감과 점도의 식품을 공급하고 올바른 식사시 자세와 위치, 식사 환경을 유지해야 한다.

**| 관급식 |** 경구섭취를 보충하기 위해서 관급식을 이용하거나, 혹은 전적으로 관급식만을 공급할 수 있다. 영영결핍증의 뇌성마비 소아들에게 관급식을 제공함으로써 연령별 신장과 신장별 체중을 거의 정상에 가깝게 유지할 수 있다고 보고되고 있다.

장기적으로 관급식을 필요로 하는 소아가 수술을 하는 경우에는 위루관을 장착하는 것이 바람직하다. 그러나 흡인의 위험이 있을 때 위저부추벽형성술(fundoplicatiion)을 시행할 수도 있다. 한편 수술을 하지 않아도 내시경을 이용해서 경피적으로 위루관이나 공장루관(percutaneous endoscopic gastrostomy or jejunostomy)을 장착할 수 있다.

관급식은 지속적 혹은 간헐적인 방법으로 주입할 수 있다. 경구급식과 관급식을 병행하는 경우에는 구강-운동 기술 발달을 도모하고 영양소 섭취를 극대화하기 위해서 급식 스케쥴을 잘 조화시켜야 한다. 그리고 관급식의 시작과 진전, 모니터링을 소아에 따라서 개별화되어야 한다.

만약 소아가 다른 의학적 문제로 인해서 특정 영양소에 대한 소화, 흡수, 대사에 장애가 있다면 일반적으로 섬유소가 함유된 소아용 표준용액이 바람직하다. 소아의 수분 요구량을 충족시키기 자유수가 필요할 수도 있으며 약물을 투여하거나 급식관을 세척할 때 사용한다.

### 비만관리

발달장애아의 BMI가 75번째 백분위수 이상이면 체중관리가 필요하다. 비만을 피하는 최선의 방법은 예방이다. 비만을 예방하기 위해서는 적절한 급식 실행에 대한 상담, 신체활동 증가, 신장과 체중에 관한 빈번한 모니터링이 필수적이다. 비만 예방을 위한 보호자 상담에서 논의되어야 할 제목들은 다음과 같다.

- 소아의 성장곡선과 성장속도 평가
- 진정한 공복신호의 파악
- 활동량 증가
- 영양가 많은 저열량 식품의 선택
- 식사준비 방법 파악
- 일회분량의 측정
- 식행동 : 식사의 속도와 빈도

### 식사 소요 시간과 식사 장소

소아기의 체중관리에서는 성장부진이나 영양소 결핍증이 생기지 않도록 주의해야 한다. 부모나 보호자, 혹은 학교교사, 보모 등에 의해서 기록된 식사일기는 섭취량을 모니터할 수 있는 좋은 도구가 된다. 발달장애가 있는 나이든 정신지체아에게 식사계획을 제시할 때 아이가 이해할 수 있도록 설명해야 하며, 특수교육을 담당한 교사에게도 아이의 식사계획을 이해하기 쉬운 형식으로 전달하는 것이 바람직하다.

### 모니터링과 추후관리

뇌성마비 소아들은 인지기능과 신경근의 능력에 있어서 광범위한 차이가 있으며 이러한 요소들이 영양상태에 영향을 주게 된다. 영양치료의 목표를 달성하기 위해서는 신체계측, 생화학적 지표, 임상적 관찰, 식사력, 발달 기술 등을 주기적인 모니터링해야 한다.

## 참고문헌 •••


1. 대한소아과학회. 한국소아 및 청소년 신체발육 표준치 세부자료. 2000.
2. 한국영양학회. 한국인 영양섭취기준. 2005.
3. Acosta PB, Yannicelli S. The Ross Metabolic Formula System Nutrition Support Protocols. 4th ed, 2001.
4. Azcue MP, Gordon AZ, Levy LD, Pencharz PB. Energy expenditure and body composition in children with spastic cerebral palsy. J Pediatr 129:870-876, 1996.
5. Chan AK. Nutriiton concerns in children diagnosed with cerebral palsy. Support Line 21(6):11-16, 1999.
6. Executive Committee for the Definition of Cerebral Palsy. Proposed definition and classification of cerebral palsy, April 2005. Develop Med & Child Neurol 47:571-576, 2005.
7. Freeman JM, Kelly MT, Freeman JB. The Epilepsy Diet Treatment: An Introduction To The Ketogenic Diet. 2nd ed, Demos Vermande, 1996.
8. Mahan LK, Escott-Stump S. Krause's Food, Nutrition, & Diet Therapy. 11th ed, Saunders, 2004.
9. Mandel A, Ballew M, Pina-Garza JE, et al. Medical costs are reduced when children with intractable epilepsy are successfully treated with the ketogenic diet. J Am Diet Assoc 102:396-398, 2002.
10. Mayo Clinic.com. Cerebral palsy. www.mayoclinic.com/print/cerebral-palsy. accessed 2007-03-27.
11. Nelson JK, Moxness KE, Jensen MD, Gastineau CF. Mayo Clinic Diet Manual. 7th ed, Mosby, 1994.
12. Samour PQ, King K. Handbook of Pediatric Nutrition. 3rd ed, Jones and Bartlett, 2005.
13. Sanders KD, Cox K, Cannon R, et al. Growth response to enteral feeding by children with cerebral palsy. JPEN 14:23-26, 1990.
14. Stanford University Medical Center. Ketogenic Diet Protocol. www.Ieland.stanford.edu, accessed Jan 12, 1996.
15. Williams CP(ed). Pediatric Manual of Clinical Dietetics, ADA, 1998.

Appendex

# 부 록

**| 부록-1 |** 미숙아 발육곡선

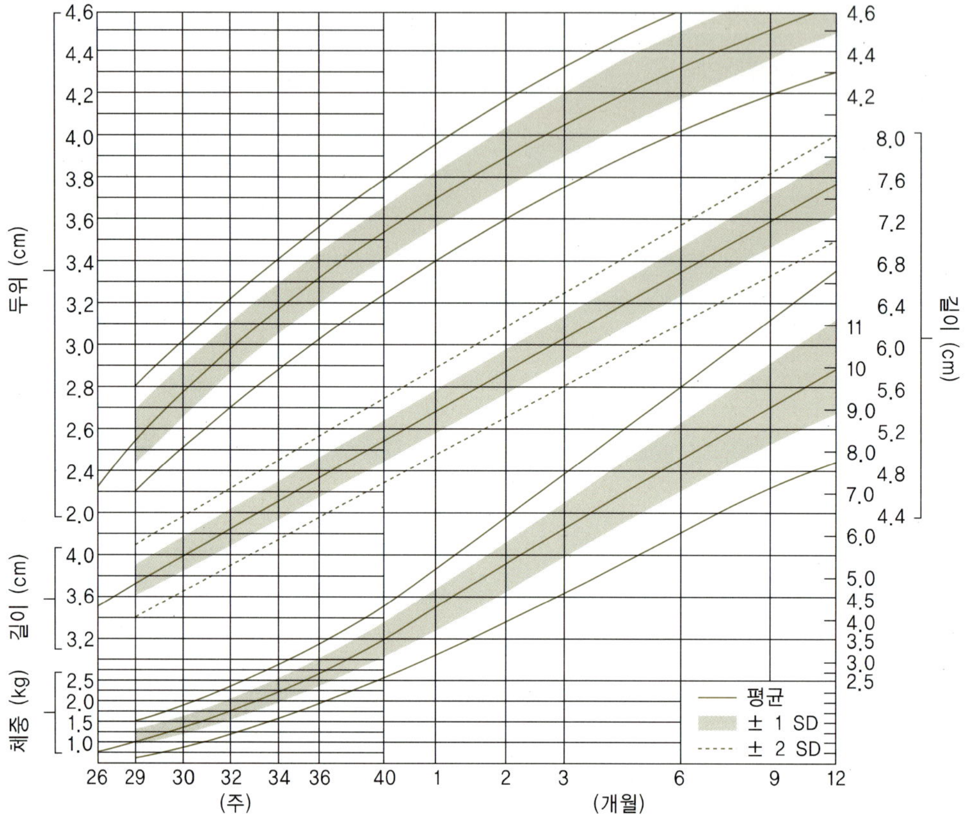


자료 : Matarese MM. Contemporary Nutrition Support Practice. 2nd ed. Saunders. 2003

## | 부록-2 | 한국 소아 발육 표준치

| 남아 | | | | | | | | 연령 | 여아 | | | | | | | |
|---|---|---|---|---|---|---|---|---|---|---|---|---|---|---|---|---|
| 체중(kg) | | 신장(cm) | | 두위(cm) | | 흉위(cm) | | | 체중(kg) | | 신장(cm) | | 두위(cm) | | 흉위(cm) | |
| M | SD | M | SD | M | SD | M | SD | | M | SD | M | SD | M | SD | M | SD |
| 3.40 | 0.5 | 50.8 | 2.6 | 34.6 | 1.7 | 33.4 | 1.9 | 출생시 | 3.30 | 0.5 | 50.1 | 2.5 | 34.1 | 1.6 | 33.1 | 1.9 |
| 4.56 | 0.6 | 55.2 | 2.6 | 37.3 | 1.5 | 36.7 | 2.2 | 1(1~2)개월 | 4.36 | 0.6 | 54.2 | 2.6 | 36.6 | 1.5 | 36.1 | 2.3 |
| 5.82 | 0.8 | 59.0 | 3.1 | 39.2 | 1.6 | 39.7 | 2.5 | 2(2~3)개월 | 5.49 | 0.7 | 58.0 | 2.8 | 38.5 | 1.5 | 38.9 | 2.4 |
| 6.81 | 0.8 | 62.5 | 2.7 | 40.7 | 1.5 | 41.7 | 2.2 | 3(3~4)개월 | 6.32 | 0.7 | 61.1 | 2.6 | 39.9 | 1.5 | 40.6 | 2.2 |
| 7.56 | 0.9 | 65.2 | 2.6 | 41.9 | 1.4 | 42.7 | 2.3 | 4(4~5)개월 | 7.09 | 0.8 | 63.8 | 2.4 | 41.0 | 1.3 | 41.7 | 2.2 |
| 7.93 | 0.9 | 66.8 | 2.8 | 42.8 | 1.6 | 43.4 | 2.2 | 5(5~6)개월 | 7.51 | 0.8 | 65.7 | 2.7 | 41.9 | 1.5 | 42.5 | 2.1 |
| 8.52 | 0.9 | 69.0 | 2.5 | 43.7 | 1.3 | 44.1 | 2.1 | 6(6~7)개월 | 7.95 | 0.8 | 67.5 | 2.4 | 42.6 | 1.3 | 43.1 | 2.1 |
| 8.74 | 1.0 | 70.4 | 2.7 | 44.1 | 1.4 | 44.7 | 2.3 | 7(7~8)개월 | 8.25 | 0.9 | 69.1 | 2.9 | 43.2 | 1.4 | 43.7 | 2.2 |
| 9.03 | 0.9 | 71.9 | 2.5 | 44.7 | 1.4 | 45.3 | 2.2 | 8(8~9)개월 | 8.48 | 0.9 | 70.5 | 2.5 | 43.8 | 1.6 | 44.3 | 2.1 |
| 9.42 | 1.0 | 73.5 | 2.4 | 45.2 | 1.6 | 45.9 | 2.0 | 9(9~10)개월 | 8.85 | 0.9 | 72.2 | 2.5 | 44.4 | 1.5 | 44.8 | 2.0 |
| 9.68 | 0.9 | 74.6 | 2.3 | 45.7 | 1.5 | 46.4 | 2.1 | 10(10~11)개월 | 9.24 | 0.9 | 73.5 | 2.5 | 44.7 | 1.4 | 45.4 | 1.9 |
| 9.77 | 1.3 | 76.5 | 3.6 | 46.1 | 1.6 | 47.0 | 2.2 | 11(11~12)개월 | 9.28 | 1.2 | 75.6 | 3.9 | 45.4 | 1.6 | 45.9 | 2.2 |
| 10.42 | 1.2 | 77.8 | 3.1 | 46.4 | 1.5 | 47.4 | 2.2 | 12(12~15)개월 | 10.02 | 1.2 | 76.9 | 3.5 | 45.6 | 1.6 | 46.6 | 2.3 |
| 11.0 | 1.2 | 80.1 | 3.2 | 47.1 | 1.6 | 48.0 | 2.2 | 15(15~18)개월 | 10.52 | 1.3 | 79.2 | 3.3 | 46.2 | 1.6 | 47.2 | 2.3 |
| 11.72 | 1.4 | 82.6 | 3.5 | 47.7 | 1.7 | 48.7 | 2.4 | 18(18~21)개월 | 11.23 | 1.3 | 81.8 | 3.3 | 46.8 | 1.6 | 47.9 | 2.3 |
| 12.30 | 1.5 | 85.1 | 3.5 | 47.9 | 1.6 | 49.4 | 2.3 | 21(21~24)개월 | 12.03 | 1.4 | 84.4 | 3.2 | 47.2 | 1.6 | 48.6 | 2.2 |
| 12.94 | 1.8 | 87.7 | 4.3 | 48.4 | 1.6 | 50.0 | 2.5 | 2(2~2.5)년 | 12.51 | 1.5 | 87.0 | 4.1 | 47.7 | 1.7 | 49.1 | 2.5 |
| 14.08 | 1.7 | 92.2 | 3.8 | 49.4 | 1.6 | 51.2 | 2.2 | 2.5(2.5~3)년 | 13.35 | 1.6 | 90.9 | 3.7 | 48.4 | 1.6 | 49.9 | 2.3 |
| 15.08 | 1.9 | 95.7 | 4.4 | 49.6 | 1.7 | 51.9 | 2.6 | 3(3~3.5)년 | 14.16 | 1.8 | 94.2 | 4.4 | 48.7 | 1.6 | 50.5 | 2.4 |
| 15.94 | 1.9 | 99.8 | 4.3 | 50.0 | 1.7 | 52.3 | 2.5 | 3.5(3.5~4)년 | 15.37 | 1.8 | 98.7 | 4.1 | 49.1 | 1.4 | 51.4 | 2.5 |
| 16.99 | 2.1 | 103.5 | 4.6 | 50.4 | 1.7 | 53.3 | 2.8 | 4(4~4.5)년 | 16.43 | 2.1 | 102.1 | 4.5 | 49.6 | 1.6 | 52.3 | 2.6 |
| 17.98 | 2.3 | 106.6 | 4.4 | 50.8 | 1.7 | 54.2 | 2.8 | 4.5(4.5~5)년 | 17.31 | 2.1 | 105.4 | 4.3 | 49.9 | 1.7 | 52.8 | 2.8 |
| 18.98 | 2.4 | 109.6 | 4.7 | 50.8 | 1.7 | 55.0 | 3.2 | 5(5~5.5)년 | 18.43 | 2.2 | 108.6 | 4.7 | 50.0 | 1.7 | 53.7 | 3.0 |
| 20.15 | 2.6 | 112.9 | 4.5 | 51.0 | 1.6 | 55.9 | 3.3 | 5.5(5.5~6)년 | 19.74 | 2.5 | 112.1 | 4.4 | 50.3 | 1.6 | 54.8 | 3.2 |
| 21.41 | 3.1 | 115.8 | 4.8 | 51.3 | 1.5 | 57.0 | 3.4 | 6(6~6.5)년 | 20.68 | 2.8 | 114.7 | 4.7 | 50.5 | 1.6 | 55.5 | 3.3 |
| 22.57 | 3.6 | 118.5 | 4.9 | 51.4 | 1.5 | 57.7 | 3.7 | 6.5(6.5~7)년 | 21.96 | 3.2 | 117.5 | 4.7 | 50.8 | 1.6 | 56.1 | 3.7 |
| 24.72 | 4.3 | 122.4 | 5.7 | 51.7 | 1.5 | 59.2 | 4.4 | 7(7~8)년 | 23.55 | 3.8 | 121.1 | 6.1 | 51.1 | 1.6 | 57.6 | 4.1 |
| 27.63 | 5.4 | 127.5 | 6.1 | 52.1 | 1.5 | 61.3 | 5.1 | 8(8~9)년 | 26.16 | 4.9 | 126.0 | 6.1 | 51.5 | 1.6 | 59.6 | 5.0 |
| 30.98 | 6.4 | 132.9 | 6.0 | 52.5 | 1.5 | 64.2 | 6.0 | 9(9~10)년 | 29.97 | 6.1 | 132.2 | 6.4 | 51.8 | 1.5 | 62.4 | 5.9 |
| 34.47 | 7.5 | 137.8 | 6.4 | 52.9 | 1.6 | 66.7 | 6.6 | 10(10~11)년 | 33.59 | 7.0 | 137.7 | 7.0 | 52.3 | 1.6 | 65.2 | 6.3 |
| 38.62 | 8.6 | 143.5 | 7.1 | 53.3 | 1.7 | 69.7 | 7.4 | 11(11~12)년 | 37.79 | 8.3 | 144.2 | 7.6 | 53.0 | 1.7 | 68.2 | 7.4 |
| 42.84 | 9.4 | 149.3 | 7.8 | 53.6 | 1.7 | 71.9 | 7.3 | 12(12~13)년 | 43.14 | 8.6 | 150.9 | 7.2 | 53.4 | 1.5 | 72.0 | 7.8 |
| 47.20 | 9.9 | 155.3 | 8.4 | 54.0 | 1.6 | 74.6 | 7.5 | 13(13~14)년 | 47.01 | 8.3 | 155.0 | 6.1 | 53.6 | 1.5 | 75.1 | 7.8 |
| 53.87 | 10.3 | 162.7 | 7.1 | 54.6 | 1.6 | 77.9 | 7.4 | 14(14~15)년 | 50.66 | 8.0 | 157.8 | 5.5 | 53.8 | 1.6 | 77.2 | 8.0 |
| 58.49 | 10.4 | 167.8 | 6.5 | 55.0 | 1.7 | 80.6 | 7.4 | 15(15~16)년 | 52.53 | 7.8 | 159.0 | 5.2 | 54.3 | 1.5 | 78.5 | 7.9 |
| 61.19 | 9.5 | 171.1 | 5.8 | 55.4 | 1.6 | 82.9 | 6.7 | 16(16~17)년 | 54.35 | 7.7 | 160.0 | 5.2 | 54.4 | 1.4 | 78.8 | 7.6 |
| 63.20 | 9.8 | 172.2 | 5.9 | 55.8 | 1.6 | 84.5 | 6.8 | 17(17~18)년 | 54.64 | 7.2 | 160.4 | 5.2 | 54.6 | 1.4 | 79.5 | 7.2 |
| 63.77 | 9.1 | 172.5 | 6.0 | 56.2 | 1.8 | 85.3 | 6.6 | 18(18~19)년 | 54.65 | 6.7 | 160.5 | 5.2 | 54.7 | 1.5 | 80.0 | 6.4 |
| 66.04 | 8.8 | 173.2 | 5.7 | 56.8 | 1.7 | 88.0 | 6.2 | 19(19~20)년 | 54.94 | 6.2 | 160.1 | 5.0 | 54.8 | 1.5 | 81.5 | 5.8 |
| 66.55 | 8.5 | 173.4 | 5.7 | 56.8 | 1.6 | 88.2 | 6.4 | 20(20~21)년 | 55.74 | 5.4 | 160.4 | 5.0 | 55.1 | 1.7 | 81.7 | 5.6 |

자료 : 대한소아과학회, 1998년 한국 소아 및 청소년 신체발육 표준치 세부자료, 2000

**| 부록-3 |** 소아의 발육 곡선(신장과 체중)

1. 남아(0~36개월)

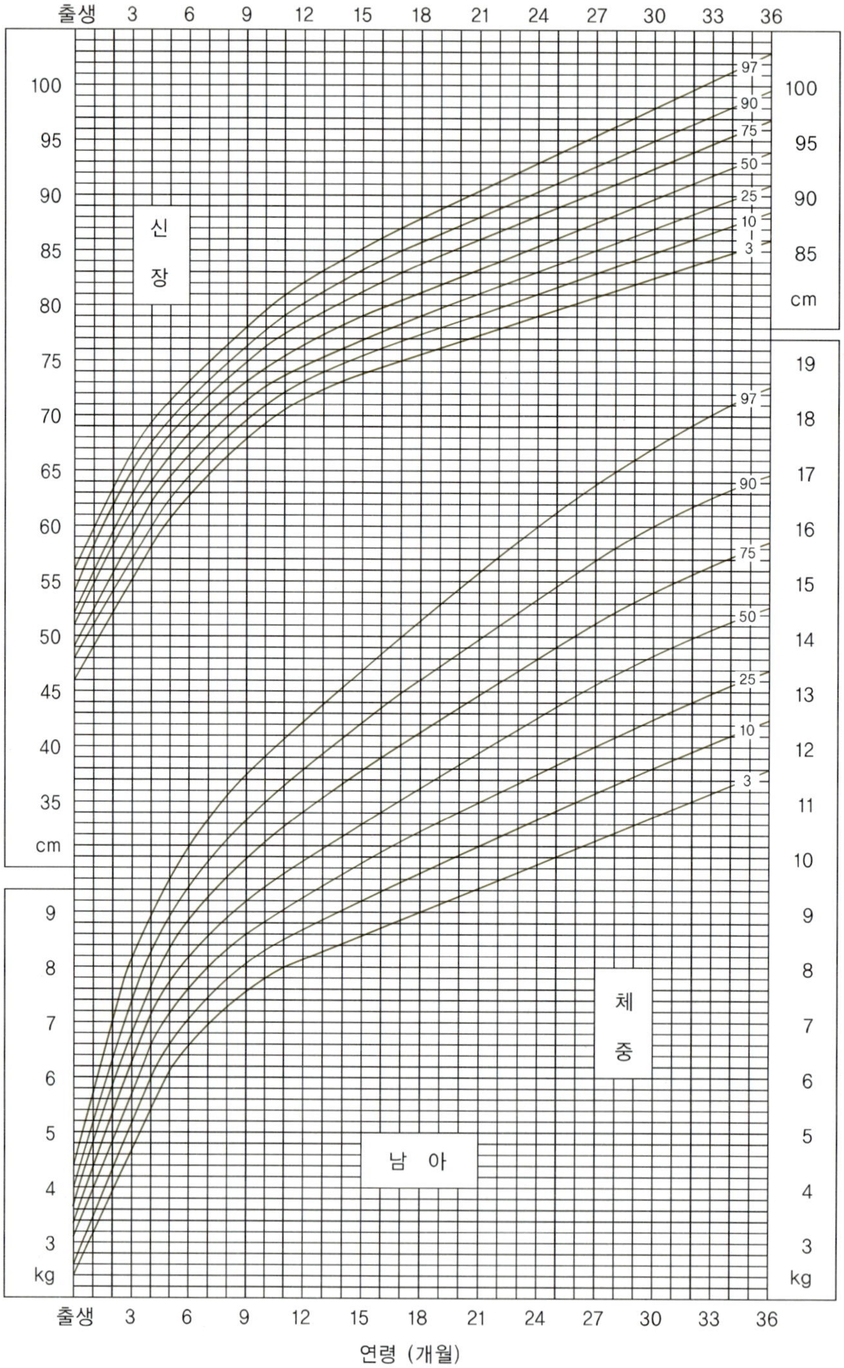

2. 여아(0~36개월)

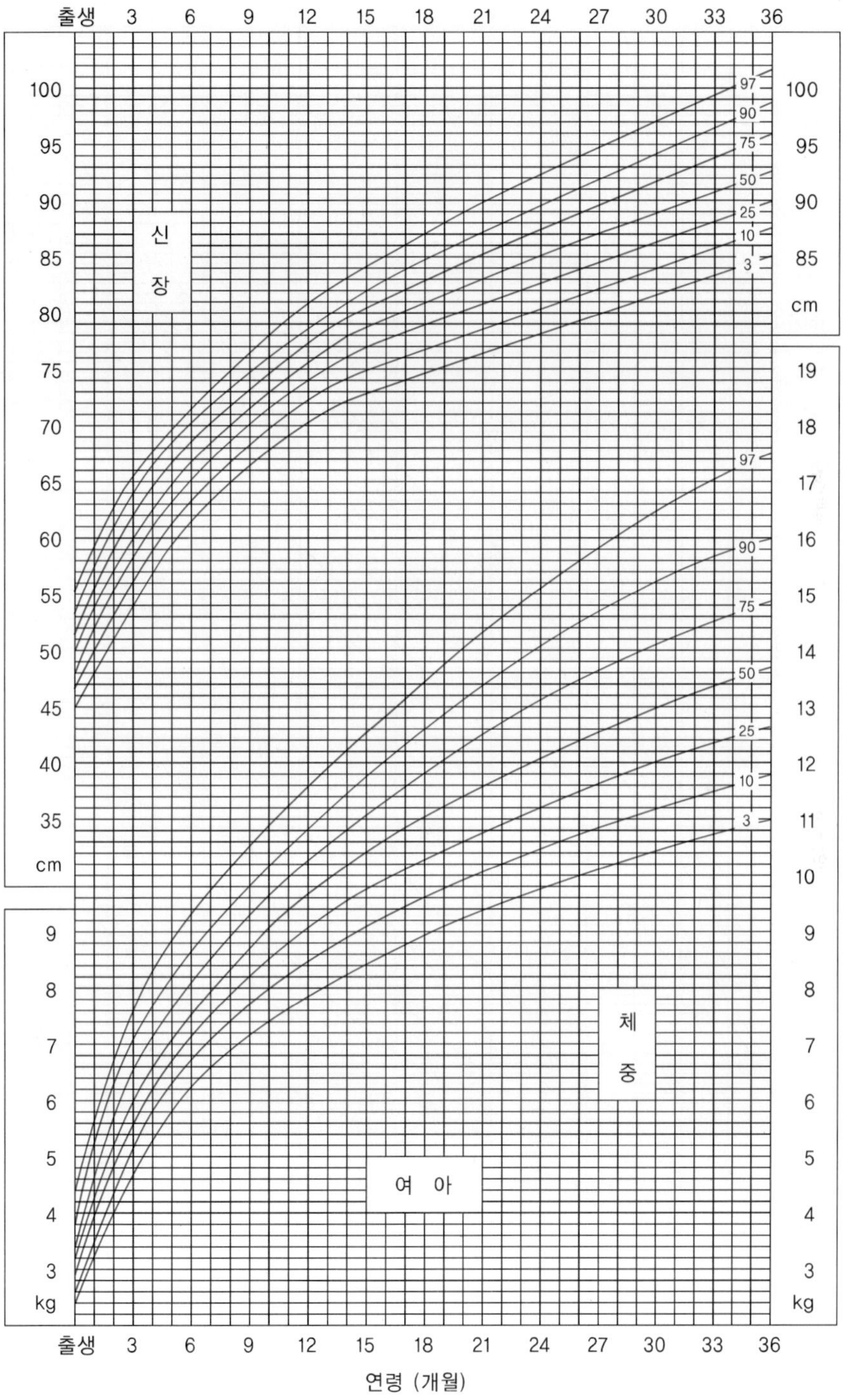
출생 3 6 9 12 15 18 21 24 27 30 33 36
100
95
90
85
80
75
70
65
60
55
50
45
40
35
cm
신장
97
90
75
50
25
10
3
19
18
17
16
15
14
13
12
11
10
9
8
7
6
5
4
3
kg
체중
여 아
연령 (개월)

3. 남아(2~20세)

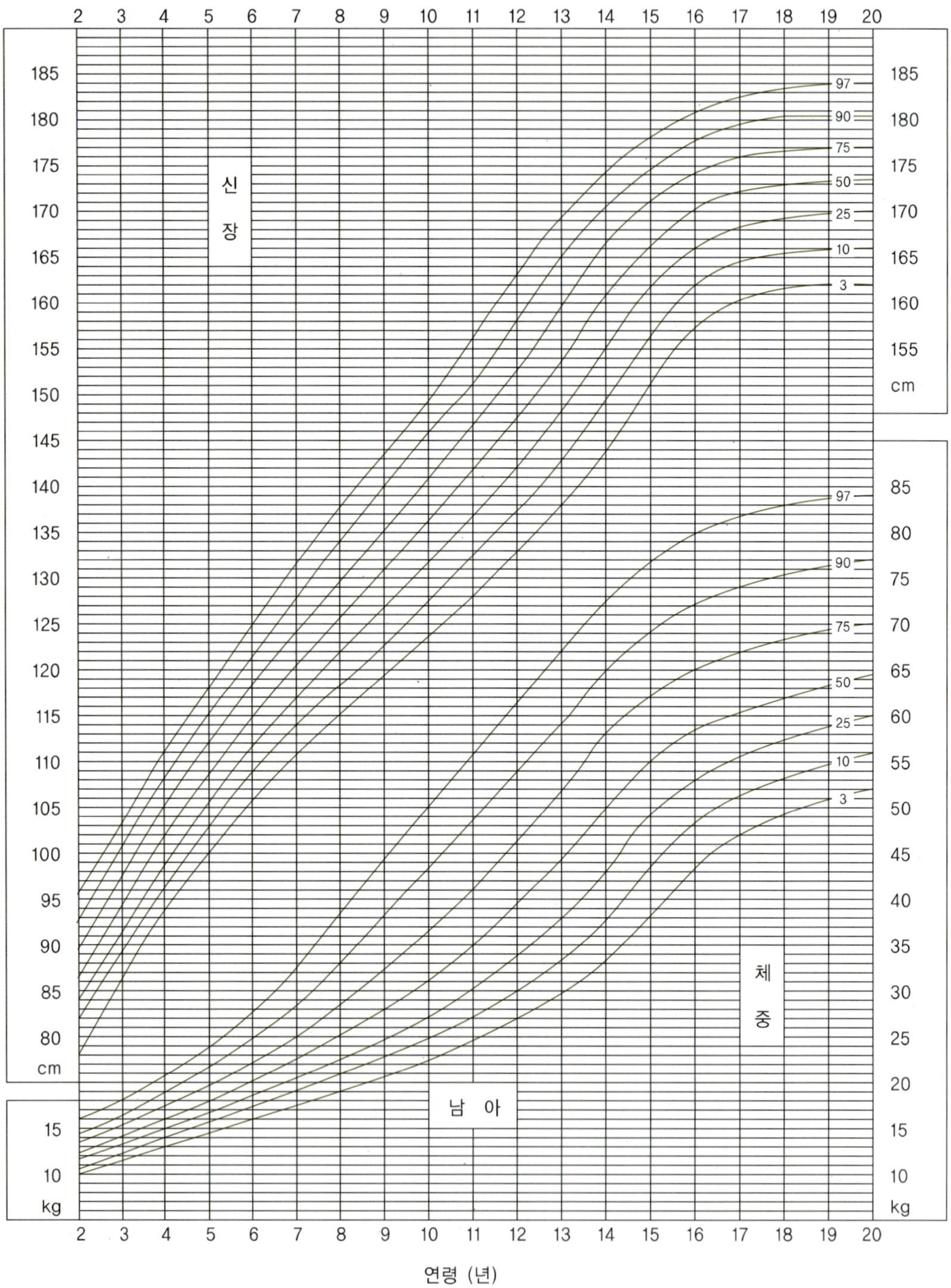

4. 여아(2~20세)

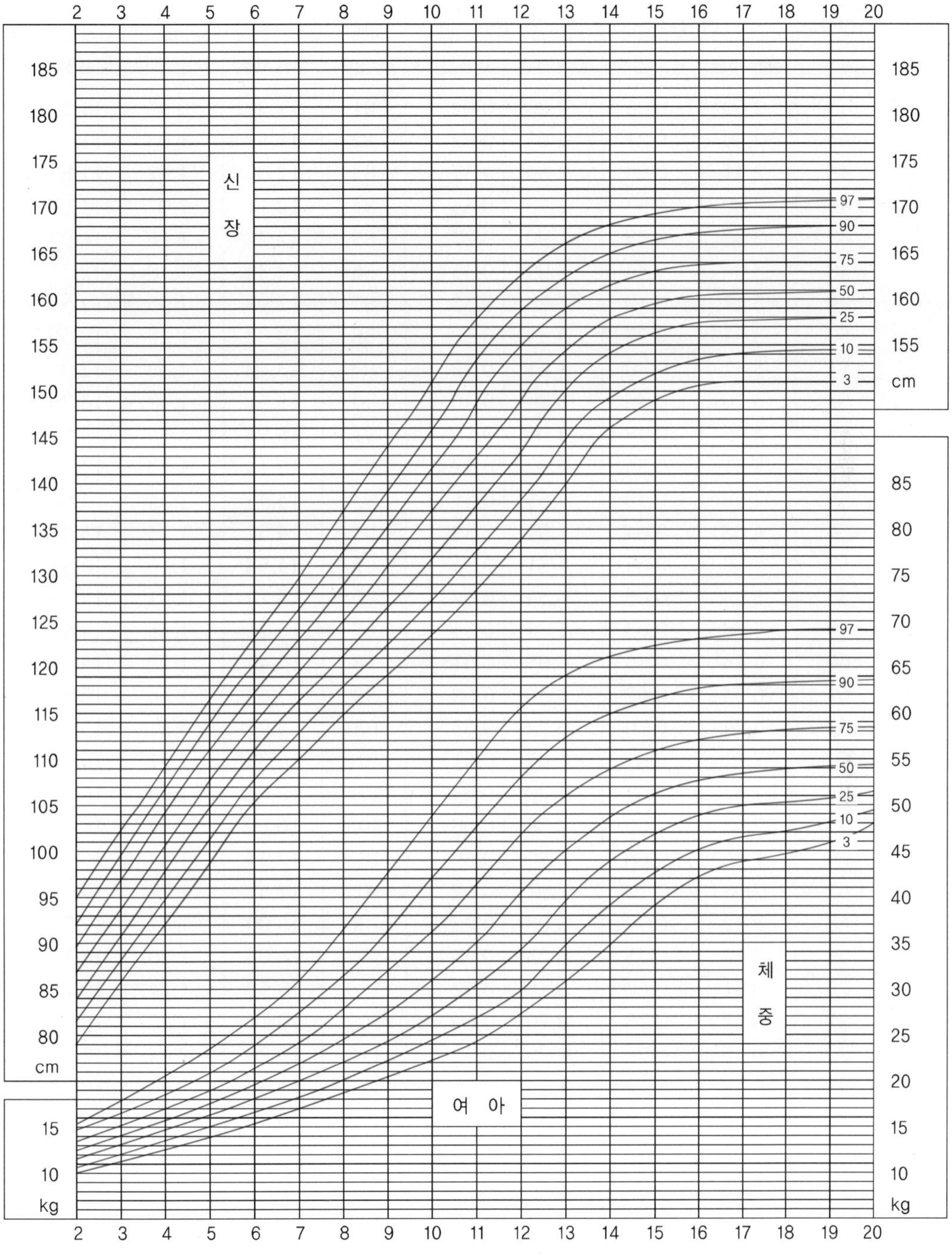


자료 : 대한소아과학회, 1998년 한국 소아 및 청소년 신체발육 표준치 세부자료, 2000

|부록-4| 소아의 신장별 표준체중

| 신장 (cm) | 남아 | | 여아 | | 신장 (cm) | 남아 | | 여아 | |
|---|---|---|---|---|---|---|---|---|---|
| | 평균체중 | 표준편차 | 평균체중 | 표준편차 | | 평균체중 | 표준편차 | 평균체중 | 표준편차 |
| 43 | 2.60 | 0.05 | 2.26 | 0.02 | 81 | 11.29 | 0.99 | 11.22 | 1.04 |
| 44 | 2.59 | 0.27 | 2.65 | 0.62 | 82 | 11.57 | 1.04 | 11.41 | 1.02 |
| 45 | 2.71 | 0.44 | 2.69 | 0.37 | 83 | 12.03 | 1.12 | 11.80 | 1.14 |
| 46 | 2.80 | 0.33 | 2.78 | 0.33 | 84 | 12.11 | 1.07 | 11.81 | 1.16 |
| 47 | 2.92 | 0.38 | 2.90 | 0.27 | 85 | 12.27 | 1.16 | 11.97 | 1.04 |
| 48 | 3.06 | 0.34 | 3.09 | 0.35 | 86 | 12.34 | 1.18 | 12.33 | 1.11 |
| 49 | 3.17 | 0.30 | 3.23 | 0.35 | 87 | 12.98 | 1.35 | 12.54 | 1.21 |
| 50 | 3.44 | 0.37 | 3.39 | 0.38 | 88 | 13.02 | 1.20 | 12.66 | 1.09 |
| 51 | 3.57 | 0.40 | 3.61 | 0.42 | 89 | 13.42 | 1.48 | 12.98 | 1.38 |
| 52 | 3.76 | 0.48 | 3.79 | 0.46 | 90 | 13.51 | 1.48 | 13.20 | 1.39 |
| 53 | 4.05 | 0.48 | 4.06 | 0.51 | 91 | 13.93 | 1.34 | 13.61 | 1.52 |
| 54 | 4.31 | 0.54 | 4.32 | 0.52 | 92 | 14.13 | 1.33 | 13.69 | 1.27 |
| 55 | 4.58 | 0.55 | 4.65 | 0.55 | 93 | 14.45 | 1.34 | 14.06 | 1.27 |
| 56 | 4.88 | 0.64 | 4.97 | 0.59 | 94 | 14.52 | 1.33 | 13.97 | 1.29 |
| 57 | 5.30 | 0.64 | 5.31 | 0.54 | 95 | 14.58 | 1.16 | 14.39 | 1.31 |
| 58 | 5.53 | 0.66 | 5.54 | 0.57 | 96 | 15.14 | 1.51 | 14.68 | 1.21 |
| 59 | 5.88 | 0.63 | 5.80 | 0.55 | 97 | 15.21 | 1.35 | 14.97 | 1.27 |
| 60 | 6.23 | 0.66 | 6.05 | 0.61 | 98 | 15.44 | 1.22 | 15.21 | 1.27 |
| 61 | 6.53 | 0.67 | 6.46 | 0.68 | 99 | 15.63 | 1.36 | 15.51 | 1.13 |
| 62 | 6.74 | 0.70 | 6.72 | 0.63 | 100 | 15.92 | 1.21 | 15.77 | 1.31 |
| 63 | 7.07 | 0.61 | 6.97 | 0.61 | 101 | 16.32 | 1.31 | 16.09 | 1.24 |
| 64 | 7.31 | 0.67 | 7.20 | 0.63 | 102 | 16.63 | 1.44 | 16.37 | 1.46 |
| 65 | 7.58 | 0.66 | 7.38 | 0.68 | 103 | 16.90 | 1.29 | 16.48 | 1.28 |
| 66 | 7.86 | 0.68 | 7.70 | 0.69 | 104 | 17.23 | 1.57 | 16.99 | 1.39 |
| 67 | 7.98 | 0.70 | 7.91 | 0.67 | 105 | 17.52 | 1.42 | 17.42 | 1.57 |
| 68 | 8.32 | 0.77 | 8.08 | 0.72 | 106 | 18.00 | 1.71 | 17.70 | 1.57 |
| 69 | 8.50 | 0.75 | 8.23 | 0.66 | 107 | 18.01 | 1.59 | 18.16 | 1.74 |
| 70 | 8.71 | 0.68 | 8.48 | 0.72 | 108 | 18.57 | 1.74 | 18.22 | 1.66 |
| 71 | 8.95 | 0.75 | 8.70 | 0.69 | 109 | 19.12 | 1.88 | 18.61 | 1.72 |
| 72 | 9.15 | 0.76 | 8.98 | 0.72 | 110 | 19.20 | 2.04 | 18.97 | 1.91 |
| 73 | 9.42 | 0.77 | 9.13 | 0.66 | 111 | 19.56 | 1.86 | 19.37 | 1.82 |
| 74 | 9.62 | 0.77 | 9.33 | 0.83 | 112 | 20.06 | 1.91 | 19.79 | 2.04 |
| 75 | 9.85 | 0.85 | 9.53 | 0.78 | 113 | 20.31 | 2.07 | 19.99 | 2.17 |
| 76 | 10.08 | 0.90 | 9.80 | 0.83 | 114 | 20.70 | 2.05 | 20.66 | 2.03 |
| 77 | 10.39 | 0.99 | 10.05 | 0.90 | 115 | 21.06 | 2.20 | 21.09 | 2.38 |
| 78 | 10.59 | 1.01 | 10.37 | 0.93 | 116 | 21.51 | 2.25 | 21.23 | 2.34 |
| 79 | 10.73 | 1.08 | 10.51 | 0.94 | 117 | 22.01 | 2.38 | 21.48 | 2.28 |
| 80 | 11.06 | 0.96 | 10.94 | 1.17 | 118 | 22.36 | 2.59 | 21.92 | 2.37 |

| 신장 (cm) | 남아 |  | 여아 |  | 신장 (cm) | 남아 |  | 여아 |  |
|---|---|---|---|---|---|---|---|---|---|
|  | 평균체중 | 표준편차 | 평균체중 | 표준편차 |  | 평균체중 | 표준편차 | 평균체중 | 표준편차 |
| 119 | 22.89 | 2.96 | 22.49 | 2.37 | 153 | 46.78 | 7.41 | 48.56 | 7.12 |
| 120 | 23.16 | 2.63 | 23.07 | 2.70 | 154 | 47.66 | 7.90 | 49.48 | 6.94 |
| 121 | 23.76 | 2.86 | 23.45 | 2.77 | 155 | 47.88 | 7.36 | 49.91 | 6.95 |
| 122 | 24.48 | 2.89 | 23.85 | 2.86 | 156 | 48.81 | 7.40 | 50.92 | 7.04 |
| 123 | 24.81 | 2.88 | 24.55 | 3.33 | 157 | 49.25 | 7.75 | 51.61 | 7.09 |
| 124 | 25.36 | 3.27 | 25.00 | 3.28 | 158 | 50.29 | 7.70 | 52.29 | 6.52 |
| 125 | 25.77 | 3.17 | 25.43 | 3.21 | 159 | 51.41 | 8.35 | 52.94 | 6.53 |
| 126 | 26.30 | 3.53 | 25.88 | 3.11 | 160 | 51.21 | 7.66 | 53.37 | 6.90 |
| 127 | 27.00 | 3.44 | 26.67 | 3.53 | 161 | 52.77 | 8.08 | 53.66 | 6.62 |
| 128 | 27.74 | 3.92 | 27.01 | 3.49 | 162 | 53.40 | 7.17 | 54.99 | 6.79 |
| 129 | 28.45 | 3.98 | 27.76 | 3.91 | 163 | 54.67 | 7.43 | 55.35 | 6.85 |
| 130 | 29.20 | 4.49 | 27.99 | 3.83 | 164 | 55.99 | 8.58 | 56.71 | 7.23 |
| 131 | 29.66 | 4.66 | 29.03 | 3.94 | 165 | 57.72 | 8.74 | 56.71 | 6.73 |
| 132 | 30.38 | 4.38 | 29.86 | 4.83 | 166 | 58.59 | 8.76 | 58.08 | 7.87 |
| 133 | 30.95 | 4.54 | 30.71 | 4.36 | 167 | 58.71 | 8.09 | 57.61 | 6.94 |
| 134 | 31.18 | 4.64 | 30.69 | 4.81 | 168 | 60.07 | 8.81 | 57.67 | 6.61 |
| 135 | 32.53 | 5.08 | 31.70 | 4.57 | 169 | 60.31 | 8.29 | 59.57 | 6.97 |
| 136 | 33.25 | 5.31 | 32.31 | 5.02 | 170 | 61.47 | 8.29 | 59.72 | 7.72 |
| 137 | 33.82 | 5.15 | 32.33 | 4.28 | 171 | 62.13 | 8.44 | 61.83 | 7.93 |
| 138 | 34.31 | 5.55 | 33.46 | 5.02 | 172 | 63.97 | 9.00 | 61.85 | 8.78 |
| 139 | 34.96 | 5.29 | 34.29 | 5.36 | 173 | 64.11 | 8.45 | 62.14 | 7.09 |
| 140 | 35.94 | 5.53 | 34.83 | 5.34 | 174 | 64.35 | 7.92 | 62.93 | 8.07 |
| 141 | 36.93 | 6.21 | 35.76 | 5.54 | 175 | 65.40 | 8.15 | 60.18 | 5.08 |
| 142 | 37.55 | 6.10 | 36.31 | 5.48 | 176 | 66.38 | 8.88 |  |  |
| 143 | 38.09 | 6.14 | 36.47 | 5.24 | 177 | 67.68 | 9.20 |  |  |
| 144 | 39.34 | 6.45 | 37.96 | 5.71 | 178 | 67.46 | 8.77 |  |  |
| 145 | 40.19 | 6.45 | 39.00 | 6.70 | 179 | 68.48 | 9.18 |  |  |
| 146 | 41.23 | 7.08 | 40.04 | 6.68 | 180 | 69.73 | 8.48 |  |  |
| 147 | 41.15 | 6.65 | 41.31 | 6.55 | 181 | 70.00 | 8.17 |  |  |
| 148 | 42.37 | 6.59 | 42.68 | 6.03 | 182 | 72.70 | 9.97 |  |  |
| 149 | 43.36 | 7.46 | 42.78 | 6.52 | 183 | 71.03 | 8.30 |  |  |
| 150 | 43.64 | 7.06 | 45.01 | 6.56 | 184 | 75.11 | 10.07 |  |  |
| 151 | 45.07 | 6.97 | 45.85 | 6.69 | 185 | 73.01 | 9.85 |  |  |
| 152 | 45.55 | 6.94 | 46.73 | 6.97 |  |  |  |  |  |

자료 : 대한소아과학회, 1998년 한국 소아 및 청소년 신체발육 표준치 세부자료.

## | 부록-5 | 소아의 성, 연령, 신장별 표준체중

### 1. 유아(남)

| 연월령 | 2세 | | 3세 | | 4세 | | 5세 | | 6세 | |
|---|---|---|---|---|---|---|---|---|---|---|
| 신장(cm) | 0~6개월 | 6~12개월 | 0~6개월 | 6~12개월 | 0~6개월 | 6~12개월 | 0~6개월 | 6~12개월 | 0~6개월 | 6~12개월 |
| 85 | 12.06 | | | | | | | | | |
| 86 | 12.37 | | | | | | | | | |
| 87 | 12.84 | | | | | | | | | |
| 88 | 12.87 | 13.23 | | | | | | | | |
| 89 | 13.50 | 13.12 | | | | | | | | |
| 90 | 13.82 | 13.24 | | | | | | | | |
| 91 | 14.03 | 13.81 | | | | | | | | |
| 92 | | 13.97 | 14.19 | | | | | | | |
| 93 | | 14.43 | 14.59 | | | | | | | |
| 94 | | 14.62 | 14.64 | | | | | | | |
| 95 | | | 14.73 | | | | | | | |
| 96 | | | 15.27 | | | | | | | |
| 97 | | | 15.22 | 15.24 | | | | | | |
| 98 | | | 15.43 | 15.45 | | | | | | |
| 99 | | | | 15.70 | | | | | | |
| 100 | | | | 15.79 | 15.83 | | | | | |
| 101 | | | | 16.48 | 16.32 | | | | | |
| 102 | | | | 16.80 | 16.44 | | | | | |
| 103 | | | | 17.00 | 16.83 | | | | | |
| 104 | | | | | 17.01 | | | | | |
| 105 | | | | | 17.59 | 17.50 | | | | |
| 106 | | | | | 18.22 | 17.99 | 17.86 | | | |
| 107 | | | | | | 17.91 | 17.69 | | | |
| 108 | | | | | | 18.66 | 18.29 | | | |
| 109 | | | | | | 19.43 | 18.82 | | | |
| 110 | | | | | | 19.01 | 19.17 | 19.01 | | |
| 111 | | | | | | 16.63 | 19.23 | 19.48 | | |
| 112 | | | | | | | 20.74 | 19.76 | 20.31 | |
| 113 | | | | | | | | 20.09 | 20.08 | |
| 114 | | | | | | | | 20.45 | 20.75 | |
| 115 | | | | | | | | 20.85 | 21.05 | |
| 116 | | | | | | | | 21.56 | 21.58 | 20.95 |
| 117 | | | | | | | | | 21.48 | 21.82 |
| 118 | | | | | | | | | 22.24 | 22.35 |
| 119 | | | | | | | | | | 23.00 |
| 120 | | | | | | | | | | 23.33 |
| 121 | | | | | | | | | | 23.56 |
| 122 | | | | | | | | | | 24.31 |

2. 유아(여)

| 연령/신장(cm) | 2세 | | 3세 | | 4세 | | 5세 | | 6세 | |
|---|---|---|---|---|---|---|---|---|---|---|
| | 0~6개월 | 6~12개월 | 0~6개월 | 6~12개월 | 0~6개월 | 6~12개월 | 0~6개월 | 6~12개월 | 0~6개월 | 6~12개월 |
| 84 | 11.67 | | | | | | | | | |
| 85 | 11.92 | | | | | | | | | |
| 86 | 12.31 | | | | | | | | | |
| 87 | 12.59 | 12.61 | | | | | | | | |
| 88 | 12.88 | 12.52 | | | | | | | | |
| 89 | 13.11 | 12.82 | 13.43 | | | | | | | |
| 90 | 13.42 | 13.05 | 13.21 | | | | | | | |
| 91 | | 13.53 | 13.50 | | | | | | | |
| 92 | | 13.67 | 13.67 | | | | | | | |
| 93 | | 14.27 | 13.95 | | | | | | | |
| 94 | | | 14.02 | 13.99 | | | | | | |
| 95 | | | 14.38 | 14.46 | | | | | | |
| 96 | | | | 14.51 | | | | | | |
| 97 | | | | 14.99 | 14.76 | | | | | |
| 98 | | | | 15.22 | 15.22 | | | | | |
| 99 | | | | 15.60 | 15.34 | | | | | |
| 100 | | | | 15.71 | 15.55 | 15.85 | | | | |
| 101 | | | | | 16.15 | 15.76 | | | | |
| 102 | | | | | 16.22 | 16.32 | | | | |
| 103 | | | | | 16.50 | 16.51 | | | | |
| 104 | | | | | | 16.65 | | | | |
| 105 | | | | | | 17.42 | 16.99 | | | |
| 106 | | | | | | 17.56 | 17.52 | | | |
| 107 | | | | | | | 18.23 | | | |
| 108 | | | | | | | 18.01 | 18.03 | | |
| 109 | | | | | | | 18.40 | 18.73 | | |
| 110 | | | | | | | 18.95 | 18.90 | 18.76 | |
| 111 | | | | | | | 19.11 | 19.18 | 19.17 | |
| 112 | | | | | | | | 19.98 | 19.28 | |
| 113 | | | | | | | | 19.70 | 20.06 | 20.10 |
| 114 | | | | | | | | 20.36 | 20.95 | 20.52 |
| 115 | | | | | | | | | 21.45 | 20.65 |
| 116 | | | | | | | | | 21.15 | 21.02 |
| 117 | | | | | | | | | | 21.31 |
| 118 | | | | | | | | | | 22.33 |
| 119 | | | | | | | | | | 22.54 |
| 120 | | | | | | | | | | |
| 121 | | | | | | | | | | |
| 122 | | | | | | | | | | |

3. 소아(남)

| 신장(cm) | 6세 | 7세 | 8세 | 9세 | 10세 | 11세 | 12세 | 13세 | 14세 | 15세 |
|---|---|---|---|---|---|---|---|---|---|---|
| 105 | 17.70 | | | | | | | | | |
| 106 | 18.00 | | | | | | | | | |
| 107 | 17.60 | 21.63 | | | | | | | | |
| 108 | 18.12 | 20.76 | | | | | | | | |
| 109 | 19.24 | 21.94 | | | | | | | | |
| 110 | 18.64 | 21.17 | | | | | | | | |
| 111 | 19.96 | 21.17 | 19.24 | | | | | | | |
| 112 | 19.76 | 21.28 | 20.42 | | | | | | | |
| 113 | 19.91 | 20.77 | 22.42 | | | | | | | |
| 114 | 20.69 | 20.77 | 20.76 | | | | | | | |
| 115 | 20.90 | 20.84 | 21.91 | | | | | | | |
| 116 | 20.95 | 21.90 | 21.82 | 20.90 | | | | | | |
| 117 | 21.82 | 22.06 | 22.40 | 24.69 | | | | | | |
| 118 | 22.35 | 22.44 | 22.09 | 25.80 | | | | | | |
| 119 | 23.00 | 22.70 | 22.75 | 26.31 | | | | | | |
| 120 | 23.33 | 23.11 | 23.08 | 22.84 | | | | | | |
| 121 | 23.56 | 23.64 | 23.80 | 24.04 | | | | | | |
| 122 | 24.31 | 24.25 | 24.34 | 24.93 | | | | | | |
| 123 | 25.07 | 24.60 | 24.67 | 25.53 | 23.09 | | | | | |
| 124 | 26.13 | 25.00 | 25.38 | 25.28 | 25.80 | | | | | |
| 125 | 26.28 | 25.67 | 25.82 | 25.38 | 25.11 | | | | | |
| 126 | 26.96 | 26.35 | 26.32 | 25.90 | 26.79 | 25.29 | | | | |
| 127 | 27.38 | 27.46 | 26.96 | 26.58 | 26.62 | 27.78 | | | | |
| 128 | 25.54 | 28.03 | 28.05 | 27.39 | 27.81 | 27.77 | | | | |
| 129 | 31.54 | 28.10 | 29.07 | 28.23 | 28.24 | 26.54 | | | | |
| 130 | 30.36 | 30.35 | 29.08 | 29.10 | 29.30 | 27.99 | | | | |
| 131 | 30.72 | 30.44 | 29.90 | 29.23 | 29.66 | 29.42 | 27.86 | | | |
| 132 | 33.57 | 31.55 | 30.55 | 30.10 | 30.25 | 28.91 | 28.41 | | | |
| 133 | | 32.40 | 31.60 | 30.65 | 31.18 | 29.17 | 28.67 | | | |
| 134 | | 32.07 | 32.05 | 31.07 | 30.75 | 31.02 | 31.16 | | | |
| 135 | | 33.73 | 33.66 | 32.50 | 32.65 | 32.28 | 28.37 | | | |
| 136 | | 33.18 | 33.22 | 33.35 | 33.39 | 33.05 | 33.19 | 31.63 | | |
| 137 | | 34.76 | 34.58 | 34.27 | 33.55 | 33.74 | 32.37 | 31.92 | | |
| 138 | | | 35.14 | 34.88 | 34.28 | 33.63 | 34.45 | 33.04 | | |
| 139 | | | 33.43 | 35.90 | 34.87 | 35.18 | 33.34 | 34.72 | 35.57 | |
| 140 | | | 38.40 | 38.15 | 35.27 | 36.05 | 34.81 | 33.32 | 38.20 | |
| 141 | | | 37.99 | 38.68 | 37.90 | 36.89 | 35.27 | 34.80 | 33.66 | |
| 142 | | | | 39.19 | 37.96 | 37.56 | 37.43 | 34.65 | 36.24 | |
| 143 | | | | 39.75 | 39.06 | 38.40 | 37.04 | 36.75 | 35.38 | |

| 신장(cm) | 6세 | 7세 | 8세 | 9세 | 10세 | 11세 | 12세 | 13세 | 14세 | 15세 |
|---|---|---|---|---|---|---|---|---|---|---|
| 144 | | | | 38.28 | 39.88 | 39.74 | 40.38 | 36.73 | 34.55 | |
| 145 | | | | 39.14 | 42.85 | 39.41 | 39.09 | 39.87 | 40.26 | |
| 146 | | | | | 41.58 | 40.57 | 41.30 | 41.35 | 41.80 | |
| 147 | | | | | 42.24 | 41.60 | 40.43 | 39.91 | 41.03 | 35.40 |
| 148 | | | | | 43.64 | 41.53 | 42.56 | 42.01 | 43.69 | 38.79 |
| 149 | | | | | 46.88 | 45.23 | 42.30 | 41.66 | 41.37 | 46.76 |
| 150 | | | | | | 45.84 | 43.81 | 43.11 | 41.45 | 39.18 |
| 151 | | | | | | 47.48 | 45.17 | 44.47 | 44.21 | 40.86 |
| 152 | | | | | | 46.23 | 44.59 | 45.50 | 43.56 | 47.30 |
| 153 | | | | | | 48.36 | 46.54 | 46.82 | 47.48 | 45.73 |
| 154 | | | | | | 50.40 | 48.26 | 47.36 | 46.88 | 44.97 |
| 155 | | | | | | 51.74 | 49.11 | 47.58 | 45.88 | 45.26 |
| 156 | | | | | | 52.48 | 49.76 | 48.91 | 47.29 | 48.88 |
| 157 | | | | | | 55.27 | 49.18 | 48.94 | 48.43 | 49.66 |
| 158 | | | | | | | 51.24 | 48.47 | 50.02 | 49.23 |
| 159 | | | | | | | 51.48 | 50.88 | 49.88 | 52.26 |
| 160 | | | | | | | 52.45 | 49.30 | 50.74 | 51.18 |
| 161 | | | | | | | 51.94 | 52.12 | 51.72 | 53.08 |
| 162 | | | | | | | 53.86 | 52.88 | 52.03 | 53.40 |
| 163 | | | | | | | 54.28 | 53.14 | 54.96 | 54.73 |
| 164 | | | | | | | 53.70 | 53.53 | 55.15 | 55.32 |
| 165 | | | | | | | 56.18 | 55.84 | 55.62 | 55.85 |
| 166 | | | | | | | 59.52 | 55.41 | 57.21 | 58.65 |
| 167 | | | | | | | 56.54 | 57.35 | 57.96 | 57.23 |
| 168 | | | | | | | 57.48 | 53.77 | 58.43 | 58.29 |
| 169 | | | | | | | | 56.98 | 58.40 | 59.02 |
| 170 | | | | | | | | 59.60 | 57.01 | 61.68 |
| 171 | | | | | | | | 57.67 | 61.30 | 60.78 |
| 172 | | | | | | | | 62.10 | 59.94 | 63.03 |
| 173 | | | | | | | | | 60.89 | 63.03 |
| 174 | | | | | | | | | 64.10 | 65.03 |
| 175 | | | | | | | | | | 63.90 |
| 176 | | | | | | | | | | 64.34 |
| 177 | | | | | | | | | | 66.70 |
| 178 | | | | | | | | | | 66.02 |
| 179 | | | | | | | | | | 67.60 |

4. 소아(여)

| 신장(cm) | 6세 | 7세 | 8세 | 9세 | 10세 | 11세 | 12세 | 13세 | 14세 | 15세 |
|---|---|---|---|---|---|---|---|---|---|---|
| 108 | 18.06 | | | | | | | | | |
| 109 | 18.21 | 19.16 | | | | | | | | |
| 110 | 18.82 | 20.04 | | | | | | | | |
| 111 | 19.47 | 20.75 | 19.78 | | | | | | | |
| 112 | 19.88 | 20.39 | 20.51 | | | | | | | |
| 113 | 20.10 | 20.59 | 20.36 | | | | | | | |
| 114 | 20.52 | 20.61 | 20.57 | | | | | | | |
| 115 | 20.65 | 20.84 | 21.71 | 20.90 | | | | | | |
| 116 | 21.02 | 21.47 | 21.32 | 21.57 | | | | | | |
| 117 | 21.31 | 21.43 | 21.31 | 21.83 | | | | | | |
| 118 | 22.33 | 21.86 | 21.79 | 21.97 | | | | | | |
| 119 | 22.54 | 22.31 | 22.87 | 22.03 | | | | | | |
| 120 | 23.05 | 22.87 | 23.09 | 24.60 | | | | | | |
| 121 | 23.30 | 23.24 | 23.23 | 24.81 | | | | | | |
| 122 | 24.32 | 23.60 | 23.92 | 23.66 | 23.83 | | | | | |
| 123 | 25.20 | 24.42 | 24.20 | 24.43 | 27.48 | | | | | |
| 124 | 26.11 | 24.90 | 24.44 | 24.69 | 26.50 | 26.80 | | | | |
| 125 | 26.46 | 25.22 | 25.65 | 25.14 | 24.83 | 26.58 | | | | |
| 126 | 27.84 | 26.23 | 26.12 | 25.09 | 24.91 | 25.10 | | | | |
| 127 | 25.26 | 27.17 | 27.05 | 26.52 | 25.75 | 25.42 | | | | |
| 128 | 28.15 | 27.79 | 26.67 | 27.36 | 26.50 | 25.31 | | | | |
| 129 | 27.93 | 27.07 | 28.02 | 27.98 | 27.79 | 25.98 | | | | |
| 130 | 27.50 | 27.90 | 28.33 | 28.00 | 27.39 | 28.69 | 25.50 | | | |
| 131 | 27.48 | 29.18 | 29.16 | 29.35 | 28.53 | 29.34 | 27.25 | | | |
| 132 | | 29.37 | 29.87 | 29.77 | 30.47 | 28.53 | 31.94 | | | |
| 133 | | 30.17 | 30.80 | 30.71 | 31.28 | 29.93 | 27.74 | | | |
| 134 | | 31.96 | 31.65 | 30.81 | 30.92 | 29.01 | 34.25 | | | |
| 135 | | 31.37 | 32.41 | 32.06 | 31.70 | 30.82 | 29.64 | | | |
| 136 | | 31.50 | 31.71 | 32.84 | 32.84 | 30.92 | 32.15 | | | |
| 137 | | | 33.65 | 32.06 | 32.41 | 32.30 | 32.11 | | | |
| 138 | | | 34.07 | 33.50 | 34.24 | 32.46 | 33.22 | | | |
| 139 | | | 36.20 | 33.97 | 34.90 | 33.48 | 33.85 | | | |
| 140 | | | 34.50 | 37.00 | 35.15 | 33.35 | 33.35 | 35.31 | | |
| 141 | | | 33.57 | 37.16 | 36.38 | 35.25 | 35.11 | 32.73 | | |
| 142 | | | 34.60 | 39.14 | 35.63 | 35.97 | 36.40 | 36.94 | 34.98 | |
| 143 | | | | 36.16 | 36.57 | 36.77 | 36.50 | 34.17 | 36.79 | 45.10 |
| 144 | | | | 39.39 | 37.67 | 37.58 | 37.76 | 37.78 | 39.64 | 47.35 |
| 145 | | | | 40.37 | 38.40 | 38.60 | 37.96 | 38.26 | 40.93 | 50.83 |

| 신장(cm) | 6세 | 7세 | 8세 | 9세 | 10세 | 11세 | 12세 | 13세 | 14세 | 15세 |
|---|---|---|---|---|---|---|---|---|---|---|
| 146 | | | | 38.54 | 40.65 | 39.43 | 38.64 | 38.92 | 42.86 | 49.45 |
| 147 | | | | 43.76 | 41.08 | 40.97 | 40.02 | 40.27 | 41.48 | 44.63 |
| 148 | | | | 40.82 | 41.37 | 42.20 | 41.69 | 41.67 | 42.51 | 47.48 |
| 149 | | | | | 42.76 | 41.27 | 39.87 | 41.80 | 44.88 | 46.48 |
| 150 | | | | | 43.40 | 43.18 | 43.17 | 43.37 | 45.24 | 46.81 |
| 151 | | | | | 44.82 | 42.87 | 43.11 | 44.25 | 47.36 | 47.07 |
| 152 | | | | | 44.26 | 44.23 | 43.67 | 45.28 | 46.20 | 49.62 |
| 153 | | | | | 44.99 | 46.14 | 45.77 | 46.05 | 47.60 | 49.01 |
| 154 | | | | | 45.33 | 47.23 | 46.79 | 46.30 | 49.84 | 49.83 |
| 155 | | | | | 43.83 | 47.84 | 47.33 | 47.78 | 49.12 | 50.24 |
| 156 | | | | | 46.33 | 47.23 | 48.13 | 48.15 | 49.43 | 51.92 |
| 157 | | | | | 47.61 | 47.79 | 49.70 | 49.74 | 50.94 | 51.41 |
| 158 | | | | | | 51.17 | 49.86 | 49.54 | 51.36 | 51.87 |
| 159 | | | | | | 52.53 | 50.60 | 51.23 | 52.49 | 52.27 |
| 160 | | | | | | 54.69 | 49.75 | 51.49 | 51.78 | 53.12 |
| 161 | | | | | | 52.42 | 50.38 | 51.51 | 53.08 | 52.88 |
| 162 | | | | | | 50.73 | 50.84 | 53.08 | 53.02 | 55.58 |
| 163 | | | | | | 51.40 | 52.21 | 54.93 | 53.56 | 55.20 |
| 164 | | | | | | | 53.95 | 53.76 | 55.63 | 57.40 |
| 165 | | | | | | | 54.76 | 54.98 | 53.82 | 57.07 |
| 166 | | | | | | | | 52.61 | 57.88 | 57.27 |
| 167 | | | | | | | | 55.86 | 57.32 | 56.06 |
| 168 | | | | | | | | 58.25 | 58.41 | 55.52 |
| 169 | | | | | | | | 60.79 | 59.14 | 59.63 |
| 170 | | | | | | | | | 59.69 | 61.38 |
| 171 | | | | | | | | | | 59.72 |
| 172 | | | | | | | | | | 59.71 |
| 173 | | | | | | | | | | 60.90 |
| 174 | | | | | | | | | | 62.77 |
| 175 | | | | | | | | | | 63.56 |
| 176 | | | | | | | | | | 65.23 |

자료 : 대한소아과학회, 1998년 한국 소아 및 청소년 신체발육 표준치 세부자료, 2000

## | 부록-6 | 소아의 체질량지수 백분위수

### 1. 남아(kg/m²)

| 연령(년) | Percentile | | | | | | | | |
|---|---|---|---|---|---|---|---|---|---|
| | 5 | 10 | 15 | 25 | 50 | 75 | 85 | 90 | 95 |
| 출생시 | 11.0 | 11.3 | 11.6 | 12.1 | 13.1 | 14.2 | 14.9 | 15.5 | 16.6 |
| 1/2 | 15.1 | 15.6 | 16.1 | 16.6 | 17.6 | 18.7 | 19.4 | 19.8 | 21.0 |
| 1 | 14.7 | 15.4 | 15.7 | 16.4 | 17.4 | 18.4 | 19.1 | 19.5 | 20.3 |
| 2 | 14.9 | 15.4 | 15.6 | 16.0 | 16.8 | 17.9 | 18.4 | 18.8 | 19.5 |
| 3 | 14.0 | 14.6 | 15.0 | 15.4 | 16.2 | 17.1 | 17.9 | 18.4 | 19.1 |
| 4 | 14.0 | 14.4 | 14.7 | 15.1 | 15.8 | 16.6 | 17.2 | 17.6 | 18.5 |
| 5 | 13.8 | 14.2 | 14.5 | 14.9 | 15.6 | 16.5 | 17.1 | 17.5 | 18.3 |
| 6 | 13.6 | 14.0 | 14.2 | 14.7 | 15.4 | 16.3 | 16.9 | 17.5 | 18.5 |
| 7 | 13.9 | 14.2 | 14.5 | 14.9 | 15.7 | 17.0 | 18.0 | 18.9 | 20.0 |
| 8 | 14.0 | 14.4 | 14.7 | 15.1 | 16.0 | 17.5 | 18.5 | 19.5 | 21.4 |
| 9 | 14.2 | 14.6 | 14.9 | 15.5 | 16.6 | 18.5 | 19.8 | 20.9 | 22.2 |
| 10 | 14.3 | 14.7 | 15.0 | 15.4 | 16.8 | 18.6 | 20.4 | 21.4 | 22.9 |
| 11 | 14.9 | 15.3 | 15.6 | 16.3 | 17.8 | 20.1 | 21.8 | 22.8 | 24.4 |
| 12 | 14.8 | 15.5 | 16.0 | 16.8 | 18.7 | 21.0 | 22.6 | 23.8 | 25.1 |
| 13 | 15.8 | 16.3 | 16.7 | 17.4 | 19.1 | 21.5 | 23.4 | 24.5 | 26.6 |
| 14 | 16.3 | 16.8 | 17.2 | 18.1 | 19.6 | 21.9 | 23.5 | 24.6 | 26.5 |
| 15 | 16.5 | 17.1 | 17.5 | 18.1 | 19.7 | 22.0 | 23.7 | 25.6 | 27.9 |
| 16 | 16.8 | 17.5 | 18.0 | 18.8 | 20.3 | 22.5 | 24.0 | 25.0 | 27.7 |
| 17 | 17.7 | 18.2 | 18.6 | 19.3 | 20.8 | 22.8 | 23.9 | 25.6 | 26.9 |
| 18 | 17.8 | 18.5 | 19.0 | 19.5 | 21.1 | 23.1 | 24.4 | 25.3 | 26.8 |

### 2. 여아(kg/m²)

| 연령(년) | Percentile | | | | | | | | |
|---|---|---|---|---|---|---|---|---|---|
| | 5 | 10 | 15 | 25 | 50 | 75 | 85 | 90 | 95 |
| 출생시 | 10.9 | 11.4 | 11.8 | 12.3 | 13.2 | 14.2 | 14.9 | 15.4 | 16.1 |
| 1/2 | 14.7 | 15.4 | 15.7 | 16.2 | 17.3 | 18.3 | 19.1 | 19.5 | 20.2 |
| 1 | 14.6 | 15.2 | 15.6 | 16.2 | 17.1 | 18.1 | 18.6 | 19.2 | 20.2 |
| 2 | 14.5 | 14.9 | 15.2 | 15.6 | 16.4 | 17.4 | 18.0 | 18.6 | 19.4 |
| 3 | 14.2 | 14.6 | 14.9 | 15.3 | 16.0 | 16.9 | 17.5 | 17.9 | 18.7 |
| 4 | 13.8 | 14.4 | 14.6 | 15.0 | 15.7 | 16.5 | 17.1 | 17.5 | 18.0 |
| 5 | 13.6 | 14.0 | 14.3 | 14.6 | 15.4 | 16.3 | 16.8 | 17.1 | 17.8 |
| 6 | 13.3 | 13.8 | 14.1 | 14.6 | 15.3 | 16.2 | 16.7 | 17.3 | 18.3 |
| 7 | 13.5 | 13.9 | 14.1 | 14.6 | 15.6 | 16.7 | 17.5 | 17.9 | 19.0 |
| 8 | 13.6 | 13.9 | 14.2 | 14.7 | 15.6 | 17.0 | 17.9 | 18.6 | 19.9 |
| 9 | 13.8 | 14.2 | 14.5 | 15.0 | 16.1 | 17.6 | 18.8 | 19.7 | 21.1 |
| 10 | 14.0 | 14.4 | 14.8 | 15.3 | 16.6 | 18.4 | 19.8 | 20.8 | 21.8 |
| 11 | 14.2 | 14.7 | 15.1 | 15.8 | 17.4 | 19.6 | 21.0 | 21.7 | 23.1 |
| 12 | 14.8 | 15.4 | 15.8 | 16.7 | 18.4 | 20.2 | 21.5 | 22.5 | 23.9 |
| 13 | 15.5 | 16.2 | 16.6 | 17.5 | 19.4 | 21.0 | 22.9 | 23.7 | 25.1 |
| 14 | 16.0 | 16.7 | 17.3 | 18.1 | 19.9 | 21.9 | 23.1 | 24.5 | 26.3 |
| 15 | 16.6 | 17.3 | 17.9 | 18.8 | 20.3 | 22.2 | 23.5 | 24.6 | 26.2 |
| 16 | 17.3 | 17.9 | 18.4 | 19.0 | 20.7 | 22.7 | 23.9 | 24.7 | 26.2 |
| 17 | 17.6 | 18.1 | 18.5 | 19.1 | 20.8 | 22.2 | 23.5 | 24.8 | 26.1 |
| 18 | 17.9 | 18.3 | 18.7 | 19.5 | 20.9 | 22.6 | 23.6 | 24.5 | 26.0 |

자료 : 대한소아과학회, 1998년 한국 소아 및 청소년 신체발육 표준치 세부자료, 2000

## | 부록-7 | 소아의 삼두박근 피부두께 백분위수

### 1. 남아(mm)

| 연령(년) | Percentile | | | | | | | | |
|---|---|---|---|---|---|---|---|---|---|
| | 5 | 10 | 15 | 25 | 50 | 75 | 85 | 90 | 95 |
| 출생시 | 4.0 | 4.2 | 4.5 | 5.0 | 5.8 | 7.3 | 8.3 | 9.0 | 10.1 |
| 1/2 | 6.5 | 7.1 | 7.6 | 8.2 | 10.0 | 11.4 | 12.4 | 13.4 | 15.3 |
| 1 | 6.2 | 7.0 | 7.4 | 8.0 | 9.8 | 11.1 | 12.3 | 13.0 | 14.4 |
| 2 | 6.1 | 7.0 | 7.4 | 8.0 | 9.5 | 11.2 | 12.1 | 13.2 | 16.0 |
| 3 | 6.2 | 7.0 | 7.4 | 8.1 | 9.6 | 11.5 | 12.7 | 13.5 | 14.6 |
| 4 | 6.4 | 7.1 | 7.5 | 8.2 | 9.6 | 11.1 | 12.1 | 13.0 | 14.3 |
| 5 | 6.4 | 7.1 | 7.6 | 8.4 | 9.8 | 11.5 | 12.9 | 14.0 | 16.0 |
| 6 | 6.1 | 6.5 | 7.0 | 7.5 | 9.0 | 11.2 | 12.8 | 14.3 | 17.0 |
| 7 | 5.7 | 6.7 | 7.2 | 8.0 | 10.0 | 12.2 | 14.6 | 16.4 | 19.2 |
| 8 | 5.8 | 6.8 | 7.3 | 8.1 | 10.4 | 13.9 | 16.0 | 17.9 | 21.1 |
| 9 | 5.8 | 6.9 | 7.4 | 8.2 | 11.0 | 15.5 | 18.4 | 20.2 | 23.4 |
| 10 | 6.3 | 7.2 | 7.7 | 8.5 | 11.3 | 16.0 | 19.2 | 21.1 | 24.4 |
| 11 | 6.4 | 7.6 | 8.0 | 9.2 | 12.8 | 17.6 | 20.5 | 22.9 | 25.1 |
| 12 | 6.7 | 7.8 | 8.6 | 10.0 | 14.0 | 20.0 | 23.2 | 25.1 | 28.2 |
| 13 | 6.5 | 7.4 | 8.0 | 9.1 | 12.4 | 17.6 | 20.6 | 23.2 | 27.3 |
| 14 | 6.4 | 7.3 | 7.8 | 8.8 | 11.5 | 17.0 | 20.8 | 23.4 | 26.4 |
| 15 | 5.2 | 6.0 | 7.0 | 7.7 | 10.4 | 15.3 | 21.8 | 23.5 | 28.5 |
| 16 | 5.5 | 6.6 | 7.1 | 7.8 | 10.8 | 15.4 | 20.8 | 22.6 | 27.5 |
| 17 | 6.5 | 7.0 | 7.6 | 8.3 | 12.3 | 19.3 | 23.5 | 26.0 | 30.0 |
| 18 | 5.8 | 6.5 | 7.1 | 8.0 | 10.6 | 15.8 | 20.1 | 24.5 | 29.9 |

### 2. 여아(mm)

| 연령(년) | Percentile | | | | | | | | |
|---|---|---|---|---|---|---|---|---|---|
| | 5 | 10 | 15 | 25 | 50 | 75 | 85 | 90 | 95 |
| 출생시 | 3.8 | 4.1 | 4.4 | 4.9 | 5.8 | 7.2 | 8.5 | 9.2 | 10.5 |
| 1/2 | 6.2 | 7.0 | 7.5 | 8.2 | 9.7 | 11.7 | 12.4 | 13.2 | 15.2 |
| 1 | 6.3 | 7.0 | 7.3 | 8.0 | 9.5 | 11.4 | 12.4 | 13.0 | 15.0 |
| 2 | 6.5 | 7.2 | 7.5 | 8.0 | 9.5 | 11.2 | 12.2 | 13.8 | 16.0 |
| 3 | 6.3 | 7.0 | 7.4 | 8.2 | 9.5 | 11.3 | 12.2 | 13.1 | 14.4 |
| 4 | 6.5 | 7.3 | 7.7 | 8.3 | 10.1 | 12.1 | 13.6 | 14.5 | 16.0 |
| 5 | 6.8 | 7.5 | 8.0 | 8.5 | 10.1 | 12.4 | 13.4 | 14.5 | 16.0 |
| 6 | 6.4 | 7.1 | 7.5 | 8.2 | 10.0 | 12.2 | 13.8 | 15.0 | 17.2 |
| 7 | 6.2 | 7.0 | 7.5 | 8.4 | 10.7 | 13.2 | 15.2 | 17.0 | 19.0 |
| 8 | 6.4 | 7.2 | 7.9 | 8.9 | 11.5 | 14.5 | 17.0 | 18.7 | 22.2 |
| 9 | 6.5 | 7.6 | 8.3 | 9.7 | 12.0 | 15.3 | 17.5 | 18.8 | 21.3 |
| 10 | 7.4 | 8.2 | 9.0 | 10.1 | 12.9 | 17.0 | 19.6 | 21.5 | 24.0 |
| 11 | 7.0 | 8.0 | 9.0 | 10.3 | 13.0 | 17.5 | 20.7 | 22.6 | 25.1 |
| 12 | 8.3 | 9.2 | 10.0 | 11.0 | 14.0 | 18.2 | 21.0 | 23.0 | 26.0 |
| 13 | 7.9 | 8.8 | 9.7 | 11.2 | 15.6 | 21.0 | 24.0 | 26.1 | 28.6 |
| 14 | 8.3 | 9.4 | 10.6 | 12.5 | 17.0 | 22.0 | 24.4 | 26.0 | 29.8 |
| 15 | 10.1 | 11.1 | 12.8 | 14.9 | 19.3 | 25.0 | 28.0 | 30.6 | 32.6 |
| 16 | 10.0 | 11.1 | 12.2 | 15.0 | 18.9 | 24.0 | 26.4 | 28.4 | 31.7 |
| 17 | 9.1 | 10.4 | 11.1 | 13.0 | 17.0 | 22.0 | 25.6 | 28.7 | 33.0 |
| 18 | 8.2 | 10.5 | 11.7 | 13.6 | 17.4 | 21.9 | 24.8 | 27.5 | 31.1 |

자료 : 대한소아과학회, 1998년 한국 소아 및 청소년 신체발육 표준치 세부자료, 2000

## | 부록-8 | 소아의 상완둘레 백분위수

### 1. 남아(cm)

| 연령(년) | Percentile | | | | | | | | |
|---|---|---|---|---|---|---|---|---|---|
| | 5 | 10 | 15 | 25 | 50 | 75 | 85 | 90 | 95 |
| 출생시 | 8.8 | 9.2 | 9.5 | 9.8 | 10.4 | 11.0 | 11.7 | 12.0 | 12.7 |
| 1/2 | 12.5 | 13.0 | 13.2 | 13.7 | 14.5 | 15.4 | 16.0 | 16.3 | 17.0 |
| 1 | 12.7 | 13.4 | 13.8 | 14.1 | 15.0 | 16.0 | 16.5 | 17.0 | 17.6 |
| 2 | 13.2 | 14.0 | 14.4 | 14.8 | 15.6 | 16.5 | 17.0 | 17.2 | 18.0 |
| 3 | 14.2 | 14.5 | 14.8 | 15.1 | 15.9 | 16.8 | 17.4 | 17.7 | 18.1 |
| 4 | 14.5 | 15.0 | 15.3 | 15.7 | 16.5 | 17.4 | 18.0 | 18.3 | 19.0 |
| 5 | 14.9 | 15.1 | 15.5 | 16.0 | 16.9 | 17.8 | 18.3 | 18.8 | 19.6 |
| 6 | 14.9 | 15.4 | 15.6 | 16.0 | 17.0 | 18.1 | 19.0 | 19.6 | 20.7 |
| 7 | 15.4 | 15.9 | 16.1 | 16.5 | 17.5 | 18.8 | 19.8 | 20.2 | 21.3 |
| 8 | 15.7 | 16.3 | 16.7 | 17.2 | 18.3 | 20.1 | 21.5 | 22.3 | 24.0 |
| 9 | 15.7 | 16.5 | 16.9 | 17.5 | 19.0 | 21.0 | 22.3 | 23.3 | 24.3 |
| 10 | 16.1 | 16.5 | 17.0 | 17.6 | 19.2 | 21.5 | 23.1 | 24.1 | 25.4 |
| 11 | 17.0 | 18.0 | 18.5 | 19.1 | 21.0 | 23.2 | 24.5 | 25.4 | 27.0 |
| 12 | 17.8 | 18.4 | 19.0 | 20.0 | 22.0 | 24.3 | 25.7 | 26.5 | 27.7 |
| 13 | 18.1 | 19.0 | 19.5 | 20.3 | 22.6 | 25.3 | 26.7 | 27.8 | 29.0 |
| 14 | 19.0 | 20.0 | 20.5 | 21.4 | 23.5 | 25.8 | 27.2 | 28.0 | 29.4 |
| 15 | 20.0 | 21.0 | 21.5 | 22.0 | 23.8 | 26.2 | 27.7 | 28.8 | 30.3 |
| 16 | 20.9 | 21.5 | 22.0 | 23.0 | 25.0 | 27.0 | 28.0 | 29.0 | 30.0 |
| 17 | 21.6 | 22.5 | 23.0 | 23.9 | 25.5 | 27.4 | 28.5 | 29.3 | 31.1 |
| 18 | 22.0 | 22.8 | 23.3 | 24.0 | 25.8 | 27.8 | 29.0 | 30.0 | 31.2 |

### 2. 여아

| 연령(년) | Percentile | | | | | | | | |
|---|---|---|---|---|---|---|---|---|---|
| | 5 | 10 | 15 | 25 | 50 | 75 | 85 | 90 | 95 |
| 출생시 | 8.8 | 9.1 | 9.4 | 9.7 | 10.4 | 11.1 | 11.6 | 12.0 | 12.9 |
| 1/2 | 12.0 | 12.6 | 12.9 | 13.3 | 14.1 | 15.0 | 15.8 | 16.0 | 16.5 |
| 1 | 12.9 | 13.5 | 13.8 | 14.0 | 14.9 | 15.9 | 16.3 | 16.7 | 17.0 |
| 2 | 13.2 | 13.6 | 14.0 | 14.3 | 15.1 | 16.0 | 16.8 | 17.0 | 17.5 |
| 3 | 14.0 | 14.4 | 14.6 | 15.0 | 15.8 | 16.6 | 17.0 | 17.5 | 18.0 |
| 4 | 14.5 | 14.8 | 15.1 | 15.5 | 16.4 | 17.4 | 18.0 | 18.5 | 19.0 |
| 5 | 14.8 | 15.2 | 15.4 | 15.8 | 16.5 | 17.5 | 18.0 | 18.3 | 19.0 |
| 6 | 15.0 | 15.5 | 15.7 | 16.1 | 17.1 | 18.3 | 18.9 | 19.4 | 20.0 |
| 7 | 15.2 | 15.6 | 16.0 | 16.5 | 17.4 | 18.6 | 19.3 | 20.0 | 20.8 |
| 8 | 15.5 | 16.0 | 16.3 | 16.8 | 18.0 | 19.5 | 20.2 | 21.0 | 22.7 |
| 9 | 16.0 | 16.5 | 17.0 | 17.6 | 19.0 | 20.4 | 21.4 | 22.1 | 23.1 |
| 10 | 16.2 | 16.8 | 17.1 | 17.9 | 19.6 | 21.8 | 23.0 | 23.8 | 24.8 |
| 11 | 17.1 | 17.8 | 18.2 | 19.0 | 21.0 | 22.8 | 24.0 | 24.8 | 25.8 |
| 12 | 18.0 | 18.4 | 19.0 | 19.9 | 21.8 | 23.5 | 25.0 | 25.6 | 27.0 |
| 13 | 18.3 | 19.4 | 20.0 | 20.8 | 22.7 | 24.6 | 25.8 | 26.8 | 28.1 |
| 14 | 19.0 | 20.0 | 20.5 | 21.3 | 23.0 | 25.4 | 26.7 | 27.7 | 29.0 |
| 15 | 20.4 | 21.0 | 21.7 | 22.3 | 24.0 | 26.0 | 27.4 | 28.2 | 29.7 |
| 16 | 20.2 | 21.1 | 21.8 | 22.5 | 24.0 | 25.9 | 27.0 | 28.0 | 29.0 |
| 17 | 20.5 | 21.1 | 21.7 | 22.5 | 23.8 | 25.4 | 26.4 | 27.1 | 28.3 |
| 18 | 21.0 | 21.6 | 22.0 | 22.9 | 24.4 | 26.0 | 27.0 | 27.8 | 28.8 |

자료 : 대한소아과학회, 1998년 한국 소아 및 청소년 신체발육 표준치 세부자료, 2000

| 부록-9 | 다운증후군 소아의 성장곡선

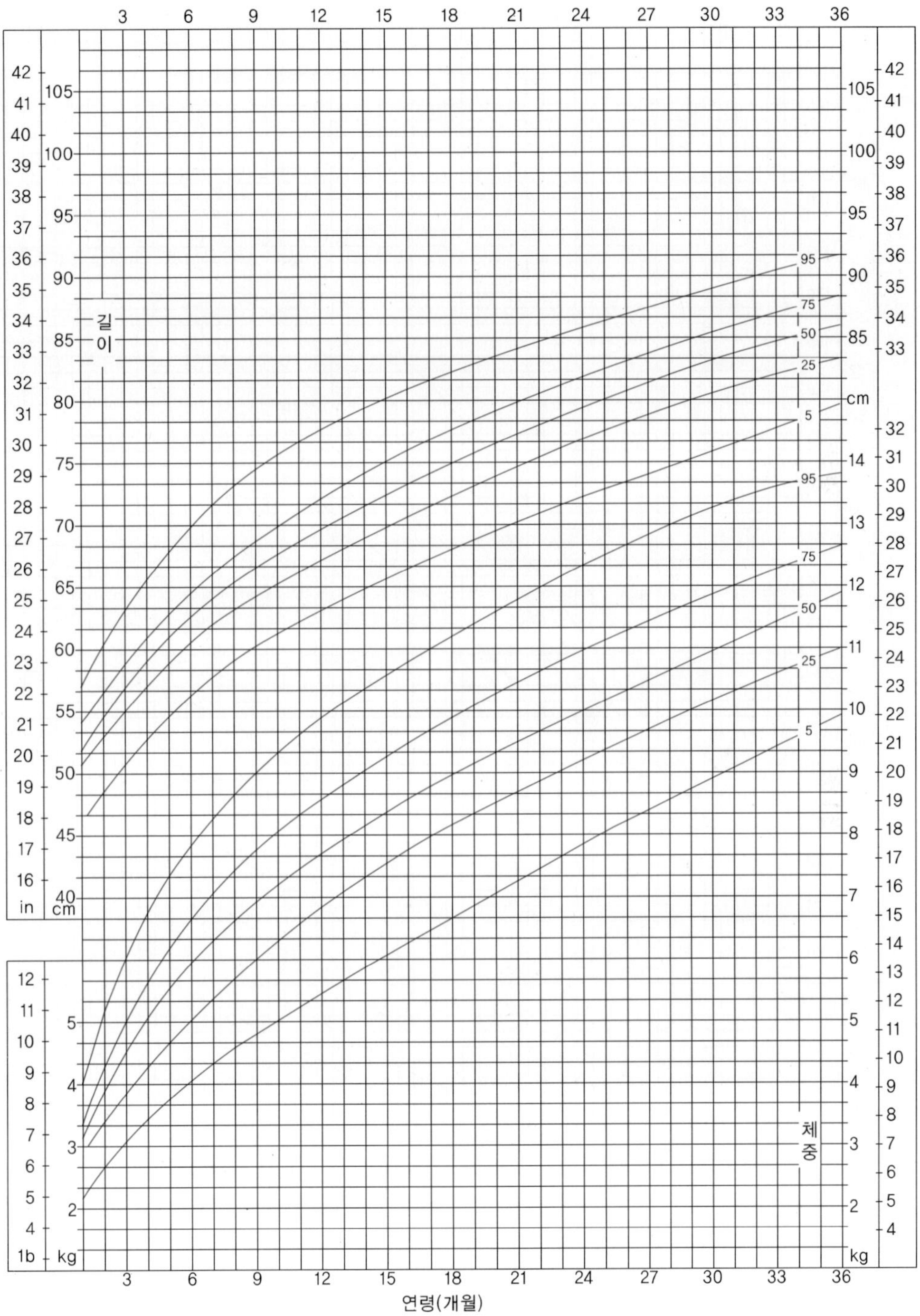


여아 : 생후 36개월까지

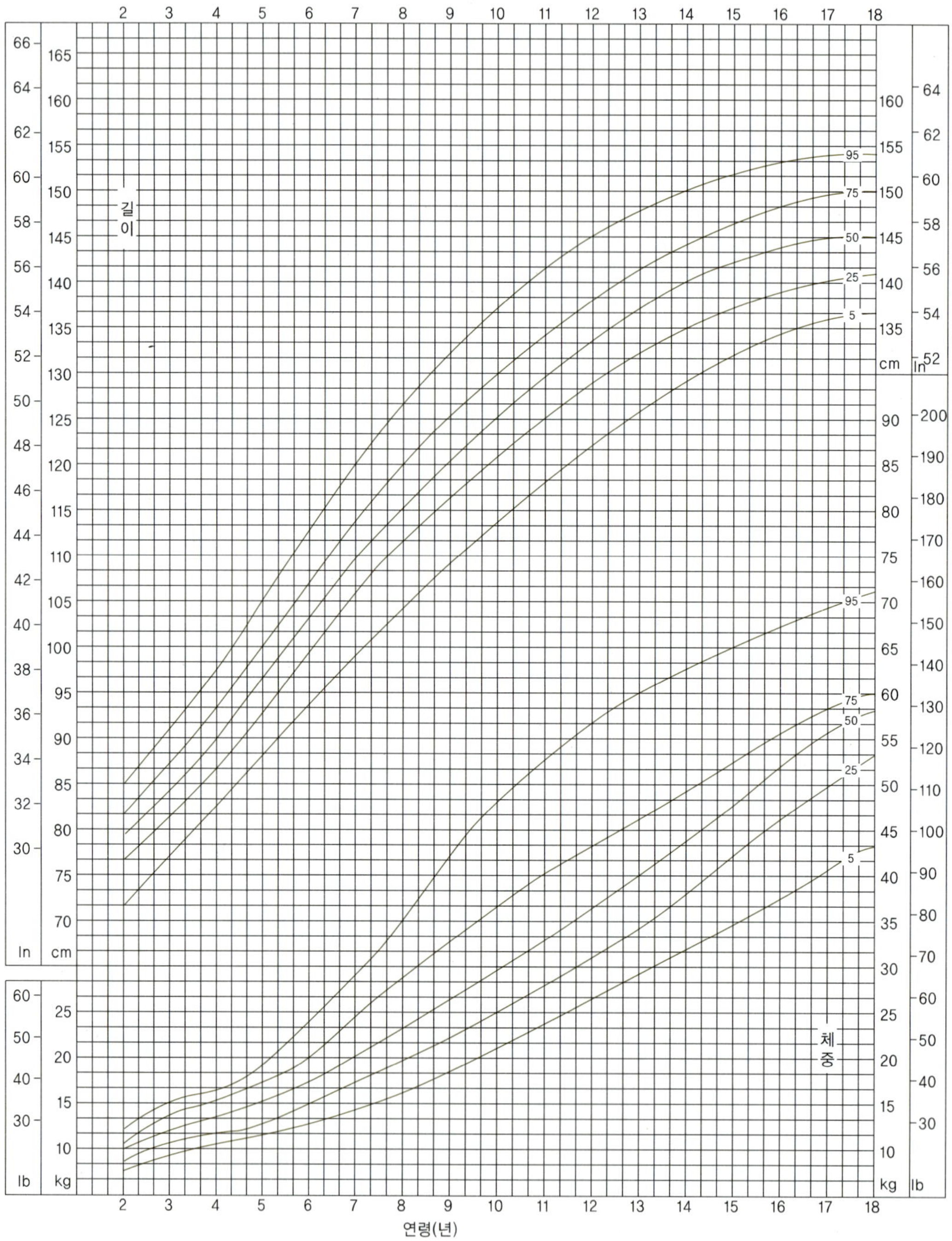


여아 : 2세부터 18세까지

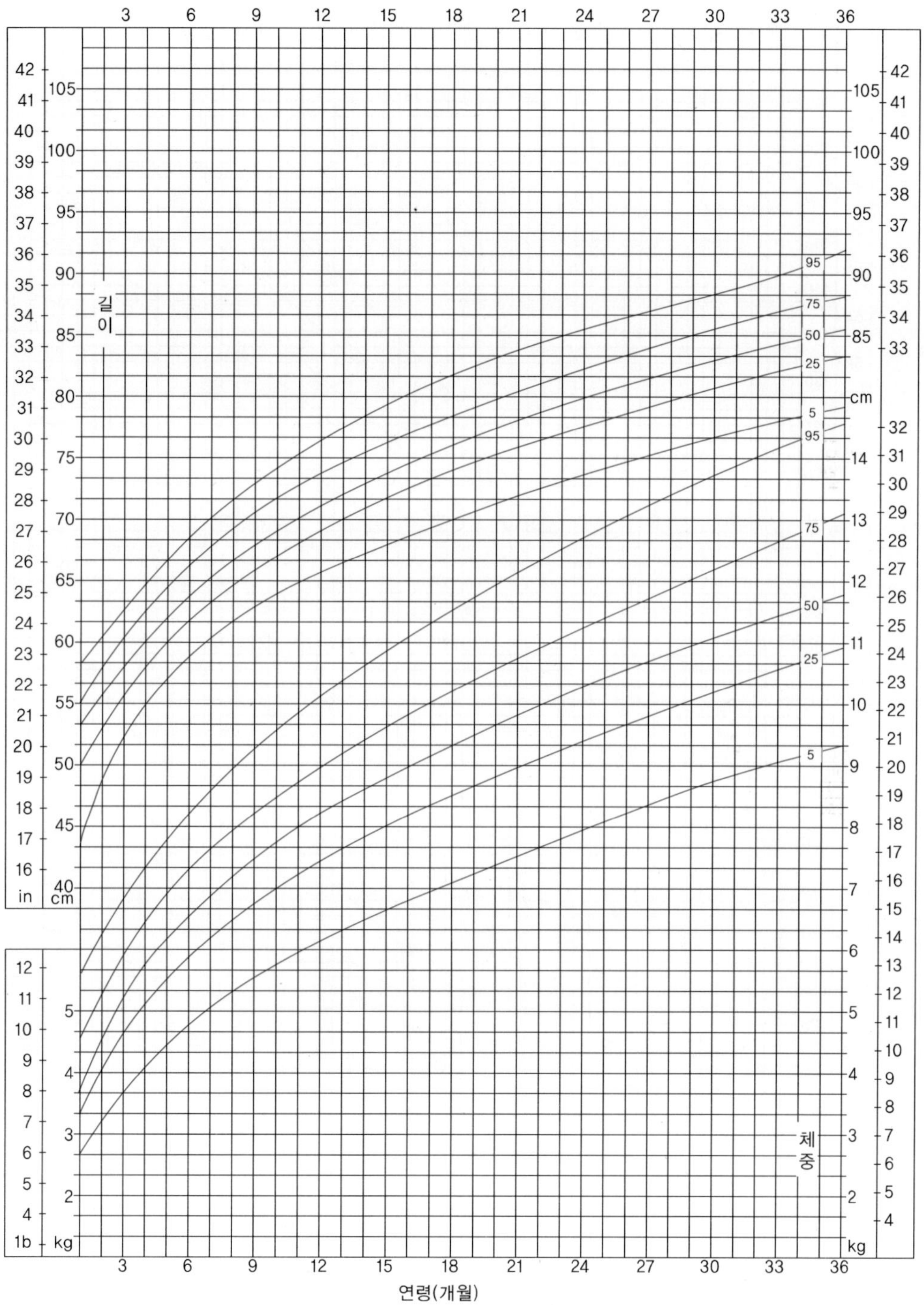


남아 : 생후 36개월까지

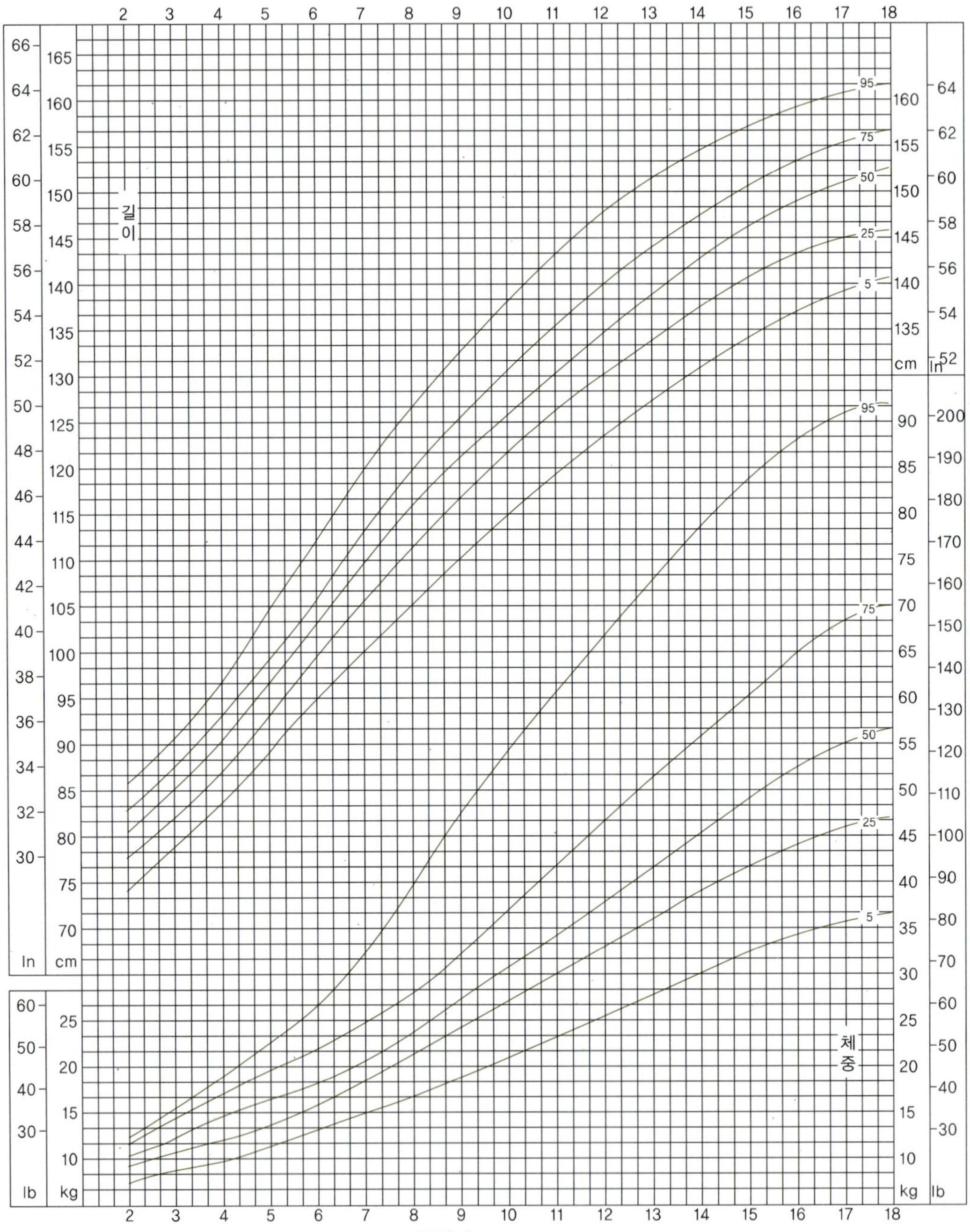


자료 : Williams CP(ed). Pediatric Manual of Clinical Dietetics. The Am Diet Assoc. 1998.

남아 : 2세부터 18세까지

| 부록-10 | 뇌성마비 소아의 성장곡선

1. 여아(0~120개월) : 연령별 체중

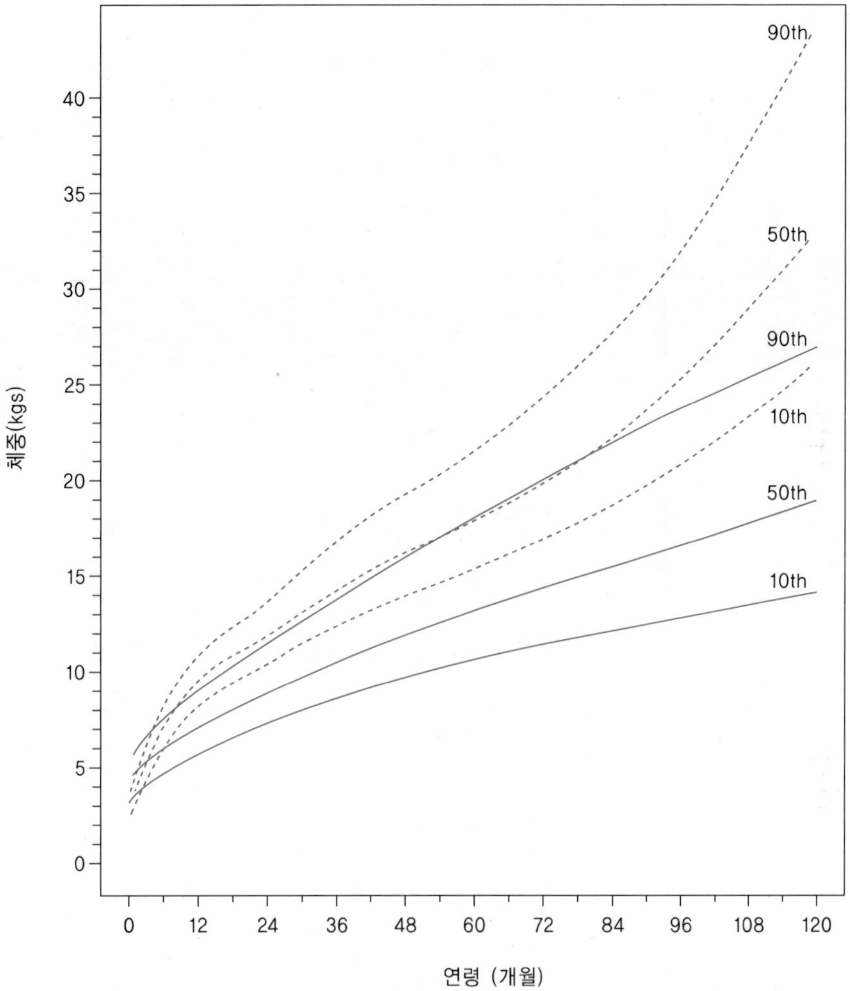


주 : 연속선은 사지마비의 뇌성마비 여아를 나타내며, 점선은 미국 국립건강통계 센터에서 제시한 표준 성장곡선(10, 50, 90번째 백분위수)을 나타냄.

2. 여아(0~120개월) : 연령별 신장

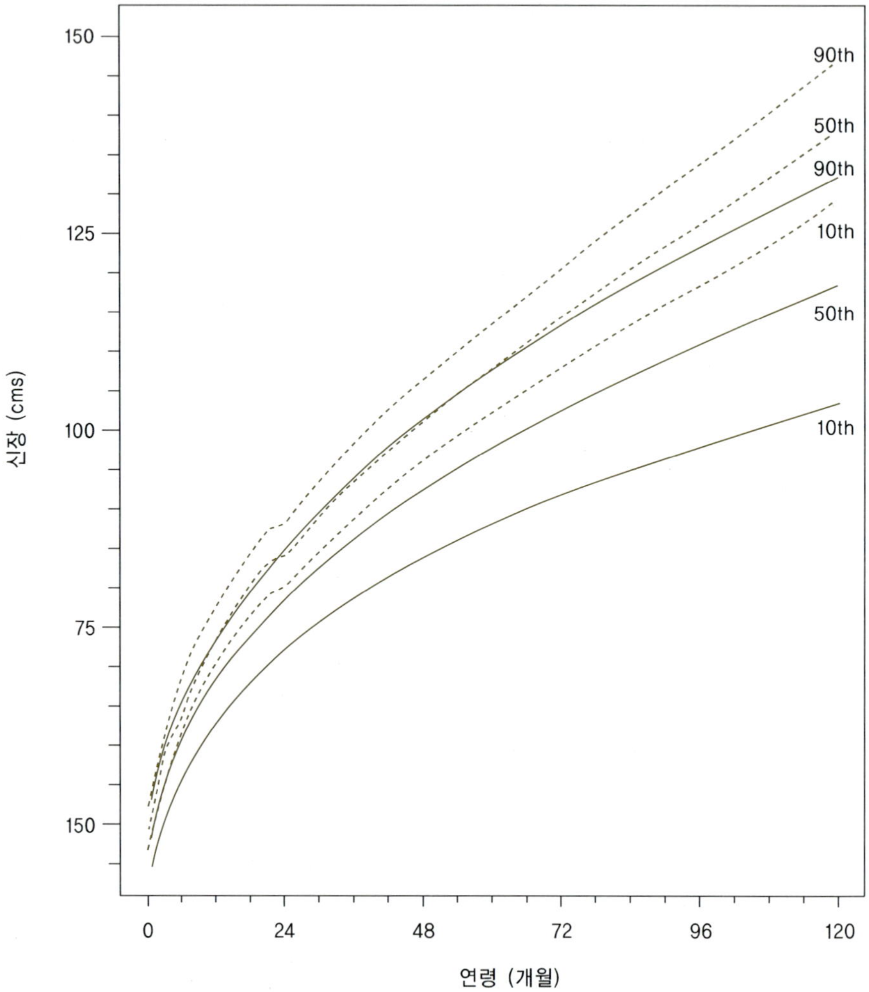


주 : 연속선은 사지마비의 뇌성마비 여아를 나타내며, 점선은 미국 국립건강통계 센터에서 제시한 표준 성장곡선(10, 50, 90번째 백분위수)을 나타냄.

3. 여아(0~120개월) : 신장별 체중

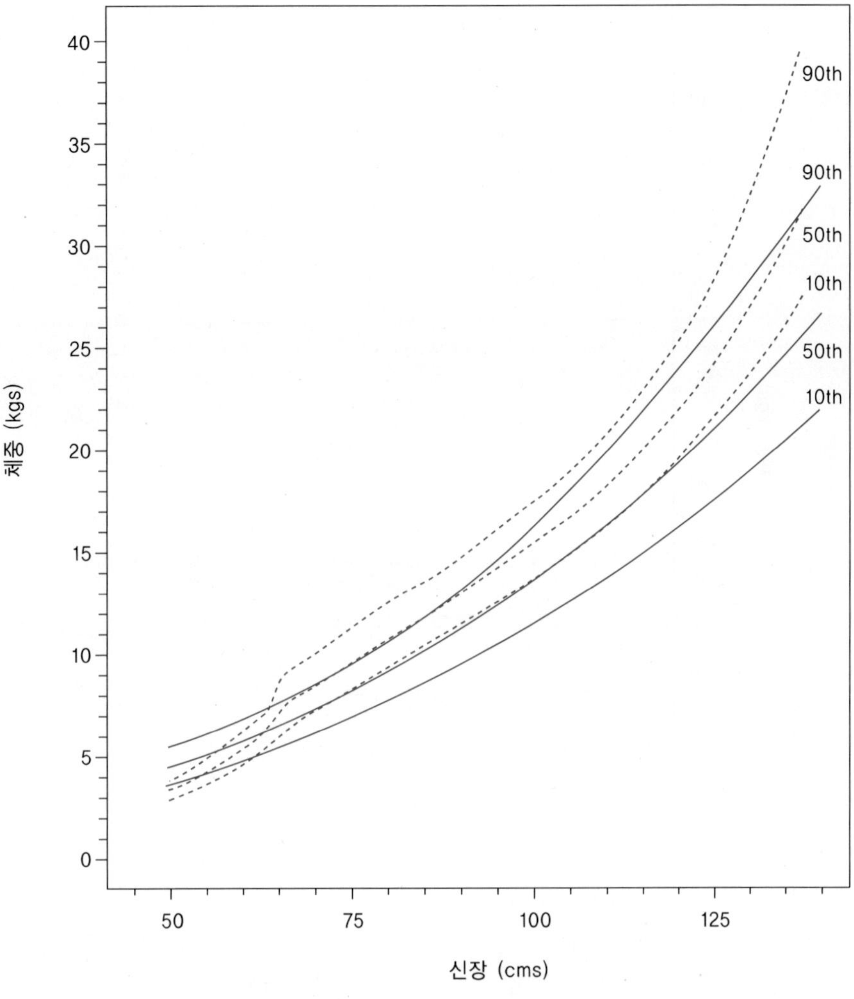


주 : 연속선은 사지마비의 뇌성마비 여아를 나타내며, 점선은 미국 국립건강통계 센터에서 제시한 표준 성장곡선(10, 50, 90번째 백분위수)을 나타냄.

4. 남아(0~120개월) : 연령별 체중

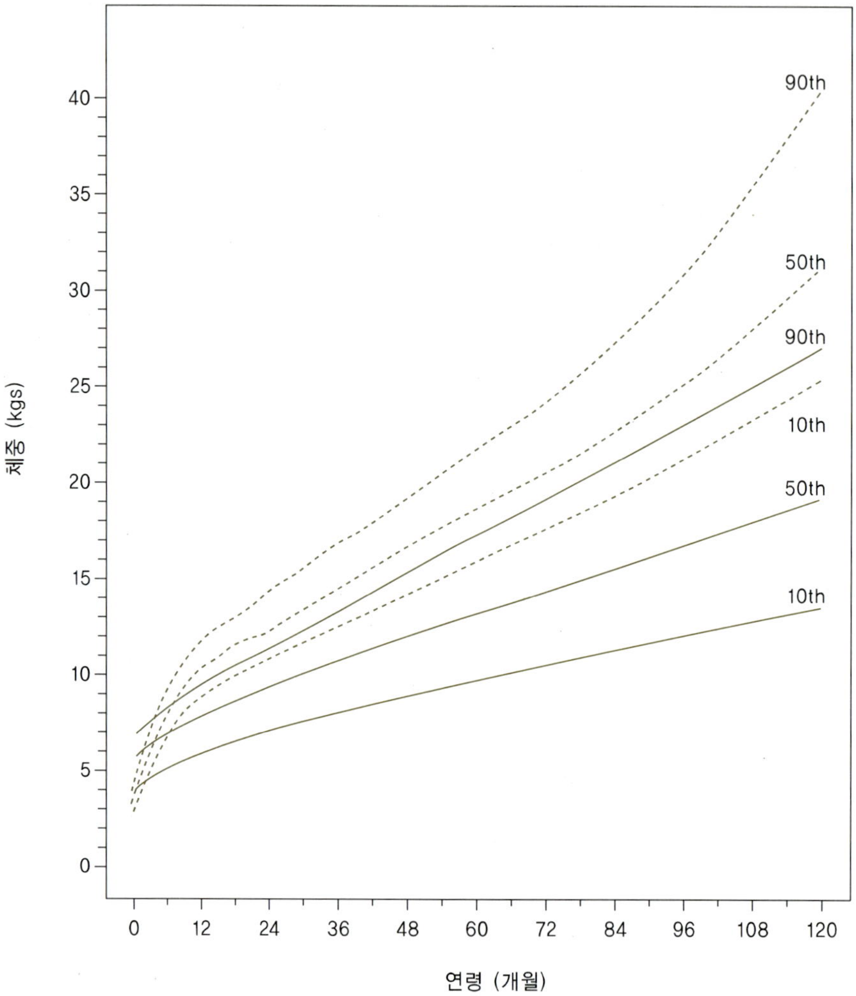


주 : 연속선은 사지마비의 뇌성마비 남아를 나타내며, 점선은 미국 국립건강통계 센터에서 제시한 표준 성장곡선(10, 50, 90번째 백분위수)을 나타냄.

5. 남아(0~120개월) : 연령별 신장

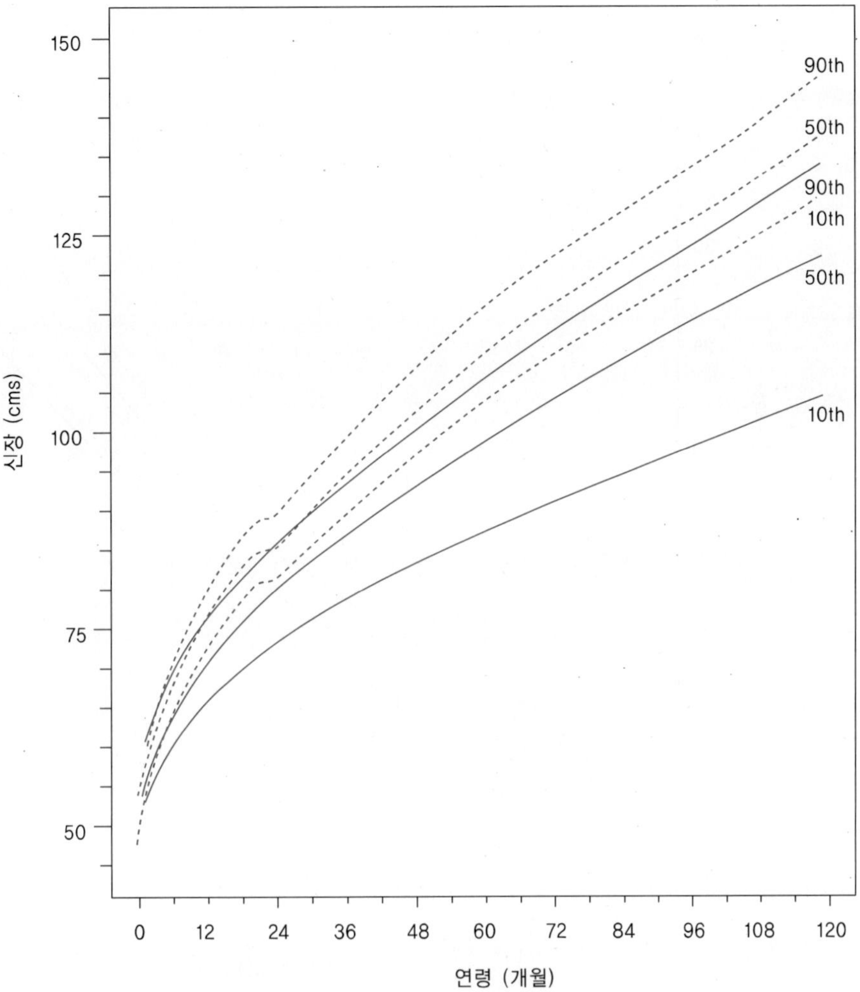


주 : 연속선은 사지마비의 뇌성마비 남아를 나타내며, 점선은 미국 국립건강통계 센터에서 제시한 표준 성장곡선(10, 50, 90번째 백분위수)을 나타냄.

6. 남아(0~120개월) : 신장별 체중

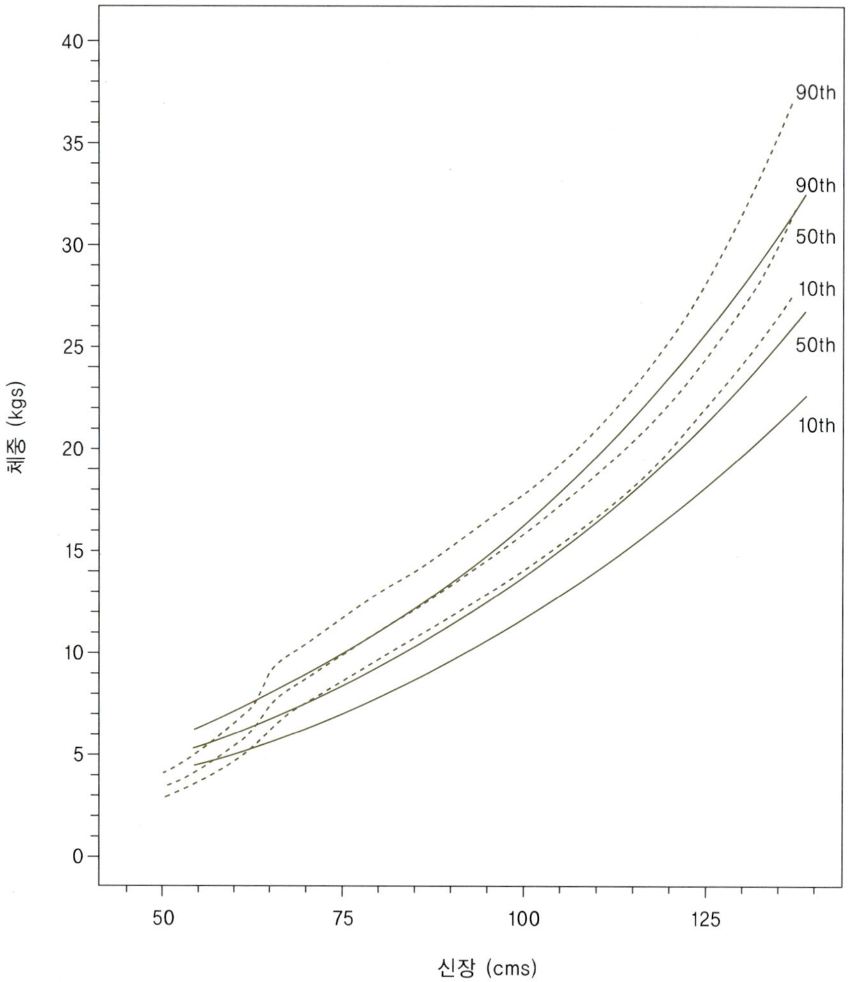


주 : 연속선은 사지마비의 뇌성마비 남아를 나타내며, 점선은 미국 국립건강통계 센터에서 제시한 표준 성장곡선(10, 50, 90번째 백분위수)을 나타냄.

자료 : Williams CP(ed). Pediatric Manual of Clinical Dietetics. The Am Diet Assoc, 1998.

| 부록-11 | 신생아 혈액화학검사

| 검사항목(단위) | 정상 범위 | |
|---|---|---|
| | 미숙아 | 만삭아 |
| 소디움(mEq/L) | 136~143 | 136~143 |
| 포타슘(mEq/L) | 4.1~5.6 | 4.1~5.6 |
| 클로라이드(mEq/L) | 97~104 | 97~104 |
| 포도당(mg/dl) | | |
| 신생아 | 20~80 | 20~80 |
| > 1개월 | 60~105 | 60~105 |
| 혈중요소질소(mg/dl) | | |
| ≤ 1주 | 3~25 | 3~12 |
| > 1개월 | | 5~18 |
| 크레아티닌(mg/dl) | < 1.3 | 0.2~1.0 |
| 프리알부민(g/dl) | | |
| ≤ 1주 | 0.7~1.8 | 0.7~1.7 |
| 1개월 | 0.7~2.2 | 1.1~2.8 |
| 트란스훼린(g/L) | | |
| 신생아 | 1.2~2.8 | 1.5~2.9 |
| 1개월 | 0.9~3.1 | 1.4~2.8 |
| 트란스훼린 포화도(%) | > 16% | > 16% |
| 총 단백질(g/dl) | | |
| ≤ 1주 | | 4.6~7.4 |
| 4개월 | 4.7~6.2 | |
| 알부민(g/dl) | | |
| ≤ 1주 | 2.4~4.2 | 2.8~4.3 |
| 1개월 | 2.3~4.1 | 3.0~4.0 |
| 3개월 | 3.1~4.6 | 3.4~4.5 |
| 칼슘(mg/dl) | | |
| < 1주 | 6~10 | 7~12 |
| 3~7주 | 8~11 | |
| 인(mg/dl) | | |
| < 1주 | 6.1~11.7 | 4.9~8.9 |
| 3~7주 | 5.3~8.3 | |
| 1개월 | | 5.0~9.5 |
| 중성지방(mg/dl) | ≤ 250 | 10~140 |
| 헤모글로빈(g/dl) | | |
| 1개월 | 11~17 | 11~17 |
| 헤마토크릿(%) | | |
| 1개월 | 35~49% | 35~49% |
| 아연(μg/dl) | 74~146 | 74~146 |
| 마그네슘(mEq/L) | 1.5~2.3 | 1.5~2.3 |
| 총 빌리루빈(mg/dl) | < 2.0 | < 2.0 |
| 직접 빌리루빈(mg/dl) | < 0.2 | < 0.2 |

자료 : Groh-Wargo S, et al. Nutritional Care fot High-Risk Newborns, 3rd ed, Precept Press, Inc. 2000.

**| 부록-12 | 소아 생화학검사**

| 검사항목(단위) | 정상 범위 |
|---|---|
| 총 단백질(g/dl) | 1~7세 : 6.1~7.9 |
| | 8~12세 : 6.4~8.1 |
| | 13~19세 : 6.6~8.2 |
| 알부민(g/dl) | < 5세 : 3.9~5.0 |
| | 5~19세 : 4.0~5.3 |
| 프리알부민(mg/dl) | 2~6개월 : 14~33 |
| | 6~12개월 : 12~27 |
| | 1~3세 : 11~26 |
| 트란스훼린(mg/dl) | 1~3세 : 218~347 |
| | 4~9세 : 208~378 |
| | 10~19세 : 224~444 |
| TIBC(μg/dl) | 영아 : 100~400 |
| | 그후 : 250~400 |
| 철(μg/dl) | 영아 : 40~100 |
| | 소아 : 50~120 |
| | 그후(남) : 50~160 |
| | (여) : 40~150 |
| 훼리틴(ng/dl) | 2~5개월 : 50~200 |
| | 6개월~15세 : 7~140 |
| 헤모글로빈(g/dl) | 2개월 : 9.0~14.0 |
| | 6~12세 : 11.5~15.5 |
| | 12~18세(남) : 13.0~16.0 |
| | (여) : 12.0~16.0 |
| 헤마토크릿(%) | 2개월 : 28~42 |
| | 6~12세 : 35~45 |
| | 12~18세(남) : 37~49 |
| | (여) : 36~46 |
| 소디움(mmol/L) | 영아 : 139~146 |
| | 소아 : 138~145 |

| 검사항목(단위) | 정상 범위 |
|---|---|
| 포타슘(mmol/L) | 2~12개월 : 3.5~6.0 |
| | > 12개월 : 3.5~5.5 |
| 인(mg/dl) | 1~3세 : 3.8~6.5 |
| | 4~11세 : 3.7~5.6 |
| | 12~15세 : 2.9~5.4 |
| | 16~19세 : 2.7~4.7 |
| 총 칼슘(mg/dl) | 소아 : 8.8~10.8 |
| 포도당(mg/dl) | 소아 : 60~100 |
| 크레아티닌(mg/dl) | 영아 : 0.2~0.4 |
| | 소아 : 0.3~0.7 |
| | 청소년 : 0.5~1.0 |
| 혈중요소질소(mg/dl) | 영아/소아 : 5~18 |
| | 그후 : 7~18 |
| 콜레스테롤(mg/dl) | 1~3세 : 45~182 |
| | 4~6세 : 109~189 |
| | percentiles |

| 연령 | 5 | 75 | 95 |
|---|---|---|---|
| 6~9세 (남) | 126 | 172 | 191 |
| (여) | 122 | 173 | 209 |
| 10~14세(남) | 130 | 179 | 204 |
| (여) | 124 | 174 | 217 |
| 15~19세(남) | 114 | 167 | 198 |
| (여) | 125 | 175 | 212 |

중성지방(mg/dl)

| | 남 | 여 |
|---|---|---|
| 0~5세 : | 30~86 | 32~99 |
| 6~11세 : | 31~108 | 35~114 |
| 12~15세 : | 36~138 | 41~138 |
| 16~19세 : | 40~163 | 40~128 |

자료 : Behrman RE, et al. Nelson Textbook of Pediatrics, 17th ed, WB Saunders, 2004.

| 부록-13 | 영양결핍증의 임상적 징후

| 조직 | 임상 징후 | 의심되는 영양소 | 객관적 보조지표 |
|---|---|---|---|
| 피부 | 건조증, 건조한 비늘 | 필수지방산 | Triene/Tetraene 비율 > 0.4 |
| | 과각화증, 모낭주위의 플라크 | 비타민 A | ↓혈장 retinol |
| | 반상출혈, 점상출혈 | 비타민 K | 프로스롬빈 시간 연장 |
| | | 비타민 C | ↓혈청 ascorbic acid |
| 머리카락 | 쉽게 빠지고 탈색되며 윤기없음 | 단백질-열량 | ↓총 단백질 |
| | | | ↓알부민, ↓트란스훼린 |
| 손톱 | 얇고 숟가락-모양 | 철분 | ↓혈청 철분, ↑ TIBC |
| 입, 입술, 혀 | 구각염 | 비타민 $B_2$ | ↓RBC glutathione reductase |
| | 구순증 | 비타민 $B_2$ | ↓RBC glutathione reductase |
| | | 비타민 $B_6$ | ↓혈장 pyridoxal phosphate |
| | 설염 | 비타민 $B_6$ | ↓혈장 pyridoxal phosphate |
| | | 비타민 $B_2$ | ↓RBC glutathione reductase |
| | | 나이아신 | ↓혈장 tryptophan |
| | | | ↓urinary N-methyl nicotinamide |
| | 적색 혀 | 비타민 $B_2$ | ↓RBC glutathione reductase |
| | 혀 부종 | 나이아신 | ↓혈장 tryptophan |
| 잇몸 | 붓고, 출혈 | 비타민 C | ↓혈장 ascorbic acid |
| 눈 | 창백한 결막(빈혈로 인한) | 철 | ↓혈청 철 ↑ TIBC |
| | | 엽산 | ↓혈청 엽산, ↓ RBC 엽산 |
| | | 비타민 $B_{12}$ | ↓혈청엽산, 비타민 $B_{12}$ |
| | Bitot's spot | 구리 | ↓혈청 구리 |
| | 결막이나 각막의 건조증, | 비타민 A | ↓혈장 retinol |
| | 각막연화증 | 비타민 A | ↓혈장 retinol |
| | 괴혈병 | 비타민 C | ↓혈청 ascorbic acid |
| 근골격 | | | 장골 필림(films) |
| | 근육소모, 근육강도 불량 | 단백질-열량 | ↓혈청 단백질, ↓중완근육둘레 |
| 일반적 | 부종 | 단백질 | ↓혈청 단백질 |
| | 창백(빈혈로 인한) | 비타민 E(미숙아) | ↓혈청 비타민 E |
| | | 철 | ↓혈청 철, ↑TIBC |
| | | 엽산 | ↓혈청 엽산 |
| | | 구리 | ↓혈청 구리 |
| 신경 | 정신적 혼돈 | 단백질 | ↓총 단백질, ↓알부민 |
| | | | ↓트란스훼린 |
| | | 비타민 $B_1$ | ↓RBC transketolase |
| 심혈관 | 각기병 | 비타민 $B_1$ | ↓RBC transketolase |

자료 : Samour PQ, King K. Handbook of Pediatric Nutrition. 3rd ed, Jones and Bartlett, 2005.

## |부록-14| 시판조제분유의 영양소 함량

| | | 일반조제유 | | | | | | 특수질환용 조제유 | | | | | | | | | | | | | | | |
|---|---|---|---|---|---|---|---|---|---|---|---|---|---|---|---|---|---|---|---|---|---|---|---|
| | | (매일) 명작-1 | | (남양) XO-1 | | (일동) 초이스-1 | | (매일) 아기설사 | | (매일) 소이-1 | | (매일) HA | | (매일) 프리미 | | (매일) LP | | (매일) 아토케어 | | (매일) MCT | | (SHS) neocate | |
| 영 양 소 | | 100g | 100ml | 100g | 100ml | 100g | 100ml | 100g | 100ml | 100g | 100ml | 100g | 100ml | 100g | 100ml | 100g | 100ml | 100g | 100ml | 100g | 100ml | 100g | 100ml |
| 단백질 | g | 11.5 | 1.495 | 12 | 1.56 | 12 | 1.56 | 18 | 2.34 | 14 | 1.82 | 13 | 1.82 | 14.5 | 2.32 | 13 | 1.82 | 12 | 1.56 | 15 | 2.1 | 13 | 1.95 |
| 지방 | g | 26.5 | 3.445 | 27 | 3.51 | 27 | 3.51 | 9 | 1.17 | 26 | 3.38 | 20 | 2.8 | 26 | 4.16 | 25 | 3.5 | 26 | 3.38 | 21 | 2.94 | 23 | 3.45 |
| 탄수화물 | g | 57 | 7.41 | 56 | 7.28 | 56 | 7.28 | 66 | 8.58 | 54 | 7.02 | 61 | 8.54 | 53 | 8.48 | 57 | 7.98 | 56 | 7.28 | 55 | 7.7 | 54 | 8.1 |
| 열량 | kcal | 513 | 66.69 | 516 | 67.08 | 520 | 67.6 | 415 | 53.95 | 506 | 65.78 | 475 | 66.5 | 505 | 80.8 | 505 | 70.7 | 506 | 65.78 | 469 | 65.66 | 475 | 71.25 |
| 칼슘 | mg | 340 | 44.2 | 360 | 46.8 | 450 | 58.5 | 400 | 52 | 480 | 62.4 | 420 | 58.8 | 800 | 128 | 370 | 51.8 | 400 | 52 | 440 | 61.6 | 325 | 48.75 |
| 인 | mg | 180 | 23.4 | 200 | 26 | 300 | 39 | 280 | 36.4 | 320 | 41.6 | 240 | 33.6 | 400 | 64 | 90 | 12.6 | 220 | 28.6 | 330 | 46.2 | 230 | 34.5 |
| 나트륨 | mg | 140 | 18.2 | 140 | 18.2 | 140 | 18.2 | 320 | 41.6 | 180 | 23.4 | 230 | 32.2 | 220 | 35.2 | 150 | 21 | 180 | 23.4 | 290 | 40.6 | 120 | 18 |
| 칼륨 | mg | 420 | 54.6 | 440 | 57.2 | 450 | 58.5 | 550 | 71.5 | 520 | 67.6 | 530 | 74.2 | 580 | 92.8 | 450 | 63 | 460 | 59.8 | 590 | 82.6 | 420 | 63 |
| 염소 | mg | 300 | 39 | 310 | 40.3 | 310 | 40.3 | 300 | 39 | 320 | 41.6 | 340 | 47.6 | 370 | 59.2 | 320 | 44.8 | 300 | 39 | 520 | 72.8 | 290 | 43.5 |
| 마그네슘 | mg | 40 | 5.2 | 40 | 5.2 | 50 | 6.5 | 30 | 3.9 | 40 | 5.2 | 40 | 5.6 | 55 | 8.8 | 40 | 5.6 | 35 | 4.55 | 53 | 7.42 | 34 | 5.1 |
| 요드 | mcg | 60 | 7.8 | 60 | 7.8 | 70 | 9.1 | 0 | 0 | 60 | 7.8 | 30 | 4.2 | 60 | 9.6 | 0 | 0 | 40 | 5.2 | 35 | 4.9 | 47 | 7.05 |
| 망간 | mcg | 30 | 3.9 | 30 | 3.9 | 30 | 3.9 | 0 | 0 | 80 | 10.4 | 100 | 14 | 40 | 6.4 | 30 | 4.2 | 30 | 3.9 | 235 | 32.9 | 380 | 57 |
| 동 | mcg | 320 | 41.6 | 320 | 41.6 | 330 | 42.9 | 0 | 0 | 360 | 46.8 | 320 | 44.8 | 600 | 96 | 320 | 44.8 | 420 | 54.6 | 580 | 81.2 | 380 | 57 |
| 아연 | mg | 3.6 | 0.468 | 2.6 | 0.338 | 3.3 | 0.429 | 0 | 0 | 5 | 0.65 | 3 | 0.42 | 7 | 1.12 | 2.6 | 0.364 | 3.5 | 0.455 | 3.8 | 0.532 | 5 | 0.75 |
| 철 | mg | 6 | 0.78 | 5 | 0.65 | 5 | 0.65 | 0 | 0 | 9 | 1.17 | 8 | 1.12 | 2.1 | 0.336 | 6 | 0.84 | 6 | 0.78 | 9 | 1.26 | 7 | 1.05 |
| 콜린 | mg | 50 | 6.5 | 50 | 6.5 | 50 | 6.5 | 0 | 0 | 50 | 6.5 | 50 | 7 | 60 | 9.6 | 50 | 7 | 50 | 6.5 | 80 | 11.2 | 50 | 7.5 |
| 비타민A | ugRE | 510 | 66.3 | 510 | 66.3 | 543 | 70.59 | 500 | 65 | 510 | 66.3 | 510 | 71.4 | 1050 | 168 | 540 | 75.6 | 510 | 66.3 | 1111 | 155.5 | 528 | 79.2 |
| 비타민B1 | mg | 0.3 | 0.039 | 0.45 | 0.059 | 0.4 | 0.052 | 0.3 | 0.039 | 0.3 | 0.039 | 0.4 | 0.056 | 1 | 0.16 | 0.4 | 0.056 | 0.3 | 0.039 | 0.73 | 0.102 | 0.39 | 0.059 |
| 비타민B2 | mg | 0.6 | 0.078 | 0.6 | 0.078 | 0.8 | 0.104 | 0.5 | 0.065 | 0.6 | 0.078 | 0.6 | 0.084 | 1.4 | 0.224 | 0.7 | 0.098 | 0.6 | 0.078 | 0.85 | 0.119 | 0.6 | 0.09 |
| 비타민B6 | mg | 0.3 | 0.039 | 0.3 | 0.039 | 0.3 | 0.039 | 0.3 | 0.039 | 0.3 | 0.039 | 0.3 | 0.042 | 1 | 0.16 | 0.3 | 0.042 | 0.3 | 0.039 | 1 | 0.14 | 0.52 | 0.078 |
| 비타민B12 | mcg | 2 | 0.26 | 2 | 0.26 | 2 | 0.26 | 1.1 | 0.143 | 2 | 0.26 | 2 | 0.28 | 2.5 | 0.4 | 2 | 0.28 | 2 | 0.26 | 2.9 | 0.406 | 1.25 | 0.188 |
| 비타민C | mg | 50 | 6.5 | 50 | 6.5 | 50 | 6.5 | 50 | 6.5 | 50 | 6.5 | 55 | 7.7 | 100 | 16 | 50 | 7 | 50 | 6.5 | 38 | 5.32 | 40 | 6 |
| 비타민D | mcg | 9.5 | 1.235 | 8.8 | 1.144 | 9.5 | 1.235 | 7.5 | 0.975 | 9.5 | 1.235 | 9.5 | 1.33 | 19 | 3.04 | 10 | 1.4 | 9.5 | 1.235 | 9.3 | 1.302 | 8.5 | 1.275 |
| 비타민E | mgα-TE | 4.7 | 0.611 | 4.8 | 0.624 | 6.5 | 0.845 | 3 | 0.39 | 10 | 1.3 | 6.1 | 0.854 | 14 | 2.24 | 3.4 | 0.476 | 4.7 | 0.611 | 15 | 2.1 | 3.3 | 0.495 |
| 나이아신 | mg | 5 | 0.65 | 5 | 0.65 | 5.3 | 0.689 | 3 | 0.39 | 5 | 0.65 | 6 | 0.84 | 16 | 2.56 | 5 | 0.7 | 5 | 0.65 | 10 | 1.4 | 4.5 | 0.675 |
| 엽산 | mcg | 100 | 13 | 100 | 13 | 100 | 13 | 80 | 10.4 | 100 | 13 | 100 | 14 | 180 | 28.8 | 100 | 14 | 100 | 13 | 75 | 10.5 | 40 | 6 |

| 영 양 소 | | (매일) 명작-1 | | (남양) XO-1 | | (일동) 초이스-1 | | (매일) 아기설사 | | (매일) 소이-1 | | (매일) HA | | (매일) 프리미 | | (매일) LP | | (매일) 아토케어 | | (매일) MCT | | (SHS) neocate | |
|---|---|---|---|---|---|---|---|---|---|---|---|---|---|---|---|---|---|---|---|---|---|---|---|
| | | 100g | 100ml | 100g | 100ml | 100g | 100ml | 100g | 100ml | 100g | 100ml | 100g | 100ml | 100g | 100ml | 100g | 100ml | 100g | 100ml | 100g | 100ml | 100g | 100ml |
| 비오틴 | mcg | 20 | 2.6 | 18 | 2.34 | 20 | 2.6 | 8 | 1.04 | 20 | 2.6 | 20 | 2.8 | 25 | 4 | 20 | 2.8 | 20 | 2.6 | 37 | 5.18 | 26 | 3.9 |
| 이노시톨 | mg | 35 | 4.55 | 35 | 4.55 | 35 | 4.55 | 0 | 0 | 35 | 4.55 | 35 | 4.9 | 35 | 5.6 | 30 | 4.2 | 35 | 4.55 | 40 | 5.6 | 100 | 15 |
| 비타민K | mcg | 30 | 3.9 | 30 | 3.9 | 30 | 3.9 | 0 | 0 | 30 | 3.9 | 30 | 4.2 | 40 | 6.4 | 30 | 4.2 | 30 | 3.9 | 75 | 10.5 | 21 | 3.15 |
| 타우린 | mg | 40 | 5.2 | 35 | 4.55 | 34 | 4.42 | 0 | 0 | 40 | 5.2 | 40 | 5.6 | 40 | 6.4 | 40 | 5.6 | 40 | 5.2 | 40 | 5.6 | 0 | 0 |
| 리놀레산 | g | 4.2 | 0.546 | 4.5 | 0.585 | 5 | 0.65 | 0 | 0 | 5.5 | 0.715 | 0 | 0 | 4.5 | 0.72 | 5.5 | 0.77 | 5.5 | 0.715 | 0 | 0 | 0 | 0 |
| 알파-리놀렌산 | mg | 520 | 67.6 | | 0 | 480 | 62.4 | 0 | 0 | 550 | 71.5 | 0 | 0 | 550 | 88 | 550 | 77 | 550 | 71.5 | 0 | 0 | 0 | 0 |
| 감마-리놀렌산 | mg | 20 | 2.6 | 14 | 1.82 | 14 | 1.82 | 0 | 0 | 15 | 1.95 | 0 | 0 | 20 | 3.2 | 0 | 0 | 15 | 1.95 | 0 | 0 | 0 | 0 |
| DHA | mg | 70 | 9.1 | 72 | 9.36 | 70 | 9.1 | 0 | 0 | 0 | 0 | 0 | 0 | 70 | 11.2 | 60 | 8.4 | 60 | 7.8 | 0 | 0 | 0 | 0 |
| 아라키돈산 | mg | 22 | 2.86 | 22 | 2.86 | 0 | 0 | 0 | 0 | 0 | 0 | 0 | 0 | 15 | 1.6 | 10 | 1.4 | 10 | 1.3 | 0 | 0 | 0 | 0 |
| L-카르니틴 | mg | 10 | 1.3 | 10 | 1.3 | 10 | 1.3 | 0 | 0 | 10 | 1.3 | 10 | 1.4 | 15 | 2.4 | 10 | 1.4 | 10 | 1.3 | 1500 | 210 | 0 | 0 |
| 라피노스 | mg | 450 | 58.5 | 200 | 26 | 0 | 0 | 0 | 0 | 0 | 0 | 0 | 0 | 0 | 0 | 0 | 0 | 0 | 0 | 0 | 0 | 0 | 0 |
| 갈락토올리고당 | mg | 1800 | 234 | 300 | 39 | 500 | 65 | 0 | 0 | 0 | 0 | 0 | 0 | 0 | 0 | 0 | 0 | 600 | 70 | 0 | 0 | 0 | 0 |
| 올리고프락토스 | mg | 1000 | 130 | | 0 | 0 | 0 | 0 | 0 | 1500 | 195 | 1000 | 140 | 0 | 0 | 0 | 0 | 400 | 52 | 0 | 0 | 0 | 0 |
| 시알산 | mg | 180 | 23.4 | 90 | 11.7 | 0 | 0 | 0 | 0 | 0 | 0 | 0 | 0 | 0 | 0 | 0 | 0 | 0 | 0 | 0 | 0 | 0 | 0 |
| 락토페린 | mg | 50 | 6.5 | 50 | 6.5 | 20 | 2.6 | 0 | 0 | 0 | 0 | 0 | 0 | 80 | 12.8 | 80 | 11.2 | 0 | 0 | 0 | 0 | 0 | 0 |
| 알파-락트알부민 | mg | 2000 | 260 | 2000 | 260 | 1350 | 175.5 | 0 | 0 | 0 | 0 | 0 | 0 | 0 | 0 | 0 | 0 | 0 | 0 | 0 | 0 | 0 | 0 |
| 뉴클레오타이드 | mg | 18 | 2.34 | 14 | 1.82 | 15 | 1.95 | 0 | 0 | 15 | 1.95 | 10 | 1.4 | 20 | 3.2 | 0 | 0 | 15 | 1.95 | 0 | 0 | 0 | 0 |
| 강글리오사이드 | mcg | 2500 | 325 | 1400 | 182 | | | 0 | 0 | 0 | 0 | 0 | 0 | 0 | 0 | 0 | 0 | 0 | 0 | 0 | 0 | 0 | 0 |
| 스핑고마이엘린 | mg | 30 | 3.9 | 40 | 5.2 | 5.1 | 0.663 | 0 | 0 | 0 | 0 | 0 | 0 | 0 | 0 | 0 | 0 | 0 | 0 | 0 | 0 | 0 | 0 |
| 포스파티딜콜린 | mg | 140 | 18.2 | 0 | 0 | 0 | 0 | 0 | 0 | 0 | 0 | 0 | 0 | 0 | 0 | 0 | 0 | 0 | 0 | 0 | 0 | 0 | 0 |
| 포스파티딜세린 | mg | 10 | 1.3 | 12 | 1.56 | 0 | 0 | 0 | 0 | 0 | 0 | 0 | 0 | 0 | 0 | 0 | 0 | 0 | 0 | 0 | 0 | 0 | 0 |

**자료** : 서울 아산병원 영양팀

**| 부록-15 |** 모유, 일반분유, 미숙아분유의 영양성분 비교(100ml당)

| 영양소 | 모유 | 일반분유*(13%) | 미숙아분유**(14%) |
|---|---|---|---|
| 열량(kcal) | 70 | 67.2 | 70 |
| 단백질(g) | 0.9 | 1.6 | 2.0 |
| 지방(g) | 4.1 | 3.5 | 3.6 |
| 탄수화물(g) | 7.3 | 7.3 | 7.4 |
| 칼슘(g) | 29.4 | 46.8 | 115 |
| 인(mg) | 13.9 | 26 | 57.4 |
| 철분(mg) | 0.02 | 0.78 | 0.2 |
| 소디움(mg) | 11.2 | 20.8 | 30.1 |
| 포타슘(mg) | 44.3 | 57.2 | 81.2 |
| 염소(mg) | 37.3 | 40.3 | 52 |
| 마그네슘(mg) | 3. | 5.2 | 7.6 |
| 아연(mg) | 0.15 | 0.36 | |
| 구리(μg) | 31 | 41.6 | |
| 옥소(μg) | | 7.8 | |
| 망간(μg) | | 3.9 | |
| 비타민 A(IU) | 133-177 | 221 | 490 |
| 비타민 $B_1$(mg) | 0.018 | 0.04 | 0.17 |
| 비타민 $B_2$(mg) | 0.031 | 0.08 | 0.22 |
| 비타민 $B_6$(mg) | 0.01 | 0.04 | 0.17 |
| 비타민 $B_{12}$(μg) | 2 | 0.26 | 0.35 |
| 비타민 C(mg) | 5.2 | 6.5 | 28 |
| 비타민 $D_3$(IU) | 2.5 | 49.4 | 103.6 |
| 비타민 E(IU) | 0.48 | 0.78 | 2.8 |
| 비타민 $K_1$(μg) | 0.23 | 3.9 | |
| 나이아신(mg) | 0.18 | 0.65 | 2.2 |
| 엽산(mg) | 0.004 | 13 | 25.2 |
| 판토텐산(mg) | 0.261 | 0.39 | 0.6 |
| 비오틴(μg) | 0.53 | 2.6 | 3.5 |
| 이노시톨(mg) | | 4.55 | 4.9 |

* 매일 맘마 iQ
** 매일 미숙아분유
자료 : 이상일, 최혜미, 영유아 영양, 교문사, 2002

| 부록-16 | 소아용과 성인용 관급액의 영양성분 비교

(1000ml당)

| 영양소 | 소아양 (피디아슈어) | 성인용 (뉴케어 300) |
|---|---|---|
| 열량(kcal) | 1,000 | 1,000 |
| 단백질(g) | 30 | 37.5 |
| 지방(g) | 49.7 | 28.2 |
| 탄수화물(g) | 110 | 150 |
| 비타민 $B_1$(mg) | 2.7 | 1.96 |
| 비타민 $B_2$(mg) | 2.1 | 2.28 |
| 비타니 $B_6$(mg) | 2.6 | 2.28 |
| 비타민 $B_{12}$(㎍) | 6 | 3.04 |
| 비타민 C(mg) | 100 | 104.5 |
| 비오틴(㎍) | 320 | 62.5 |
| 나이아신(mg) | 16.5 | 25.9 |
| 엽산(㎍) | 370 | 380 |
| 판토텐산(mg) | 10 | 18.5 |
| 콜린(mg) | 71 | - |
| 비타민 A(㎍ RE) | 772 | 532 |
| 비타민 D(㎍) | 12.6 | 3.72 |
| 비타민 E(mg) | 15.4 | 11.6 |
| 비타민 K | 8 | - |
| 칼슘(mg) | 970 | 520 |
| 인(mg) | 800 | 520 |
| 마그네슘(mg) | 200 | 268 |
| 아연(mg) | 12 | 17.1 |
| 철(mg) | 14 | 9.1 |
| 소디움(mg) | 380 | 850 |
| 포타슘(mg) | 1,305 | 1,244 |
| 망간(㎍) | 2.5 | - |
| 구리(㎍) | 1.0 | - |
| 요드(㎍) | 95 | - |
| 카니틴(mg) | 17 | - |
| 타우린(mg) | 70 | - |
| 인노시톨(mg) | 19 | - |

## |부록-17| 소아 영양검색지의 예

| 영양검색 : ________________ | 이름 : ________________ |
|---|---|

| 분류 | 점수 |
|---|---|
| **진단명** | ______ |
| 1군(8점) : 화상≥20%, 섭식장애 / 당뇨병(신환), 성장장애 / 선천성 대사질환, 면역결핍증 / 염증성 장질환, 낭성섬유증 / 단장증후군, 영양결핍증 / 영양적 구루병 | |
| 2군(4점) : 빈혈, 기관지폐성 형성장애 / 화상 < 20%, 뇌성마비 / 뇌-안면수술, 선천성 심질환 / 당뇨병(추후관리), 흡수불량 / 위식도 역류, 간질환 / 임신, 신장질환, 암 | |
| **식사처방** | ______ |
| TPN, 관급식, *NPO/CL > 3일 (8점) | |
| 특별식/치료식 (3점) | |
| 음식 알러지 (1점) | |
| 기계적 급식문제 (1점) | |
| **신체계측** 체중 : kg %, 신장 : cm % / 체중/신장 : %, 두위 : cm % | ______ |
| 체중, 신장, 체중 : 신장 ≤ 5%ile (5점) | |
| 체중 : 신장 ≥ 95%ile (0점)** | |
| 최근 체중감소/증가 ≥ 10% (5점) | |
| ≥5% (2점) | |
| 체중 %와 신장 %의 차이 > 2% ile (2점) | |
| 두위 < 5% (1점) | |
| **검사실 자료** Hb: g/dl | ______ |
| Hb : 정상범위보다 3g/dl 낮음 (1점) | |
| Albumin ≤ 3g/dl (3점) | |
| **기타** | ______ |
| 연령 ≤ 2세 (1점) | |
| 설사나 구토 > 5일 (3점) | |

결론 총점

__________ 1순위(≥ 8점) : 고위험도
영양중재 요함

__________ 2순위(5-7점) : 중등위험도
영양사의 영양상태 모니터링 예정

__________ 3순위(0-4점) : 낮은 위험도
영양보조인력의 영양상태 모니터링 예정

* __________ 2일 이내에 다시 점검
** __________ 체중조절에 관한 상담 요함

수련영양사, 일자 :
영양사, 일자 :

자료 : Samour PQ, King K. et al. Handbook of Pediatric Nutrition, 3rd ed, Jones and Bartlett. 2005.

| 부록-18 | 당뇨 식품교환표

□ 1교환단위당 영양소 함량

| 교환군 | 탄수화물(g) | 단백질(g) | 지방(g) | 열량(kcal) |
|---|---|---|---|---|
| 곡류 | 23 | 2 | - | 100 |
| 어육류-저지방 | - | 8 | 2 | 50 |
| 중지방 | - | 8 | 5 | 75 |
| 고지방 | - | 8 | 8 | 100 |
| 채소 | 3 | 2 | - | 20 |
| 지방 | - | - | 5 | 45 |
| 우유 | 11 | 6 | 6 | 125 |
| 과일 | 12 | - | - | 50 |

□ 곡류군

1교환단위당 영양소량(탄수화물 23 g, 단백질 2 g, 열량 100 kcal)

| 식품 | 무게(g) | 어림치 | 식품 | 무게(g) | 어림치 |
|---|---|---|---|---|---|
| 백미 | 30 | 3큰술 | 밀가루 | 30 | 5큰술 |
| 현미 | 30 | 〃 | 국수(삶은 것) | 90 | 1/2공기 |
| 찹쌀 | 30 | 〃 | 메밀국수(건) | 30 | |
| 미숫가루 | 30 | 4큰술 | 당면 | 30 | |
| 쌀밥 | 70 | 1/3공기 | 감자 | 150 | 중1개 |
| 보리밥 | 70 | 1/3공기 | 고구마 | 70 | 1/2개 |
| 백설기 | 40 | | 옥수수 | 50 | 중1/2개 |
| 송편 | 50 | | 밤 | 60 | 중5알 |
| 인절미 | 50 | | 은행 | 55 | |
| 시루떡 | 50 | | 마카로니 | 27 | 삶아서 1/2컵 |
| 가래떡 | 50 | 썰은것 13개 | 콘프레이크 | 30 | 3/4컵 |
| 약식 | 40 | | 오트밀 | 30 | 1/3컵 |
| 식빵 | 35 | 1쪽 | 도토리묵 | 200 | 1/2모 |
| 햄버거빵 | 35 | 1쪽 | 메밀묵 | 170 | |
| 모닝롤 | 35 | 중 1개 | 크랙커 | 25 | 5쪽 |

□ 어육류군

저지방군　　1교환단위당 영양소량(단백질 8 g, 지방 2 g, 열량 50 kcal)

| | 식품명 | 무게(g) | 어림치 | | 식품명 | 무게(g) | 어림치 |
|---|---|---|---|---|---|---|---|
| 고기류 | | | | 건어물류 및 가공품 | 건오징어채 | 15 | |
| | 닭고기(살코기) | 40 | 소 1토막 | | 멸치(잔것) | 15 | 1/4컵 |
| | 돼지고기(살코기) | 40 | (탁구공크기) | | 뱅어포 | 15 | 1장 |
| | 소고기 | 40 | 로스용 1장 | | 북 어 | 15 | 1.2토막 |
| | (사태, 홍두깨 등) | | (12×10.3cm) | | 쥐치포 | 15 | |
| | 개고기(살코기) | 40 | 로스용 1장 | | 어묵 튀긴것 | 30 | 중1장 |
| | 토끼고기(살코기) | 40 | (12×10.3cm) | | 찐 것 | 50 | (6×8.5cm) |
| | 칠면조(껍질제거) | 40 | | 젓갈류 | 명란젓 | 40 | |
| | 육 포 | 15 | | | 창란젓 | 40 | |
| 생선류 | | | | 기타 해산물 | 물오징어 | 50 | |
| | 가자미 | 50 | 소 1토막 | | 새우(중하) | 50 | 3마리 |
| | 광 어 | 50 | 〃 | | 새우(깐새우) | 50 | 1/4컵 |
| | 대 구 | 50 | 〃 | | 꽃 게 | 70 | 소 1마리 |
| | 동 태 | 50 | 〃 | | 굴 | 70 | 1/3컵 |
| | 병 어 | 50 | 〃 | | 낙 지 | 100 | 1/2컵 |
| | 복 어 | 50 | 〃 | | 멍 게 | 70 | 1/3컵 |
| | 연 어 | 50 | 〃 | | 미더덕 | 100 | 3/4컵 |
| | 적 어 | 50 | 〃 | | 문 어 | 70 | 1/3컵 |
| | 조 기 | 50 | 〃 | | 전 복 | 70 | 소 2개 |
| | 참도미 | 50 | 〃 | | 조갯살 | 70 | 1/3컵 |
| | 참 치 | 50 | 〃 | | 해 삼 | 200 | 1-1/3컵 |
| | 홍 어 | 50 | 〃 | | 홍 합 | 70 | 1/3컵 |

중지방군　　1교환단위당 영양소량(단백질 8 g, 지방 5 g, 열량 75 kcal)

| | 식품명 | 무게(g) | 어림치 | | 식품명 | 무게(g) | 어림치 |
|---|---|---|---|---|---|---|---|
| 고기류 | 돼지고기(안심) | 40 | | 생선류 | 고등어 | 50 | 소 1토막 |
| | 쇠고기 | 40 | 로스용 1장 | | 꽁 치 | 50 | 〃 |
| | (등심, 안심) | | (12×10.3cm) | | 도루묵 | 50 | 〃 |
| | 햄(로스) | 40 | 1쪽(8×6×0.8cm) | | 삼 치 | 50 | 〃 |
| 알류 | 계란 | 55 | 중 1개 | | 이면수 | 50 | 〃 |
| | 메추리알 | 40 | 5개 | | 민 어 | 50 | 〃 |
| 콩류 및 가공품 | 검정콩 | 20 | 2큰술 | | 전갱어 | 50 | 〃 |
| | 두 부 | 80 | 1/6모 | | 장 어 | 50 | 〃 |
| | 순두부 | 200 | 1컵 | | 준 치 | 50 | 〃 |
| | 연두부 | 150 | 1.2개 | | 청 어 | 50 | 〃 |
| | | | | | 칼 치 | 50 | 〃 |

고지방군

1교환단위당 영양소량(단백질 8 g, 지방 8 g, 열량 100 kcal)

| | 식품명 | 무게(g) | 어림치 | | 식품명 | 무게(g) | 어림치 |
|---|---|---|---|---|---|---|---|
| 고기류 및 가공품 | 닭고기(껍질포함) | 40 | 소 1토막 | 생선류 및 가공품 | 통조림 (참치, 꽁치 고등어) | 50 | 1/3컵 |
| | 돼지족, 돼지머리, 삼겹살 | 40 | | | | | |
| | 소갈비 | 30 | | | | | |
| | 소꼬리 | 40 | | | 뱀장어 | 50 | 소 1토막 |
| | 우설 | 40 | | | 치즈 | 30 | 1.5장 |
| | 런천미트 | 40 | 5.5×4×1.8cm | | 유부 | 30 | 유부 6장 |
| | 프랑크소세지 | 40 | 1-1/3개 | | | | |

□ 우유군

1교환단위당 영양소량(탄수화물 11 g, 단백질 6 g, 지방 6 g, 열량 125 kcal)

| 식품 | 무게(g) | 어림치 | 식품 | 무게(g) | 어림치 |
|---|---|---|---|---|---|
| 우유 | 200 | 1컵 | 전지분유 | 25 | 5큰술 |
| 락토우유 | 200 | 1컵 | 조제분유 | 25 | |
| 무가당두유 | 200 | 1컵 | | | |

□ 채소군

1교환단위당 영양소량(탄수화물 3 g, 단백질 2 g, 열량 20 kcal)

| 식품 | 무게(g) | 어림치 | 식품 | 무게(g) | 어림치 |
|---|---|---|---|---|---|
| 당 근 | 70 | 4 cm×5 cm 1토막 | 양배추 | 70 | |
| 상 치 | 70 | | 콩나물 | 70 | |
| 시금치 | 70 | | 풋고추 | 70 | 중 7~8개 |
| 오 이 | 70 | | 피 망 | 70 | 중 2개 |
| 아 욱 | 50 | | 애호박 | 70 | |
| 양 파 | 50 | | 무 | 70 | |
| 케 일 | 70 | | 열 무 | 70 | |
| 깻 잎 | 50 | | 포기김치 | 70 | |
| 가 지 | 70 | | 생표고 | 50 | 지름 5 cm짜리 10개 |
| 근 대 | 70 | 익혀서 1/3컵 | 느타리 | 70 | |
| 미나리 | 70 | 익혀서 1/3컵 | 양송이 | 70 | 중 3개 |
| 부 추 | 70 | 〃 | 죽 순 | 70 | |
| 샐러리 | 70 | 6 cm 길이 6개 | 도라지 | 50 | 1/2컵 |
| 숙 주 | 70 | 익혀서 1/3컵 | 연 근 | 50 | |
| 쑥 갓 | 70 | 〃 | 더 덕 | 25 | |
| 취(생) | 70 | 〃 | 우 엉 | 25 | |

□ 지방군

1교환단위당 영양소량(지방 5 g, 열량 45 kcal)

| 식품 | 무게(g) | 어림치 | 식품 | 무게(g) | 어림치 |
|---|---|---|---|---|---|
| 참기름 | 5 | | 베이컨 | 7 | 1조각 |
| 들기름 | 5 | 1작은술 | 아몬드 | 8 | 7알 |
| 식용유 | 5 | | 해바라기씨 | 8 | 1큰술 |
| 마아가린 | 6 | | 피스타치오 | 8 | 10개 |
| 버 터 | 6 | 1.5작은술 | 잣 | 8 | 1큰술 |
| 마요네즈 | 6 | | 참깨 | 8 | |
| 땅콩버터 | 7 | | 호두 | 8 | 1개 |
| | | | 땅콩 | 10 | 1큰술 |

□ 과일군

1교환단위당 영양소량(탄수화물 12 g, 열량 50 kcal)

| 식품 | 무게(g) | 어림치 | 식품 | 무게(g) | 어림치 |
|---|---|---|---|---|---|
| 바나나 | 60 | 중1/2개 | 사과 | 100 | 중1/2개 |
| 단 감 | 80 | 중1/2개 | 사과주스 | 100 | 1/2컵 |
| 홍 시 | 80 | 중1/2개 | 오렌지 | 100 | 1/2개 |
| 귤 | 100 | 중1개 | 무가당주스 | 100 | 1/2컵 |
| 낑깡(금귤) | 60 | 중5개 | 파인애플 | 100 | 1쪽(1cm두께, 지름10cm) |
| 배 | 100 | 중1/3개 | 파인애플주스 | 100 | 1/2컵 |
| 딸 기 | 200 | 8~9알 | 토마토 | 250 | 1개 |
| 수 박 | 250 | 대1쪽 | 체리토마토 | 250 | 중20개 |
| 키 위 | 110 | 중1개 | 토마토주스 | 200 | 1캔 |
| 자 몽 | 120 | 1/2개 | 포도(캠벨) | 80 | 15알 |
| 메 론 | 120 | 중1/8쪽 | 포도(거봉) | 80 | 6~7알 |
| 앵 두 | 120 | 1컵 | 건대추 | 20 | 중8~9알(소14알) |
| 참 외 | 120 | 중1/2개 | 생대추 | 30 | 중8~9알 |
| 복숭아(황도) | 150 | 중1/2개 | | | |
| 복숭아(백도) | 200 | 중 1개 | | | |
| 살 구 | 150 | 4~5개 | | | |

자료 : 대한당뇨병학회, 당뇨병의 식품교환표, 1994.

## | 부록-19 | 신장 식품교환표

1교환단위당 양양소 함량

| 교환군 | 열량(kcal) | 단백질(g) | 나트륨(mg) | 포타슘(mg) | 인(mg) |
|---|---|---|---|---|---|
| 곡류군 | 100 | 2 | 2 | 30 | 30 |
| 어육류군 (중지방) | 75 | 8 | 50 | 120 | 90 |
| 채소군 | 20 | 1 | 미량 | 200 | 20 |
| 우유군 | 63 | 3 | 50 | 150 | 90 |
| 과일군 | 50 | 미량 | 미량 | 200 | 20 |

□ 곡류군 : 1단위(단백질 2 g, 포타슘 30 mg, 나트륨 2 mg, 인 30 mg)

쌀밥(혹은 찹쌀밥) 1/3공기, 국수(삶은 것) 1/2공기, 식빵 1장, 가래떡(썰은것) 11개, 절편 2개, 인절미 3개, 백설기 40g($6\times2\times3cm^3$), 크래커 5개, 카스테라 30g($6.5\times6\times4.5cm^3$)

주의식품

감자, 고구마, 토란 잡곡밥, 녹두, 율무, 팥, 밤, 은행, 시루떡, 빵가루, 옥수수, 팝콘, 잡곡 미싯가루

□ 어육류군 : 1단위(단백질 8 g, 포타슘 120 mg, 나트륨 50 mg, 인 90 mg)

고기류(쇠고기, 돼지고기, 닭고기, 개고기) 40g, 생선류 40g(소 1토막), 계란1개, 두부 1/6모, 연두부 1/2개, 전복 중1마리, 북어 중1/4마리, 물오징어 중1/4마리(몸통), 굴 1/3컵, 꽃게 중 1/2마리, 생새우(중하) 3마리

주의식품

검정콩, 노란콩, 햄, 소세지, 치이즈, 멸치, 건오징어, 조갯살, 깐홍합, 어묵, 젓갈류, 난황, 굴비, 자반고등어, 장조림

□ 우유군 : 1단위(단백질 3 g, 포타슘 150 mg, 나트륨 50 mg, 인 90 mg)

우유 1/2컵, 두유 1/2컵, 요플레 1개, 요구르트 2개

주의식품

쵸코렛우유, 바나나우유

□ 채소군 : 1단위(단백질 1 g, 포타슘 200 mg, 나트륨 미량, 인 20 mg)

생것(1컵) - 오이, 무, 배추, 양상추, 양배추, 양파, 피망

잘 삶은 것(1/2컵) - 고비, 토란대, 숙주, 고사리, 팽이버섯, 마늘쫑, 콩나물, 풋마늘, 가지, 고구마줄기, 호부추, 냉이, 배추, 무, 우엉, 당근, 열무, 케일, 애호박, 느타리버섯, 도라지, 쑥, 브로컬리, 불린 미역

기타 - 김 3장, 풋고추(중) 2~3개, 들깻잎 20장, 묵 1/4모, 더덕(중) 2개, 상추(중) 10장, 치커리(중) 12잎, 생표고(중) 5개, 꽈리고추 10개, 두릅 3개, 연근(썰은 것) 7개

주의식품

근대, 당호박, 미나리, 죽순, 쑥갓, 아욱, 비름, 참취, 무말랭이, 부추, 머위, 시금치, 갓, 고춧잎, 늙은 호박, 물미역, 양송이버섯

□ 과일군 : 1단위(포타슘 200 mg, 인 200 mg)

사과(중) 1/2개, 배 1/4개, 금귤 7개, 단감(중) 1/2개, 포도(중) 20개, 딸기 10개, 귤 1개, 거봉 10알, 복숭아(중) 1/2개, 수박 1쪽, 오렌지(중) 1개, 과일주스 1/2컵, 과일통조림 2쪽

주의식품

키위, 천도복숭아, 토마토, 토마토주스, 바나나, 참외, 말린 과일, 메론

□ 자유식품(열량보충을 위해 넉넉히 사용하세요.)

꿀, 백설탕, 사탕, 엿, 물엿, 젤리, 과일잼, 캐러멜, 당면, 카로리에스, 참기름, 들기름, 식용유, 식초, 레몬즙, 후추가루, 생강

□ 기타 주의식품(염분, 포타슘, 인이 많이 함유되어 있으니 주의하세요.)

쵸코렛, 흑설탕, 황설탕, 로얄젤리, 땅콩, 아몬드, 잣, 참깨, 해바라기씨, 호두, 포테이토칩, 피자, 콜라, 코코아, 맥주, 염분이 많은 조미료, 베이킹파우더, 샐러드드레싱, 인스턴트식품

자료 : 대한영양사협회, 신장 식품교환표, 1997.

| 부록-20 | 식품 중 단백질과 페닐알라닌의 함량

1. 거버 이유식(Gerber Baby Food) ①

| 식품 | 무게 (g) | 목측량 | 페닐알라닌 (mg) | 타이로신 (mg) | 단백질 (g) | 에너지 (kcal) |
|---|---|---|---|---|---|---|
| 마른 씨리얼 | | | | | | |
| 보리 | 4 | 1 Tb + 1/4 t | 28 | 15 | 0.5 | 15 |
| 혼합 | 6 | 1 Tb + 2 t | 30 | 15 | 0.6 | 23 |
| 오트밀 | 3 | 3/4 Tb | 27 | 14 | 0.4 | 12 |
| 오트밀/바나나 | 4 | 1 Tb + 1/4 t | 27 | 17 | 0.4 | 16 |
| 쌀 | 6 | 1 Tb + 2 t | 28 | 16 | 0.5 | 23 |
| 쌀/사과 | 11 | 3 Tb | 30 | 21 | 0.6 | 43 |
| 쌀/바나나 | 9 | 2 Tb + 1.5 t | 30 | 19 | 0.6 | 35 |
| 씨리얼 병조림 | | | | | | |
| 1단계 식품 : | | | | | | |
| 오트밀 | 34 | 2 Tb + 1 t | 30 | 20 | 0.6 | 19 |
| 2단계 식품 : | | | | | | |
| 사과소스와 바나나혼합 | 57 | 1/4 cup | 30 | 15 | 0.6 | 49 |
| 오트밀/사과소스/바나나 | 42 | 3Tb | 30 | 13 | 0.5 | 35 |
| 쌀/사과소스 | 57 | 1/4 cup | 30 | 15 | 0.4 | 52 |
| 3단계 식품 : | | | | | | |
| 사과와 바나나혼합 | 54 | 3 Tb + 2 t | 30 | 16 | 0.6 | 41 |
| 오트밀/사과/계피 | 53 | 3 Tb + 2 t | 30 | 16 | 0.6 | 36 |
| 채소 | | | | | | |
| 1단계 식품 : | | | | | | |
| 완두 | 24 | 1 Tb + 2 t | 30 | 19 | 0.7 | 12 |
| 감자 | 75 | 5 Tb + 1 t | 30 | 25 | 0.8 | 35 |
| 고구마 | 45 | 3 Tb | 30 | 12 | 0.5 | 29 |
| 2단계 식품 : | | | | | | |
| 크림 옥수수 | 31 | 2 Tb | 30 | 20 | 0.6 | 19 |
| 크림 시금치 | 20 | 1 Tb + 1.5 t | 30 | 23 | 0.6 | 9 |
| 각종 채소 | 30 | 2 Tb | 30 | 18 | 0.4 | 11 |
| 완두 | 24 | 1 Tb + 2 t | 30 | 19 | 0.7 | 12 |
| 고구마 | 48 | 3 Tb + 1 t | 30 | 12 | 0.5 | 30 |

| 식품 | 무게 (g) | 목측량 | 페닐알라닌 (mg) | 타이로신 (mg) | 단백질 (g) | 에너지 (kcal) |
|---|---|---|---|---|---|---|
| 3단계 식품 : | | | | | | |
| 완두/쌀 | 23 | 1 Tb + 2 t | 30 | 15 | 0.2 | 12 |
| 고구마 | 48 | 3 Tb + 1 t | 30 | 15 | 0.5 | 29 |
| 과일/주스 | | | | | | |
| 혼합주스 | 125 | 4 온스 | 15 | 6 | 0.3 | 60 |
| 배주스 | 202 | 6.4 온스 | 15 | 4 | 0.6 | 99 |
| 1단계 식품 : | | | | | | |
| 바나나 | 47 | 3 Tb + 3/4 t | 15 | 8 | 0.5 | 47 |
| 복숭아 | 88 | 6 Tb + 1/2 t | 15 | 9 | 0.6 | 38 |
| 배 | 68 | 1/4 cup + 2 t | 15 | 4 | 0.3 | 39 |
| 자두 | 58 | 1/4 cup | 15 | 5 | 0.6 | 58 |
| 2단계 및 3단계 식품 : | | | | | | |
| 사과소스/살구 | 100 | 7 Tb | 15 | 6 | 0.3 | 52 |
| 살구/혼합과일 | 75 | 5 Tb + 1 t | 15 | 7 | 0.4 | 45 |
| 바나나 | 47 | 3 Tb + 3/4 t | 15 | 8 | 0.5 | 42 |
| 바나나/사과/배 | 43 | 3 Tb | 15 | 5 | 0.4 | 36 |
| 바나나/파인애플 | 43 | 3 Tb | 15 | 8 | 0.4 | 32 |
| 바나나/딸기 | 60 | 1/4 cup | 15 | 8 | 0.6 | 54 |
| 복숭아, 2단계 | 88 | 6 Tb + 1/2 t | 15 | 9 | 0.6 | 56 |
| 복숭아, 3단계 | 83 | 5 Tb + 2 t | 15 | 7 | 0.6 | 53 |
| 배/파인애플 | 71 | 1/3 cup | 15 | 4 | 0.3 | 39 |
| 배 | 88 | 6 Tb + 1/2 t | 15 | 8 | 0.4 | 65 |
| 과일 조각 | | | | | | |
| 사과 | 136 | – | 15 | 4 | 0.3 | 65 |
| 혼합 과일 | 115 | – | 15 | 6 | 0.3 | 56 |
| 복숭아 | 94 | – | 15 | 6 | 0.5 | 46 |
| 배 | 136 | – | 15 | 7 | 0.4 | 73 |

| 식품 | 무게 (g) | 목측량 | 페닐알라닌 (mg) | 타이로신 (mg) | 단백질 (g) | 에너지 (kcal) |
|---|---|---|---|---|---|---|
| 채소 | | | | | | |
| 1단계 식품 : | | | | | | |
| 당근 | 75 | 5 Tb + 1 t | 15 | 10 | 0.7 | 26 |
| 호박 | 50 | 3 Tb + 1.5 t | 15 | 14 | 0.4 | 17 |
| 2단계 식품 : | | | | | | |
| 당근 | 75 | 5 Tb + 1 t | 15 | 10 | 0.6 | 22 |
| 혼합 채소 | 27 | 1 Tb + 1 t | 15 | 11 | 0.3 | 11 |
| 호박 | 33 | 2 Tb + 1 t | 15 | 7 | 0.2 | 10 |
| 3단계 식품 : | | | | | | |
| 당근 | 65 | 4 Tb + 1.5 t | 15 | 10 | 0.5 | 19 |
| 호박 | 71 | 1/3 cup | 15 | 11 | 0.6 | 23 |
| 채소 조각 | | | | | | |
| 당근 | 38 | – | 15 | 8 | 0.2 | 9 |
| 자유식품 A | | | | | | |
| 사과주스 | 218 | 7 온스 | 5 | 5 | 0.2 | 109 |
| 사과/바나나 주스 | 93 | 3 온스 | 5 | 4 | 0.2 | 50 |
| 사과/크랜베리 주스 | 93 | 3 온스 | 5 | 4 | 0.2 | 46 |
| 사과/포도 주스 | 218 | 7 온스 | 5 | 5 | 0.2 | 112 |
| 혼합 과일주스 | 163 | 5 온스 | 5 | 2 | 0.5 | 80 |
| 오렌지 주스 | 100 | 3.2 온스 | 7 | 3 | 0.6 | 47 |
| 1단계 및 2단계 식품 : | | | | | | |
| 사과소스 | 86 | 1/4 cup + 2 Tb | 5 | 3 | 0.2 | 48 |
| 사과/블루베리 | 83 | 5 Tb + 2 t | 5 | 3 | 0.2 | 42 |
| 3단계 식품 : | | | | | | |
| 과일 사라다 | 50 | 3 Tb + 1.5 t | 5 | 3 | 0.2 | 32 |
| 음료수 | | | | | | |
| 과일 펀치 | 218 | 7 온스 | 5 | 5 | 0.2 | 113 |

무게와 측량

마른 씨리얼과 식품조각을 제외한 모든 식품에 대해서 다음의 원칙을 적용한다.

예) 1 t = 1/3 Tb = 4.8 g　　1/2 cup = 8 Tb = 114.3 g
1 Tb = 1/16 cup = 14.3 g　　2/3 cup = 10 2/3 Tb = 152.5 g
1.4 cup = 4 Tb = 57.2 g　　3/4 cup = 12 Tb = 171.5 g
1/3 cup = 5 1/3 Tb = 76.2 g　　1 cup = 16 Tb = 228.6 g

2. 일반식품 ④

| 식품 | 무게 (g) | 목측량 | 페닐알라닌 (mg) | 타이로신 (mg) | 단백질 (g) | 에너지 (kcal) |
|---|---|---|---|---|---|---|
| 빵과 씨리얼 | | | | | | |
| 익힌씨리얼(조리후 측정) | | | | | | |
| 옥수수 가루 : 일반 | 45 | 3 Tb | 30 | 40 | 0.7 | 42 |
| 쌀가루죽 | 81 | 1/3 cup | 30 | 40 | 0.7 | 42 |
| 보리가루죽 : 즉석 | 30 | 2 Tb | 30 | 18 | 0.6 | 19 |
| 일반 | 30 | 2 Tb | 30 | 18 | 0.5 | 19 |
| 마른 씨리얼(즉시 먹을 수 있는) | | | | | | |
| 40% 브란훌레이크스 | 6 | 2 Tb | 30 | 20 | 0.7 | 19 |
| 체리오스 | 4 | 3 Tb | 35 | 23 | 0.6 | 17 |
| 콘 첵스 | 7 | 1/4 cup | 26 | 22 | 0.5 | 28 |
| 콘 훌레이크스 | 7 | 1/3 cup | 31 | 26 | 0.6 | 29 |
| 크리스피라이스 | 9 | 1/3 cup | 26 | 34 | 0.6 | 37 |
| 코코아크리스피스 | 12 | 1/3 cup | 27 | 34 | 0.6 | 46 |
| 곡류 | | | | | | |
| 국수(익힌) | 13 | 1 Tb + 1 t | 26 | 14 | 0.5 | 17 |
| 마카로니(익힌) | 12 | 1 Tb + 1.5 t | 31 | 18 | 0.6 | 18 |
| 옥수수(익힌) | 20 | 2 Tb | 32 | 26 | 0.7 | 22 |
| 흰밥 | 26 | 2 Tb | 32 | 20 | 0.6 | 33 |
| 떡 | 9 | 1 조각 | 34 | 45 | 0.8 | 35 |
| 감자류 | | | | | | |
| 고구마(구어서 으갠) | 25 | 2 Tb | 26 | 18 | 0.4 | 26 |
| 고구마(삶아서 으갠) | 31 | 1 Tb + 1.5 t | 30 | 21 | 0.5 | 32 |
| 감자(구은, 껍질없이) | 30 | 1/4 cup | 31 | 26 | 0.7 | 33 |
| 감자(삶은, 껍질없이) | 39 | 1/4 cup | 30 | 25 | 0.7 | 34 |
| 후렌치후라이 | 20 | 4 개 | 32 | 19 | 0.7 | 64 |
| 기타 | | | | | | |
| 초코릿소스 | 20 | 1 Tb | 25 | 18 | 0.5 | 49 |
| 케익 밀가루 | 8 | 1 Tb + 1 t | 31 | 19 | 0.6 | 30 |
| 젤로(가당) | 80 | 1/3 cup | 30 | 3 | 0.6 | 65 |
| 스낵류 | | | | | | |
| 리츠그래커 | 10 | 3 개 | 32 | 19 | 0.7 | 50 |

| 식품 | 무게 (g) | 목측량 | 페닐알라닌 (mg) | 타이로신 (mg) | 단백질 (g) | 에너지 (kcal) |
|---|---|---|---|---|---|---|
| 썰틴크래커 | 6 | 2 개 | 27 | 16 | 0.5 | 26 |
| 아이스크림콘 | 4 | 1 개(콘만) | 22 | 13 | 0.4 | 17 |
| 팝콘(버터 첨가) | 6 | 2/3 cup | 31 | 26 | 0.6 | 27 |
| 팝콘(풀래인) | 4 | 2/3 cup | 26 | 22 | 0.5 | 15 |
| 포테토칩(2″ 직경) | 10 | 5 개 | 29 | 24 | 0.6 | 52 |
| 지방 | | | | | | |
| 버터(스틱) | 14 | 1 Tb | 6 | 6 | 0.1 | 101 |
| 마가린(소프트) | 14 | 1 Tb | 5 | 5 | 0.1 | 102 |
| 마가린(스틱) | 14 | 1 Tb | 6 | 6 | 0.1 | 101 |
| 후렌치 드레싱 | 16 | 1 Tb | 4 | 4 | 0.1 | 67 |
| 이탈리안 드레싱 | 15 | 1 Tb | 4 | 4 | 0.1 | 69 |
| 마요네즈 | 9 | 2 t | 5 | 4 | 0.1 | 66 |
| 1000 아이랜드 | 16 | 1 Tb | 6 | 6 | 0.1 | 59 |
| 쿨휩(보통) | 8 | 2 Tb | 6 | 6 | 0.1 | 22 |
| 휩 크림 | 4 | 1 Tb | 6 | 6 | 0.1 | 10 |
| 과일 | | | | | | |
| 살구(생) | 35 | 1 | 18 | 10 | 0.5 | 17 |
| 살구(말린) | 11 | 3 쪽 | 16 | 9 | 0.4 | 25 |
| 아보카도(으깬) | 23 | 1 Tb + 2 t | 17 | 12 | 0.5 | 38 |
| 바나나(얇게 썰은) | 42 | 3 Tb | 16 | 10 | 0.4 | 39 |
| 체리(생) | 48 | 1/3 cup | 13 | 5 | 0.6 | 34 |
| 대추 | 25 | 3 개 | 14 | 8 | 0.5 | 68 |
| 후르츠칵테일(가당) | 128 | 1/2 cup | 14 | 9 | 0.4 | 93 |
| 포도(생) | 120 | 3/4 cup | 16 | 14 | 0.8 | 86 |
| 포도주스 | 126 | 4 온스 | 15 | 4 | 0.7 | 78 |
| 키위(생) | 50 | 2/3 | 16 | 13 | 0.5 | 31 |
| 망고(얇게 썰은) | 82 | 1/2 cup | 14 | 9 | 0.4 | 54 |
| 멜론조각(honeydew) | 85 | 1/2 cup | 11 | 8 | 0.4 | 30 |
| 천도복숭아(얇게 썰은) | 52 | 6 Tb | 16 | 12 | 0.5 | 25 |
| 오렌지주스(캔) | 249 | 8 온스 | 17 | 7 | 1.5 | 105 |
| 복숭아(생) : 얇게 썰은 | 85 | 1/2 cup | 18 | 16 | 0.6 | 37 |

| 식품 | 무게 (g) | 목측량 | 페닐알라닌 (mg) | 타이로신 (mg) | 단백질 (g) | 에너지 (kcal) |
|---|---|---|---|---|---|---|
| 복숭아(캔, 가당):얇게 썰은 | 121 | 1/2 cup | 16 | 13 | 0.5 | 90 |
| 배(캔) : 가당 | 255 | 1 cup | 13 | 5 | 0.5 | 188 |
| 배(생) : 얇게 썰은 | 165 | 1 cup | 17 | 5 | 0.6 | 97 |
| 감(생) | 56 | 1/3 개 | 15 | 9 | 0.4 | 39 |
| 파인애플(캔, 가당):조각 | 191 | 3/4 cup | 17 | 15 | 0.8 | 149 |
| 파인애플 주스 | 125 | 4 온스 | 15 | 13 | 0.5 | 65 |
| 파인애플(생) : 조각 | 116 | 3/4 cup | 14 | 14 | 0.4 | 58 |
| 건포도 | 18 | 2 Tb | 12 | 11 | 0.6 | 55 |
| 딸기(생) | 74 | 1/2 cup | 13 | 16 | 0.5 | 23 |
| 수박(생) : 조각 | 120 | 3/4 cup | 18 | 14 | 0.7 | 38 |
| 채소 | | | | | | |
| 숙주(익힌 것) | 16 | 2 Tb | 14 | 6 | 0.3 | 3 |
| 숙주(생 것) | 13 | 2 Tb | 15 | 7 | 0.4 | 4 |
| 브로컬리(생) | 16 | 3 Tb | 14 | 7 | 0.3 | 3 |
| 브로컬리(익힌) | 20 | 2 Tb | 18 | 13 | 0.6 | 6 |
| 배추(생) | 35 | 1/2 cup | 15 | 10 | 0.5 | 5 |
| 배추(익힌) | 32 | 3 Tb | 15 | 10 | 0.5 | 4 |
| 양배추(생) | 35 | 1/2 cup | 14 | 7 | 0.4 | 8 |
| 양배추(익힌) | 52 | 1/3 cup | 15 | 8 | 0.5 | 10 |
| 당근(생 것이나 익힌) | 39 | 1/4 cup | 14 | 8 | 0.4 | 18 |
| 컬리훌라워(익힌) | 23 | 3 Tb | 16 | 10 | 0.4 | 6 |
| 컬리훌라워(생) | 25 | 1/4 cup | 18 | 11 | 0.5 | 6 |
| 샐러리(익힌) | 75 | 1/2 cup | 11 | 5 | 0.4 | 11 |
| 샐러리(생) | 60 | 1/2 cup | 11 | 5 | 0.4 | 9 |
| 오이(껍질 벗겨 썰은) | 104 | 1 cup | 16 | 9 | 0.6 | 14 |
| 가지(생) : 조각 | 31 | 6 Tb | 14 | 9 | 0.3 | 8 |
| 가지(익힌) : 조각 | 48 | 1/2 cup | 17 | 11 | 0.4 | 13 |
| 상추 | 30 | 4 잎 | 16 | 10 | 0.4 | 4 |
| 양상추 : 채 썬 것 | 25 | 1/2 cup | 14 | 8 | 0.3 | 4 |
| 버섯(익힌) | 18 | 2 Tb | 12 | 8 | 0.3 | 10 |
| 양파(익힌) | 75 | 1/3 cup | 15 | 15 | 0.7 | 20 |

| 식품 | 무게 (g) | 목측량 | 페닐알라닌 (mg) | 타이로신 (mg) | 단백질 (g) | 에너지 (kcal) |
|---|---|---|---|---|---|---|
| 양파(생) : 다진 | 50 | 1/3 cup | 15 | 15 | 0.6 | 15 |
| 하얀무 : 얇게 썰은 | 50 | 1/2 cup | 18 | 11 | 0.6 | 7 |
| 시금치(익힌) | 12 | 1 Tb | 16 | 13 | 0.4 | 2 |
| 시금치(생) : 다진 | 14 | 1/4 cup | 18 | 15 | 0.4 | 3 |
| 애호박(생, 혹은 익힌) | 45 | 1/4 cup | 15 | 11 | 0.4 | 9 |
| 토마토(생) | 66 | 1/2 개 | 14 | 9 | 0.5 | 12 |
| 토마토 주스 | 92 | 3 온스 | 15 | 9 | 0.7 | 16 |
| 토마토 소스 | 61 | 1/4 cup | 17 | 11 | 0.8 | 19 |
| 야채주스 | 91 | 3 온스 | 12 | 7 | 0.6 | 17 |
| 자유식품 A | | | | | | |
| M & M 캔디 | 2 | 2 개 | 6 | 4 | 0.2 | 8 |
| 셔베츠 : 딸기맛 | 59 | 1/4 cup | 7 | 8 | 0.2 | 58 |
| 사과주스 | 120 | 1/2 cup | 4 | 3 | 0.2 | 56 |
| 사과(생) | 100 | 1 개(소) | 5 | 4 | 0.2 | 59 |
| 사과소스(가당) | 128 | 1/2 cup | 6 | 4 | 0.2 | 97 |
| 레모네이드 | 125 | 4 온스 | 4 | 2 | 0.1 | 55 |
| 바비큐 소스 | 16 | 1 Tb | 6 | 4 | 0.3 | 12 |
| 초콜릿 가루 | 3 | 1 t | 4 | 3 | 0.1 | 11 |
| 초콜릿 시럽 | 6 | 1 t | 5 | 4 | 0.1 | 14 |
| 커피 : 인스턴트 | 2 | 1 t | 5 | 3 | 0.2 | 4 |
| 자유식품 B | | | | | | |
| 사과주스(캔) | 124 | 4 온스 | 2 | 2 | 0.1 | 60 |
| 맥주 | 28 | 1 온스 | 2 | 4 | 0.1 | 12 |
| 탄산음료 : 카페인후리 | 113 | 4 온스 | 0 | 0 | 0 | 52 |
| 게토레이 | 125 | 4 온스 | 0 | 0 | 0 | 25 |
| 차 : 인스턴트 가루 | 1 | 1 Tb | 1 | 1 | 0.1 | 3 |
| 포도주 | 28 | 1 온스 | 1 | 1 | 0.1 | 21 |
| 하드 캔디 | 10 | 2 개 | 0 | 0 | 0 | 39 |
| 젤리 빈 | 28 | 10 개 | 0 | 0 | 0 | 103 |
| 랄리 팝스 | 1 | 1(중간) | 0 | 0 | 0 | 108 |
| 꿀 | 21 | 1 Tb | 3 | 2 | 0.1 | 64 |

| 식품 | 무게 (g) | 목측량 | 페닐알라닌 (mg) | 타이로신 (mg) | 단백질 (g) | 에너지 (kcal) |
|---|---|---|---|---|---|---|
| 팝시클 | 128 | 1 개 | 0 | 0 | 0 | 95 |
| 설탕(갈색) | 14 | 1 Tb | 0 | 0 | 0 | 52 |
| 설탕(백색) | 12 | 1 Tb | 0 | 0 | 0 | 48 |
| 콘시럽 | 20 | 1 Tb | 0 | 0 | 0 | 58 |
| 잼 | 7 | 1 t | 1 | 1 | <0.1 | 18 |
| 젤리 | 20 | 1 Tb | 0 | 0 | 0 | 50 |
| 옥수수전분 | 8 | 1 Tb | 0 | 0 | 약간 | 29 |
| 식용유 | 14 | 1 Tb | 0 | 0 | 0 | 120 |
| 쇼트닝 | 13 | 1 Tb | 0 | 0 | 0 | 113 |
| 식초/기름 드레싱 | 16 | 1 Tb | 0 | 0 | 0 | 70 |

자료 : Acosta PB, Yannicelli S. The Ross Metabolic Formula System Nutrition Support Protocols, 4th ed, 2001.

# 찾아보기

ㄱ

## 저자소개

### 김영혜

- 이화여자대학교 가정학과 졸업
- 이화여자대학교 대학원 석사(영양학)
- 미국 미쉬간주 앤아버 미쉬간대학교 보건대학원 석사(보건영양학)
- 미국 캘리포니아주 라메사시 그로스몬트병원 임상영양사 역임
- 서울아산병원 영양팀 차장 역임
- 현 : 이화여자대학교 임상보건과학대학원 강사
  가톨릭대학교 대학원 강사
  미국영양사협회 등록영양사(RD)
  미국정맥경장영양학회 영양지원전문영양사(CNSD)

**소아영양의학**

2007년 8월 25일 제 1 판 인 쇄
2007년 8월 30일 제 1 판 발 행

정가 40,000원

저 자 : 김 영 혜
발행자 : 최 병 진

소아영양의학

발 행 처 : 도서출판 **고 려 의 학**
(110-524) 서울시 종로구 명륜 4가 91
Tel. 765-0333 / 0337
Fax. 743-2288

등록번호 : 제 1-519호 1978. 6. 29.

**ISBN 978-89-7043-577-0**